We

Dr. med. Wolfgang Miehle

„Rheuma" – ein Patientenlehrbuch

Informationen für den Patienten. Rat, Hilfe und Aufklärung bei chronischer Polyarthritis, anderen Gelenkentzündungen (Arthritis psoriatica), degenerativen Gelenkerkrankungen (Knie-, Hüft-, Fingerpolyarthrosen), Weichteilrheuma und entzündlichen (Bechterewsche Erkrankung) sowie degenerativen (Bandscheibenverschleiß) Wirbelsäulenkrankheiten

Danksagung

„Rheuma" – ein Patientenbuch entstand unter der Mitwirkung von Frau Sadée-Miehle, Frau Sennes, Herrn Staehr, von Mitarbeitern meiner Klinik – Herrn Steffl, Frau Schmidt, Frau Herrmann, Frau Krämer, Frau Bergmann, Herrn Latscha, Frau Maier und Frau Dr. Streibl. Ihnen allen – insbesondere meiner Frau Annika Miehle danke ich für ihre Hilfe sehr.

Dr. Wolfgang Miehle
   Leitender Arzt
   Rehaklinik Wendelstein
   Rheumazentrum-AHB
   Kolbermoorer Str. 56
   83041 Bad Aibling

„Rheuma" ein Patientenlehrbuch / Wolfgang Miehle
Neubeuern, RHEUMAMED 1999
ISBN 3-9806607-0-2
© 1999 RHEUMAMED-Verlag
Degenfeldstr. 6, 83115 Neubeuern
Zeichnungen: Nancy Neumüller
Umschlaggrafik und Gestaltung: Uschi Vierheller, art & work, München
Gesamtherstellung: dm druckmedien GmbH, München
Printed in Italy

ISBN 3-9806607-0-2

Geschützte Warennamen (Warenzeichen) werden **nicht** besonders kenntlich gemacht. Aus dem Fehlen eines solchen Hinweises kann also nicht geschlossen werden, daß es sich um einen freien Warennamen handele.

Das Werk, einschließlich aller seiner Teile, ist urheberrechtlich geschützt. Jede Verwertung außerhalb der engen Grenzen des Urheberrechtsgesetzes ist ohne Zustimmung des Verlages unzulässig und strafbar. Das gilt insbesondere für Vervielfältigungen, Übersetzungen, Mikroverfilmungen und die Einspeicherung und Verarbeitung in elektronischen Systemen.

Wichtiger Hinweis: Wie jede Wissenschaft ist die Medizin ständigen Entwicklungen unterworfen. Forschung und klinische Erfahrung erweitern unsere Erkenntnisse, insbesondere was Behandlung und medikamentöse Therapie anbelangt. Soweit in diesem Werk eine Dosierung oder eine Applikation erwähnt wird, darf der Leser zwar darauf vertrauen, daß Autoren, Herausgeber und Verlag große Sorgfalt darauf verwandt haben, daß diese Angabe dem **Wissensstand bei Fertigstellung des Werkes** entspricht.
Für Angaben über Dosierungsanweisungen und Applikationsformen kann vom Verlag jedoch keine Gewähr übernommen werden. **Jeder Benutzer ist angehalten,** durch sorgfältige Prüfung und gegebenenfalls nach Konsultation eines Spezialisten festzustellen, ob die dort gegebene Empfehlung für Dosierungen oder die Beachtung von Kontraindikationen gegenüber der Angabe in diesem Buch abweicht. Eine solche Prüfung ist besonders wichtig bei selten verwendeten Präparaten oder solchen, die neu auf den Markt gebracht worden sind. **Jede Dosierung oder Applikation erfolgt auf eigene Gefahr des Benutzers.** Autoren und Verlag appellieren an jeden Benutzer, ihm etwa auffallende Ungenauigkeiten dem Verlag mitzuteilen.

Vorwort

Das Wort „Rheuma" ist griechischen Ursprungs und bedeutet „fließen, strömen". Trotz seiner wissenschaftlichen Ungenauigkeit verwenden es Ärzte und Patienten immer wieder, da es die Art der „rheumatischen" Schmerzen charakterisiert. Dabei ist „Rheuma" oder „rheumatisch" als vorgeschalteter Begriff oft unsinnig (nicht alles, was sich unter einer Rheumadecke bewegt, ist rheumatisch!), falsch (Rheumafaktor ist nicht gleich Rheuma!) und verwirrend (ein einziger Rheumatee gegen dreihundert verschiedene Krankheiten?). Sind die rheumatoide Arthritis oder die Polymyalgia rheumatica (arteriitica) rheumatischer als andere Krankheiten dieses Formenkreises? Sicher nicht!

Warum dann „Rheuma" – ein Patientenlehrbuch? Einfach um alle Patienten, die an einer der vielen unterschiedlichen „rheumatischen" Krankheiten leiden, anzusprechen und ihnen mehr Wissen und Verständnis zu vermitteln.

Dieses Buch bietet Hilfe und Rat: Es erklärt einzelne unterschiedliche Krankheitsbilder, ihre Ursachen (soweit sie bekannt sind), ihr Entstehen und ihren Verlauf. Es beschreibt die möglichen Formen der Therapie und auch Wege für den Patienten selbst, aktiv gegen die schmerzhafte Krankheit anzutreten.

Ein Schwerpunkt ist deshalb die immer wiederholte Bitte an den Patienten, in Bewegung zu bleiben und sich zu bewegen, aber nicht zu belasten.

„Rheuma – ein Patientenlehrbuch" will Sie aktuell informieren: Ein informierter Patient ist für den informierten Arzt im gemeinsamen Kampf gegen Ihre Krankheit sehr wichtig. Information und Aufklärung sind Teile jeder erfolgreichen Therapie. In diesem Sinne ist dieses Buch, das drei frühere Informationsbücher für Patienten zusammenfaßt und auf den neuesten Stand bringt für Sie als Lehr- und Lernbuch, zur Information und Anregung (Bewegung!) gedacht.

W. Miehle

Im Frühjahr 1999

Inhaltsverzeichnis

Einleitung
    Das Anliegen dieses Buches: Sie zu informieren! 13
    Der Aufbau dieses Buches:
    Orientierung an der Häufigkeit einzelner Krankheiten 13
    Die Leitmotive dieses Buches:
        In Bewegung bleiben; Bewegen – nicht belasten 14

„Rheuma, Rheumatismus, Gicht"?
    Einteilung des rheumatischen Formenkreises 15
    Wandel der Therapie rheumatischer Krankheiten 16

Anatomie und Funktion des Bewegungsapparats
    Der Bewegungsapparat 18
    Anatomie und Funktion unserer Gelenke 19
        So ist ein Gelenk aufgebaut 19
    So funktioniert ein Gelenk 19
    Anatomie und Funktion unserer Weichteile 21
    Der Weichteilmantel unserer Gelenke 21
        Weichteile im einzelnen 22
        Muskeln, Sehnen, Sehnenscheiden 22
            Schleimbeutel 22
            Muskelhüllen und Unterhautbindegewebe 24
    Anatomie und Funktion unserer Wirbelsäule 24
        So ist unsere Wirbelsäule aufgebaut 24
        So funktioniert unsere Wirbelsäule 27

Wie entstehen Gelenkerkrankungen?
    Die entzündlichen Gelenkerkrankungen (Arthritiden) 29
        Krankheitsauslöser? 29
        Verhält sich unser Immunsystem falsch? 30
        Trinken, Essen und andere Auslöser? 30
        Chronische Polyarthritis 31
        Gicht (Arthritis urica) 33
    Die degenerativen Gelenkkrankheiten (Arthrosen) 34
        Über- und Fehlbelastungen (am Beispiel der Coxarthrose) .. 34
        Andere Ursachen am Beispiel der Fingerpolyarthrose 35
    Die Weichteilerkrankungen 36
        Überbelastung, Fehlbelastung 36
        Wechselwirkung zwischen Psyche und Körper 37
    Die Wirbelsäulenkrankheiten 39
        Die entzündlichen Wirbelsäulenkrankheiten 40
            Die Bechterewsche Krankheit (Spondylitis ankylosans),
            Vererbung und genetische Beratung 40

  Die degenerativen Wirbelsäulenerkrankungen 41
   Wirbelsäulenverschleiß und Bandscheibenschäden, -vorfall 41
   Fehlhaltungen und Fehlformen 42
   Spondylosis hyperostotica und andere Ursachen von „Kreuzschmerzen" 43

Wie entstehen Schmerzen am Bewegungsapparat?
 Allgemeines 44
 Was beeinflußt die Art und Weise, wie wir Schmerzen erleben? 44
 Welche Faktoren öffnen das Tor? 44
 Schmerzmindernde und schmerzlösende Faktoren 44
 Entzündliche und degenerativ verursachte Schmerzen 45
  An Gelenken 45
   Entzündliche Gelenkschmerzen 45
   Degenerative Gelenkschmerzen 45
  An Weichteilen 45
  An der Wirbelsäule 46

Untersuchungen beim Arzt
 Krankengeschichte (Anamnese) 49
 Klinische Untersuchungen 51
  Gelenke 51
   Inspektion 51
   Funktionsuntersuchungen 53
   Tastbefund 55
   Bildgebende Verfahren und sonstige Untersuchungen 55
  Weichteile 56
   Inspektion 56
   Funktionsuntersuchungen 57
   Tastbefunde 57
   Bildgebende Verfahren und sonstige Untersuchungen 58
  Wirbelsäule 58
   Inspektion 58
   Funktionsuntersuchungen 59
   Tastbefunde 59
   Bildgebende Verfahren und sonstige Untersuchungen 59
 Blutuntersuchungen bei Gelenk-, Weichteil- und Wirbelsäulenerkrankungen ... 60

Krankheitsbilder und Verlaufsformen
 Entzündliche Gelenkerkrankungen 63
  Chronische Polyarthritis 63
   Definition 63
   Auftreten, Verteilung 63
   Vorzeichen, Beginn, Verlauf, häufige und seltene Symptome 63
    Kiefergelenke und Halswirbelsäule 65
    Miterkrankung von Sehnen, Sehnenscheiden, Bändern,
    Schleimbeuteln und Muskeln 66
    Strategie und Taktik der chronischen Polyarthritis 67
    Sonderformen der chronischen Polyarthritis 68

Juvenile chronische Arthritis	68
Reaktive Arthritiden	69
Reiter-Syndrom	70
Rheumatisches Fieber (Streptokokkenrheumatismus)	71
Lyme-Arthritis (Zeckenbißarthritis)	72
Andere bakteriell und viral verursachte Arthritiden	73
Direkte Gelenkinfektionen	73
Arthritis psoriatica	74
Definition und Ursachen	74
Vorzeichen, Beginn, Verlauf, häufige und seltene Symptome	75
Psoriasis	75
Gelenke	75
Nicht an Gelenke gebundene Symptome	77
Röntgen und Laboruntersuchungen	77
Diagnose und Differentialdiagnose	78
Arthritis bei entzündlichen Darmerkrankungen	80
Gelenkentzündungen bei Colitis ulcerosa	80
Gelenkentzündungen bei Morbus Crohn	80
Gelenkentzündungen bei Morbus Whipple	80
Gelenkentzündungen im Rahmen des Morbus Bechterew (Spondylitis ankylosans)	81
Gelenkentzündungen bei Kollagenosen	81
Systemischer Lupus erythematodes	81
Progressive systemische Sklerose	82
Polymyalgia rheumatica (arteriitica)	82
Sonstige	82
Gelenkentzündungen bei stoffwechselbedingten und hormonellen Störungen	82
Chondrokalzinose (Pseudogicht)	83
Kollagenosen	**84**
Systemischer Lupus erythematodes	84
Progressive systemische Sklerose	85
Mischkollagenose	86
Poly-Dermatomyositis	86
Degenerative Gelenkerkrankungen (Arthrosen)	**86**
Primäre und sekundäre Arthrose	87
Symptome der Arthrose	87
Aktivierte Arthrose	88
Kniegelenkarthrose (Gonarthrose)	88
Hüftgelenkarthrose (Coxarthrose)	88
Fingerpolyarthrose	89
Daumensattelgelenkarthrose (Rhizarthrose)	89
Großzehengrundgelenkarthrose	90
Weichteilerkrankungen	**91**
Erkrankungen der Sehnen, Sehnenscheiden und Bänder	91
Lokale und systemische Überlastungssyndrome	93
Entzündlich verursachte Sehnen- und Bandansatzerkrankungen	96
Schnellender Finger	96
Dupuytrensche Erkrankung	96
Überbeweglichkeit	96

Erkrankungen der Muskelhüllen (Faszien) 99
Erkrankungen des Unterhautbindegewebes 99
   Nichtentzündliche Erkrankungen 100
      Pannikulose 100
      Lipomatose 101
   Entzündliche Erkrankungen 101
      Pannikulitis 101
   Schleimbeutelerkrankungen (Bursopathien) 101
      Mechanisch verursachte Schleimbeutelerkrankungen 102
      Entzündlich-systemisch verursachte Schleimbeutelerkrankungen ... 103
   Muskelschmerzen durch Fehlhaltung, Belastung und Überbelastung 104
   Kombinierte Weichteilerkrankungen 109
      Schultergelenk: Erkrankung seines Weichteilmantels
      (Periarthropathia humeroscapularis) 110
         Schmerzen der Sehne des Supraspinatusmuskels 111
         Schmerzen der Sehnen des langen und kurzen Bizepsmuskels 111
      Hüftgelenk: Erkrankung seines Weichteilmantels (Periarthropathia coxae) 112
      Kniegelenk: Erkrankung seines Weichteilmantels (Periarthropathia genu) 112
      Ellbogengelenk: Erkrankung seines Weichteilmantels (Periarthropathia cubiti) . 113
   Erkrankungen der Nerven 114
      Allgemeines über Kompressionssyndrome 114
      Kompression des N. medianus im Karpaltunnel (Karpaltunnelsyndrom) 115
      Kompression des N. tibialis im Tarsaltunnel (Tarsaltunnelsyndrom) 117
      Kompression des N. cutaneus femoris lateralis unter dem Leistenband 118
      Kompression von Nerven zwischen den Vorfußköpfchen des Fußes 118
      Andere 119
   Erkrankungen von Weichteilen bei psychischen Störungen 121
      Fibromyalgiesyndrom 122
      Psyche und Schmerz: Weichteilsymptome 123
   Häufige Krankheiten, die die Weichteile angreifen, jedoch im engeren Sinne
   nicht zum Weichteilrheumatismus gehören 127
      Entzündliche Muskelerkrankungen 127
      Polymyalgia rheumatica (arteriitica) 128
   Muskelerkrankungen mit anderen Ursachen 130
      Muskelerkrankungen als Begleiterscheinungen von Stoffwechselkrankheiten,
      Drüsenerkrankungen, Gefäßerkrankungen und Krankheiten des Nervensystems 131
      Durch Medikamente verursachte Muskelerkrankungen 132
   Schulter-Hand-Syndrom 132

Erkrankungen der Wirbelsäule **134**
   Bechterewsche Erkrankung (Spondylitis ankylosans) 134
   Halswirbelsäule bei chronischer Polyarthritis 137
   Verschleißbedingte (degenerative) Wirbelsäulenveränderungen 137
      Lokale Wirbelsäulensyndrome 137
      Pseudoradikuläre Wirbelsäulensyndrome 138
      Radikuläre Wirbelsäulensyndrome 138
   Fehlhaltungen der Wirbelsäule 138

Behandlung beim Arzt, im Krankenhaus und in der Klinik
Wichtig: Die Zusammenarbeit Arzt – Patient 140
Mit Medikamenten leben lernen oder:
Die Hürde des Beipackzettels überspringen 140

Medikamentöse Therapie
Therapie mit kortisonfreien entzündungshemmenden Medikamenten 142
   Entzündungshemmende Medikamente in Tablettenform 142
   Lokale Therapie mit kortisonfreien entzündungshemmenden Präparaten
   in Gel- oder Salbenform 144
Therapie mit Schmerzmitteln ohne entzündungshemmende Eigenschaften ... 145
Therapie mit Kortison 146
Therapie mit langsamwirkenden Antirheumatika (Basistherapeutika) 148
Therapie mit Gichtmedikamenten 150

Medikamentöse Therapie einzelner Krankheitsbilder
Medikamentöse Therapie der chronischen Polyarthritis 151
Medikamentöse Therapie des Reiter-Syndroms, des rheumatischen Fiebers,
infektiöser Arthritiden und der Lyme-Arthritis 153
Medikamentöse Therapie der Arthritis psoriatica (Arthritis, Psoriasis),
Therapie bei Gelenkentzündungen im Rahmen des Morbus Bechterew
und von entzündlichen Darmerkrankungen 154
Medikamentöse Therapie bei Gelenkentzündungen im Verlauf
von Kollagenosen 156
Medikamentöse Therapie der Gicht und der Chondrokalzinose 156
Gelenkinnenhautverödung (Synoviorthese) 156
Medikamentöse Therapie der Arthrose 157
Medikamentöse Therapie von Weichteilerkrankungen 160
Enzymatische Behandlung des Bandscheibenvorfalls (Chemonukleolyse) 164

Psychologische Behandlungsverfahren
Mit Schmerz leben? Psychologische Verhaltensstrategien 165
Das Problem der Krankheitsakzeptanz 166

Physiotherapie
Krankengymnastik 167
   Krankengymnastik bei chronischer Polyarthritis (c.P.)
   und anderen Gelenkentzündungen 169
   Bei Arthrosen der Gelenke 175
   Bei Weichteilerkrankungen 177
   Bei entzündlichen Wirbelsäulenerkrankungen 180
   Bei degenerativen Wirbelsäulenerkrankungen 181
      Bei pseudoradikulären Wirbelsäulensyndromen, Bandscheibenvorfällen
      und -vorwölbungen 183
      Nach Bandscheibenoperationen 184
Passive physikalische Therapie 187
   Bei chronischer Polyarthritis 191
   Bei Arthritis psoriatica 191

    Beim Morbus Bechterew (Spondylitis ankylosans) 191
    Bei Gelenk- und Wirbelsäulenarthrosen 192
    Bei Fingerpolyarthrosen 192
    Bei Weichteilerkrankungen 193

Rheumachirurgie
    Gelenke 195
    Wirbelsäule 197

Konservative orthopädische Behandlung
    Orthesen (Schienen) 200
    Gehhilfen und Stützgeräte 201
    Schuhversorgung 201

Ergotherapie (Beschäftigungstherapie)
    Kreativität 204
    Gelenk- und Wirbelsäulenschutz 205

Hilft/hilft nicht? Außerschulische Methoden – was leisten sie? 208

Alltagsprobleme des Gelenk- und Wirbelsäulenkranken
    Nicht resignieren, aktiv bleiben! 212
    Hilfen der Informationspsychologie 213
    Sexuelle Probleme 213
    Schwangerschaft und Stillzeit 214
    „Rheuma" und Beruf: Die berufliche Rehabilitation
    entzündlich-rheumatischer Erkrankungen 216

Was können Sie als Patient selbst tun?
    In Bewegung bleiben, Ruhe und Bewegung! 219
        Das tägliche Gelenk-, Weichteil- und Wirbelsäulentraining 220
        Ruhe oder Bewegung? 221
    Gesund leben – richtig ernähren 222
    Wetterfühligkeit? Richtige Kleidung? 225
    Sport und Krankheit 225
        Sport und chronische Polyarthritis 226
        Sport und Morbus Bechterew 226
        Sport und Wirbelsäule 228
        Sport und Arthrose: Hüft- und Kniegelenkarthrosen 228
        Sport und Weichteilrheumatismen 230
        Medizinische Trainingstherapie (MTT) 230

Praktische Tips: Sitzen, liegen, heben, tragen usw. –
Tagein-tagaus-Strategie; Gelenkschutz im Alltag
    Allgemeines 231
    Bei verschiedenen Krankheitsbildern 233

Soziale Hilfen für Gelenk- und Wirbelsäulenkranke
　Was ist Rehabilitation? 234
　Welche Formen der Rehabilitation gibt es? 235
　Wie ist der Zugang zur medizinischen/beruflichen Rehabilitation? 235
　　Wer erteilt Auskünfte über die Möglichkeiten einer Rehabilitation? 236
　　Wichtige Institutionen 237
　Selbsthilfegruppen 240
　　Die Rheumaligen 240
　　Deutsche Vereinigung Morbus Bechterew e.V. 241

Anschriftenverzeichnis, Bücher und Zeitschriften, die Ihnen weiterhelfen
　Deutsche Rheumaliga 242
　Deutsche Vereinigung Morbus Bechterew 242
　Sonstige 242
　Anschriften für ergotherapeutische Hilfsmittel 242
　Bücher und Zeitschriften, die Ihnen weiterhelfen 243

Erklärung medizinischer Fachausdrücke 244

Index 250

Einleitung

Das Anliegen dieses Buches: Sie zu informieren

Als Arzt habe ich mich lange mit der Frage der Verantwortung beschäftigt: *Wie weitgehend muß oder darf ich meinen Patienten mit einer rheumatischen Erkrankung der Gelenke, der Weichteile oder der Wirbelsäule über seine Krankheit informieren?* Nicht daß ich Ihnen, dem Patienten, etwas verheimlichen will, sondern vielmehr in der Sorge, ob durch die notwendige vereinfachte Darstellung medizinischer Zusammenhänge nicht viele Fragen unbeantwortet bleiben oder falsche Hoffnungen geweckt werden könnten (wie es häufig durch sensationell aufgemachte Zeitungsartikel geschieht). Auch soll die genaue Schilderung relativ seltener, schwerer Krankheitsbilder und -verläufe nicht unnötig verängstigen.

Ausgehend von der Folge „Information → Motivation → besseres Mitmachen Ihrerseits → mehr Erfolg der Therapie → viel größere Chance, das gemeinsame Arzt-Patienten-Ziel zu erreichen" braucht jeder Erkrankte die sachlich richtige, die verständnisvolle Information, um mit seiner Krankheit leben zu können.

Diese Information ist Voraussetzung für eine *vertrauensvolle Zusammenarbeit zwischen Arzt und Patient mit dem gemeinsamen Ziel*, durch die bestmögliche Therapie die Krankheit wirkungsvoll zu bekämpfen.

Die heutige Rheumatologie mit ihren Möglichkeiten – Medikamente, Operation, Physiotherapie- und Beschäftigungstherapie – ist inzwischen weit fortgeschritten, auch wenn das ersehnte, alles heilende Medikament noch nicht gefunden ist. Sie als Patient sollten sich jedoch immer vor Augen halten, *daß wir mit den uns heute zur Verfügung stehenden Behandlungsmöglichkeiten viel erreichen können.*

Voraussetzungen, die Ihre Krankheit günstig beeinflussen, sind der gezielte Einsatz moderner und bewährter Methoden durch den Arzt *und Ihre Bereitschaft, täglich bei der Therapie mitzuarbeiten* und Ihren Teil der Verantwortung für einen Behandlungserfolg zu übernehmen.

Die häufige Frage: „Hätte ich überhaupt meine Krankheit verhindern können?" läßt sich für viele Krankheiten des rheumatischen Formenkreises im Augenblick (noch) nicht zufriedenstellend beantworten: Es gelingt meist nur im Bereich der degenerativen (verschleißbedingten) Gelenk-, Weichteil- und Wirbelsäulenkrankheiten. Hier müssen Sie Haltungsstörungen und andere schädigende Einflüsse wie Fehlbelastung und Überbeanspruchung aus dem täglichen Leben zu Hause und dem Beruf ausschalten und ein eventuelles Übergewicht beseitigen. Andererseits treten verschleißbedingte Erkrankungen häufig auch ohne äußere Gründe auf. Umso wertvoller ist deshalb die früh einsetzende regelmäßige Behandlung, die das Leiden wirkungsvoll zum Stillstand bringt, erträglich macht oder sein Fortschreiten verzögert. Der planvolle Einsatz aller Maßnahmen vom ersten Auftreten der Krankheit an und von da ab *Ihre ständige enge Zusammenarbeit mit dem Arzt sind also für den Behandlungserfolg von großer Bedeutung.*

Der Aufbau dieses Buches: Orientierung an der Häufigkeit einzelner Krankheiten

Dieses Buch will *über häufige Krankheiten* ausführlich informieren. Die häufigste entzündliche Gelenkerkrankung ist die chronische Polyarthritis (c.P.; Synonym: Rheumatoide Arthritis). Auch die Arthritis psoriatica (und der sie bestimmende Anteil, die Psoriasis), das Reiter-Syndrom, die Gicht usw. werden intensiv besprochen. Aber auch „neue", erst in den letzten Jahren entdeckte Krankheiten werden beschrieben: Beispiele sind die Zeckenbiß-Arthritis und reaktive Arthritiden. Oft kommen in eine Klinik für entzündliche Gelenkerkrankungen Patienten mit selteneren Krankheiten dieser Art (z.B. Gelenkentzündungen und Gelenkschmerzen im Rahmen eines systemischen Lupus erythematodes [SLE] oder einer progressiven-systemischen Sklerose [PSS]), an denen der allgemeine Informationsfluß von Vorträgen, kleinen Broschüren usw. vorbeiläuft. Aus diesem Grund sollen auch seltenere Krankheitsbilder beschrieben werden.

Die häufigsten Krankheitsbilder des Weichteilrheumatismus (an Schultern, Ellbogen- oder Kniegelenken) werden ebenso dargestellt wie entzündliche und degenerative Gelenk- und Wirbelsäulenleiden. Gerade die letzteren machen mit weit über der Hälfte aller „Rheumakrankheiten" den Löwenanteil aus: Knie-, Hüft- und Fingerpolyarthrosen, Arthrosen der kleinen Wirbelgelenke und Bandscheibenerkrankungen.

Die Leitmotive dieses Buches: In Bewegung bleiben; Bewegen – nicht belasten

Da das Vorwort eines Buches häufig nicht gelesen wird, nochmals, hier am Anfang:

Ein Buch über Krankheiten des Bewegungsapparats muß ständig an den Patienten appellieren: *In Bewegung bleiben*. Lassen Sie sich bitte erklären: *Der Mensch ist so alt wie seine Blutgefäße. Der Mensch ist aber auch so alt wie seine Gelenke oder seine Wirbelsäule.* Gesunde Gelenke erlauben ausreichende körperliche Bewegung für den Gesunden. Ein Kranker aber mit schmerzenden Knie- und Hüftgelenken oder ein Wirbelsäulenpatient wird sich aus Angst vor Schmerzen möglichst wenig bewegen. Das Ergebnis dieser Schonung, dieser nur für den Augenblick gewonnenen Schmerzfreiheit, ist jedoch für ihn schlecht: Der die Gelenke auskleidende Knorpel wird überwiegend durch Sauerstoff und Nährstoffe enthaltende Gelenkflüssigkeit ernährt, die nur durch Bewegung des Körpers über Druck zu ihm gelangt. Bewegungsarmut bedeutet demgemäß eine Unterernährung des Knorpels. Muskeln, Bänder und Sehnen verkümmern, wenn sie nur selten eingesetzt werden. Sowohl die Muskelmasse als auch die -funktionsfähigkeit nehmen ab – das gilt für Gelenke, Weichteile und Wirbelsäule. Bewegung ist also ein anregendes Element für unsere unter mangelnder Beanspruchung leidenden Knochen, Bänder und Sehnen. Wer sich nicht bewegt, dessen Körper wird nicht ausreichend mit Sauerstoff versorgt, dessen Herz und Lungen werden nicht ausreichend trainiert. *Bewegungsarmut ist geradezu eine (negative) Aufforderung an unseren Körper, Gewicht anzusetzen.* Sie zieht außerdem eine erhebliche Einschränkung im täglichen Leben nach sich. Sie sehen selbst: Das Vermeiden von Schmerzen durch den Verzicht auf Bewegung ist immer sehr teuer erkauft.

„Rheuma, Rheumatismus, Gicht"?

Einteilung des rheumatischen Formenkreises

Rheo (ich fließe, griechisch): *krankhaft fließende Erscheinungen*, das waren die historischen Grundlagen des Überbegriffs „Rheuma", der, ebenso wie der Ausdruck „Rheumatismus", einer wissenschaftlichen Sprachregelung nicht gerecht wird. *Der gemeinsame Nenner aller hinter diesen Begriffen stehenden Krankheiten ist der fließende, ziehende Schmerz.*

Eine in den letzten Jahren entstandene, jetzt gültige Definition rheumatischer Krankheiten lautet:

> „Krankheiten, die den Bewegungsapparat angreifen (Muskeln, Sehnen, Knochen, Bänder, Muskelhüllen), die Schmerzen verursachen, bei denen Bewegungseinschränkungen auftreten und die möglicherweise innere Organe (Herz, Lunge, Leber usw.) miterkranken lassen."

Der Formenkreis der rheumatischen Erkrankungen kann in den *entzündlichen* und den *degenerativen* „Rheumatismus" gegliedert werden: Erkranken können Gelenke, Weichteile und Wirbelsäule. *Zwei Paradebeispiele für den entzündlichen Rheumatismus sind die c.P. und die Bechterewsche Erkrankung (Spondylitis ankylosans; Sp.a.).* Verschleißbedingte Rheumatismen an den Gelenken nennen wir *Arthrosen*, an der Wirbelsäule *Chondrose, Spondylose und Spondylarthrose**. Ein Beispiel für Weichteilrheumatismen: Das Schultergelenk wird von Weichteilen (Muskeln, Bändern, Sehnen, Schleimbeuteln) umgeben. Wenn sie erkranken, dann schmerzt die Schulter. Sie werden diese Krankheit, die als *Periarthropathia humeroscapularis* (peri = um herum; arthropathia = Gelenkkrankheit; humeroscapularis = Oberarm / Schulterblatt; siehe Seite 110) bezeichnet wird, persönlich immer mehr als Gelenk-, denn als Weichteilerkrankung empfinden. Aber nicht das Gelenk ist erkrankt, sondern die es umgebenden Weichteile. Diese Einteilung ist brauchbar. Nie darf allerdings vergessen werden, daß viele der beschriebenen Krankheiten *Ausdruck einer Allgemeinerkrankung des Körpers* sind und daß sie verschiedene Ursachen haben, die nach unterschiedlichen Behandlungsmethoden verlangen. Auch heute noch werden rheumatologische Erkrankungen gerne von Ärzten und Patienten in einen Topf geworfen. Das können Sie selbst mit einem Experiment feststellen: Fragen Sie auf einem belebten Platz, einer belebten Straße Ihres Wohnorts jeden Vorübergehenden: „Haben Sie Rheuma?". Von einhundert Menschen werden etwa sechzig diese Frage bejahen. Genauer nachfragend werden Sie erfahren, daß der Begriff „Rheuma" auch heute noch einfach ein Sammelname für sehr viele, sehr verschiedene Krankheiten ist. Fast jede Krankheit der Welt scheint unter diesen Hut zu passen.

Krebs und Herzkrankheiten, Tuberkulose und Diabetes (Zuckerkrankheit) kommen zusammen in der Gesamtbevölkerung seltener vor als rheumatische Erkrankungen. „Ois ziagt" sagen die Bayern, „Fa male tutto" die Italiener, „aching all over" die Amerikaner. Alle meinen das Gleiche: ziehende, fließende Schmerzen in den Muskeln, Sehnen, Bändern, Gelenken, der Wirbelsäule; eben „*rheumatische Beschwerden*". Keineswegs ist „Rheuma" eine Alterskrankheit; viele frühbeginnende Erkrankungen beweisen das!

---

* Chondrose = Verschleiß der Bandscheibe; Spondylose = Verschleißzeichen an den Wirbelkörpern; Spondylarthrose = Arthrose der kleinen Zwischenwirbelgelenke (s.S. 41)

Wandel der Therapie rheumatischer Krankheiten

Frühe historische Therapieversuche rheumatischer Krankheiten waren Wärmeanwendungen, vor allem aber die Ableitung schädlicher Körpersäfte aus den erkrankten Organen auf dem Weg der Ausleerung: Abführen, Schwitzen, Bluten, Ziehen, Erbrechen und Aderlass. Auch die Bädertherapie fand schon im nachchristlichen Rom Anerkennung: Der Wert von Thermalbädern und Schlammpackungen bei schmerzhaften Gelenkleiden wurde betont. Mit zunehmender Kenntnis um Ursache und Entwicklung verschiedener Krankheiten nahm aber die Bedeutung der an bestimmte Orte gebundenen Heilmittel ab: So hat sich in unserer Zeit die These, daß ein Schwefelbad bei degenerativem „Rheumatismus" dem Körper heilenden Schwefel zuführen könne, als nicht haltbar erwiesen, da die während eines Bades durch die Haut aufgenommene Schwefelmenge (verglichen mit der durch die natürliche Nahrung in den Körper gelangenden Menge) unwichtig ist. Ähnliche „Schicksale" erlitten Jodquellen, Moorbäder usw.

Die *Herbstzeitlose (Cholchicum autumnale)* setzte sich schon früh als Heilmittel gegen Podagra (Gicht im Großzehengrundgelenk) durch. Sie wurde im 5. Jahrhundert von Asien nach Byzanz gebracht. Danach verschwand sie von der Bühne, da Galen sie strikt ablehnte. Im 17., 18. und 19. Jahrhundert wiederum galt *Colchicin als Allheilmittel*, unter anderem gegen Schlaganfall, Epilepsie, Schwermetallvergiftung, Asthma und gegen alle Gelenkkrankheiten. Lange Zeit konnte nur Colchicin gegen die Gicht gegeben werden. Nach der Entdeckung der der erhöhten Harnsäure zugrundeliegenden Stoffwechsel(Purin)störung wurden neue Mittel gefunden, deren vorläufig letztes Glied die Therapie der Gicht/Harnsäureerhöhung mit *Allopurinol (s.S. 156)* darstellt, einem Mittel, das die Bildung der Harnsäure im Körper hemmt.

1948 wurde *Kortison* zum erstenmal gegen eine c.P. eingesetzt. Seine sofort erkennbaren großartigen Resultate lösten Begeisterung aus, die aber schon bald wegen der negativen Wirkungen einer Langzeittherapie der Ernüchterung wich. Schon sehr früh galten die Bitterstoffe der *Rinde verschiedener Weidenarten (Salix)* als Fieber- und Rheumamittel. Da die Weide besonders in Sumpfgebieten wächst, in denen Wechselfieber häufig vorkommt, bestätigt sich der alte Ausspruch „Ubi morbus, ibi remedium" (Wo die Krankheit entsteht, findet sich ein Heilmittel). Gegen Ende des 19. Jahrhunderts wurde die Salizylsäure dann als besonderes Medikament in die Behandlung des rheumatischen Fiebers eingeführt. Um die Jahrhundertwende von Bayer & Co. hergestellte Acetylsalicylsäure (z.B. Aspirin) wurde zum Mittel der Wahl der Therapie mancher rheumatischer Erkrankungen. Sehr viel später – 1965 – wurde *Indometacin (Amuno)* in die Therapie eingeführt.

Wie die ursprünglich gegen Malaria angewendeten *Chloroquin / Hydroxychloroquin (Resochin, Quensyl)* wurde auch *D-Penicillamin (Trolovol, Metalcaptase)*, schon lange als Therapeutikum einer sehr seltenen Kupfer-Speicher-Krankheit bekannt, *zufällig als* Mittel gegen die c.P. entdeckt. Nicht systematische Forschung, sondern der Zufall führte zu den heute am häufigsten eingesetzten langsamwirkenden Langzeittherapeutika (Basistherapeutika).

Gold, intramuskulär injiziert oder in Tablettenform galt jahrzehntelang als die wirksamste Therapie der c.P.

Unsere therapeutischen Möglichkeiten haben sich in den letzten Jahren entscheidend verbessert: *Methotrexat* (MTX; Lantarel, Metex) und eine in unser Immunsystem eingreifende Substanz wie *Ciclosporin A* (Sandimmun Optoral) sind bereits erhältlich, *Leflunomid* (Arava*) und *Tumornekrosefaktorhemmer* (Enbrel*) sind in der Endphase ihrer Entwicklung und werden in in den nächsten Monaten/Jahren auf den deutschen Markt kommen. Die Entdeckung eines Enzyms (der Cyclooxygenase II), das Entzündungen verstärkt, ermöglichte die Entwicklung *neuer schmerzhemmender Substanzen*: Ihr Hauptmerkmal: der Magen-Darmtrakt wird geschont. Dazu zählen *Celecoxib* (Celebrex*) und

Tab. 1

Wichtige Entdeckungen der modernen Rheumatologie

1. Entstehung und Entwicklung von Krankheiten
- *Entdeckung der ursächlichen Rolle von Bakterien (Streptokokken) beim rheumatischen Fieber (siehe Seite 71)*
- *Aufklärung der Rolle von Rheumafaktoren/Immunkomplexen in Entstehung und Entwicklung der chronischen Polyarthritis/des systemischen Lupus erythematodes (siehe Seite 61)*
- *Entdeckung der Verknüpfung von HLA-B27 mit den Spondarthritiden (insbesondere Morbus Bechterew) (siehe Seite 40)*

2. Blutbefunde
- *Entdeckung von Harnsäurestoffwechselstörungen*
- *Entdeckung verschiedener Entzündungsvermittler (Zytokine*, Lymphokine*)*

3. Therapie
- *Einführung der Acetylsalicylsäure (Aspirin)*
- *Vorbeugung des rheumatischen Fiebers (siehe Seite 154)*
- *Einführung von harnsäuresenkenden und harnsäureausschleusenden Medikamenten (siehe S. 156)*
- *Einführung von Kortison*
- *Wiederentdeckung von Methotrexat in der Therapie der c.P. (siehe Seite 151)*
- *Entdeckung des Wirkungsmechanismus von kortisonfreien Entzündungshemmern*
- *Entdeckung eines noch spezifischeren Wirkmechanismus von kortisonfreien Entzündungshemmern (siehe Seite 143)*

* *Substanzen, die von Lymphozyten oder anderen Zellen produziert werden.*

Rofecoxib (Vioxx*). Wichtige Entdeckungen der modernen Rheumatologie zeigt Tab. 1.

Die *operative Therapie* von Gelenkentzündungen hat eine kurze Geschichte: Eine Gelenkinnenhaut wurde zum erstenmal gegen Ende des 19. Jahrhunderts entfernt. Diese Operation gehört nun seit etwa 30 Jahren zum festen therapeutischen Repertoire. Sie wurde in den letzten Jahrzehnten durch eine nichtchirurgische, *Synoviorthese* genannte, Methode ergänzt: Entweder wird ein chemischer Stoff (z.B. Natriummorrhuat) oder aber ein radioaktives Isotop (z.B. Yttrium) in die Gelenkhöhle gespritzt – beide veröden die Gelenkinnenhaut. Der operative Ersatz von Gelenken ist immer wieder und immer weiter verbessert worden – das gilt auch für die Technik der Bandscheibenoperation.

---

* noch nicht auf dem Markt

Anatomie und Funktion des Bewegungsapparats

Der Bewegungsapparat

Der Bewegungsapparat unseres Körpers besteht aus *Knochen, Gelenken, Bändern, Muskeln und Sehnen. Nerven* übermitteln Befehle – *Gefäße* ernähren.

Das *knöcherne Skelett* ist der Träger von Weichteilen und Organen des Menschen. Es besteht aus *Knochen*, den härtesten Teilen des menschlichen Körpers, die grundsätzlich immer gleich aufgebaut sind: außen eine mehr oder minder dicke Rindenschicht, innen ein Netz feiner Knochenbälkchen. Sie setzen sich aus Eiweiß (30 - 40 %) und organischen Substanzen zusammen; dazu kommen lebende Zellen, Kalksalze und andere Mineralien. Den Knochen abbauende (Osteoklasten) und aufbauende Zellen (Osteoblasten) sorgen für ein Gleichgewicht. *Knochen lebt*! Er wird durch Gefäße ernährt.

Wir kennen über 500 verschiedene *Skelettmuskeln* (Muskulus = kleine Maus), die, von Blutgefäßen ernährt und von Nerven gesteuert, unserem Willen unterworfen sind. Sie beugen oder strecken Gelenke, das heißt sie bewegen knöcherne Bestandteile, wenn sie sich zusammenziehen (also verkürzen) oder sich entspannen (also verlängern). Die Muskulatur entwickelt Kraft entweder durch Aktionen mit gleichbleibender Muskelspannung oder durch Anspannung bei gleichbleibender Länge.

Am Ende eines Muskelbauchs gehen Muskeln in *Sehnen* über, die wie Zugseile wirken und häufig von Sehnenscheiden umhüllt sind. Die Sehnen sind am Knochen befestigt: Sie enthalten keine Blutgefäße (und sind deshalb schlecht ernährt) und keine Nerven. Die für

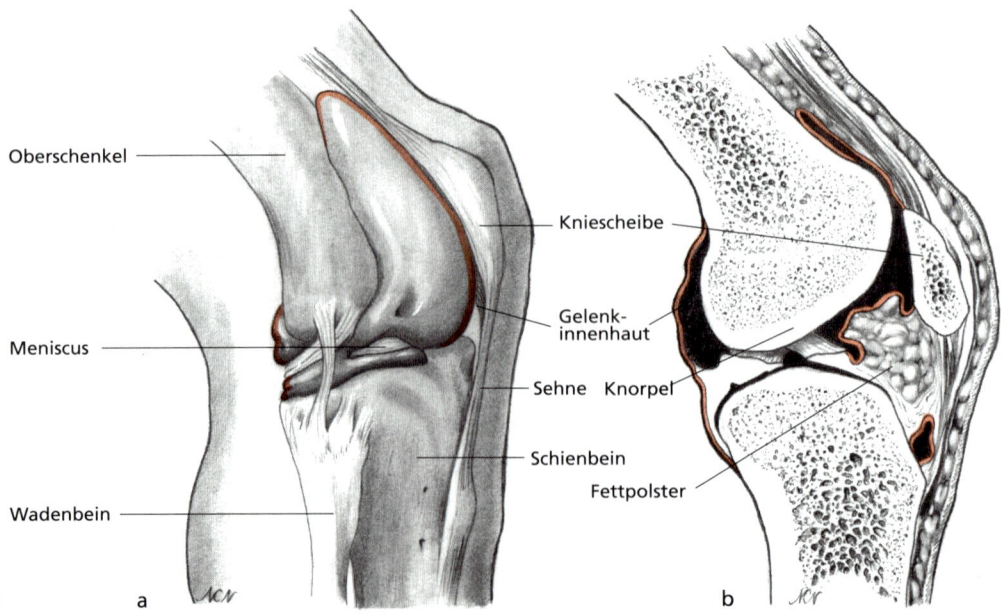

Abb. 1 a, b: Aufbau eines Gelenks
a: seitliche Ansicht: Anatomie des Kniegelenks
b: seitliche Ansicht des eröffneten Kniegelenks

den Laien sehr einfach aussehende einzelne Muskelbewegung (Otto Waalkes – „Gehirn an rechte Faust: Ausfahren!") ist in Wirklichkeit ein außergewöhnlich umfassender Vorgang: Gehirn – Rückenmark – peripherer Nerv – verschiedene Muskelgruppen – Aktion.

Anatomie und Funktion unserer Gelenke

Bevor Sie etwas über Ihre Gelenkerkrankung erfahren, sollen Sie Aufbau und Funktion eines Gelenks kennenlernen. Erst dann können Sie die krankhaften Veränderungen des Gelenks verstehen.

So ist ein Gelenk aufgebaut

Am Beispiel des Knies zeigen wir Ihnen den Aufbau eines Gelenks (Abb. 1 a, b). Wie jedes Gelenk besitzt das Kniegelenk *zwei knöcherne Anteile* – die Gelenkkörper. Die Beweglichkeit dieser knöchernen Verbindung wird von der Form und der Konstruktion des Gelenks bestimmt. Die beiden Gelenkkörper sind vom *Knorpel, dem wahrscheinlichen Ausgangsort degenerativer Gelenkerkrankungen*, überzogen, dessen Oberfläche glatt und glänzend und der etwa einen halben Millimeter dick ist. Dank des Knorpels ist die Reibung zwischen zwei gesunden Gelenkflächen 100mal geringer als die zwischen zwei hochpolierten Eisflächen. Jedes Gelenk ist von einer *Gelenkkapsel* umgeben, die aus zwei Schichten besteht: der *Gelenkinnenhaut, dem Ausgangsort entzündlicher Gelenkerkrankungen*, und einer äußeren, nur sehr wenig elastischen Faserschicht. Die Gelenkkapsel schützt und führt das Gelenk. Zwischen den beiden knöchernen Gelenkanteilen liegt der Gelenkspalt, der die klare, fadenziehende *Gelenkflüssigkeit (Synovia)* enthält, die zum einen das Gelenk „schmiert", zum anderen den Knorpel ernährt, der selbst nicht an das Blutgefäßsystem angeschlossen ist. Für diese beiden Aufgaben spielt der „Motor Bewegung" eine große Rolle.

Das Kniegelenk verfügt über einige zusätzliche Hilfseinrichtungen, die andere Gelenke nur zum Teil besitzen:

- die *Bänder*: Viele Gelenke werden von Bändern geführt (Führungsbänder); Bänder verstärken die Gelenkkapseln mancher Gelenke (Verstärkungsbänder); einige Gelenke werden zum Schutz vor übermäßiger Beweglichkeit durch Bänder gehemmt (Hemmungsbänder); Bänder sind außerordentlich zugfest.
- die *Zwischenscheiben*: Die Menisci des Kniegelenks bestehen aus einem besonderen fasrigen Schutzgewebe *(Kollagen)*. Solche Zwischenscheiben unterteilen den Gelenkinnenraum und dienen als Stoßdämpfer (wie auch zum Beispiel die Bandscheiben der Wirbelsäule);
- die *Schleimbeutel* (Bursae): Sie puffern ebenfalls und liegen oft zwischen mechanisch stark beanspruchten Stellen.

So funktioniert ein Gelenk

Zunächst müssen wir fragen, in welchen Richtungen ein Gelenk bewegt werden kann. Es gibt ein-, zwei- und vielachsige Gelenke. Ein Beispiel für ein *einachsiges Scharniergelenk*, technisch einer Türhalterung entsprechend, ist das Gelenk zwischen Oberarm und Elle. Ein *Sattelgelenk* (z.B. das Daumensattelgelenk) hat dagegen zwei Achsen. Bewegungen in drei Ebenen sind in Schulter- und Hüftgelenk *(Kugelgelenk)* möglich (Abb. 2 a - d).

Muskeln überziehen die Gelenke und bewegen sie durch Hebelwirkung und Spannung. Zugleich unterstützen sie den Zusammenhalt des Gelenks und damit seine Stabilität. Neben gesunden Gelenkflächen und dem Muskel-Sehnen-Apparat müssen aber noch viele andere Faktoren mitspielen – wie z.B. die Gelenkschmiere oder überhaupt die Fähigkeit zur bewußten Muskelbewegung –, damit ein Gelenk (z.B. das Schultergelenk: Abb. 3 a - c; das Hüftgelenk: Abb. 4 a - c) eine bestimmte Bewegung ausführt. Der vom Gehirn ausgehende Bewegungsimpuls regt über die leitenden Nerven die Muskulatur an und zeigt, daß ein *Bewegungsablauf nur mit Hilfe der gesamten Bewegungseinheit* – dem Gelenk, der bewegenden Mus-

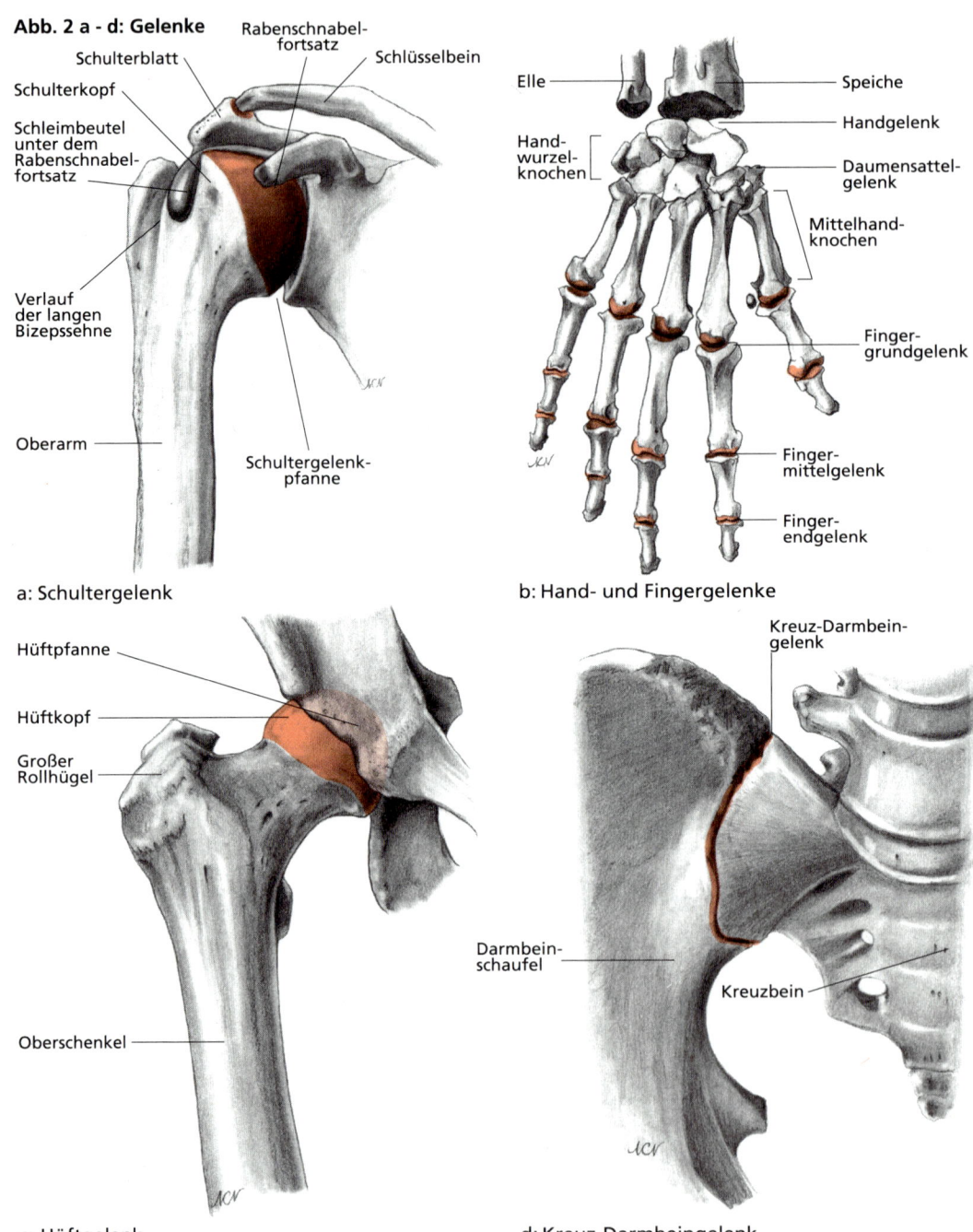

Abb. 2 a - d: Gelenke
a: Schultergelenk
b: Hand- und Fingergelenke
c: Hüftgelenk
d: Kreuz-Darmbeingelenk

kulatur und den entsprechenden Nerven – möglich ist. Dazu zählen auch die Hilfsstrukturen: Bänder können mit der Gelenkkapsel verwoben sein oder über sie hinwegziehen. Die am Knochen ansetzenden Sehnen übertragen den Zug der sich zusammenziehenden Muskulatur auf den Knochen. Schleimbeutel verbessern das Gleitvermögen der Sehnen. Entsprechend dieser komplizierten Struktur einzelner Gelenke gibt es natürlich sehr viele Ansatzpunkte für ein Erkranken, das direkt oder indirekt zum Ausfall der gesamten Gelenkfunktion führen kann.

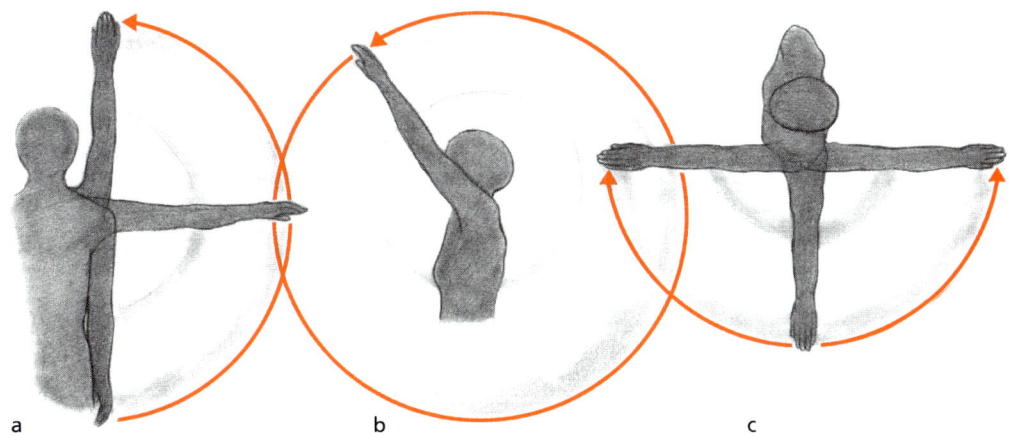

Abb. 3 a - c: Bewegungsmöglichkeiten des Schultergelenks
a: Mit dem beweglichsten Gelenk des Körpers können Sie den Arm seitlich vom Körper wegstrecken und ihn wieder heranziehen
b: Sie können den Arm nach vorne und nach hinten oder auch nach oben heben
c: Aufsicht: Innen- und Außendrehen im Rahmen einer Kombinationsbewegung

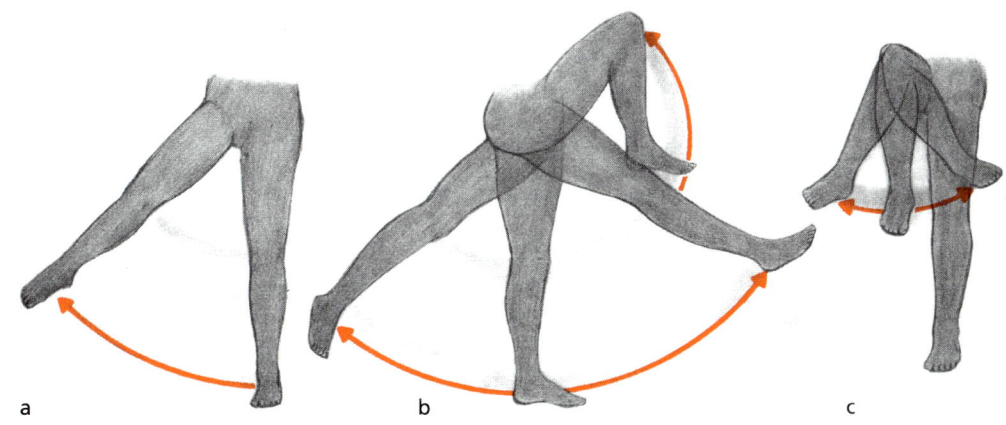

Abb. 4 a - c: Beweglichkeitsmöglichkeiten des Hüftgelenks
a: Sie können das Bein seitlich abspreizen
b: Es nach vorne hochheben und nach hinten strecken
c: Sie können das Bein im Hüftgelenk nach innen und außen drehen

Anatomie und Funktion unserer Weichteile

Weichteile sind Unterhautbindegewebe, Sehnen, Sehnenscheiden und Bänder, Muskelhüllen (Faszien), Schleimbeutel (Bursen) und die Muskulatur. Viele dieser anatomischen Strukturen sind um die Gelenke herum bzw. an der Wirbelsäule entlang angeordnet. Häufig sind Schmerzen in „Gelenkweichteilen" erste Anzeichen einer Arthrose oder Arthritis, häufig auch Anzeichen von Fehl- oder Überbelastungen der Wirbelsäule. Weichteile können degenerativ oder entzündlich, lokal oder den ganzen Körper miteinbeziehend (systemisch), einzeln oder kombiniert erkranken.

Der Weichteilmantel unserer Gelenke

Am Beispiel des Schultergelenks können anatomische Strukturen, die wir zu den um die

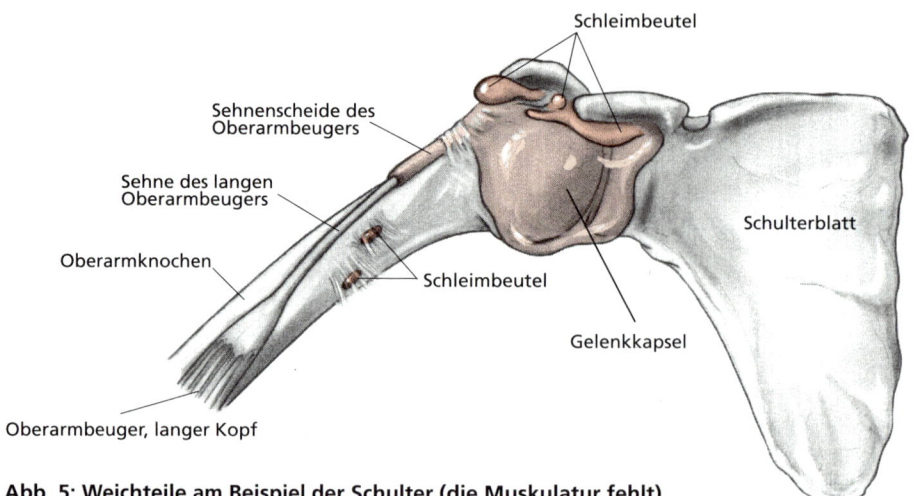

Abb. 5: Weichteile am Beispiel der Schulter (die Muskulatur fehlt)

Gelenke herum angeordneten Weichteilen rechnen, dargestellt werden.

Das Schultergelenk ist ein Gelenk mit sehr großer Beweglichkeit. Diese Beweglichkeit wird durch eine sehr geringe „knöcherne Führung" und eine *Vielzahl an Weichteilen* – einen *Weichteilmantel* – ermöglicht (Abb. 5; die Muskulatur ist nicht dargestellt).

Weichteile im einzelnen

Muskeln, Sehnen, Sehnenscheiden

Schwellungen und Verdickungen des Sehnengleitgewebes bzw. der Sehnenscheiden entwickeln sich häufig als Reaktion auf Überlastung, zum Beispiel der Streck- und Beugesehnen von Finger und Hand am Unterarm (Abb. 6). Sie können lokal begrenzt auftreten, aber auch häufig im Rahmen entzündlicher Gelenkerkrankungen entstehen. Diese Aussage gilt grundsätzlich auch für Bänder.

Die enge anatomische (und funktionelle!) Verbindung von Sehnen, Sehnenscheiden, Sehnenansätzen und Muskulatur zeigt Abb. 7 a - c.

Schleimbeutel

Schleimbeutel sind geschlossene Hohlräume mit einer der Gelenkinnenhaut sehr ähnlichen Auskleidung. Während sich *tiefliegende* Schleimbeutel häufig sehr früh entwickeln können – man spricht auch von präformierten Schleimbeuteln – entstehen *oberflächliche* Schleimbeutel später dicht unterhalb der Haut, überall dort, wo Druck und Reibung auf Bindegewebe treffen, das über Knochenvorsprüngen liegt (Abb. 8 a, b). Häufige Ursachen von Schleimbeutelentzündungen sind me-

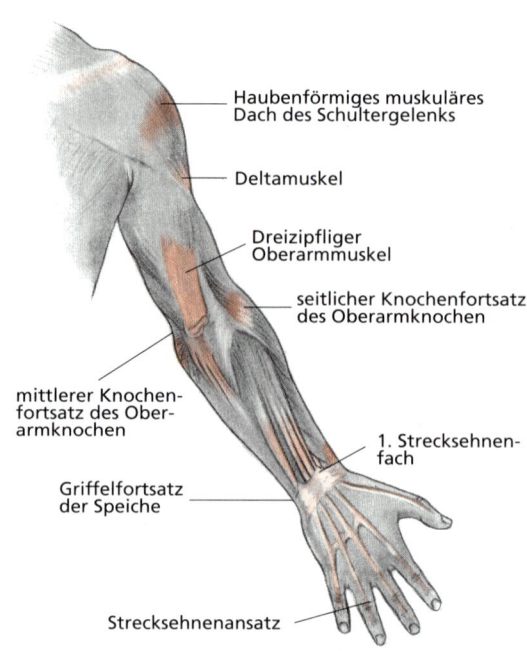

Abb. 6: Sehnenansätze und -verläufe am Arm (Ansicht von hinten)

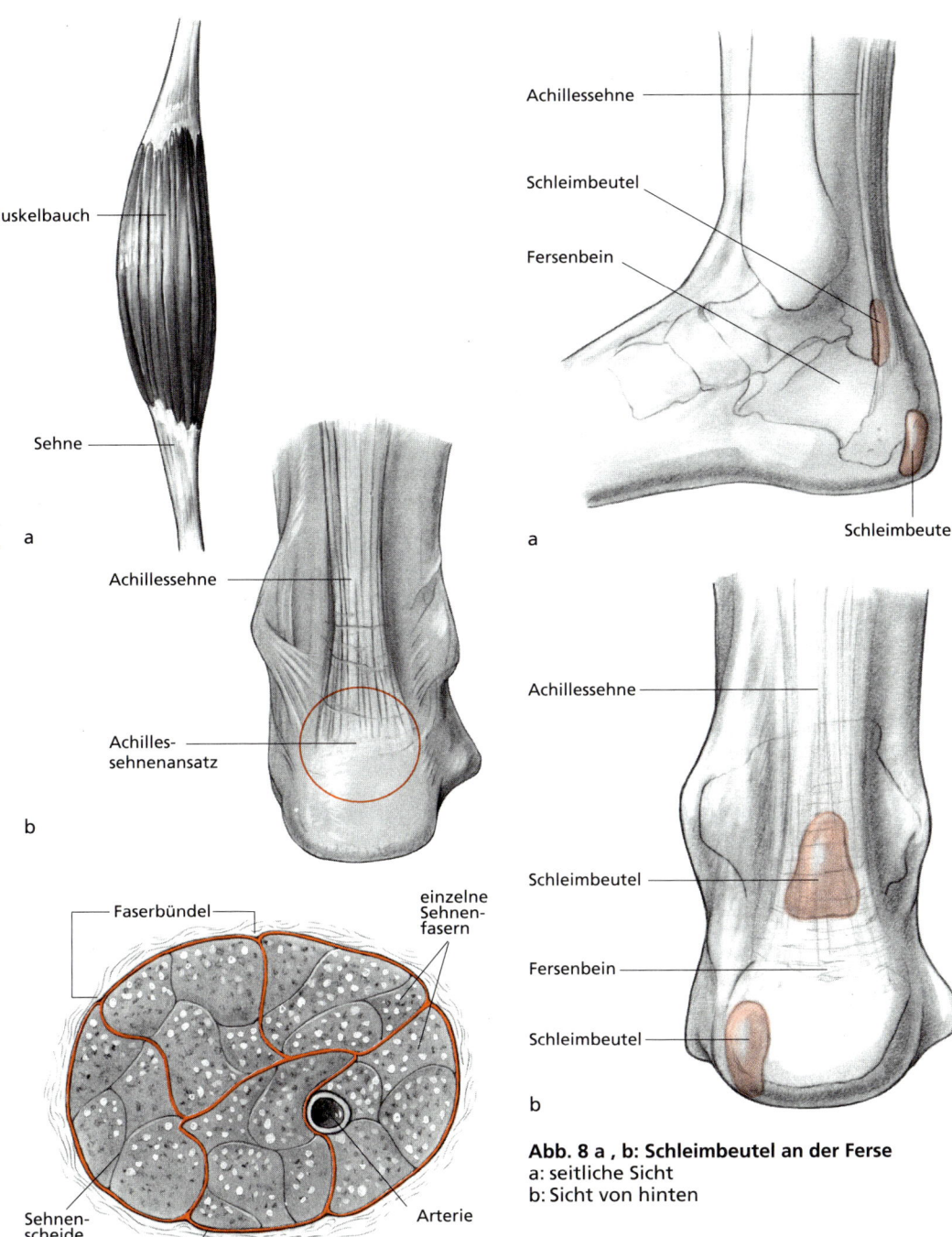

Abb. 7 a - c: Anatomie der Weichteile
a: Muskel
b: Sehnenansatz
c: Querschnitt durch eine Sehne

Abb. 8 a , b: Schleimbeutel an der Ferse
a: seitliche Sicht
b: Sicht von hinten

chanische oder unfallbedingte Schäden, denen dann eine bakterielle oder nichtbakterielle Entzündung nachfolgen kann (s.S. 96). Besonders die um die Kniescheibe herum lokalisierten Schleimbeutel und die Schleimbeutel an der Achillessehne sowie über dem Ellbogengelenk sind gefährdet.

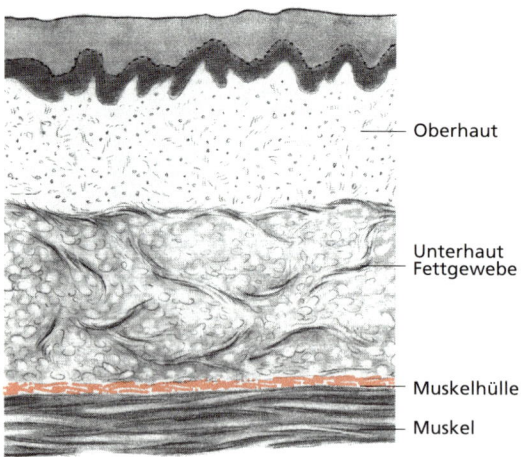

Abb. 9: Anatomie der normalen Muskelhülle (Faszie)

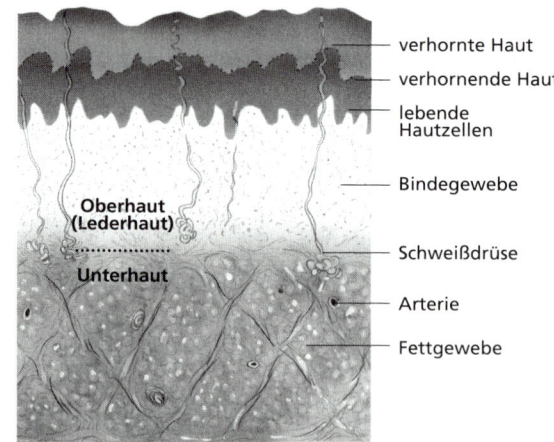

Abb. 10: Anatomie von Haut- und Unterhautbindegewebe beim Mann

Muskelhüllen und Unterhautbindegewebe

Muskelhüllen (Faszien) sind faserige, flächenhafte Umhüllungen der Muskulatur. Sie können zwischen die Muskeln eingesenkt sein oder einzelne Muskeln sowie ganze Muskelgruppen umgeben (Abb. 9). *Man unterscheidet oberflächliche und tiefe, dünnere und dicke unelastische Muskelhüllen.* Muskelhüllen erkranken selten im Rahmen entzündlicher Gelenkerkrankungen.

Die *Anatomie des Unterhautbindegewebes* ist bei Mann und Frau unterschiedlich (Abb. 10; Abb. 60, s.S. 100).

Anatomie und Funktion unserer Wirbelsäule

So ist unsere Wirbelsäule aufgebaut

Die menschliche *Wirbelsäule* gleicht, von der Seite gesehen, einem *großen S*, dessen Krümmungen man *Halslordose, Brustkyphose und Lendenlordose* nennt.

Die Halswirbelsäule besteht aus 7 relativ kleinen Halswirbelkörpern, die Brustwirbelsäule aus 12 Brustwirbelkörpern und die Lendenwirbelsäule aus 5 Lendenwirbelkörpern, die im Durchschnitt wesentlich größer und breiter sind als die Halswirbelkörper, da sie ja das Körpergewicht tragen müssen (Abb. 11). Kreuz- und Steißbein ergänzen den Wirbelsäulenaufbau (Abb. 12 a - c).

Bänder und Muskulatur festigen und stützen die Wirbelsäule, die, wie ein beweglicher Stab aus vielen kleinen Einzelteilen bestehend, in der senkrechten Haltung ausbalanciert werden muß.

Der *Aufbau der Wirbelkörper* ist im Prinzip immer gleich: Knorpelplatten schließen einen Wirbelkörper nach oben und unten gegen die Bandscheiben ab (Abb. 13 a, b). Die aufgelockerte innere Knochenstruktur (Spongiosa) wird seitlich oben und unten von der Knochenleiste (Kortikalis) abgegrenzt. Wirbelbögen, Dornfortsatz und Gelenkfortsätze schließen sich zusammen und bilden dazwischen Löcher. Durch Aneinanderreihen der Wirbelkörper entsteht der *Wirbelkanal*. Die Verbindung der einzelnen Wirbelkörper untereinander wird durch zwei dem Wirbelbogen paarig zugeordnete, mit Gelenkflächen ausgestattete Gelenkfortsätze hergestellt. Eine Gelenkkapsel hält diese Gelenkfortsätze zusammen, die die *kleinen Zwischenwirbel-*

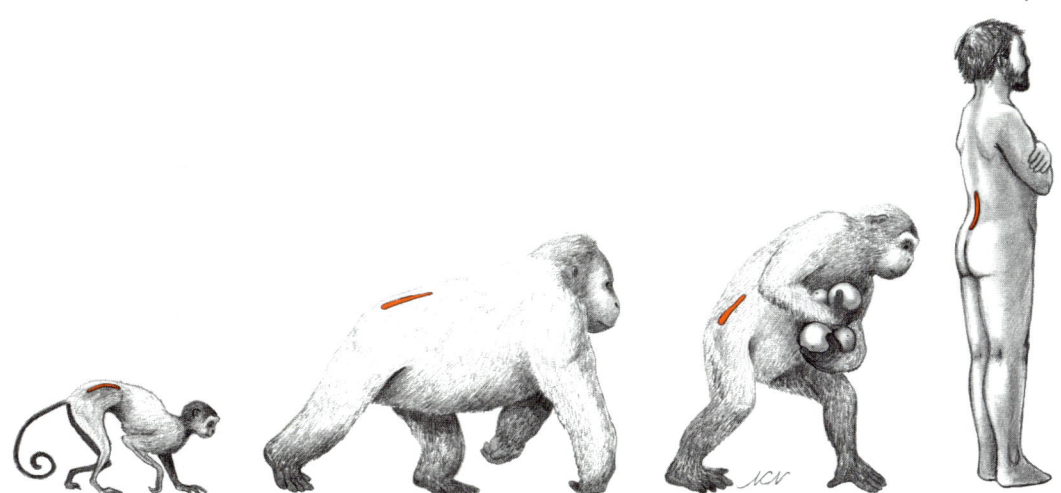

Abb. 11: Vom Vierfüßlergang zur aufrechten Haltung
Mit zunehmender aufrechter Haltung des Menschen ändern sich die Wirbelsäulenkrümmungen: So wird die ursprünglich nach hinten offene Krümmung der Brustwirbelsäule zu einem nach hinten geschlossenen S und die ursprünglich nach hinten gekrümmte Lendenwirbelsäule über eine Streckhaltung zur Lendenlordose.

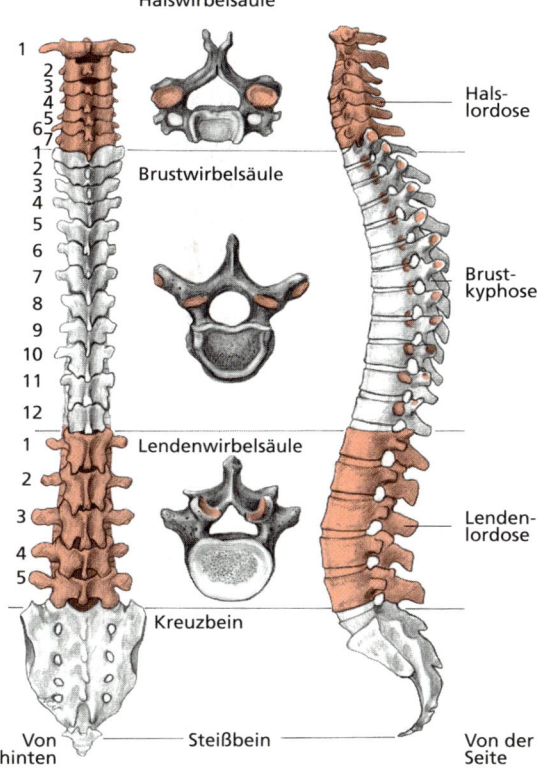

Abb. 12 a - c: Die Wirbelsäule
a: Aufsicht von hinten auf die Wirbelsäule mit allen Brust-, Hals- und Lendenwirbelkörpern
b: oben: Halswirbelkörper; in der Mitte: Brustwirbelkörper, unten: Lendenwirbelkörper. Die tragende Fläche der Wirbelkörper wird von der Hals- zu den Lendenwirbelkörpern immer größer (s. Text Seite 24)
c: seitliche Sicht: Die Krümmungen der Wirbelsäule (s. Text Seite 24)

gelenke bilden. Wichtig ist das *Zwischenwirbelloch*, ein kurzer Kanal, der von der seitlichen Hinterfläche des Wirbelkörpers, dem oberen und unteren Gelenkfortsatz zweier benachbarter Wirbel und einem Teil der Bandscheibe begrenzt wird (Abb. 14 a, b). *Im Wirbelkanal liegt das Rückenmark*, von dessen Hinter- und Vorderseite Nervenfasern ausgehen, die, zu Bündeln zusammengeschlossen, die Nervenwurzeln bilden. Nervenwasser umspült das Rückenmark. Der eigentliche periphere Nerv entsteht durch den Zusammenschluß der Nervenwurzeln aus verschiedenen Rückenmarksabschnitten: Als Beispiel mag der N. ischiadicus gelten,

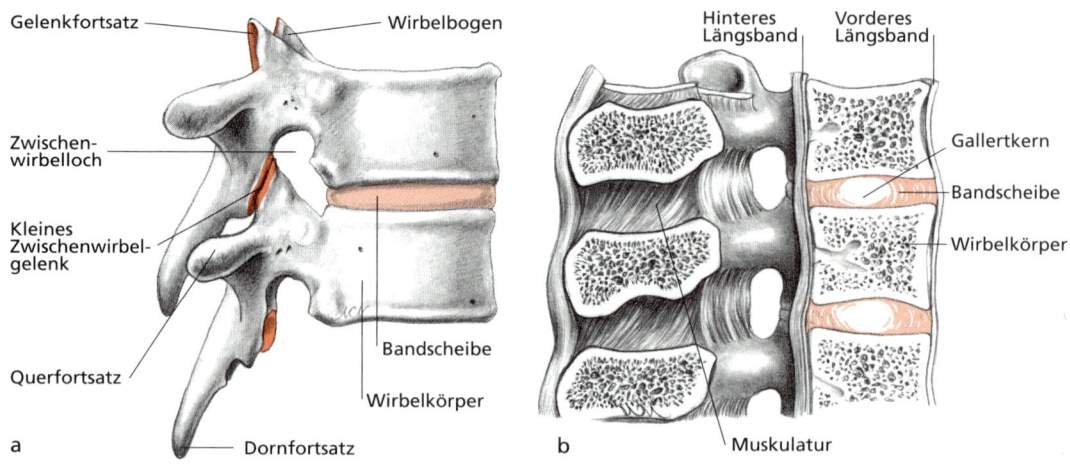

Abb. 13 a, b: Verbindungen der Wirbelkörper untereinander
a: Bewegungssegment
 Zwischen beiden Wirbelkörpern liegt die Bandscheibe. Gut erkennbar sind Zwischenwirbelloch, die kleinen Zwischenwirbelgelenke (orange), die Quer- und die Dornfortsätze.
b: Längsschnitt durch Wirbelkörper
 In dieser seitlichen Sicht sind die knöchernen Wirbelkörper, das vordere und hintere Längsband der Wirbelsäule, die Bandscheibe mit Gallertkern und Faserring (orange), die kleinen Zwischenwirbellöcher, Dornfortsätze und Muskulatur zwischen den Dornfortsätzen zu erkennen.

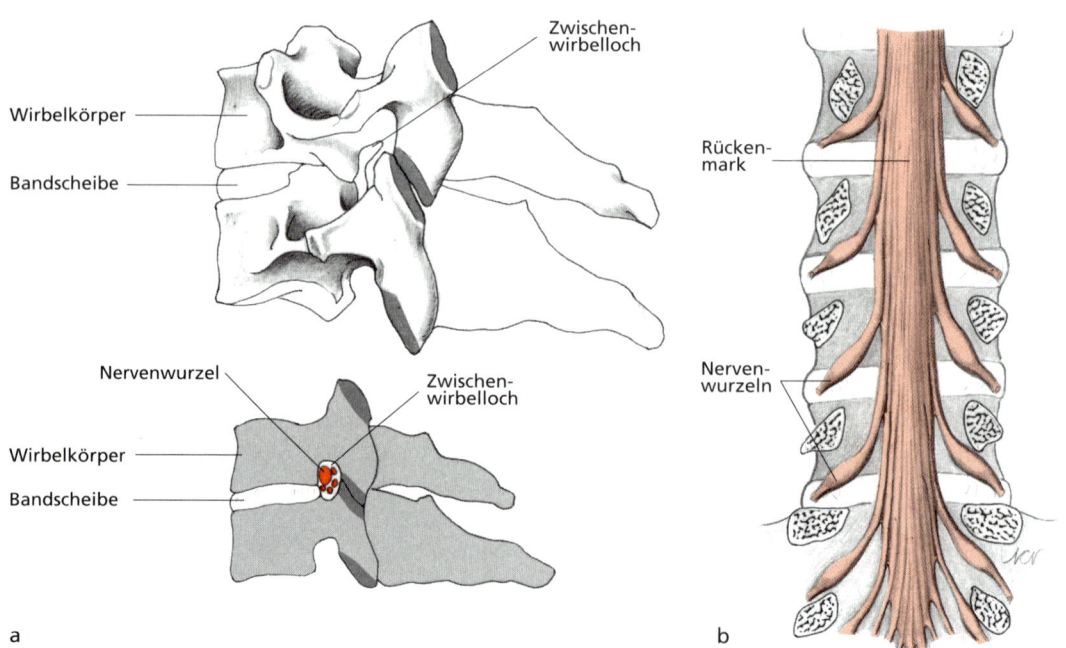

Abb. 14 a, b: Wirbelgelenke, Nervenaustrittslöcher
a: Zu erkennen ist, wie zwei Wirbelkörper miteinander gelenkig verbunden sind (grau) und warum die kleinen Zwischenwirbellöcher für den Durchtritt der Nervenwurzeln wichtig sind.
b: in Aufsicht: Austritt der Nervenwurzeln aus dem Rückenmarkkanal

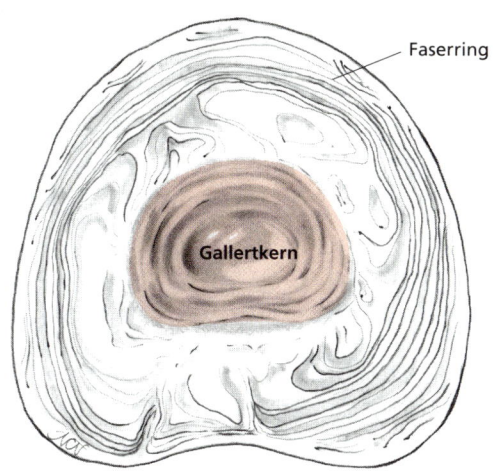

Abb. 15: Bandscheibe
Faserring und Gallertkern

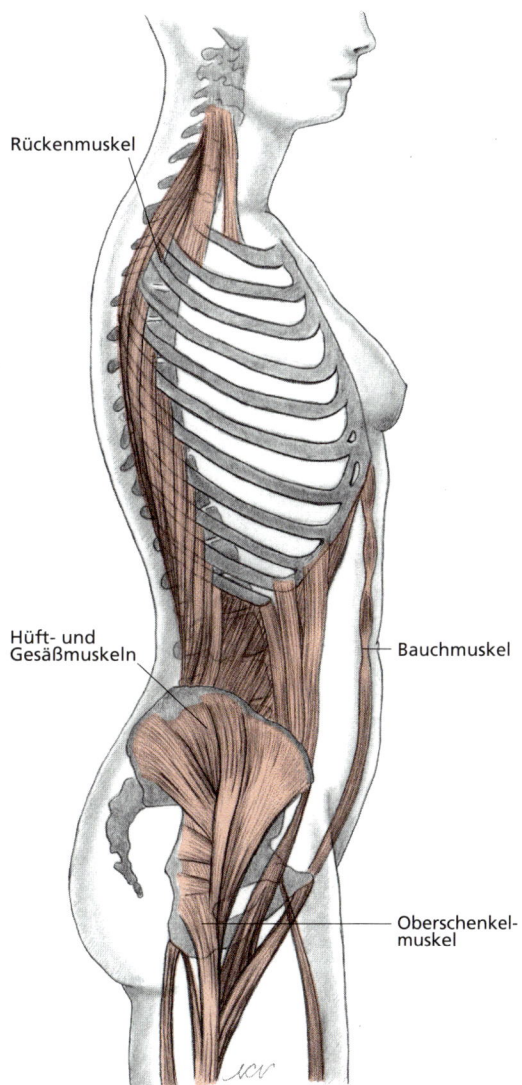

Abb. 16: Wirbelsäulenmuskulatur
Die Haltung der Wirbelsäule wird von unserer Muskulatur entscheidend beeinflußt.

der sich aus den Nervenwurzeln der Lendenwirbel 4 bis Kreuzbeinwirbel 1 zusammensetzt.

Die *Bandscheiben* haben, wie der Name sagt, Scheibenform (Diskus) und sind so aufgebaut: *Im Innern* liegt eine *gallertartige Masse* (Gallertkern), *außen* umgeben von einem sehr *straffen, sehnigen bindegewebigen* Material (Abb. 15). Zwischen 1. und 2. Halswirbelkörper fehlt die Bandscheibe: Deshalb hat der Mensch insgesamt 23 Bandscheiben. Kreuz- und Steißbein sind verknöchert und haben meist keine Bandscheiben.

So funktioniert unsere Wirbelsäule

Die Wirbelsäule umhüllt das Rückenmark, trägt den Kopf und stützt den Rumpf. Muskeln müssen sie ständig in senkrechter Haltung ausbalancieren. Die normale Stellung der Wirbelsäule wird entscheidend durch eine *richtige Beckenstellung* beeinflußt, die wiederum durch die *Hüftmuskeln* garantiert wird. Wichtigen Anteil an der Balance haben die *Rückenmuskeln* (rechts und links der Wirbelsäule entlang vom Becken bis zum Kopf laufend). Zwischen dem Brustkorb vorn und seitlich am Rumpf sowie dem Becken finden sich *Bauchmuskeln*. Sie spielen eine Rolle bei der Atmung, ermöglichen das Aufrichten der Wirbelsäule aus liegender Stellung und stützen die Baucheingeweide (Abb. 16). Sie bestimmen zusammen mit den Rückenmuskeln die Haltung der Wirbelsäule und beeinflussen ihre Bewegungen (Abb. 17 a - g). Von großer Bedeutung für die Funktion der Wirbelsäule sind die *Bandscheiben*: Neben den kleinen Zwischenwirbelgelenken verdankt die Wir-

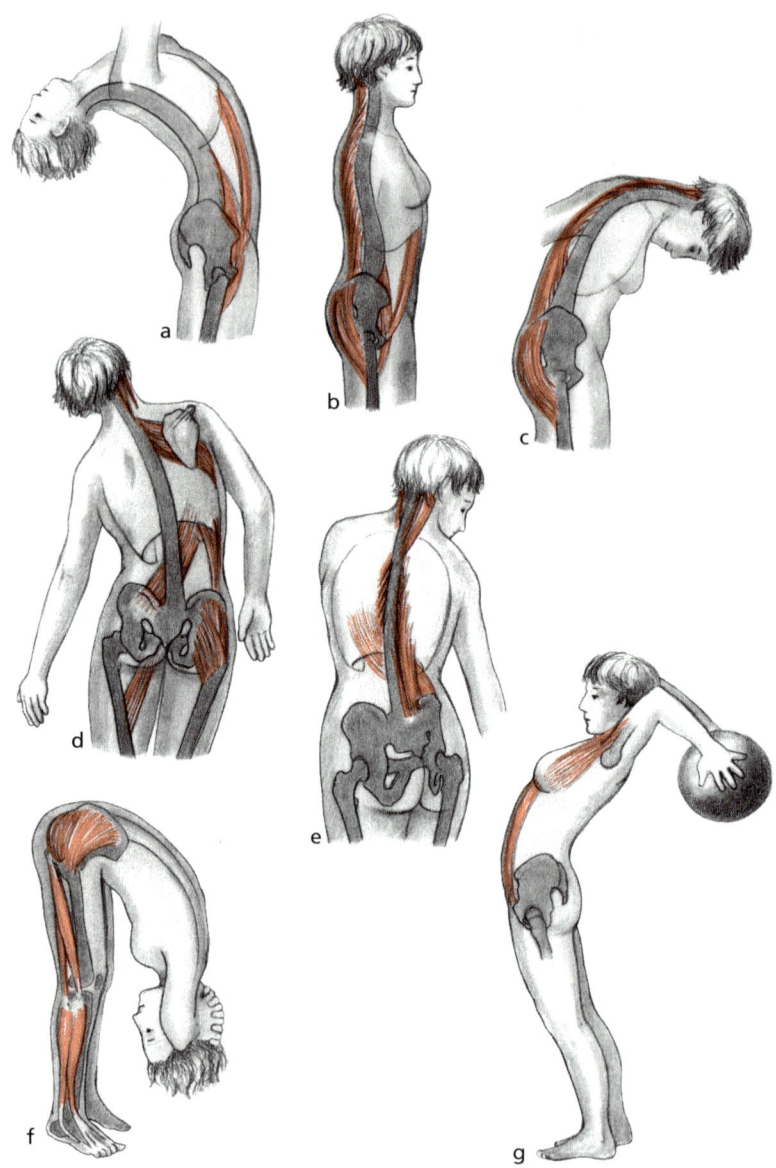

Abb. 17 a - g: Bewegungsmöglichkeiten der Wirbelsäule
a: Die kleinen Zwischenwirbelgelenke und die Wirbelsäulenmuskulatur ermöglichen ein maximales Nachrückwärtsbeugen
b: die normale Haltung (siehe auch Abb. 16, s.S. 27),
c: das Nachvornebeugen
d, e: die seitliche Beugung und Drehung
f: das bis-zum-Boden-Beugen
g: die Rückwärtsbeugung mit Streckung

belsäule ihre Beweglichkeit den Bandscheiben, die zudem als Stoßdämpfer dienen. „Puffern" ähnlich fangen Zwischenwirbelscheiben Erschütterungen der Wirbelsäule auf und ermöglichen bzw. begrenzen ein bestimmtes Bewegungsausmaß.

Wie entstehen Gelenkerkrankungen?

Das Wissen um die Ursachen, die Entstehung vieler, vor allem der *entzündlichen Gelenkerkrankungen* (Arthritiden), ist leider noch unzureichend. Auch lassen sich nicht alle Entzündungen „in einen Topf werfen". So glaubt man, daß viele der eine krankhafte Reaktion des körpereigenen Abwehrsystems gegen Krankheitserreger begleitende Gelenkerkrankungen *durch Viren* ausgelöst werden (Seite 31). Andererseits kennen wir als Ursache mancher akuter Gelenkentzündungen *Bakterien*, beispielsweise Streptokokken (Seiten 62, 70, 71) oder eine die Harnsäure im Blut erhöhende *Stoffwechselstörung* bei der ebenfalls als Arthritis zu bezeichnenden Gicht (Seite 83). Eine weitere Gruppe stellen schmerzhafte Gelenkentzündungen dar, die durch eine andere Grunderkrankung entstehen, die sogenannten *symptomatischen Arthritiden*. Dazu zählen zum Beispiel die Arthritiden im Rahmen einer Leberentzündung oder einer Darmerkrankung (Seite 80).

Wir wissen immerhin, daß *degenerative*, also *verschleißbedingte* Gelenkerkrankungen (Seite 137) bis zu einem gewissen Ausmaß durch falsche oder zu hohe mechanische Belastung und/oder durch eine Fehlstellung verursacht werden.

Die entzündlichen Gelenkerkrankungen (Arthritiden)

Gelenkentzündungen sind durch die klassischen Zeichen der Entzündung charakterisiert: *Rötung, Überwärmung, Schwellung, Schmerz, eingeschränkte Funktion* (Abb. 18). Die entzündete Gelenkinnenhaut verursacht diese Zeichen (Abb. 19).

Krankheitsauslöser?

Wie kommt es zu diesen Entzündungen, die meist den gesamten Körper beeinflussen *(systemische Erkrankung)*? Wir wissen von einer erblichen Belastung, die aber allein nur selten/oder nicht für das Entstehen einer

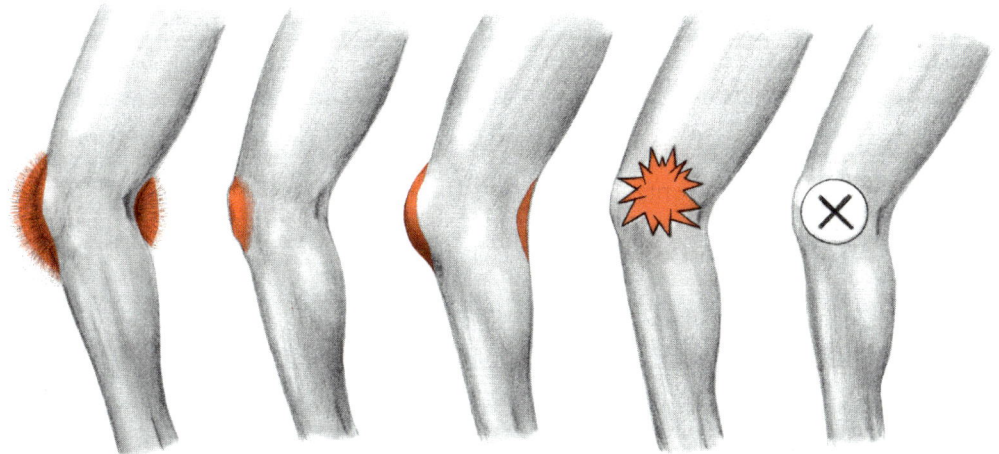

Abb. 18: Die Hauptzeichen der Entzündung.
Von links nach rechts: Überwärmung, Rötung, Schwellung, Schmerz und Funktionsverlust

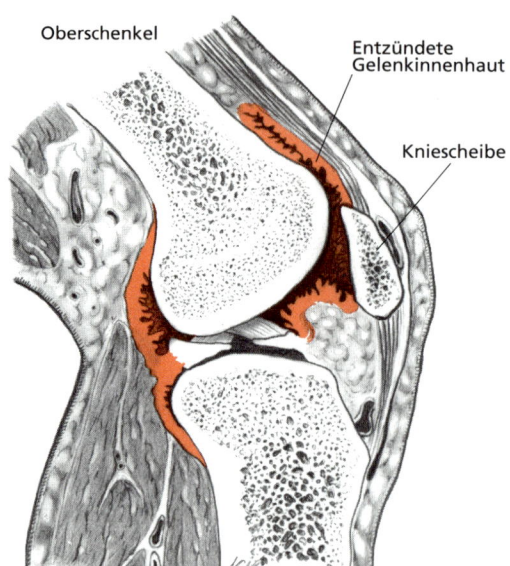

Abb. 19: Gelenkentzündung
Entstehung einer Kniegelenkentzündung
(siehe Text Seite 33)

Arthritis verantwortlich ist. *Was also muß „von außen" oder „von innen" dazukommen, um die Krankheit auszulösen?*

Wie steht es mit der sogenannten *Herdtheorie*? Eitrige Mandeln, faule Zähne, chronische Halsentzündungen sind selten Ursachen für chronische oder akute Arthritiden: auch *Bakterien* sind es nicht, *Erkältungen, Zugluft, Streß, Unfälle, Geburten* – alles das galt schon als Grund für das Entstehen von Arthritiden. Keine der Behauptungen ließ sich bisher wissenschaftlich nachweisen. Vielleicht bringt in dem einen oder anderen Fall der eine oder andere schädliche Umstand „als letzter Tropfen das Faß zum Überlaufen", etwa in Form einer Schwächung des Gesamtzustands.

Verhält sich unser Immunsystem falsch?

Die Wissenschaft bevorzugt zur Zeit die *These der Autoimmunkrankheit* als auslösende Ursache: Unsere körpereigene „Polizei" gegen Gesundheitsschäden, das Immunsystem, verhält sich falsch. Die vom Immunsystem gebildeten Antikörper eines Gesunden haben die Aufgabe, alles in den Körper eindringende Fremde und Schädliche wie zum Beispiel Viren oder Bakterien oder nichtkörpereigenes Eiweiß zu bekämpfen. *Im Fall einiger entzündlicher Gelenkerkrankungen greifen die Antikörper irrtümlich körpereigenes Gewebe an!* Als Folge dieser Auseinandersetzung entwickeln sich im Organismus schädliche Produkte, die letztlich die zerstörerischen Vorgänge verursachen. Die These der Autoimmunkrankheit scheint sich besser nachweisen zu lassen als der Verdacht, daß Viren die Krankheitserreger seien: Im Verlauf vieler entzündlicher rheumatischer Krankheiten lassen sich durch Laboruntersuchungen (Seiten 61 bis 62) *Antikörper* gegen alle möglichen Körperstrukturen (z.B. Bestandteile der Zellkerne, weiße Blutkörperchen) nachweisen. In letzter Zeit ist die Theorie der Verknüpfung einer erblichen Anlage mit einer Viruskrankheit („slow virus infection") mit einer nachfolgenden Antikörperbildung gegen körpereigene, das Virus bekämpfende *Antigene** als Ursache der Erkrankung bevorzugt worden: Danach werden die *Blutgefäße der Gelenkinnenhaut zu Beginn der Erkrankung durchlässiger; Plasma* (zellfreier Blutanteil) *tritt aus*. Dieses *Plasma* fördert das *Wachstum* der Gelenkinnenhaut, die zu einem geschlossenen Zellverband umfunktioniert wird, der durch Enzyme (= Eiweißkörper, die körperliche Reaktionen beschleunigen) den darunterliegenden Knorpel zerstört. Berührt eine entsprechend dicke Gelenkinnenhaut die Gegenseite, können diese beiden Flächen verkleben. Dieses Geschehen kann auch die die Gelenke umgebenden Sehnen, Bänder und Schleimbeutel schädigen.

Trinken, Essen, und andere Auslöser

Das *Trinken von Alkohol* ist für den gichtveranlagten Menschen nicht ungefährlich. Alkohol beeinflußt in zweierlei Hinsicht das Entstehen einer Gicht: Zum einen hemmt die Milchsäure, ein Abbauprodukt des Alkohols,

---

* Antigen = meist artfremder Eiweißstoff, der die Bildung von Antikörpern verursacht, die das Antigen unschädlich machen. In diesem Fall handelt es sich um körpereigene Antigene; Autoantigen – Autoantikörperbildung.

in der Niere die Ausscheidung der Harnsäure, zum anderen werden die Gewebe, in denen sich die Harnsäurekristalle bilden können, sauer – eine der wichtigsten Voraussetzungen für das Ablagern von Harnsäurekristallen ist geschaffen.

Aber auch *Hungern* – so paradox das klingt – kann bei allen Menschen zur Harnsäureerhöhung und damit bei Gichtgefährdeten zur Gicht führen.

Im Rahmen einer Nulldiät – also einer umfassenden Abmagerungskur – kann sich über den vermehrten Anfall von Milchsäureprodukten eine saure Stoffwechsellage in der Niere und den Gelenken entwickeln. *Fasten wie Feste sind also für genetisch vorbelastete Menschen sehr gefährlich.* Jeder Gichtkranke sollte Exzesse beim Essen und Trinken meiden.

Andere, die Gicht begünstigende Faktoren sind Bewegungsarmut und vermehrte Zuckerzufuhr. Im Zeitalter des übertriebenen Medikamentenverbrauchs ist auch darauf hinzuweisen, daß bestimmte, auch schon in kleinen Dosen verabreichte Substanzen den Harnsäuregehalt im Blutserum erhöhen; dazu zählen vor allem Entwässerungstabletten und manche kortisonfreien Entzündungshemmer (Seite 145).

Im Großzehengrundgelenk, dem von der Gicht am häufigsten betroffenen Gelenk, wirken Harnsäurekristalle als Fremdkörper: Die Reaktion des Körpers auf diese Fremdkörper ist heftig und führt zu einer durch Kristalle ausgelösten Abwehrreaktion und in kurzer Zeit zum klinischen Bild der Gicht (siehe Seite 83).

Die Art und das Ausmaß von Trinken und Essen spielen also für die Gicht eine große Rolle. Auf den Seiten 222 bis 224 wird geschildert werden, welche anderen entzündlichen Gelenkerkrankungen mit der Ernährung in Zusammenhang stehen können. Eine Feststellung schon hier: Die Medizin weiß, daß die Art der Ernährung die c.P. nicht auslösen oder unterhalten kann. Andererseits: Es gibt eine auf jeden einzelnen Patienten zugeschnittene und für seine allgemeine Gesundheit vorteilhafte Diät, die er aber selbst herausfinden muß.

Eine besondere Form der Gelenkentzündungen stellen die infektiösen Entzündungen dar, die durch im Gelenk *nachweisbare Krankheitserreger* verursacht werden. Diese Erreger können direkt (durch eine Verletzung) ins Gelenk gelangen oder aber auf dem Blutweg dorthin transportiert werden. Zu den infektiösen Arthritiden gehören die durch Tuberkel- und andere Bakterien (unter anderem Gonokokken und Staphylokokken) verursachten Gelenkerkrankungen.

Als Beispiel für durch *Viren* ausgelöste Gelenkentzündungen können die *Röteln* gelten, die häufig zu Gelenkschmerzen und/oder Gelenkschwellungen führen, die auch im Rahmen einer B-Hepatitis (Leberentzündung) nicht selten sind. Wird die Bereitschaft zur Krankheit vererbt *(genetische Disposition: HLA-B27; Seite 70)* können *reaktive Arthritiden* entstehen: Nach einer Darmentzündung, die durch *Salmonellen, Shigellen oder Yersinien* – also durch Bakterien – verursacht wurde, treten Gelenkschwellungen und -entzündungen auf. Der Biß einer bestimmten Zeckenart kann zu einer Arthritis führen. Also: Es ist sehr wichtig zu wissen, daß sehr viele Gelenkschmerzen oder Gelenkschwellungen nicht eine eigentliche Gelenkerkrankung signalisieren, sondern daß sie Ausdruck einer anderen Grunderkrankung sind.

Die Anzahl möglicher auslösender Faktoren, die dann als Symptome Gelenkschwellungen, also Arthritiden, nach sich ziehen, ist außergewöhnlich groß.

Chronische Polyarthritis

Die chronische Polyarthritis (c.P.) ist die häufigste der entzündlichen Gelenkerkrankungen: etwa 0,8 - 1,2 % der Bevölkerung – Frauen 3fach häufiger als Männer. Sie beginnt meist zwischen dem 20. und 45. Lebensjahr, jedoch können auch sehr junge (Säuglinge!) und sehr alte Menschen eine c.P. bekommen. Weder geographische (Klima), noch rassische oder sozialmedizinische Umstände lösen eine c.P. aus. Immer wieder fragen sich chronische Polyarthritiker:

„Habe ich etwas falsch gemacht (Verhalten, Umwelt, Essen)? Habe ich die Krankheit geerbt? Hängt meine Krankheit vielleicht mit psychischem Streß, der vor kurzem erlebten Schwangerschaft oder einem Unfall zusammen"?

Nach dem Stand des heutigen Wissens kann keine dieser Bedingungen eine c.P. verursachen: 0,8 - 1,2 % der Gesamtbevölkerung bedeuten in Deutschland ca. 1 Million c.P.-Patienten. Man schätzt, daß pro Jahr etwa 30 000 - 60 000 Fälle dazukommen. Viele Menschen erleben im Rahmen ihres täglichen Lebens statistisch auch sehr viele anstrengende oder schädigende Ereignisse: *Das gleichzeitige häufige Auftreten von c.P. und einem dieser Ereignisse verführt oft dazu, an einen Zusammenhang zu glauben* und Beziehungen zwischen vermeintlicher Ursache und erlebter Wirklichkeit herzustellen, auch wenn das Zusammentreffen wirklich nur zufällig ist (Tab. 2). Wie viele Krankheiten scheint auch die c.P. *nicht aus einer einzelnen Ursache* zu entstehen: Viele bekannte und unbekannte Faktoren müssen zusammenwirken, damit die Krankheit ausbricht.

Klinisch-epidemiologische* Studien sind in den letzten Jahren durch Bestimmungen von Gewebsverträglichkeitsantigenen (siehe Seite 63) bestätigt worden: So läßt sich das Antigen HLA-DR4 bei chronischen Polyarthritikern 3-4mal häufiger nachweisen als beim gesunden Menschen. *Die genetische Information über die „Bereitschaft" zu einer c.P., besonders aber über ihre wahrscheinliche Verlaufsform ist in einem Chromosom verankert, dessen Struktur durch Vererbung bestimmt wird.* Es gibt also Familien, in denen die c.P. häufiger auftritt. Andererseits aber finden sich diese Erbmerkmale auch bei vielen Menschen, die nie an einer c.P. erkrankten und auch nie daran erkranken werden. Zur ererbten Bereitschaft zur c.P. müssen also eine Reihe anderer (auslösender?) Ursachen hinzukommen, von denen wir die meisten (noch) nicht kennen.

Eine weitere ernstzunehmende Theorie über die Ursache der c.P. behauptet, *daß das Immunsystem chronischer Polyarthritiker von Geburt an „fehlerhaft" sei.* Im Fall der c.P. behandelt unser Immunsystem körpereigenes Gewebe fälschlich wie einen fremden schädlichen Eindringling und greift so den eigenen Körper an *(Autoimmunerkrankung).* Andere Wissenschaftler meinen, daß eine über *Jahre,* vielleicht *sogar Jahrzehnte verlaufende Virusinfektion* symptomlos, aber beständig das körpereigene Abwehrsystem verändert („slow virus infection"). An Röteln erkrankte Menschen leiden oft unter ähnlichen Gelenkschmerzen und -schwellungen wie c.P.-Patienten. In der Gelenkflüssigkeit einiger

---
* Epidemiologie = Lehre von Häufigkeit, Verteilung und Verbreitung von Krankheiten und deren Ursachen

Tab. 2

Häufige Ereignisse im Laufe eines Jahres/Häufigkeit (z.B.) der chronischen Polyarthritis

In einem Jahr	Zahl der Menschen	Ereignis
erkranken	30 - 60 000	an chronischer Polyarthritis
werden	500 - 600 000	Kinder geboren
kommt es	300 - 400 000	mal zu schweren Autounfällen
erleben	mehr als eine Million Menschen	schwere psychische Belastungen und Krisen

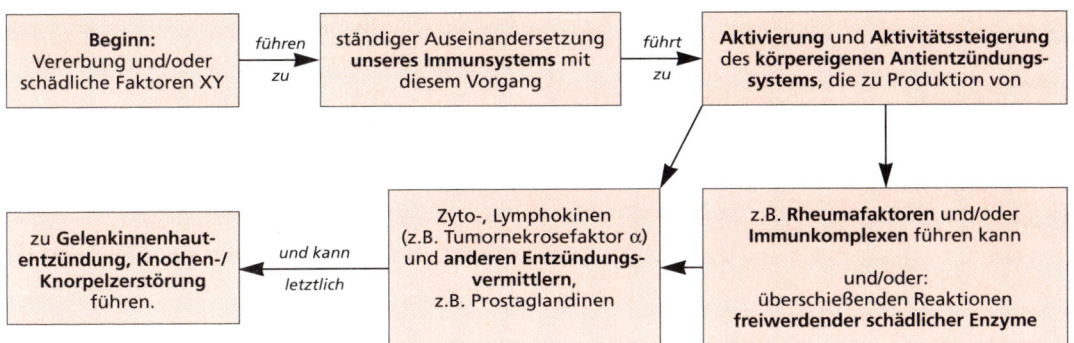

Abb. 20: Entstehung der chronischen Polyarthritis

chronischer Arthritiker, die nie Röteln gehabt hatten, läßt sich manchmal das Röteln-Virus nachweisen. Kernpunkt dieser These ist also die Vermutung, daß die *jahrelange Auseinandersetzung mit einer Virusinfektion unsere Immunabwehr beeinflußt.*

Veränderte Immunabwehr, ererbte Anlagen und einer/mehrere unbekannte Faktoren „X" führen gemeinsam zur Entstehung der chronischen Polyarthritis (Abb. 20).

Gicht (Arthritis urica)

Die erhöhte Konzentration der Harnsäure im Blutserum *(Hyperurikämie)* führt unter bestimmten Umständen zur Ablagerung von Harnsäurekristallen im Gelenk, die dort eine Gelenkinnenhautentzündung verursachen. Im engeren Sinn ist die Gicht eine Stoffwechselkrankheit. Sie gehört aber zu den „rheumatischen Erkrankungen", da sie über die Gelenkinnenhautentzündung zur Arthritis, später zur Arthrose führen kann.

Es ist wenig bekannt, daß ein *erhöhter Harnsäurespiegel (Hyperurikämie)* 5 bis 10 Jahre im Blutserum bestehen kann, ohne daß sich Symptome zeigen. Der Arzt unterscheidet – ist die erhöhte Harnsäure entdeckt – zwischen primärer (ursprünglicher) und sekundärer (nachfolgender) Harnsäureerhöhung. Die sekundäre bedeutet immer eine Erhöhung im Blutserum durch eine andere Grundkrankheit wie zum Beispiel den Diabetes mellitus (Zuckerkrankheit) oder den chronischen Alkoholismus. Sowohl die primäre als auch die sekundäre Harnsäureerhöhung kann dadurch entstehen,

- *daß zuwenig Harnsäure über die Nieren ausgeschieden wird,*
- *daß zuviel Harnsäure im Blut gebildet wird, oder aber*
- *daß die Harnsäure durch einen Enzymschaden nicht ausreichend abgebaut wird.*

Im Rahmen der primären Hyperurikämie spielt die familiäre Hyperurikämie – die *vererbte Enzymschädigung* – eine Rolle: Harnsäurebildung im Blut und Ausscheidung durch den Urin werden durch Erbfaktoren gesteuert; kranke Erbfaktoren können beide stören. In diesen Fällen besteht also schon eine erbliche Bereitschaft zur gesteigerten Harnsäurekonzentration im Blutserum. Sie scheint jedoch meist nicht die allein entscheidende Ursache zu sein: Von außen kommende (externe) Faktoren spielen bei Entstehung und Entwicklung der Gicht eine große Rolle:

Das Essen: Der Körper bildet aus bestimmten Nahrungsstoffen, vor allem aus Fleisch, aber auch anderen *purinhaltigen Nahrungsmitteln* Harnsäure. Eine vermehrte Zufuhr dieser Nahrungsstoffe (zum Beispiel Innereien) kann die Harnsäurekonzentration im Blut erhöhen. Das Risiko einer Hyperurikämie ist für übergewichtige Menschen größer als für normalgewichtige. Die Faustregel lautet: 10 % Übergewicht lassen den Harnsäurespiegel um etwa 0,1 mg% im Blut ansteigen – eine in

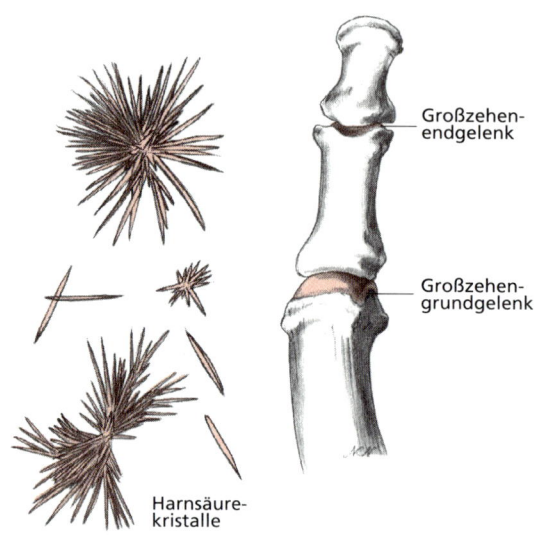

Abb. 21: Harnsäurekristalle; Großzehengrundgelenk
Wenn die Harnsäure im Blut zu hoch ist (Text Seite 33), können Harnsäurekristalle entstehen. Diese Harnsäurekristalle wirken im Großzehengrundgelenk als Fremdkörper und verursachen dort eine Gelenkentzündung (Text Seiten 62, 83).

manchen Fällen den Ausschlag gebende Erhöhung (s.S. 33). Auch das *Trinken von Alkohol* und *Hungern* sind für den gichtveranlagten Menschen nicht ungefährlich (s.S. 31). Auch bestimmte medizinische Substanzen schon in geringer Dosierung den Harnsäuregehalt im Blutserum. Höhere Harnsäurekonzentrationen als 6,5 mg/dl im Serum können zur Ablagerung von Harnsäurekristallen (Abb. 21) im Gewebe führen, so in der Niere (Harnsäuresteine), in der Gelenkinnenhaut oder in Form der sogenannten *Tophi* (Knoten) überall im Körper.

Die degenerativen Gelenkerkrankungen (Arthrosen)

Arthrosen sind *verschleißbedingte (degenerative)* Gelenkerkrankungen. Die Qualität des Knorpelüberzugs zum einen und das Ausmaß der Gelenkbelastung zum anderen sind entscheidend für die Gelenkfunktion (s.S. 19). Mechanische oder stoffwechselbedingte Störungen dieses Gleichgewichts führen zur Arthrose. Im Gegensatz zu den meisten entzündlichen Gelenkerkrankungen sind Arthrosen *keine Systemerkrankungen*, ziehen also nicht den gesamten Körper in Mitleidenschaft. Nicht alle Arthrosen schmerzen! Wir unterscheiden die *stumme (latente) Arthrose*, die keine Schmerzen verursacht, aber sich irgendwann zum Schlechten verändern kann, von der schmerzenden, die Funktion des Gelenks einschränkenden *aktivierten Arthrose* (s.S. 88).

Fast allen Arthrosen gehen sogenannte *präarthrotische Zustände* voraus, die die Arthrose einleiten und fördern: Dazu zählen Abweichungen der gelenkbildenden Teile des Körpers von der normalen Form, z.B. das O-Bein, ebenso wie eine durch irgendwelche Umstände erzwungene schlechte Versorgung.

Das Knorpelgewebe ist von Natur aus schlecht ernährt. Lange Ruhezeiten und Inkongruenz (fehlende Übereinstimmung) der Gelenkflächen verschlechtern seine Versorgung noch. Das Beispiel der Hüftgelenksarthrose zeigt Vorbedingungen und Entwicklung einer Arthrose:

Über- und Fehlbelastungen (am Beispiel der Coxarthrose)

Auch der Arthrose im Hüftgelenk liegt häufig ein Mißverhältnis zwischen Belastung und Belastbarkeit des Gelenkknorpels zugrunde. Dieses Mißverhältnis kann entstehen durch

- *angeborene Situationen*: So kann die Hüftpfanne von Geburt an sehr klein sein (Dysplasie) und deshalb den Kopf nicht ganz überdecken, so daß sich *unterschiedliche Druckbelastungszonen* entwickeln.
- *Achsenabweichungen*: Der Winkel zwischen dem Oberschenkelknochen und dem Hüftkopf kann im Sinn eines O- oder eines X-Beines ungünstig verändert sein und damit ebenfalls zu vermehrter Druckbelastung führen.

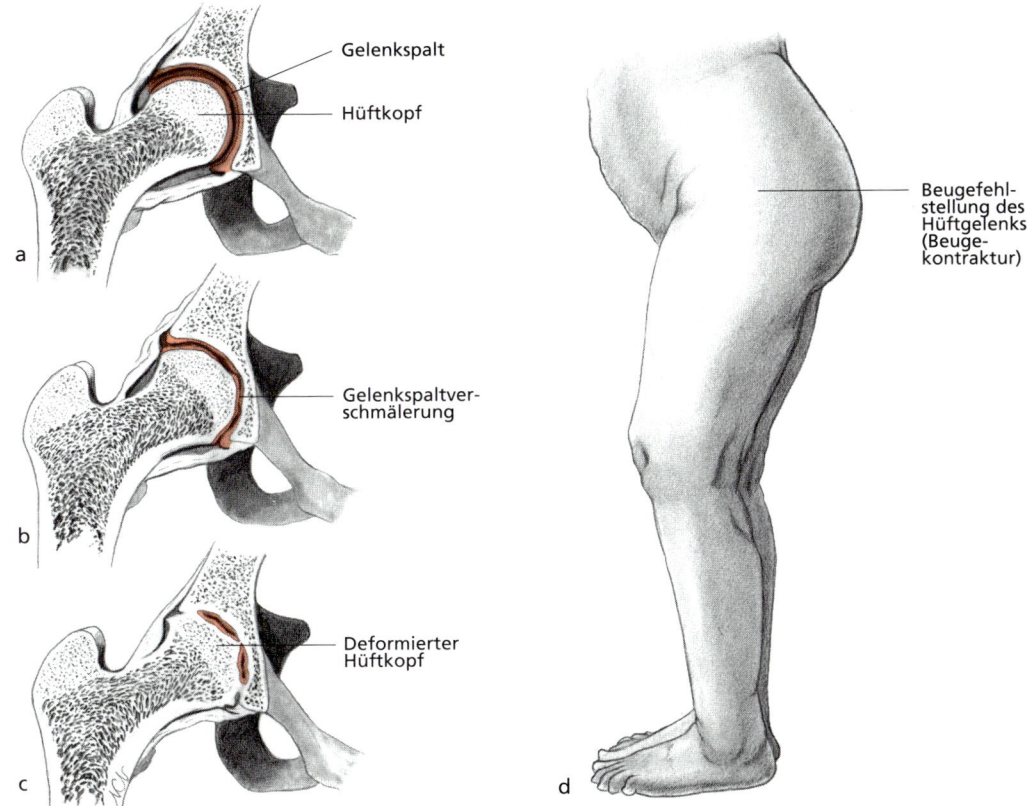

Abb. 22 a - d: Entstehung einer Hüftgelenksarthrose
a: Hüftkopf und Hüftpfanne sind noch unauffällig, der Gelenkknorpel (orange) ist ausreichend.
b: Unregelmäßige Gelenkspaltverschmälerung
c: Der Hüftkopf ist entrundet, der Gelenkspalt an einzelnen Gelenkspalten aufgehoben.
d: Das Hüftgelenk kann nicht mehr ganz gestreckt werden. Diese Stellung (Beugekontraktur) ist für eine Hüftgelenksarthrose typisch.

- eine erworbene *Entzündung*: Hüftkopf und Hüftpfanne sind nach der Entzündung so stark verändert, daß sich eine Arthrose entwickelt.
- *Verletzungen*.

Müssen die Gelenke diese nicht natürlichen Situationen über längere Zeit ertragen, reagieren sie auf die Belastung mit mechanischem Knorpelabrieb, Verschleiß und oberflächlichen Defekten (Abb. 22 a - d).

Andere Ursachen am Beispiel der Fingerpolyarthrose

An der Hand entwickeln sich Arthrosen meist gleichzeitig an mehreren Gelenken und seitensymmetrisch. Die häufigen *Fingerpolyarthrosen* spielen aus zwei Gründen eine besondere Rolle:
- Sie treten an beiden Händen zur selben Zeit auf, und
- sie werden leicht mit c.P. oder Gicht verwechselt.

Unter Fingerendgelenkarthrosen (mit den nach Heberden genannten Knötchen) leiden 3 % der Männer, 30 % der Frauen. Ein Anstieg im 7. Lebensjahrzehnt bis zu ca. 50 % ist möglich. Als Ursachen sind neurovaskuläre* Einflüsse, primäre Knorpelstoffwechselstörungen und Traumen immer wieder diskutiert, bisher aber nicht bewiesen worden. *Da*

---

* Nerven- und Gefäßsystem betreffend

die Krankheit bei Frauen in Zeiträumen hormoneller Umstellung entsteht, sind auch Fragen des hormonellen Gleichgewichts im Gespräch: so zum Beispiel ein Gestagenmangel. Fingerend- und Fingermittelgelenkpolyarthrosen werden vererbt. Entscheidend ist ein Gen, das sich bei Frauen dominant und bei Männern rezessiv vererbt; der Erbgang ist noch nicht aufgeklärt. Die meisten der Ursachen anderer Arthrosen – Achsenabweichungen, Überlastungen, insgesamt also statisch-mechanisch ungünstige Situationen – gelten für diese Arthrosen nicht: So zeigte eine Untersuchung, daß Klavierspieler nicht häufiger Fingerpolyarthrosen bekommen als nicht klavierspielende Menschen. Letztlich ist die Ursache der Fingerpolyarthrosen (noch) nicht bekannt.

Die Weichteilerkrankungen

Überbelastung, Fehlbelastung

Einen Überblick über Ursachen weichteilrheumatischer Erkrankungen gibt Tab. 3. Ein in dieser Tabelle aufgeführter Reiz kann entweder an der Muskulatur, den Schleimbeuteln, den Sehnen, Sehnenscheiden und -ansätzen, den Bändern, aber auch den Gelenkkapseln zu *Schmerzen* führen. Auch Weichteile können *verschleißen* (degenerieren), verkalken, verknöchern und – sie können *entzündlich* erkranken.

Häufig verursachen verschiedene *Sportarten* Sehnen- und Banderkrankungen (Tab. 4). Bestimmte Bewegungsabläufe gefährden vor allem die Bänder und Sehnen der Knie- und Sprunggelenke (Achillessehne!), des Daumengrundgelenks, aber auch die lange Bizepssehne am Oberarm. Wenn beim *Radfahren* die Pedalklammern an den Schuhsohlen den Fuß zu sehr fixieren, führt die Übertragung jeder Pedalumdrehung – besonders bei hoher Trittgeschwindigkeit – zu einer Überbelastung von Muskelursprüngen und Sehnenansätzen.

Tanzen hat sich vom Gesellschaftstanz zum Leistungssport entwickelt. Während *Standardtänze* (Walzer, Tango usw.) isometrische Haltearbeit, die nötige Stabilität des Schulter-,

Tab. 3

Ursachen weichteilrheumatischer Erkrankungen

Nicht-entzündliche Ursachen:
- *Fehl- und Überbelastung von Wirbelsäule und Gelenken (z.B. im Beruf, Sport)*
- *Verletzungen (auch kleinerer Art)*
- *Witterungseinflüsse, Feuchtigkeits- und Kälteexposition*
- *Wechselwirkung von Psyche und Körper*
- *Hormonelle und stoffwechselbedingte*

Entzündliche Krankheiten:
- *Chronische Polyarthritis (siehe Seite 66)*
- *Spondylitis ankylosans (Bechterewsche Krankheit (siehe Seite 135)*
- *Arthritis psoriatica (Gelenkentzündung + Schuppenflechte (siehe Seite 77)*
- *Reiter-Syndrom (siehe Seite 70)*
- *Bindegewebskrankheiten (z.B. Dermatomyositis (siehe Seite 86)*
- *Polymyalgia rheumatica (arteriitica) (siehe Seite 128)*
- *Bakterielle, virale und allergische Ursachen (siehe Seite 127)*
- *Stoffwechselerkrankungen (z.B. Gicht) (siehe Seite 82)*

Tab. 4

Sehnen-/Banderkrankungen und Sport	
Sport	Sehnenerkrankung – Banderkrankung
Ballspiele	Achillessehne, Bizepssehne
Fußball	Fußballerleiste
Tennis	Unterarmstrecker
Laufen	Achillessehne
Springen	Achillessehne und Rückenstreckeransätze
Werfen/Stoßen	Trizepssehne, Rücken- und Unterarmstrecker, Unterarmbeuger
Geräteturnen	Handgelenkstrecker
Rudern	Sehnenansätze, Dornfortsatzschmerz der Brust- und Lendenwirbelsäule

Becken-, auch Wirbelsäulenbereichs erfordern, ist *Überbeweglichkeit* der Gelenke bei den mobilisierenden *lateinamerikanischen* Tänzen nötig. *Standardtänze* führen häufig zu Verstauchung und Verdrehung der Sprunggelenke, zu Bänder- und Kapseldehnungen am Knie und – wird zu wenig trainiert – zu *Muskelschmerzen* der Schultergürtel- und Halswirbelsäulenmuskulatur. Die häufigen Spagatbewegungen der lateinamerikanischen Tänze verursachen nicht selten Adduktorentendopathien*.

Sehnenverletzungen gehören in das Gebiet der Traumatologie (Lehre von den Verletzungen): Es sind meist direkte Verletzungen durch Schläge bzw. Tritte bei Mannschaftssportarten wie z.B. durch Stollen von Fußballschuhen. Spontane Risse, z.B. der Achillessehne, entstehen durch eine übergroße Belastung, die die Sehne in diesem Augenblick nicht mehr aushält. Wenn eine Sehne so spontan reißen kann, geht immer eine Vorschädigung im Sinne des Verschleißes (der Degeneration) voraus. Das gilt besonders für die Achillessehne (z.B. Riß beim Tennisspielen). Abb. 23 a - d zeigt die Sehnen und Bänder, die bei bestimmten Bewegungsabläufen des Sports besonders gefährdet sind.

Sehnenerkrankungen (Tendopathien) entwickeln sich bei Sportlern meist durch Abnützung, *chronische Überlastung*, wiederholte kleine Verletzungen usw. Gleichförmige Haltungen bzw. Bewegungsabläufe verschiedener *Berufe* können zu Sehnenerkrankungen, aber auch anderen Weichteilerkrankungen führen. So kann eine Schleimbeutelentzündung ständigem Druck auf diesen Schleimbeutel folgen. Die in diesem Buch auf Seite 114 geschilderten *Nerven-Engpaßsyndrome* können zum Beispiel bei Lastträgern (Möbeltransport mit Schulterriemen) entstehen (Seite 120), oder auch Spätfolge langdauernder Arbeit mit dem Preßlufthammer sein. Ein *Karpaltunnelsyndrom* (Seite 115) kann sich durch längeres und häufiges Abstützen der überstreckten Hand bei handwerklicher Arbeit auf dem Fußboden entwickeln.

Wechselwirkungen zwischen Psyche und Körper

Das *Nichtbewältigen eines Konflikts, das psychische Nichtverarbeiten (z.B. von Streßsituationen)*, ob auf beruflicher oder privater Ebene sucht „ein Ventil". Wir wissen, daß sich sehr viele Menschen unbewußt nach einer psychischen Fehlverarbeitung oder wegen Überforderung durch Dysstreß, seelische oder

---

* Erkrankungen von Sehnenansätzen der Muskeln, die die Beine zueinanderführen

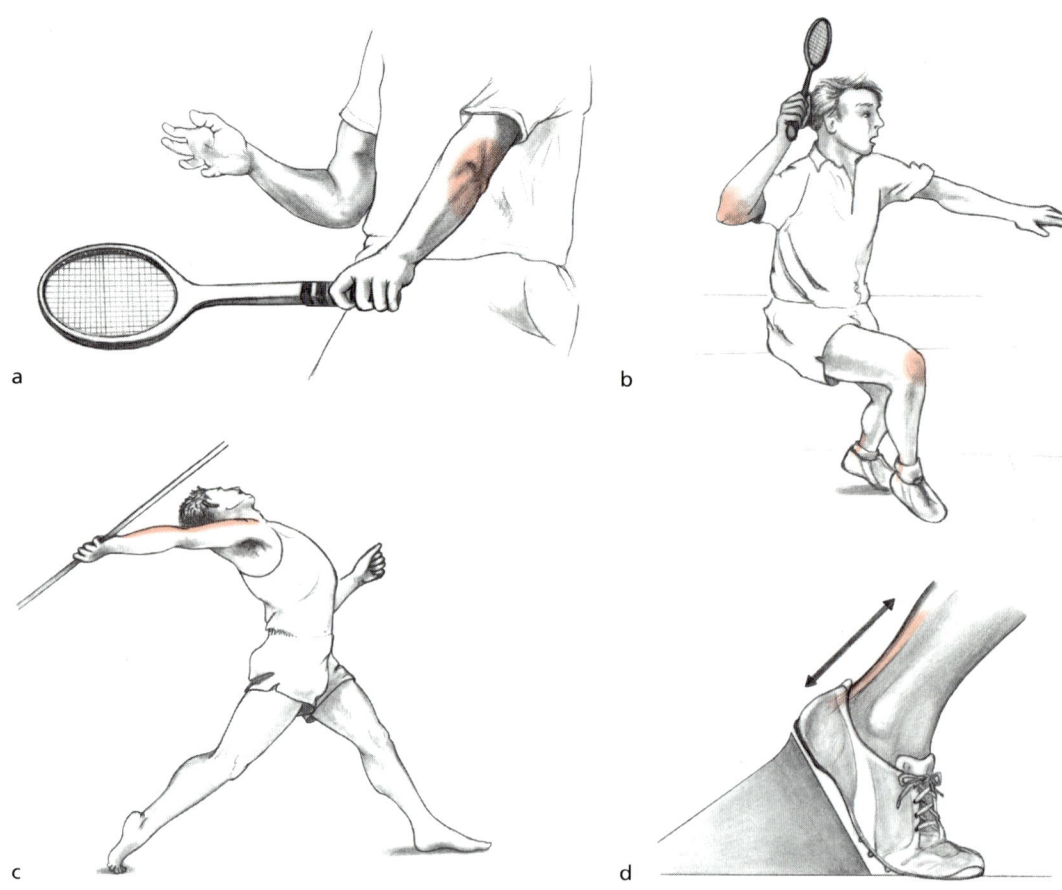

Abb. 23 a - d: Sport als Ursache für Sehnen- und Banderkrankungen.
a: der sogenannte „Tennisellbogen" bei Überlastung der Unterarmstrecker
b: die Beanspruchung von Sehnen und Sehnenansätzen an Ellbogen, Kniegelenk und Ferse beim Squash
c: die Überdehnung und Beanspruchung unterschiedlicher Sehnenstrukturen (z.B. der langen Bizepssehne) beim Speerwerfen
d: die Beanspruchung der Achillessehne beim Start eines Sprints vom Startblock weg

körperliche Verletzungen oder generell Lebenskrisen ein bestimmtes „*körperliches Erfolgsorgan*" – in Form einer Weichteilstruktur – aussuchen: *Weichteilerkrankungen können sich also auch bei/nach psychischen Störungen entwickeln.* In diesem Fall sind es die Muskulatur oder die Sehnenansätze, die als körperlicher Ersatz für den Begriff „*psychosomatische Erkrankung*" stehen – in anderen, uns allen bekannten Fällen (der Volksmund sagt „das schlägt mir auf den Magen") ist es vielleicht der Magen, oder es sind z.B. Herzbeschwerden, die als Ventil herhalten müssen.

Unter psychosomatischen Erkrankungen versteht man also Krankheiten, bei denen auf dem Boden psychischer Verarbeitungsprobleme ein Organ entweder unregelmäßig funktioniert (funktionelle Beschwerden) oder regelrecht erkrankt.

Auch kann die Situation eintreten, daß gerade dieses Organ (z.B. der Magen) schon vorher geweblich geschädigt war. Damit ist dann diese Schwachstelle für die Entwicklung der negativen Wechselbeziehung zwischen Psyche und Körper geradezu vorbereitet (Abb. 24).

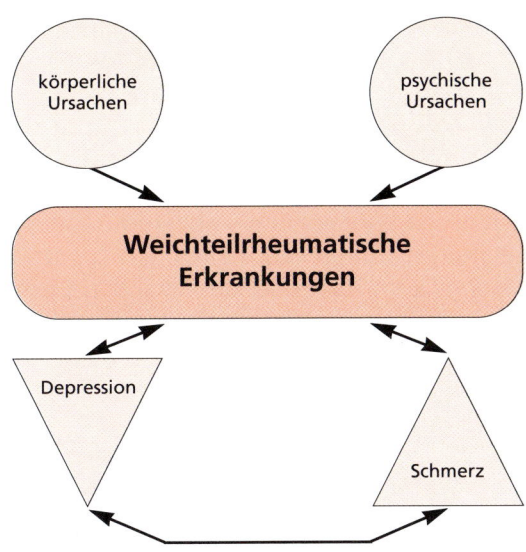

Abb. 24: Zusammenhänge zwischen Psyche und Weichteilerkrankungen

Die Verzahnung von Psyche und Körper beim Weichteilrheumatismus könnte man sich folgendermaßen darstellen:

Unterschiedliche *psychische Einflüsse* (Stimmungen, Empfindungen, Depressionen, primäre Persönlichkeitsstrukturen, Art der frühkindlichen Entwicklung) bzw. *körperliche Einflüsse* (Stoffwechsel; Drüsenaktivität; Verletzungen der Gelenken oder der Weichteile) führen dazu: *Gefühlsbetonte, über unser vegetatives Nervensystem laufende Botschaften oder aber auch von unseren inneren Organen ausgehende Empfindungsqualitäten werden in bestimmten Körperteilen (neuralen Schaltstellen) verstärkt gebremst oder abgeschwächt.* Das kann im Gehirn geschehen oder in *Hirnanteilen*, die wir subkortikal (unter der Gehirnrinde liegend) nennen (z.B. im Hypothalamus, Thalamus, dem limbischen System), oder auch im Rückenmark.

Je nachdem, ob es überwiegend psychische oder körperliche auslösende Bedingungen sind, die auf unterschiedliche Art weitergeleitet oder gebremst werden können, *entstehen dann in der Muskulatur und den um ein Gelenk herum angeordneten Bindegewebsstrukturen mehr oder weniger Schmerz, Steigerung der Muskelspannung und Unterversorgung mit Sauerstoff*. Die Weichenstellung über die Schmerzabschwächung bzw. -verstärkung führt zu dem, was wir psychogenen Rheumatismus (S. 125) nennen. Sie kann aber auch für Muskelschmerzen allein verantwortlich sein oder aber im Zusammenhang mit der Steigerung der Spannung der Muskulatur Muskelschmerzen bzw. ein Fibromyalgiesyndrom (S. 122) verursachen.

Auf der Schiene der Steigerung der muskulären Spannung und der Unterversorgung durch Sauerstoff (Gefäßverengung?) entstehen unweigerlich der *schmerzende Muskelhartspann* und auch die *Myogelosen* (lokale Muskelverhärtungen). Das kann zur Degeneration der Muskelfasern führen und das System Muskel/Sehne erkranken lassen. Eine ständige Unterversorgung durch Sauerstoff wiederum kann Sehnenkrankheiten verursachen.

Überwiegen die psychisch auslösenden und durch die entsprechenden Filter nicht genügend gebremsten Ursachen für den Schmerz („psychogener Rheumatismus"), dann werden die entsprechenden Krankheitsbilder psychisch-funktionell sein, das heißt der Patient wird keine Organschäden haben. Im Überlappungsbereich zwischen Krankheiten, die durch psychische und körperliche Ursachen ausgelöst werden, liegen psychosomatische Erkrankungen, zu denen wir heute das Fibromyalgiesyndrom (S. 122) und in Einzelfällen auch den Muskelhartspann zählen können.

Die Wirbelsäulenkrankheiten

Es gibt entzündliche, degenerative oder durch Infektionen verursachte Wirbelsäulenkrankheiten. Das *Paradebeispiel entzündlicher Wirbelsäulenerkrankungen ist der Morbus* Bechterew (Spondylitis ankylosans)*. Wir bespre-chen auch die Schäden an der Wirbelsäule durch das *Reiter-Syndrom* und die *Arthritis psoriatica*, ebenso wie das *Miterkranken der*

---

* Krankheit

Wirbelsäule im Rahmen der chronischen Polyarthritis, die fast ausschließlich die Halswirbelsäule angreift. Seltener als früher treten heute *infektiös*-entzündliche, zum Beispiel durch Tuberkelbazillen ausgelöste Wirbelsäulenkrankheiten auf.

Degenerative, also *abnützungs/verschleißbedingte* Wirbelsäulenkrankheiten werden sehr oft auf schwere körperliche Belastungen zurückgeführt. Überbelastung oder Fehlhaltung der Wirbelsäule allein können in gewissem Sinn präarthrotisch, also eine Arthrose vorbereitend, wirken.

Die entzündlichen Wirbelsäulenkrankheiten

Die Bechterewsche Krankheit (Spondylitis ankylosans), Vererbung und genetische Beratung

Der Morbus Bechterew kommt in einzelnen Familien häufiger als allgemein in der Gesamtbevölkerung vor: Das haben Familien- und Zwillingsuntersuchungen bestätigt. Zweifellos ist ein Erbfaktor zumindest teilweise für die Entstehung des Morbus Bechterew verantwortlich.

In Spenderorganen (z.B. Herz oder Niere) wurden genetische Merkmale entdeckt, die, in allen Zellen des Organismus vorkommend, erst als Transplantationsantigene, später als *HLA-Antigene* (HLA = human leukozyte antigen = *menschliches Antigen, das auf weißen Blutkörperchen nachgewiesen* wird) bezeichnet wurden. Antigene wie zum Beispiel Fremdeiweiße, Gifte, Bakterien oder Viren sind Stoffe, die in unserem Blut die Bildung von *Abwehrsubstanzen (= Antikörpern)* einleiten.

Anfang der 70er Jahre wurde ein Zusammenhang zwischen dem Morbus Bechterew und HLA-B27 gefunden: *Etwa 90 % aller Bechterew-Patienten* sind HLA-B27-Träger, dagegen nur etwa 8 % einer gesunden Bevölkerung: Nur ein kleiner Teil aller HLA-B27-Träger der gesamten Bevölkerung wird früher oder später an Morbus Bechterew erkranken.

Der Nachweis dieses Antigens ist deshalb nicht gleichbedeutend mit der Diagnose. Andererseits: Ist die Diagnose nicht gesichert, erhält ein *nicht nachweisbares (negatives)* HLA-B27 große *diagnostische Bedeutung*. Man ist sich heute sicher, daß HLA-B27 auf eine erblich bedingte Veranlagung hinweist, die im negativen Zusammenspiel mit bestimmten inneren und äußeren Einflüssen zum Morbus Bechterew führen kann. Bakterien, die den Magen-Darm-Trakt oder die Niere und Blase infizieren, könnten ebenso für den Ausbruch der Krankheit verantwortlich sein wie starke Unterkühlung, psychische Belastung, schwere Allgemeinkrankheiten usw. Letztlich kennen wir die Antwort auf die Frage nach diesen unbekannten zusätzlichen, die Krankheit auslösenden Faktoren (noch) nicht.

Da seit der Entdeckung des HLA-B27 auch sehr frühe und sehr milde Verlaufsformen des Morbus Bechterew diagnostiziert werden können, haben sich die (scheinbar festgeschriebenen) Häufigkeitsangaben und die Verteilung der Krankheit zwischen Männern und Frauen in den letzten Jahren geändert. Ging man noch vor 15 Jahren davon aus, daß 9 erkrankten Männern eine kranke Frau gegenübersteht, hat sich heute dieses Verhältnis auf 4:1 verändert. Früher wurden 1 - 2 Erkrankungen auf 1000 Menschen angenommen. Amerikanische Autoren berichten heute von 10 - 20 Fällen auf 1000 Menschen: Die Wahrheit liegt wie immer in der Mitte.

Am „Morbus Bechterew" erkranken Patienten in jungem, also zeugungs- und gebärfähigen Lebensalter, meist zwischen dem 15., und 35. Lebensjahr. Da heute auch bedeutend mehr Frauen an der Krankheit leiden als früher, stellen sich häufig die folgenden Fragen:

- *Wie groß ist die Wahrscheinlichkeit, daß ein Bechterew-Patient seine Krankheit auf Sohn oder Tochter vererbt?*
- *Darf eine Bechterew-Mutter Kinder bekommen?*
- *Sind Geburtskomplikationen für eine Bechterew-Mutter zu erwarten?*

Letztlich gehören diese Fragen zum Problem der genetischen Beratung: Gegenüber Kindern gesunder Eltern haben Kinder von Bechterew-Patienten ein etwa 4-5fach erhöhtes Erbrisiko. Aus meiner Sicht – und ich habe Hunderten von Bechterew-Müttern und Bechterew-Vätern zu Kindern geraten – *müssen Bechterew-Patienten nicht auf Kinder verzichten*. Viele HLA-B27-Träger erkranken nicht oder nur an einer milden Verlaufsform, die bei früher Diagnose und fachgerechter Behandlung ein erfülltes Leben ermöglicht. Leiden beide Ehepartner am Morbus Bechterew, dann wächst allerdings die Wahrscheinlichkeit einer Erkrankung der Kinder sehr.

Die degenerativen Wirbelsäulenkrankheiten

Wirbelsäulenverschleiß und Bandscheibenschäden, -vorfall

Im Alter baut der Körper ab – das ist normal. Der Gallertkern der Bandscheibe verliert schon sehr früh Wasser und damit Elastizität, die Festigkeit des Faserringes verringert sich (Abb. 25): *Die Bandscheibenhöhe nimmt ab, die Räume zwischen den Wirbeln werden enger, die Wirbelgelenke können lockerer werden*. Wie auch am einzelnen Gelenk entsteht vorzeitiger Verschleiß bei jedem Mißverhältnis zwischen Belastung und Belastbarkeit, so zum Beispiel schwerer körperlicher Arbeit über

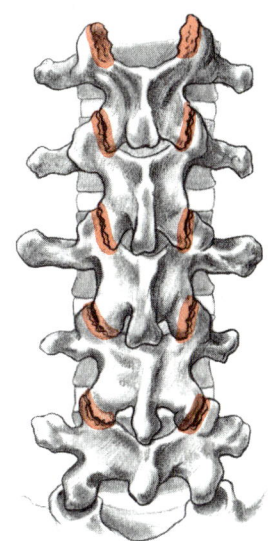

Abb. 26: Entstehung von Arthrosen der kleinen Zwischenwirbelgelenke.
Die normalerweise glatten Gelenkspalten werden unregelmäßig (orange), verschmälert und zeigen Knochenvorsprünge und -einbrüche

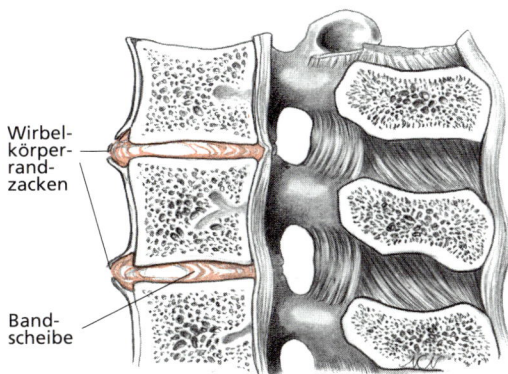

Wirbelkörperrandzacken

Bandscheibe

Abb. 25: Entstehung von Bandscheibenschäden und knöchernen Randzacken.
Knöcherne Randzacken (Spondylophyten) entwickeln sich an den vorderen und (nicht abgebildet) seitlichen Wirbelkörperkanten. Die Bandscheiben werden schmäler (orange).

lange Zeiträume oder im Wachstumsalter, einseitiger schwerer Belastung wie bei einer ausgeprägten Beinlängendifferenz oder bei ausgeprägten angeborenen und/oder erworbenen Wirbelsäulenfehlhaltungen. Verliert der Gallertkern an Wasser, so büßt er seine „Stoßdämpfereigenschaft" ein: Dann ist der Faserring überlastet – es bilden sich kleine Spalten, in die Teile des Gallertkerns eindringen können. Bei gleichbleibender Druckbelastung, aber Nachlassen der Dämpferfunktion verbreitern sich dann, röntgenologisch häufig nachweisbar, die Grund- und Deckplatten der Wirbelkörper: Die *Spondylose* entsteht. Sie verursacht von den Knochen ausgehende chronische Schmerzen. Die Höhenminderung der Bandscheibe lockert den Wirbelsäulenabschnitt (Seite 138) und kann normale anatomische Räume *(Zwischenwirbellöcher)* verkleinern. Die Muskulatur will diese negativen Vorgänge ausgleichen und verspannt sich. Die Wirbelsäule umkleidenden Gewebe werden irritiert – eine Arthrose der kleinen Zwischenwirbelgelenke kann entstehen (Abb. 26). Das sind nur wenige der möglichen Entwicklungen, die über einen Wirbelsäulen-/Bandscheibenverschleiß letztlich zu Schmerzen führen können:

Ist der Faserring der Bandscheibe dicht, führt das (nur) zu einer sogenannten Vorwölbung der Bandscheibe (Protrusio); ist der Faserring undicht, fällt die Bandscheibe vor.

Nicht selten provozieren ungewohnte und anstrengende körperliche Leistungen derartige Bandscheibenvorwölbungen oder auch -vorfälle. Das schwache Längsband der *Halswirbelsäule* läßt hier häufig eine ventrale (vorn liegende) Vorwölbung zu. An der *Brustwirbelsäule* fällt die Bandscheibe nahezu nie vor. *95 % aller Bandscheibenvorfälle spielen sich zwischen den Lendenwirbeln 4 und 5 bzw. dem Lendenwirbel 5 und dem 1. Sakralwirbelkörper ab.*

Der akut eintretende Wirbelsäulenschmerz mit radikulärem (= auf eine Nervenwurzel bezogenem) Charakter kann durch einen hinten und seitlich gelegenen (an einem Ort, der nur geringen Widerstand leistet), einen rein seitlichen, aber auch durch einen in der Mitte liegenden Druck von Bandscheibengewebe (Abb. 27 a - d) verursacht werden.

Fehlhaltungen und Fehlformen

Fehlhaltungen sind meist Ausdruck einer muskulären oder anders verursachten Leistungsstörung im funktionellen Bereich. Im Gegensatz dazu sind fixierte *Fehlformen* unnormale Krümmungen der Wirbelsäule, die häufig dem Nachvorne- oder Nachhintenbeugen nicht mehr nachgeben und sich auch nicht mehr durch das Verbessern der Muskelleistung korrigieren lassen. Unter einem *Rundrücken (Kyphose)* versteht man eine verstärkte Rückwärtskrümmung der Wirbelsäule im Brustwirbelsäulenabschnitt („Buckel"). Die häufigste Ursache der Kyphose ist der Morbus Scheuermann, eine im jugendlichen Alter ablaufende Wachstumsstörung der Wirbel, die sich nicht symmetrisch, sondern keilförmig ausbilden. Die für den Morbus Scheuermann typischen Veränderungen entwickeln sich überwiegend an der Brustwirbelsäule, sel-

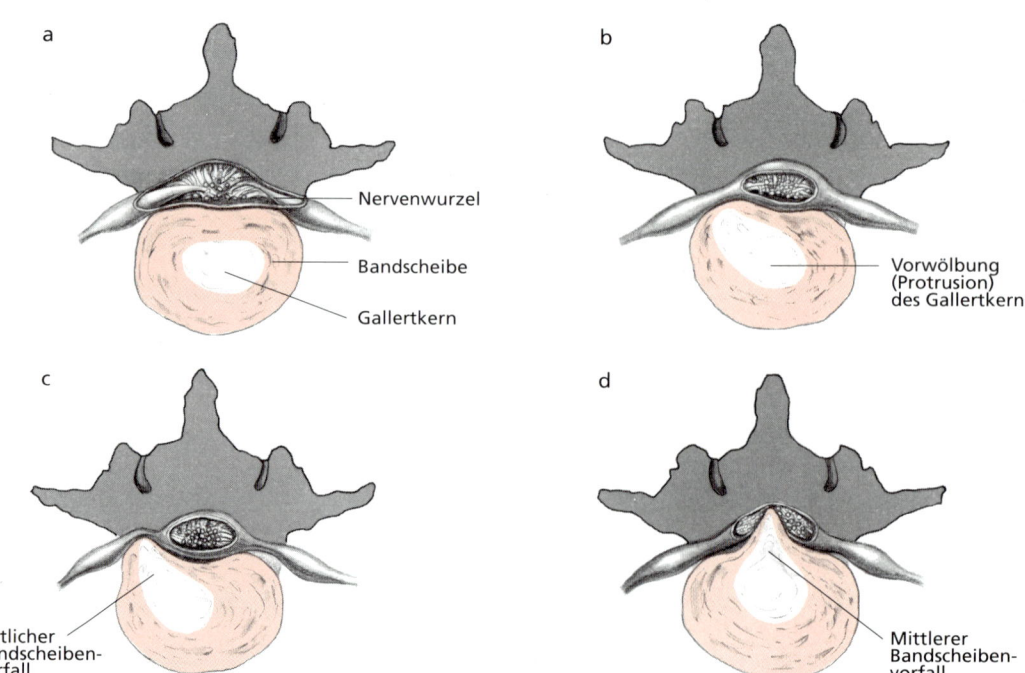

Abb. 27 a - d: Unterschiedliche Formen des Bandscheibenvorfalls
a: Riß- und Spaltbildungen an der Bandscheibe sind Voraussetzung für eine Bandscheibenverlagerung
b: Einseitige Bandscheibenvorwölbung, die auf die Nervenwurzel drückt (rückbildungsfähig)
c: Deutlicher Druck auf die Nervenwurzel durch einseitigen Bandscheibenvorfall
d: Erheblicher Druck auf die Nervenwurzel nach hinten zur Mitte

tener an der Lendenwirbelsäule, wo sie dann zu einem *Flachrücken* führen können. Kyphosen im Erwachsenenalter können durch entzündliche Vorgänge an der Wirbelsäule (Morbus Bechterew!) oder durch degenerative Erkrankungen der Wirbelsäule (Spondylosen; Osteoporose = Kalksalzmangel der Wirbelkörper) entstehen. *Als Skoliose bezeichnet man eine Verkrümmung der Wirbelsäule zur Seite (s. S. 105).*

Spondylosis hyperostotika und andere Ursachen von „Kreuzschmerzen"

Der Morbus Bechterew, die versteifende Wirbelsäulenserkrankung, kann leicht mit der häufiger auftretenden *Spondylosis hyperostotika** verwechselt werden. Diese nichtentzündliche Krankheit verändert die Wirbelsäule scheinbar ähnlich wie der Morbus Bechterew: Es gilt der Begriff der *Zuckergußwirbelsäule* (Abb. 28). Möglicherweise ist die Spondylosis hyperostotika eine unter speziellen Bedingungen entstehende überschießende Sonderform der (degenerativen) Spondylose. Über die Entstehungsmechanismen weiß man sehr wenig. Von Bedeutung ist die *Verknüpfung mit Stoffwechselkrankheiten, vor allem einem Diabetes mellitus.*

Nicht jeder Kreuzschmerz läßt sich als mechanische Störung erklären. Auch Erkrankungen der *Nieren, des Magen-Darm-Trakts*, Monatsblutungen, allgemein *Frauenerkrankungen* sowie Haltungsschäden von Kindern und Jugendlichen können Schmerzen auslösen. Kreuzschmerzen sind häufig auch Symptom der *Osteoporose*,

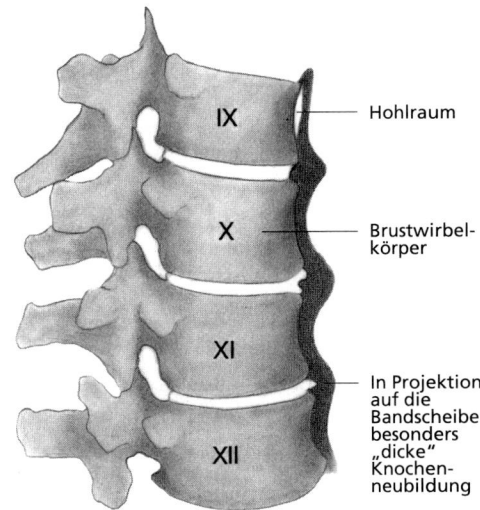

Abb. 28: Zuckergußwirbelsäule
Die nicht-entzündliche Spondylosis hyperostotica zeigt ein ähnliches Röntgenbild wie der Morbus Bechterew: Typisch sind zuckergußförmig oder kerzentropfförmig-fließende Verknöcherungen an der (meist) rechten und vorderen Seite der Wirbelkörper und Bandscheiben. Manchmal entsteht zwischen Wirbelkörpern und den Verknöcherungen ein Hohlraum. Die Verknöcherungen sind in Höhe der Bandscheiben am ausgeprägtesten.

des Schwundes von Knochensubstanz in den Wirbelkörpern. In den *Kreuz-Darmbeingelenken* entstehende Schmerzen können in das „Kreuz" ausstrahlen; Beschwerden durch Knie- oder *Hüftgelenkarthrosen* werden in die Lendenwirbelsäule fortgeleitet und bewirken „Kreuzschmerzen". Nicht zuletzt werden seelische Probleme gerade an der Wirbelsäule *psychosomatisch* sichtbar: Ungelöste Konflikte, psychischer Streß verursachen oft unklare Kreuzschmerzen (s. S. 126).

---

* Spondylose mit überschießender Knochenneubildung (Zuckergußwirbelsäule)

Wie entstehen Schmerzen am Bewegungsapparat?

Allgemeines

Es gibt die Meinung, daß die Menschen zu viel über Schmerzen klagen und daß Schmerzen auch zu häufig behandelt werden: Andererseits – Schmerz ist immer wirklich, nicht eingebildet, und er spielt für unsere Lebensqualität eine grosse Rolle.

Schmerz ist in seiner Entstehung, Wahrnehmung und Verarbeitung sehr kompliziert. Wir empfinden ihn nach einer Verletzung, bei einer Entzündung oder nach einer Muskelverkrampfung: *Viele und unterschiedliche Einflüsse können diese Schmerzbotschaft auf dem Weg zum Hirn verändern.* Schmerz ist nützlich, da er Sie in bestimmten Situationen warnt, sich überzubelasten, über Ihre Schmerzgrenze zu gehen und zwingt, innezuhalten und sich zu schonen.

Was beeinflußt die Art und Weise, wie wir Schmerz erleben?

Menschen fühlen Schmerzen in ihrem Fuß, nachdem ihr Bein amputiert wurde *(Phantomschmerz)*. In manchen Fällen scheint es so, als ob unser Gehirn eine bedeutsame Rolle in der Entscheidung spielt, welche Schmerzbotschaft durchgelassen wird und welche nicht. Häufig empfinden zwei Menschen mit sehr ähnlichen Krankheiten bzw. Verletzungen Schmerzen unterschiedlich. Einer leidet sehr, der andere kaum. Sicher ist Ihnen schon aufgefallen, daß sich zum Beispiel Zahnschmerzen dann steigern, wenn man sich „ganz auf sie konzentriert". Werden Sie andererseits abgelenkt, erleben Sie den Schmerz nicht so stark. Streßsituationen, in denen man *aufgeregt* und *angespannt* ist, bedeuten *Schmerzsteigerung*. Auch Ihre Stimmung (depressiv, hilflos, euphorisch) hat einen großen Einfluß auf den Schmerz.

MELZAC und WALL stellten 1965 die „Gate-Control-Theorie" auf, nach der – vereinfacht formuliert – für jeden Schmerzimpuls im Körper ein Tor geöffnet oder geschlossen werden kann, um Schmerzbotschaften durchzulassen bzw. sie zurückzuhalten. Ein solches Tor wurde im Rückenmark entdeckt. Dort entscheidet sich, was zum Hirn weitergeleitet wird und was nicht.

Welche Faktoren öffnen das Tor?

Schmerz scheint sich auch zu verschlimmern, wenn Sie wenig aktiv sind und dadurch der Ablenkungseffekt entfällt. Auch in depressiven Phasen oder in Zeiten, in denen Sie sich hilflos fühlen, werden Schmerzen deutlicher erlebt. Streß und Anspannung, der Ärger über sich selbst, das exakte Beobachten der eigenen Schmerzen und nicht zuletzt die Furcht davor, was der Schmerz letztlich bedeuten könnte, sind schmerzverstärkende und das Tor öffnende Faktoren.

Schmerzmindernde und schmerzlösende Faktoren

Dazu zählen Medikamente direkt gegen Schmerzen und Antidepressiva (um den Schmerz besser verarbeiten und damit weniger wahrzunehmen zu können), das Setzen von Gegenreizen (heiße Packungen, kalte Kompressen) und Ablenkung und Entspannung durch eine gemäßigte Aktivität. Ein realistisches Lebensziel zusammen mit einer positiven Lebenseinstellung kann helfen, den Schmerz zu kontrollieren. Ärzte und Psychologen sagen, Schmerz sei zum Teil körperlicher (physisch) und zum Teil seelischer (psychisch) Natur. Muskulären Schmerz und/oder Sehnenansatzschmerzen werden Sie besser ertragen, wenn Sie sich entspannt und aktiv fühlen.

Entzündliche und degenerativ verursachte Schmerzen

An Gelenken

Entzündliche Gelenkschmerzen

Körpereigene schmerzverstärkende Substanzen, sogenannte Algogene* (z.B. Prostaglandine), entstehen durch krankhafte Bedingungen im Körper. Sie sind hormonähnliche Stoffe, die bei Entzündungen im Gewebe auftreten und die entzündungsverstärkend wirken können. Durch Entzündungen freigesetzte Algogene beeinflussen unsere Schmerzrezeptoren (Schmerzfühler), also die Enden einer Nervenfaser oder spezialisierte Zellen in der Haut und den Innenorganen zur Aufnahme von Reizen, da sie die Schwelle für physikalische und chemische Reize erniedrigen und so die Grundlage der (Über-) Schmerzempfindung schaffen.

Degenerative Gelenkschmerzen

Im angelsächsischen Sprachraum heißt die Arthrose „Osteoarthritis", was bedeuten soll, daß jede Arthrose von „ein klein bißchen Arthritis" begleitet wird. *Wir wissen aber, daß nicht jeder arthrotische Schmerz durch eine Entzündung entsteht.* Häufig handelt es sich um funktionelle, vorübergehende Zustände: Schmerzen entstehen durch muskulären Hartspann, muskuläre Ermüdung oder können ihren Ursprung an den Ansatzstellen überdehnter Bänder (Knochenhautschmerz) haben. Schmerzen verringern sich häufig während der Entwicklung von Osteophyten (von der Knochenhaut ausgehende Knochenneubildungen). Wachsen Osteophyten jedoch irregulär, so schränken sie die Bewegungsfähigkeit des Gelenks ein oder können, wenn sie (z.B.) Nerven zusammendrücken, Schmerzen verursachen. Andere Schmerzquellen sind die in der Knochenrinde lokalisierten, den Knochen verformende Mikrobrüche, Pseudozysten (pseudo = falsch; Zyste = Hohlraum) sowie die im arthrotisch veränderten Knochen häufige Stauung sauerstoffarmen (venösen) Bluts.

An Weichteilen

Fast alle *lokal begrenzten Schmerzen* in Weichteilen werden nicht durch den ganzen Körper betreffende Entzündungen verursacht. Wie kann man sich z.B. den am Achillessehnenansatz empfundenen Schmerz erklären?

Beispiel: Die Fehlhaltung eines Gelenks verursacht an anderer Stelle eine Verspannung der Muskulatur. Diese Muskelverspannung schädigt die mit dem Muskel zusammenhängende Sehne an ihrer Einstrahlstelle: Das schmerzt. In diesem Fall ist also der Spannungsgrad unserer Muskulatur verantwortlich für den entstehenden Schmerz. In einem anderen Modell führen (durch unterschiedliche Ursachen) erregte Schmerzempfänger zu einer Verengung von Blutgefäßen. Diese Verengung führt zu Durchblutungsstörungen, denen wiederum die Freisetzung von körpereigenen, Schmerzen verursachenden Substanzen folgt. Auch kann unser Nervensystem Schmerzen, die aus tiefen Körpergeweben kommen, an ganz unterschiedliche Stellen ausstrahlen. Also: *Schmerzen bei nicht-entzündlichen weichteilrheumatischen Vorgängen spielen sich vor allem in der Muskulatur oder in den Sehnen*, besonders an den *Sehnenansätzen* und *Sehnenverbindungen* zu den betroffenen Muskeln ab (Abb. 29 a, b).

---

*   Schmerzstoffe

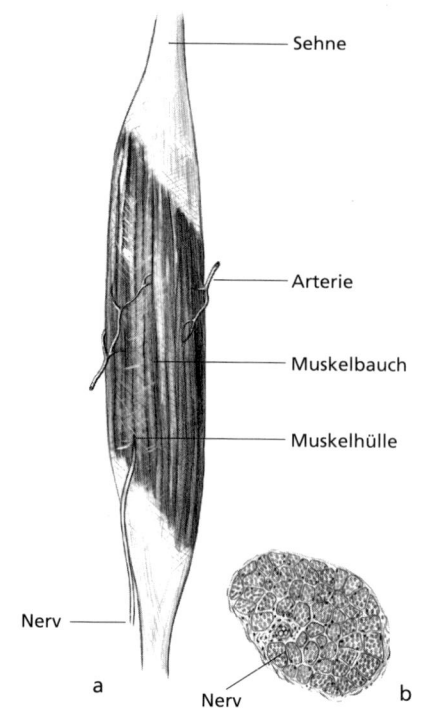

Abb. 29 a, b: Anatomie des Muskels:
a: Muskelansicht
b: Querschnitt durch die Muskulatur

Körperliche Fehlhaltungen, Überbelastungen, auch psychische Ursachen können Schmerz auslösen. Innerhalb der Bänder, Sehnen und Muskeln gibt es *schmerzwahrnehmende Strukturen (Rezeptoren)*, die z.B. durch eine erhöhte Muskelspannung erregt und sensibilisiert werden: Schmerzen entstehen.

Schmerzen, die von *Nerven* ausgehen, entstehen bei wirbelsäulennahen Kompressionen der Nervenwurzeln an ihren Austrittslöchern, aber auch bei Druckstellen in ihrer Umgebung: Dort entstehen schädliche Engpässe für die Nerven. Wichtig ist die Unterscheidung einerseits von *radikulärem Schmerz* (verursacht durch den Druck von vorgefallenem Bandscheibengewebe auf die Nervenwurzel; Seite 138), andererseits von *pseudoradikulärem Schmerz* (z.B. bei der Reizung von Sehnen und Bändern der Wirbelsäule). *Pseudoradikuläre* Schmerzen werden in bestimmte Gebiete ausgestrahlt, sind häufig von bestimmten Haltungen und Bewegungen abhängig und haben einen *brennend-schneidenden Charakter*.

Psychisch verursachte Schmerzen sind zum einen durch den *auffälligen* Widerspruch zwischen den *geschilderten Beschwerden* und dem *ärztlich festgestellten Befund*, zum anderen durch die *auffällige Veränderung* der *Schmerzzustände* im Krankheitsverlauf, das Versagen bewährter *therapeutischer Methoden* und nicht zuletzt durch die *Intensität des Schmerzerlebnisses* und des daraus entstehenden Verhaltens gekennzeichnet. Der Schmerz wird zur eigentlichen Erkrankung.

Wie schon formuliert: Bei jedem Schmerzerleben spielen psychische Faktoren eine große Rolle (Seiten 44). Nur wenn wir Ärzte die Schmerzursachen der verschiedenen weichteilrheumatischen Krankheiten kennen, können wir Sie als Patienten entsprechend richtig behandeln.

An der Wirbelsäule

Schmerzhafte Erkrankungen der Wirbelsäule können *lokal*, das heißt *ohne auszustrahlen*, an einem begrenzten Ort auftreten. Typische Anzeichen für ein *lokales Wirbelsäulensyndrom* sind die nach einigen Stunden Arbeit an der Schreibmaschine oder die durch die Zugluft des geöffneten Autofensters entstandenen Schmerzen, die zu einem *steifen Hals* führen. Der „klassische" Schiefhals oder die Schmerzen an der Narbe nach einer Bandscheibenoperation, die durch lokale Nervenkompression und/oder räumlich begrenzte Entzündungen entstehen, gehören ebenfalls zu den lokalen Wirbelsäulensyndromen.

Das akute Bild eines *radikulären Syndroms (Radix = Wurzel)* ist eine Folge der Berührung der abzweigenden Nervenwurzel mit einem vorgewölbten hinteren Längsband oder einer in den Wirbelkanal ausgestoßenen Bandscheibe. Ergebnisse dieses Kontakts sind Schmerzen und Schmerzverstärkung bei Husten, Niesen und Pressen. Jedes *Zusammenpressen der Nervenwurzel* begleiten spontane und ausstrahlende Schmerzen, z.B. in der Lenden-/Kreuzregion beginnend und in das Gesäß, die Oberschenkel, die Waden ausstrahlend – je nach dem Ort einer Nervenwurzelkompression. Das anhaltende Zusammendrücken einer spinalen Nervenwurzel führt über den Schmerz hinaus zu muskulären und/oder Empfindungs- und/oder Störungen und Ausfallerscheinungen des vegetativen Nervensystems.

Weitaus häufiger verursachen *pseudoradikuläre Syndrome* Schmerzen *(Pseudo = falsch)*: Pseudoradikuläre Schmerzen sind Beschwerden, die *vermeintlich* von einer Nervenwurzelkompression herrühren. Viele Ursachen können solche Schmerzbilder entstehen lassen, die nicht mit den durch Bandscheibenvorfälle verursachten radikulären Schmerzen verwechselt werden dürfen. Der Begriff „*pseudoradikulär*" bezieht sich auf *zahlreiche verschiedene* Krankheitsbilder. Schmerzen können durch die übermäßige Belastung und damit Reizung von Wirbelsäulenbändern, der Wirbelsäulenmuskulatur, der Gelenkkapsel, der Wirbelbögen und durch Bandscheibenschäden entstehen. Bänder und Gelenkkapseln der Halswirbelsäule, auch einzelne Anteile des Faserrings der Bandscheibe enthalten zahlreiche schmerzempfangende und weiterleitende Nervenenden. Jede Störung, Schädigung oder abnorme Beanspruchung einzelner Bestandteile eines Wirbelsäulenbewegungsteils führt zu Schmerzen (z.B. akute Verletzungen wie bei einem Auffahrunfall, haltungsbedingte, vielleicht durch den Beruf erzwungene Fehlbelastungen, oder degenerative Veränderungen).

Während der radikuläre Schmerz durch das Reizen schmerzleitender Fasern oder Nervenwurzeln und der dann folgenden Ausstrahlung einen reinen *Übertragungsschmerz* darstellt, gehen *pseudoradikuläre Schmerzen zwar mit einer Ausstrahlung bis in bestimmte Körpergebiete einher* (Abb. 30), Lähmungen und Empfindungsstörungen fehlen jedoch.

Klinische Symptome degenerativer Wirbelsäulenveränderungen sind vor allem Schmerzen: Druck-, Klopf- und Stauchschmerz, Steife, *die Verspannung der Muskulatur*, die Schonung und Fehlstellung auslöst, sowie Empfindungsstörungen.

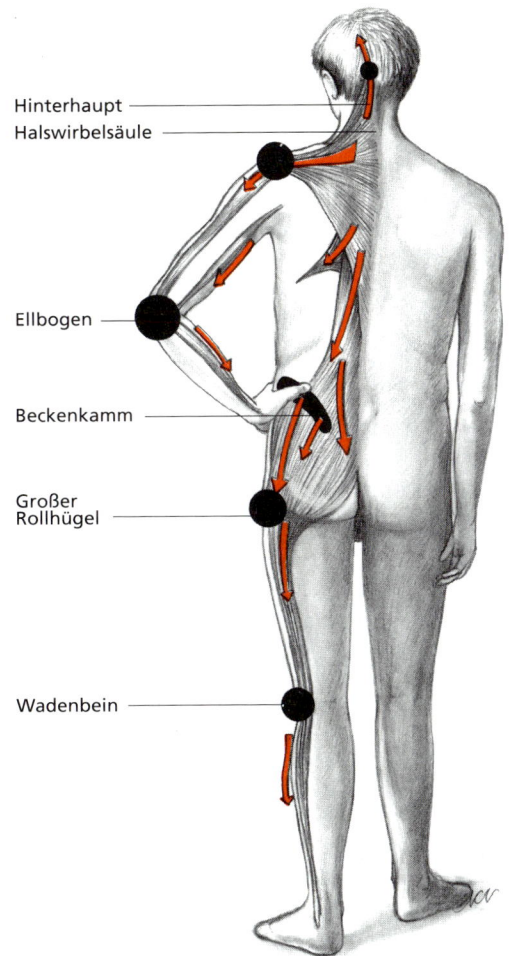

Abb. 30: Pseudoradikuläre Schmerzausstrahlung
Radix = Wurzel; pseudo = falsch: pseudoradikuläre Schmerzen sind Beschwerden, die vermeintlich von einer Nervenwurzelkompression herrühren. Viele Ursachen können solche Schmerzbilder entstehen lassen, die nicht mit den durch Bandscheibenvorfällen verursachten radikulären Schmerzen verwechselt werden dürfen. Fehlhaltungen von Hals- und Lendenwirbelsäule, z.B., können zu schmerzhaften Muskelverhärtungen und -verspannungen unterschiedlicher Rückenmuskeln führen, die der Patient dann als Schmerzen empfindet. Auch die Überlastung von Bändern an der Wirbelsäule kann an den Dornfortsätzen der Halswirbelsäule, dem Hinterkopf und der Brust- und Lendenwirbelsäule schmerzen. Weitere Schmerzregionen: der Ellbogen, der Beckenkamm, die großen Rollhügel und die Außenseite der Knie.

Fehlhaltungen von Hals- und Lendenwirbelsäule können z.B. zu *schmerzhaften Muskelverhärtungen* und *-verspannungen* unterschiedlicher Rückenmuskeln führen. Diese

Schmerzen empfindet der Patient dann an den Dornfortsätzen der Halswirbelsäule, dem Hinterkopf, den Ellbogen bzw. dem Beckenkamm, den großen Rollhügeln und der Außenseite der Knie.

Am Beispiel der *Spondylitis ankylosans (Sp. a.; Morbus Bechterew)* soll der *entzündliche Wirbelsäulenschmerz* erklärt werden.

Die Entzündung eines oder beider Kreuz-Darmbeingelenke (Iliosakralgelenke) ist meist das erste Anzeichen der Sp.a. (Abb. 90 a, S. 135). Die Schmerzen dieser Ganzkörper- (= System-)Erkrankung werden von Entzündungssubstanzen sowie der Lokalisation und Ausstrahlung von den entzündlich veränderten Gebieten aus bestimmt. *Die Kreuz-Darmbeingelenke sind sehr gut mit Nerven versorgt. Schmerzen in diesen Gelenken entstehen sowohl in Ruhe als auch durch Bewegung. Entzündungsstoffe, Gewebeveränderungen in der Wirbelsäulenmuskulatur oder durch eine Fehlhaltung und durch die Grundkrankheit erzwungene muskuläre Überbelastungen sind weitere Schmerzursachen.* Folgeschmerzen – arthrotische oder auch von der Wirbelsäule ausgehende – stellen sich ein. *Mit fortschreitender Krankheitsdauer nehmen die Entzündungsschmerzen meist ab, muskuläre Haltungs- und andere sekundäre Schmerzen dagegen zu.*

Besonders charakteristisch für die Bechterew-Erkrankung ist der *nächtliche Ruheschmerz*, der den meist jungen Erkrankten zwischen 3.00 bis 4.00 Uhr morgens weckt und ihn zwingt, das Bett zu verlassen. Tritt der Patient versehentlich in ein *Loch* in der Straße, so führt die heftige Abwärtsbewegung an den Kreuz-Darmbeingelenken zu Schmerzen (Diagnose „*Mennellsches Zeichen*": Verschiebeschmerz des Kreuz- gegen das Darmbein; s.S. 59).

Schmerz entsteht im *entzündeten* Gelenk also sowohl durch *mechanische* Reizung als auch in Phasen der *Ruhe* durch die *Entzündungsstoffe*. Der nächtliche Schmerz läßt sich durch die veränderte Zusammensetzung der Gelenkflüssigkeit und/oder das Austreten von Gelenkflüssigkeit erklären. *Bewegung bessert entzündliche Kreuz-Darmbeingelenkschmerzen.*

Im späteren Verlauf der Krankheit beeinflußt die Muskulatur (Verhärtung, Stoffwechselsituation) zunehmend die Schmerzen. Auch Sehnen, Sehnenansätze und Bänder können sowohl degenerativ als auch als Folge von Überlastungen oder entzündlich verursacht schmerzen (z.B. an den Dornfortsätzen der Halswirbelkörper, an den oberen Seiten der Darmbeinschaufeln oder an der Ferse).

Untersuchungen beim Arzt

Krankengeschichte (Anamnese)

Ihre, des Patienten, Krankheitsvorgeschichte *(Anamnese)* ist für den Arzt von großer Bedeutung. Sie liefert oft entscheidende, zur Diagnose führende Hinweise.

> *Sie sollten immer alles erzählen, was Sie selbst für das Krankheitsgeschehen und die Entwicklung Ihrer Krankheit als wichtig betrachten. Scheinbar unwesentliche Einzelheiten können „der Schlüssel zur Diagnose" sein.*

Ein Beispiel: *Das Reiter-Syndrom* (Seite 70) umfaßt Polyarthritis, Harnröhrenentzündung und eine Entzündung der Bindehaut der Augen. Oft zeigen sich die beiden letzten Krankheitszeichen nur schwach und vorübergehend. Eine vielleicht nur Stunden andauernde Entzündung der Augenbindehaut – „wie Sand in den Augen" – wird leicht vergessen. Fragt der Arzt nicht direkt, dann hält der Patient ein kurzes, flüchtiges Brennen in der Harnröhre während des Wasserlassens vielleicht für nicht erwähnenswert – die *Diagnose Reiter-Syndrom läßt sich jedoch ohne Angaben der Krankheitszeichen Harnröhren- und Bindehautentzündung nicht stellen*. Es geschieht übrigens oft, daß der Patient Symptome des Genitalbereichs aus Scham nicht erwähnt. Die genaue Schilderung der Störungen ist für den Arzt jedoch wesentlich, denn wie soll er, weiß er um die typischen Symptome nicht, die richtige Diagnose stellen?

Oft ist das *Wissen um Erkrankungszeichen, die bereits vor dem ersten Auftreten einer Gelenkentzündung bestanden, sehr wichtig*: Der Arzt wird nach ganz allgemeinen Hinweisen forschen: Gewichtsverlust, Appetitlosigkeit, Fieber (wie hoch – wann und wo gemessen und wie lange?), Übelkeit, Erbrechen usw. Gezieltere Fragen können dann bereits die Weichen stellen: So entwickeln sich im Vorfeld einer c.P. oft Sehnenscheidenentzündungen.

Flüchtige, meist nur Tage andauernde Mißempfindungen und Schmerzen in den Kaugelenken sind ebenfalls nicht selten. *Hautveränderungen* – gleich welcher Art und wo – können ebenso wie *Augenentzündungen* (Regenbogenhautentzündung, Bindehautentzündung) oder *Harnwegsinfektionen* wertvolle Hinweise geben. Gelenkerkrankungen während oder nach *Durchfalleiden* (Ruhr, unspezifische Darmentzündungen) lenken den Verdacht auf eine symptomatische Arthritis, also eine Gelenkentzündung, die als Begleitsymptom einer anderen Krankheit auftritt (Seiten 73, 81), oder ein Reiter-Syndrom (Seite 70). Weiter wird Sie der Arzt nach *Fersenschmerzen* – die manchmal Frühsymptom der Arthritis im Rahmen einer Psoriasis (Seite 74), eines Reiter-Syndroms und auch eines Morbus Bechterew sein können –, nach früheren Nierenkoliken (Gicht, Seite 83) und nach eingenommenen Arzneimitteln (Allergie) fragen (Tab. 5).

Ist durch diese „Vorfeldfragen" Ihr Leiden eingekreist, stellt der Arzt die direkten Nachfragen: Wie begann die Gelenkerkrankung? Hochakut? Blitzschnell? Wurde das Gelenk innerhalb von 1 bis 2 Stunden heiß, rot oder auch violett (typisch für Gicht) oder entwickelten sich Schmerzen und Schwellungen innerhalb mehrerer Stunden oder Tage (typisch für viele Fälle der Arthritis im Rahmen der Psoriasis) oder mehr schleichend über Tage bis Wochen (überwiegend der Beginn der c.P.)?

- *Waren die Gelenke geschwollen, dick, weich, hart?*
- *Waren die Gelenke gerötet, rot, violett, blau?*
- *Waren die Gelenke eher kalt, warm, heiß, sehr heiß?*

Tab. 5

10 wichtige Fragen bei Gelenkentzündungen

1. War jemand in Ihrer blutsverwandten Familie gelenk- und/oder wirbelsäulenkrank?
2. Litt jemand in Ihrer Familie unter Hautkrankheiten?
3. Hatten Sie selbst (wann, flüchtig, häufig) Augenentzündungen?
4. Litten Sie selbst (wann, flüchtig, häufig) unter Harnwegsinfektionen?
5. Litten Sie selbst (wann, flüchtig, häufig) unter Hauterkrankungen?
6. Litten Sie selbst (wann, flüchtig, häufig) unter Durchfällen?
7. Hatten Sie häufig, selten, wann Fieber: Wenn ja: bitte genau beschreiben.
8. Hatten Sie je Schmerzen und/oder Schwellungen in Sehnenscheiden (wo), Fersen und Kaugelenken?
9. Verschlechtern oder verbessern sich Ihre Schmerzen durch Bewegung?
10. Wie war ganz genau die Art Ihres Gelenkbefalls?

Die wichtige *Schmerzanalyse* erfordert ärztliches Nachfragen und Ihre, des Patienten, präzise Antworten. *Entsteht der Schmerz in Ruhe und bei Belastung oder nur bei Ruhe, nur bei Belastung? Schmerzen Gelenke auch nachts?* Ist der Schmerz ein Anlaufschmerz, also ein Schmerz, dessen Stärke sich mit dem Bewegungsbeginn allmählich steigert und der mit längerer Bewegungsdauer nachläßt?

Anlauf- und Belastungsschmerzen sind typisch für degenerative Gelenkerkrankungen. Bereits nach kurzer Verweildauer in einer bestimmten Stellung gerät das Gelenk bei Bewegungsbeginn in Schwierigkeiten, die als Schmerzen signalisiert werden. Nach (unterschiedlich langer) Bewegung läßt der Schmerz nach. *Ruhe-(Nacht-)Schmerz ist dagegen meist für das entzündlich veränderte Gelenk kennzeichnend.* Der Unterschied zwischen beiden Schmerzarten ist wesentlich für die Diagnose.

Überaus wichtig: *Sie müssen genau angeben, an welchen Gelenken Beschwerden auftreten.* Nicht selten erhält der Arzt auf die Frage nach dem Ort der Gelenkschwellung nur eine unbestimmt wirkende Handbewegung mit einer vagen Antwort; er ist aber auf Ihre genaue Information angewiesen. Denn das exakte Auffinden der Gelenkschwellung oder auch die genaue Angabe, an welcher Stelle die Wirbelsäule schmerzt, können die Diagnose entscheiden. So erkranken zum Beispiel Fingerendgelenke im Verlauf einer c.P. sehr selten (Seite 65), dieser Befall ist dagegen für die Arthritis bei Psoriasis (Seite 76) krankheitsbezeichnend.

Am Beginn jeder Untersuchung der *Wirbelsäule* steht auch hier die genaue und umfassende Anamnese (siehe auch Seiten 49, 50): Fragen nach Erkrankungen in der *Familie* (Morbus Bechterew, Schuppenflechte?) können wertvolle diagnostische Hinweise liefern. Die Abhängigkeit des Patienten von Wettereinflüssen, von psychischen Belastungen und der Beginn der Beschwerden werden festgehalten. Im Mittelpunkt auch der Wirbelsäulenanamnese steht die Frage nach *der Art des Schmerzes*. Wann hat der Schmerz begonnen? Können Sie selbst *auslösende Ursachen* dafür verantwortlich machen? Ist es ein Anlauf- und/oder ein Ermüdungsschmerz? Erleben Sie die Schmerzen in Ruhe und nachts? Wo genau sitzt der Schmerz? Wie auf Seiten 24, 26 beschrieben, ist die Wirbelsäule in 23 bewegliche Abschnitte gegliedert, die einzeln nicht willkürlich bewegt oder fixiert werden können. Andererseits kann die Wirbelsäule an einem einzigen intervertebralen (Vertebra = Wirbel) Bewegungsabschnitt schmerzhaft erkranken. So wissen wir zum Beispiel, daß ein lumbaler Bandscheibenvorfall häufig gürtelförmige Schmerzen verursacht und *in die Beine ausstrahlt*. Schmerzen, die die Halswirbelsäule „aussendet", erscheinen häufig im Nacken und Hinterkopf und können von Schwindel und Ohrensausen begleitet sein. Charakteristisch sind das *frühmorgendliche Aufwachen* durch Schmerzen für den Morbus Bechterew oder der nächtliche Ruheschmerz für die *Osteoporose (Entkalkung)*.

Ist die rheumatische Erkrankung durch die vorhergehenden Fragen nun näher bestimmt, folgt der letzte Teil der Anamnese: das „Fragen nach ganz besonderen Symptomen". Diese Anzeichen werden bei den einzelnen Krankheitsbildern genau beschrieben.

Klinische Untersuchungen

Die klinische Untersuchung beim Arzt beinhaltet – in dieser Reihenfolge – die *Inspektion (das Betrachten, Anschauen)*, die *Funktionsuntersuchungen von Gelenken, Weichteilen und Wirbelsäule* und abschließend die *Palpation (das Tasten)*. Inspektion und Funktionsprüfungen dienen dazu, zwischen Ihnen und Ihrem Arzt ein Vertrauensverhältnis herzustellen, das dann das Tasten erlaubt.

Gelenke

Inspektion

Beim Betrachten der Streckseiten der Gelenke oder anderer Hautgebiete fallen häufig knotige Veränderungen auf, die der Patient nicht selten als *Rheumaknoten* interpretiert bzw. einer *Gicht* zuordnet. Die Unterscheidung aller knotigen Veränderungen im Haut- bzw. Unterhautbindegewebe würde allein ein Buch füllen (Abb. 31 a, b, 32 a, b).

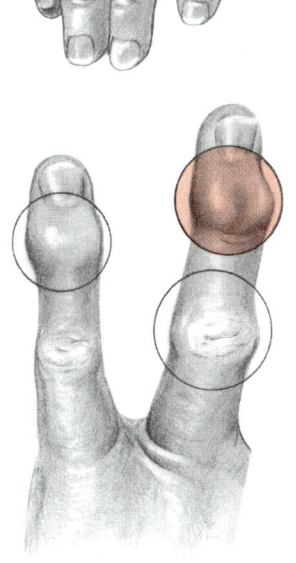

a

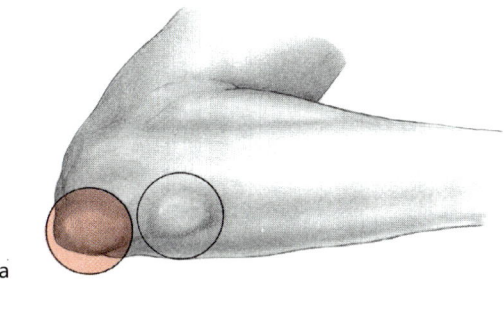

a

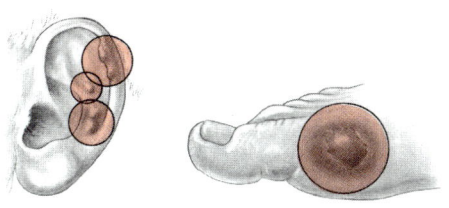

b

Abb. 31 a, b: Knoten
a: Rheumaknoten
b: Gichtknoten in der Ohrmuschel und am großen Zeh

b

Abb. 32 a, b: Knoten
a: Knöchelpolster
b: Heberdensche und Bouchardsche Knötchen

Rheumaknoten (= Knoten, die bei einer chronischen Polyarthritis auftreten) werden hier besprochen, da sie oft mißverständlich oder irreführend eingeordnet werden. Im Rahmen der chronischen Polyarthritis (Seite 64) kommen sie in etwa 15 bis 20% aller Fälle vor (Abb. 31 a). Man nimmt an, daß eine Blutgefäßentzündung diese Knoten verursacht. *Rheumaknoten sind meist mit dem Nachweis des Rheumafaktors verbunden.* Ihr Durchmesser kann von einigen Millimetern bis zu Zentimetern variieren. Manchmal ist nur ein Knoten da, es können aber auch sehr viele entstehen. Sie sind fest, nicht druckempfindlich und, obwohl sie auch frei beweglich sein können, oft fest an der Knochenhaut oder eine tiefe Muskelhülle gebunden. Bevorzugt entstehen sie in Gebieten, die Druck von außen ausgesetzt sind: so zum Beispiel an der *Streckseite des Ellbogens*, an der *Elle*, an der *Achillessehne*, am bereits deformierten Fuß des c.P.-Patienten. Wenig bekannt ist, daß sich Knoten auch im Herz, in der Lunge, in der Muskulatur usw. entwickeln können. Abzugrenzen sind *subkutane* Knoten*, die zum Verlauf des *systemischen Lupus erythematodes* gehören (Seite 84) und *Knoten*, wie sie bei bestimmten Weichteilerkrankungen wie zum Beispiel der *Lipomatose*** oder der *Pannikulitis**** entstehen. Zu unterscheiden sind aber auch und vor allem Gichtknoten, Knöchelpolster sowie die Knötchen, die bei bestimmten Fettstoffwechselstörungen vorkommen können. Auch heute noch werden oft die mit den Fingerendgelenkarthrosen verknüpften Heberdenschen Knötchen und die an den Fingermittelgelenken auftretenden Bouchardschen Knötchen mit Rheumaknoten verwechselt.

Eine *erhöhte Konzentration der Harnsäure im Blutserum* (Hyperurikämie) führt unter bestimmten Umständen zu *Ablagerungen von Harnsäurekristallen* im Gelenk, die dort eine Gelenkinnenhautentzündung verursachen. Wird die Hyperurikämie nicht behandelt, kommt es zur chronischen Ablagerung dieser Harnsäurekristalle im Gelenk und eventuell zur Deformation bzw. Gelenkzerstörung. Ab diesem Stadium entstehen Knoten, die sich auch im Unterhautbindegewebe, also in Weichteilen, entwickeln. Sie bestehen zumindest zu 50% aus Harnsäurekristallen und tasten sich derb, meist nicht schmerzhaft. Sie sind von gelblicher bis kreidiger Farbe. Ihre Größe liegt zwischen Stecknadelkopf- und Apfelgröße; meist sind sie klein – bis erbsengroß. Im Bereich der Haut treten sie vor allem an den Ohren auf; vereinzelt auch an Händen, Füßen und Ellbogen (Abb. 31 b). Selten sind unter der Haut liegende Knoten an Ober- und Unterschenkel. Gichtknötchen können sich auch an Schleimbeuteln und Sehnenscheiden entwickeln.

Knöchelpolster entstehen überwiegend im mittleren Lebensalter, entwickeln sich nur langsam und führen auch im Endstadium nicht zu ausgeprägten funktionellen Einschränkungen: Der kosmetische Gesichtspunkt überwiegt. Knöchelpolster sind derbe Verdickungen der Haut über meist allen Mittelgelenkstreckseiten der Finger (Abb. 32 a). Sie schmerzen nicht – der Patient empfindet lediglich bei Bewegungsbeginn am frühen Morgen ein Gefühl der Steife. Werden die Finger gestreckt, ist die sonst quer verlaufende Hautfältelung fast aufgehoben.

An den Fingerendgelenken, meist an beiden Händen, entstehen *ein- oder doppelseitige Knötchen* (Heberdensche Fingerpolyarthrose), an den Fingermittelgelenken *spindelige, sich knöchern anfühlende Auftreibungen* (Bouchardsche Fingerpolyarthrose; Abb. 32 b). Meist reagieren Fingerpolyarthrosen empfindlich auf Kälte. Zu Beginn der Erkrankung schießen die kleinen Knötchen an den Fingerendgelenken akut auf, wirken entzündlich und schmerzen dann. Für viele Patienten sind sie hauptsächlich kosmetisch störend. Die beschwerdearmen und schmerzfreien Phasen herrschen vor. Abgesehen von einigen wenigen Ausnahmen ist der Verlauf harmlos (s.S. 89). Ihr Arzt wird Ihre Hand zunächst sorgfältig betrachten: Sind Schwellungen zu sehen, Verdickungen

---

* unter der Haut liegend
** Fettgeschwulst
*** Unterhautbindegewebeentzündung

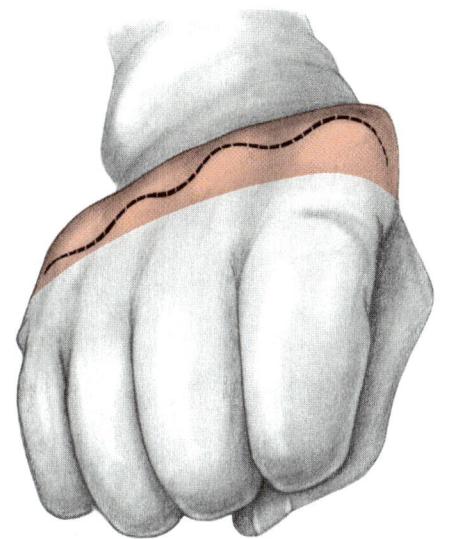

Abb. 33: Entzündung der Fingergrundgelenke bei chronischer Polyarthritis
Die Entzündung in den Fingergrundgelenken führt zur völligen Konturauflösung, wenn der chronische Polyarthritiker eine Faust bildet. Die gestrichelte schwarze Kontur zeigt das normale Knöchelrelief.

oder Rötungen erkennbar? Wo liegen diese Schwellungen? Haben sie ein festgelegtes Muster oder sind sie unregelmäßig angelegt? Lassen sich die Knöchel der Fingergrundgelenke (wie beim Gesunden) erkennen oder ist die Haut dazwischen verschwollen, wirkt sie teigig, sind die Konturen verstrichen (Abb. 33)?

Funktionsuntersuchungen

Danach prüft der Arzt die *Funktionen der Hand auf Bewegungseinschränkung und Schmerzhaftigkeit bei Bewegungen*. Für ihn ist es auch wichtig zu wissen, ob die Bewegungen vom Beginn an, während des Verlaufs oder erst in der Endphase schmerzen. Er untersucht, ob die Faust ganz geschlossen werden kann. Der Faustschluß ist für das tägliche Leben und die Arbeit von großer Bedeutung. Das Beugen und Strecken aller Fingergelenke wird geprüft, die Bewegungsmöglichkeiten des Handgelenks werden durchgespielt. Läßt sich der Schlüsselgriff durchführen (Abb. 34 c)? Die *Kraft eines Händedrucks* läßt sich mit Hilfe eines Blutdruckmeßgeräts einfach darstellen: Sie drücken die leicht aufgepumpte Manschette zusammen; an der Höhe der Quecksilbersäule des Meßgeräts kann der Arzt Ihre Kraft ablesen. Diese Methode hat sich auch bewährt, um im Verlauf einer Therapie das Wiederkehren der Kraft zu prüfen.

Eine Art, das *Hüftgelenk* zu prüfen, ist das sogenannte „Signe de quattre" (Viererzeichen):

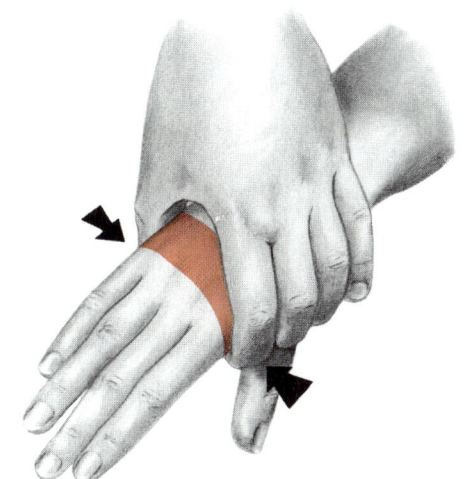
a

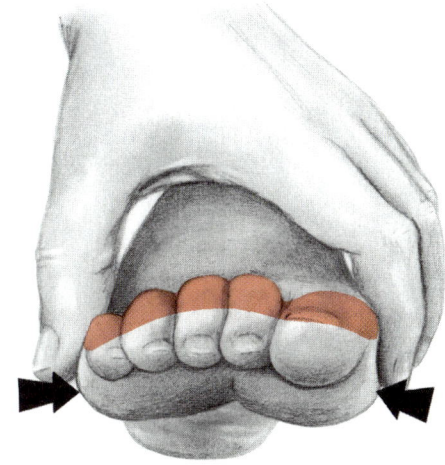
b

Abb. 34 a - d: Untersuchungsmethoden bei chronischer Polyarthritis
a: Der diagnostische Händedruck: durch den Querdruck entzündlich erkrankter Fingergrundgelenke (Pfeile) entsteht Schmerz: Das Gaenslensche Zeichen (orange).
b: Gaenslensches Zeichen an den Zehengrundgelenken (orange)

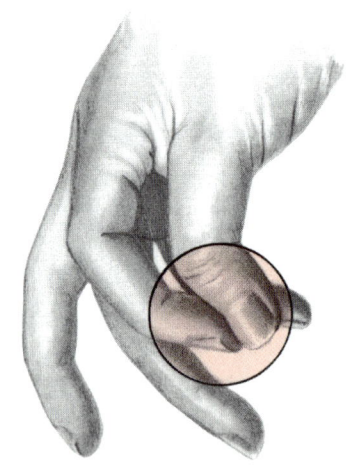

c

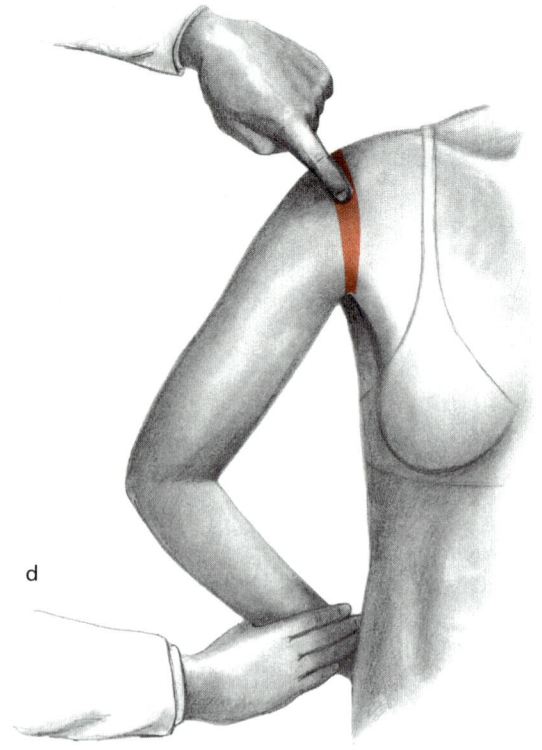

d

Abb. 34 a - d: Untersuchungsmethoden bei chronischer Polyarthritis
c: Schlüsselgriff (oranger Kreis): Fähigkeit, Daumen und Zeigefinger exakt zueinanderzuführen, so daß ein geschlossener Kreis entsteht.
d: Ertasten und Drücken des Schultergelenkspalts. Ein druckschmerzhafter Gelenkspalt (oranger Streifen) spricht für eine Schultergelenkentzündung. Im Gegensatz dazu sprechen druckschmerzhafte Weichteile des Schultergürtels eher für eine Periarthropathia humeroscapularis

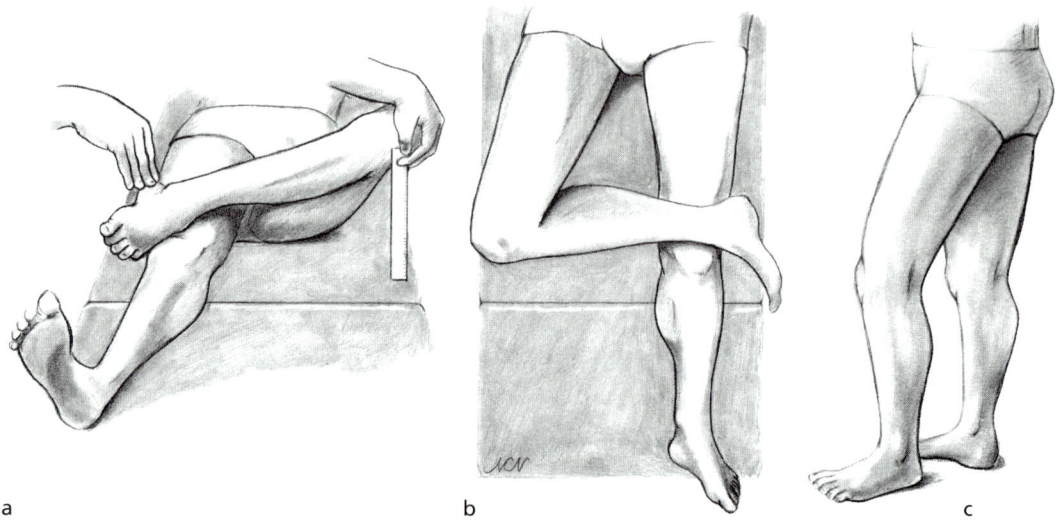

a   b   c

Abb. 35 a - c: Vierer-Zeichen
a: Der Abstand zwischen gebeugtem Kniegelenk und Tisch- (Bett-) Fläche wird gemessen (siehe Text Seite 55)
b: Von oben betrachtet gleicht diese Funktionsprüfung einem Vierer
c: Ist das Vierer-Zeichen deutlich ausgeprägt, kann die Beweglichkeit des Hüftgelenks eingeschränkt sein und die vollkommene Streckung unmöglich werden (Beugekontraktur siehe auch Abb. 22 d, S. 35)

Das angewinkelte und das gestreckte Bein bilden die Figur einer 4. Diese Untersuchung kann die frühe Einschränkung der Beweglichkeit des Hüftgelenks, z.B. bei beginnender Arthrose, aufdecken (Abb. 35 a - c).

Tastbefunde

Ein Gelenk wird *untersucht* auf Schmerz bei Bewegung und in Ruhe, auf Schwellung, Rötung, Funktion (Beweglichkeit) und Kraft. Am Beispiel der Hand- und Fingergelenke zeigen wir, was der Arzt im Verlauf der klinischen Untersuchung beachten, prüfen und werten muß. Nicht selten wird ein c.P.-Patient vom Arzt ein „zufriedenes Aha" hören, wenn er auf einen normalen Händedruck mit Schmerz reagiert. Wenn das Zusammendrücken der Fingergrundgelenke (Zeichen nach Gaenslen) schmerzhaft ist, deutet es auf eine Entzündung hin (ähnlich ist es auch bei den Zehengrundgelenken: Abb. 34 a, b). Nach diesem *„diagnostischen Händedruck"* wird *getastet*: Weiche „sulzige" Schwellungen sprechen für die Entzündung der Gelenkinnenhaut, vielleicht für einen Erguß im Gelenk. Ist das Betasten schmerzhaft (Abb. 34 d)?

Das Gewebe über und unterhalb der Kniescheibe wird zusammengeschoben. Danach drückt der tastende Finger Ihres Arztes auf die Kniescheibe. Als Hinweis auf einen *Erguß im Kniegelenk* wird die Kniescheibe (Patella) „tanzen".

Bildgebende Verfahren und sonstige Untersuchungen

Röntgenaufnahmen sind bei Gelenkerkrankungen von großer Bedeutung. Einmal als Diagnosehilfe, zum anderen als bildliches Festhalten der Ausgangssituation, des Stillstands oder Fortschreitens des Krankheitsprozesses. Zwar kann die Röntgendiagnostik am Anfang der Erkrankung oft nur schwache Hinweise liefern. Andererseits ist das Festhalten der Veränderungen in besonderen Problemfällen sehr wichtig: So sollte die Mitbeteiligung der Halswirbelsäule im Rahmen einer c.P. immer röntgenologisch dokumentiert werden. Häufig müssen die einfachen Standardaufnahmen durch *Schichtaufnahmen (Tomogramme)* ergänzt werden.

Nuklearmedizinische Untersuchungsmethoden nutzen radioaktive Isotope, die intravenös gespritzt werden und sich in bestimmten Geweben anreichern – wie zum Beispiel das ^{99m}Technetiumpolypyrophosphat im Knochen. Eine meßbare vermehrte Speicherung des Isotops bedeutet einen vermehrten Knochenstoffwechsel. Besonders in den röntgenologisch nicht erfaßbaren Frühphasen vieler Gelenkerkrankungen – Knorpel und Knochen sind noch nicht angegriffen und lassen noch keine Veränderungen erkennen – kann die nuklearmedizinische Diagnostik bereits Hinweise liefern.

Von zunehmender Bedeutung ist die *Arthrosonographie*: Durch reflektierte Ultraschallwellen können Gelenk- und Weichteilstrukturen schmerzlos dargestellt werden. Mit dieser Methode lassen sich Weichteile, Verknöcherungen in Weichteilen und geringe Gelenkergüsse in Gelenken, die der klinischen Untersuchung (dem Tasten; z.B. Hüftgelenk) nicht zugänglich sind, gut erkennen. Die Sonographie von Gelenken und Weichteilen ergänzt das Röntgen und liefert in vielen Fällen Ergebnisse, die Röntgenuntersuchungen nicht leisten können. Ein großer Vorteil der Sonographie ist die fehlende Strahlenbelastung.

Erwähnt werden muß ebenfalls die – allerdings meist im Bereich der Wirbelsäule eingesetzte – *„Computertomographie (CT)"*. Sie stellt alle anatomischen Einzelheiten direkt dar. Sie hat den Vorteil der leichten Wiederholbarkeit und erlaubt eine erfolgreiche Differentialdiagnose vor allem bei wiederkehrenden Bandscheibenvorfällen, Schmerzen durch bei Operationen entstandenes Narbengewebe und/oder Operationsfolgen. Das neueste bildgebende Verfahren, die *Magnetresonanztomographie (MRT)*, stellt Weichteilstrukturen und -reaktionen sowie den hyalinen Knorpel (z.B. Gelenkknorpel) und sehr frühe Knochenschäden sehr gut dar.

Das diagnostisch-bildgebende Kapitel abschließend, erwähnen wir noch zwei weitere gelenkdiagnostische Methoden: Die *Arthrographie* und die *Arthroskopie*.

Während der Arthrographie werden Luft und ein Kontrastmittel in die Gelenkhöhle gespritzt, dann folgen Röntgenaufnahmen. Veränderungen im Bereich der Knie- und Schultergelenke lassen sich so gut darstellen. Im Rahmen der Arthroskopie schaut der Arzt mit einem Arthroskop, dem optischen Spezialinstrument zur Untersuchung des Gelenkinneren, direkt in das Gelenk.

Alle Untersuchungen dienen dem Ziel, die Diagnose zu finden. Am scheinbar einfachsten, schmerzlosesten und ganz sicher am wichtigsten sind Anamnese und körperliche Untersuchung. Röntgen-, Ultraschall- und Laboruntersuchungen können helfen, unklare Fälle zu entscheiden. Wenn dann die Diagnose noch nicht erarbeitet ist, setzen die Spezialuntersuchungen ein.

Urinuntersuchungen geben keinen direkten Hinweis auf entzündliche Gelenkerkrankungen. Der Nachweis weißer und roter Blutkörperchen sowie von Eiweiß im Urin jedoch kann Aufschluß über eine Nierenentzündung geben, die manchmal zusammen mit einer Kollagenose (zum Beispiel dem systemischen Lupus erythematodes, Seite 84) vorkommt.

Größere Bedeutung haben Urinkontrolluntersuchungen im Rahmen der später aufgezählten Therapieformen (z.B. D-Penicillamin- und Goldtherapie, Seite 148), um schädliche Nebenwirkungen der Medikamente zu verhindern. Von größerer Bedeutung sind Untersuchungen, die die Funktion/Leistung von Leber und Nieren beurteilen lassen: Das gilt sowohl für die Entscheidung zu einer Therapie als auch für die Kontrolle während einer Behandlung (z.B. Methotrexat oder Ciclosporin: s.S. 150). *Gewebeentnahmen (Biopsien) mit anschließender mikroskopischer Untersuchung der Gewebeproben* können eine Diagnose sichern. Das gilt zum Beispiel für die Polymyalgia arteriitika*, da das Gewebe dann entzündete Blutgefäße enthalten kann. Die mikroskopische Untersuchung des Muskelgewebes kann im Fall der Dermatomyositis (Seite 82) ein typisches, beweisendes Bild zeigen. Die Untersuchung eines verdächtigen Hautbezirks schließlich kann die Diagnose einer progressiven systemischen Sklerose bestätigen, einer Krankheit, die das Unterhautbindegewebe verdichtet (Seite 82).

Aktivierte Arthrosen, Reizzustände durch eine Meniskusverletzung und jede Gelenkinnenhautentzündung können Gelenkergüsse verursachen. Die Produktion krankhaft veränderter Gelenkschmiere (Synovia) ist nicht selten auch ein Zeichen der Aktivität der Krankheit. *Das Abpunktieren dieses Ergusses aus dem Gelenk hat diagnostischen, aber auch therapeutischen Zweck. Die mikroskopische Untersuchung* des Punktats ermöglicht zwar keine Unterscheidung zwischen den einzelnen entzündlichen Gelenkerkrankungen, *jedoch eine zwischen entzündlichem und nichtentzündlichem Charakter*. Auch unterstützt sie die Beurteilung der Krankheitsaktivität. Im Fall von Gicht und falscher Gicht (Seite 83) haben die jeweils im Punktat gefundenen Kristalle (Harnsäure- oder Kalziumpyrophosphatkristalle) diagnostisch sogar Beweiskraft. Der therapeutische Zweck des Abpunktierens: Gelenkergüsse können die Gelenkkapsel dehnen und dadurch Schmerzen verursachen, auch die Beweglichkeit der Gelenke einschränken. Sowohl Schmerz als auch Bewegungseinschränkungen lassen sich durch das Punktieren des Ergusses beseitigen.

Weichteile

Inspektion

Das „Anschauen" (Inspektion) des Patienten wird oft unterschätzt: Schon das Betrachten der Haut kann eine Vielzahl diagnostischer Möglichkeiten ergeben: Zeigen sich Schuppenflechte, Hautrötungen, Nekrosen*, Ulzera**, Haarausfall? Sind Knoten sichtbar (Heberdensche -, Bouchardsche Knoten, Knöchelpolster, s.S. 51)? Ist die Haut umschrieben

---

* auch: Polymyalgia rheumatika (arteriitika). Eine Krankheit älterer Menschen (älter als 55 Jahre) mit Schmerzen der Schulter- und/oder der Beckengürtelmuskulatur und sehr hoher Blutkörperchensenkungsbeschleunigung.

* Gewebeuntergang
** Geschwüre

verfärbt oder leicht gerötet, mit einem Einschmelzungsherd in der Mitte (Pannikulitis)? Zeigen sich Fettgeschwülste an bestimmten Stellen (Lipomatose, s.S. 101)? Ist die Haut verdickt, sind normale Fältelungen (z.B. an den Fingern) verschwunden (progressiv-systemische Sklerose, s.S. 85)? Sind die Finger blau oder weiß (Raynaud-Syndrom, s.S. 85)? Ist eine Gefäßentzündung zu erkennen (Vaskulitis)? Weisen gelenknahe oder -ferne Schwellungen auf ein bestimmtes Krankheitsbild hin?

Funktionsuntersuchungen

Einige Funktionsuntersuchungen geben Hinweise auf weichteilrheumatische Krankheiten: so der *Hyperabduktionstest* auf ein Skalenussyndrom (Abb. 36) und der *Adson-Test* auf ein Kompressionssyndrom bei Halsrippen (Abb. 37). Der „kleine" schmerzhafte Bogen deutet auf eine kombinierte Weichteilerkran-

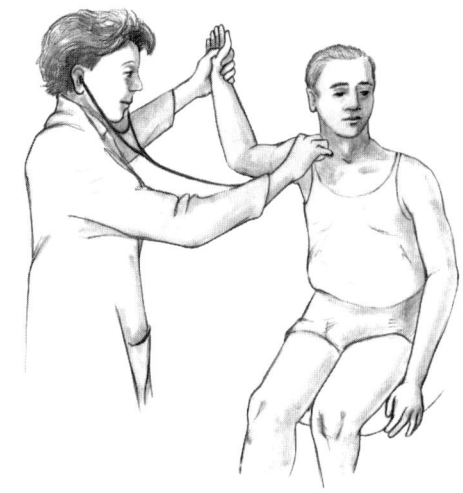

Abb. 37: Modifizierter Adson-Test:
Der modifizierte Adson-Test führt zu einer Einengung des Gefäßnervenbündels durch den M. scalenus anterior (Abb. 84 a; Seite 121), was eine Abschwächung des Radialispulses und ein Strömungsgeräusch über den Achselgefäßen auslöst.

kung der Schulter (Periarthropathia humeroscapularis, 110), der „große" schmerzhafte Bogen auf eine Arthrose zwischen Schlüsselbein und Akromion. Beim „Chair-Test" wird ein leichter Stuhl mit gestrecktem Arm (die Handfläche nach unten) angehoben. Auftretende oder zunehmende Schmerzen über der Außenseite des Ellbogengelenks weisen auf einen „Tennisellbogen" (s.S. 113) hin. Das *Phalensche Zeichen* und der *Hoffmann-Tinelsche Test* sind diagnostisch für das Karpaltunnelsyndrom von Bedeutung (s.S. 115).

Tastbefunde

Nach den Funktionsuntersuchungen kommt das Tasten (Palpation): Lassen sich durch Druck auf bestimmte Stellen Schmerzen in bestimmten Körperfeldern auslösen („trigger points" bei myofaszialem Syndrom, s.S. 123)? Oder – entscheidend für die Diagnose des Fibromyalgiesyndroms (FMS) – gibt es an Sehnen- und Bandansätzen druckschmerzhafte Punkte („tender points")? Sind bestimmte Körperabschnitte berührungsempfindlich? Läßt sich die Haut in Falten abheben? Besteht ein Kneif- und Rollschmerz der Haut (Pannikulose)? Wie tastet sich die Haut: weich,

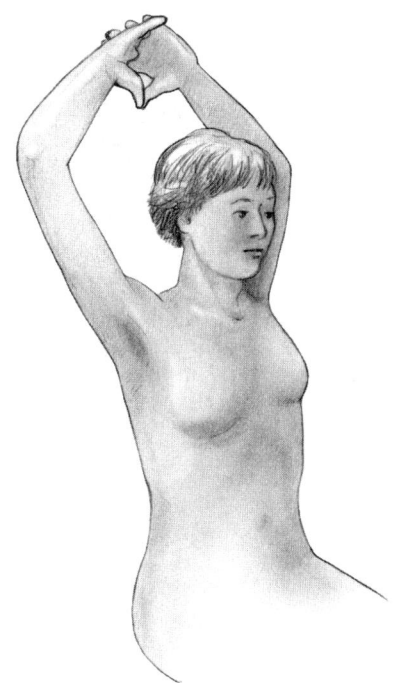

Abb. 36: Hyperabduktionstest:
Die Arme werden seitlich im Kreis über den Kopf geführt und dort gefaltet. Durch diese Bewegung wird das Gefäßnervenbündel (Abb. 84 a, s. Seite 121) im Raum unterhalb des M. pectoralis minor, unter dem Rabenschnabelfortsatz unter Druck gesetzt.

hart? Ist sie gegenüber dem Bindegewebe gut/schlecht verschieblich? Wie tasten sich Knoten: Weich/verschieblich (Fettgeschwulste), derb (Fingerend- und Fingermittelgelenke)? Sind Schleimbeutel gerötet und weich, lassen sie sich beim Tasten verschieben (Erguß im Schleimbeutel)? Knöchelpolster bei der Dupuytrenschen Krankheit (s.S. 96) müssen vom Rheumaknoten unterschieden werden. Ist die Bakerzyste (s.S.104) weich, prall, gut verschieblich oder tastet sie sich fest (Hinweis auf die Dauer des Bestehens)? Sind bestimmte Bereiche druckschmerzhaft, so zum Beispiel die Fascia lata* (s.S. 99) – als Hinweis auf eine schnappende Hüfte (s.S. 99) – oder die lange Bizepssehne (s.S. 111) – als Hinweis auf eine Entzündung dieser Sehne? Wie ist die Muskelspannung? Besteht ein Muskelschwund oder ein Mehr an Muskulatur? Sind diese Veränderungen seitengleich oder seitendifferent (z.B. an beiden Oberschenkeln)?

* große Muskelhülle

Bildgebende Verfahren und sonstige Untersuchungen

Für die Untersuchung der Weichteile spielen *Ultraschalluntersuchungen* und *Kernspintomographie* eine *dominierende Rolle*. Das konventionelle Röntgen rückt in den Hintergrund. Das Messen der Nervenleitgeschwindigkeit ist für alle Nervenkompressionssyndrome von Bedeutung – ebenso wie das Elektromyogramm (EMG). Gewebsentnahmen (Biopsien) und -untersuchungen können diagnostisch dann weiterhelfen, wenn mit allen vorgenannten Methoden keine Diagnose gestellt werden kann.

Wirbelsäule

Inspektion

Schon an der Art und Weise, wie Sie hereinkommen, sich auskleiden und sich auf die Untersuchungsbank legen, wird der Arzt Hinweise auf Art und Schwere einer Funktionseinschränkung der Wirbelsäule gewinnen können. Bei einem lumbalen Bandscheiben-

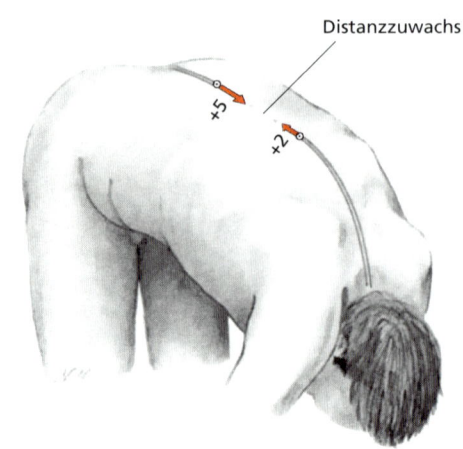

Abb. 38 a, b: Meßzeichen beim Morbus Bechterew, Schobersches und Ottsches Zeichen
a: Etwas unterhalb der Höhe beider Beckenkämme wird ein Punkt markiert. Von diesem Punkt wird 10 cm nach oben gemessen und ein zweiter Punkt angekreuzt. Beim Ottschen Zeichen wird der am weitesten nach hinten vorspringende Dornfortsatz der Halswirbelsäule (der Dornfortsatz des 7. Halswirbelkörpers) markiert. Von ihm aus wird nach unten in einer Distanz von 30 cm ein zweiter Markierungspunkts angebracht.
b: Bei maximaler Vorwärtsbeugung wird der Distanzzuwachs gemessen, der beim Schoberschen Zeichen normalerweise bei 5 cm, beim Ottschen Zeichen zwischen 2 und 3 cm liegt.

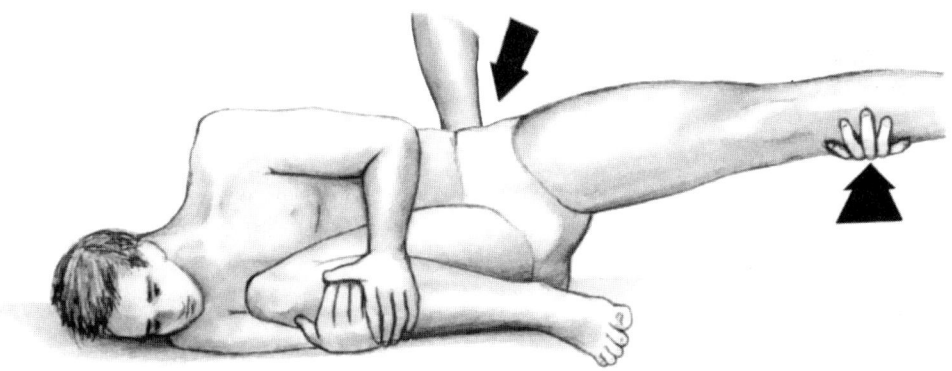

Abb. 39: Verschiebeschmerz zwischen Kreuzbein und Darmbeinschaufel (Mennellsches Zeichen).
Der untersuchende Arzt steht hinter dem in Rechts- oder Linksseitenlage liegenden Patienten. Dessen unteres Bein wird bei maximaler Hüft- und Kniebeugung mit beiden Händen vor dem Bauch fixiert. Das obere gestreckte Bein wird – die Hüfte streckend – vom Arzt mit einem leichten Ruck nach hinten geführt (Pfeil). Die andere Hand des Untersuchers muß gleichzeitig gegen das Kreuzbein drücken (Pfeil). Entstehen durch diese Bewegungen Schmerzen, kann eine Entzündung oder ein anderer krankhafter Prozeß im geprüften Kreuz-Darmbeingelenk vermutet werden.

vorfall werden Stellung, Haltung und Bewegungsabläufe beurteilt. Hat der Patient sich an eine Schonhaltung gewöhnt? Motorik und verschiedene Empfindungen werden ebenso wie vegetative Symptome (z.B. vermehrtes Schwitzen) geprüft.

Funktionsuntersuchungen

Die ärztliche Untersuchung der Wirbelsäule erfaßt die Haltung und die Form der Wirbelsäule, den Funktionszustand der Muskulatur und die Beweglichkeit der einzelnen Wirbelsäulenabschnitte.

Aus der Fülle der möglichen Funktionsuntersuchungen der Wirbelsäule seien genannt: die Beweglichkeit der Halswirbelsäule nach vorn und seitlich sowie die Dehnung des Ischiasnervs durch das Anheben des gestreckten Beins beim Verdacht auf ein radikuläres Lendenwirbelsäulensyndrom. Die sogenannte „Blickdiagnose" des Morbus Bechterew ist nur in fortgeschrittenen Fällen einfach. Hier wird die Beweglichkeit der Halswirbelsäule geprüft, es werden verschiedene Maße der *Entfaltung der Brust- und Lendenwirbelsäule* wie z.B. mit Hilfe des *Schoberschen und Ottschen Zeichens* festgehalten (Abb. 38 a, b). Die maximale *Weite des Brustkorbs bei Ein- und Ausatmung* wird in Zentimetern notiert. Die Kreuz-Darmbeingelenke schmerzen sehr, wenn man das Kreuzbein gegen die Darmbeine verschiebt (Verschiebeschmerz: Mennellsches Zeichen; Abb. 39). Haltungsveränderungen und Haltungsfehlformen – ganz gleich, ob sie sich noch ausgleichen lassen oder schon fixiert sind – werden durch Funktionsprüfungen untersucht. Schwierig kann die Erstdiagnose im Frühstadium vor allem beim Frauen sein. Selbstverständlich ist bei jeder vermuteten Wirbelsäulenerkrankung auch eine Allgemeinuntersuchung nötig (Blutdruck, Herz, Lungen, übrige innere Organe, Reflexe usw.).

Tastbefunde

Die *Tastuntersuchung* schließt die Veränderungen der Haut, der Muskulatur, von Bändern und Sehnenansätzen sowie des subkutanen (unter der Haut liegenden) Gewebes ein.

Bildgebende Verfahren und sonstige Untersuchungen

Der *Verdacht auf einen Bandscheibenvorfall* zieht folgende Stufendiagnostik nach sich: *Anamnese – klinische Untersuchung – Elektromyographie – Röntgen der Lendenwirbelsäu-*

le – *Computertomographie/Magnetresonanztomographie* – und – nur noch selten – *Myelographie* (falls die vorangegangenen Untersuchungen noch keine ausreichende Klarheit brachten).

Die *Computertomographie* kann alle anatomischen Einzelheiten direkt darstellen und den Bandscheibenvorfall meist genau zeigen. Sie hat den Vorteil der leichten Wiederholbarkeit und erlaubt eine erfolgreiche Differentialdiagnose bei wiederkehrenden Bandscheibenvorfällen, Schmerzen durch das Narbengewebe und/oder Operationsfolgen.

Eine immer größere Bedeutung erhält die *Magnetresonanztomographie*, die für viele Untersuchungen am Bewegungsapparat als Methode der Wahl bezeichnet werden kann.

Während der *Myelographie* wird wasserlösliches Kontrastmittel in den Rückenmarkkanal eingespritzt. So kann in schwierig zu diagnostizierenden Fällen das Rückenmarkwasser untersucht und analysiert werden. Myelographische Untersuchungen sind nötig, wenn die Computertomographie keinen Befund zeigt, aber doch der Verdacht auf einen raumverdrängenden Vorgang besteht, und/oder wenn trotz der in beide Beine ausstrahlenden chronischen Ischialgien dennoch alle neurologischen Prüfungen normal ausfallen.

Das *Elektromyogramm* (EMG) kann etwas über das Alter der Wurzelkompression aussagen (akut/chronisch), kann den genauen Schädigungsort feststellen und das Ausmaß der Wurzelschädigung eingrenzen/bestimmen.

Im Gegensatz zu Bandscheibenvorfällen spielt die *Röntgenuntersuchung* in der Diagnostik des Morbus Bechterew eine wichtige Rolle: An der Wirbelsäule finden sich als für den Morbus Bechterew typische Zeichen die sogenannten *Syndesmophyten*, das sind Verknöcherungen, die benachbarte Wirbelkörper bandförmig vereinen. *Das Röntgenbild läßt bereits die ersten Veränderungen an den Kreuz-Darmbeingelenken* erkennen. Häufig müssen die einfachen Standardaufnahmen durch *Schichtaufnahmen (Tomogramme)*, manchmal auch durch spezielle Untersuchungsverfahren wie zum Beispiel die Szintigraphie (Seite 55) ergänzt werden. Methoden der Wahl zur Frühdiagnose des Morbus Bechterew sind die Computertomographie und insbesondere die Magnetresonanztomographie.

Blutuntersuchungen bei Gelenk-, Weichteil- und Wirbelsäulenerkrankungen

In einigen Fällen läßt sich die Diagnose nach Anamnese, körperlicher Untersuchung und dem Einsatz von bildgebenden und anderen Verfahren immer noch nicht stellen. Dann können *Blutuntersuchungen* eine Klärung bringen oder zumindest eine Verdachtsdiagnose erhärten.

Jedoch ist kein einzelnes Nachweisverfahren in der Aussage für ein bestimmtes Leiden so sicher, daß es ein falsches, krankheitsbejahendes Ergebnis bei gesunden Menschen ausschließt. Andererseits ist keines so empfindlich, daß es alle Erkrankungen aufdecken könnte.

Zudem läßt jedes laborchemische Untersuchungsergebnis in der Regel verschiedene Auslegungen zu. Keine solche Untersuchung ist allein ausschlaggebend für die Diagnose, und keine Methode ist perfekt.

Zunächst muß entschieden werden, ob die Gelenk-, Weichteil- oder Wirbelsäulenkrankheit entzündlich oder nichtentzündlich ist:

Das gelingt oft mit den sogenannten *unspezifischen Blutuntersuchungen*. Sie verraten, ob eine Entzündung vorliegt, jedoch nicht, welcher Art diese Entzündung ist. Bekannt ist Ihnen sicher die Blutsenkungsgeschwindigkeit (BSG). Je schneller sich die senkungsfähigen Bestandteile einer Blutsäule im Meßglas senken, desto aktiver entzündlich ist die Krankheit. Diese Untersuchung hilft auch festzustellen, ob eine Entzündung sich bessert oder verschlimmert. Der „Ein-Stunden-Wert" gilt als Richtwert: zum Beispiel 15 mm/h. Eine krankhafte Senkungsbeschleunigung ist für den Arzt immer Anlaß, nach der Ursache zu suchen. Sogenannte „Akute-Phase-Proteine" lassen sich bei beginnenden Entzündungen schneller nachweisen als die träge reagierende Blutsenkungsgeschwindigkeit. Dazu zählen das C-reaktive Protein (CPR) und das für den Morbus Bechterew typische Haptoglobulin.

Neben diesen Methoden gibt es noch eine Reihe weiterer, ebenfalls unspezifischer, also allgemeiner Laborwerte. So zeigt die *Verteilung der Bluteiweiße* eine akute (= alpha-2-Globulin-Erhöhung) oder chronische (= gamma-Globulin-Erhöhung) Aktivität an. Immer wird, sei es am Anfang einer Untersuchung, sei es im Verlauf der Erkrankung, das *Blutbild* geprüft. Besonderes Interesse verdienen hier der Hämatokrit (= Anteil der roten Blutkörperchen am Blutvolumen), die weißen Blutkörperchen (Leukozyten) und die Blutplättchen. Der Hämatokrit zeigt die durch chronische Entzündung oft verminderte Zahl der roten Zellen (Anämie) an. Bestimmte weiße Blutkörperchen (Leukozyten) vermehren sich häufig bei Entzündungen. Diese Zellen und die Blutplättchen, die bei der Blutgerinnung eine Rolle spielen, werden auch bei jeder Kontrolluntersuchung gezählt, denn manche der eingesetzten Medikamente können ihre Anzahl vermindern. Die Ergebnisse weisen entweder in die Richtung Entzündung oder zum degenerativen Prozeß; in beiden Fällen folgen dann spezielle, überwiegend in der Rheumatologie übliche Untersuchungen, die diagnostisch weiterhelfen.

Dazu gehört der Nachweis des sogenannten „Rheumafaktors" und verschiedener Antigene* im Blut. Wie im Kapitel über die Entstehung der verschiedenen Erkrankungen beschrieben (Seite 32, 33), reagiert der Körper des c.P.-Patienten mit der Bildung eines Antikörpers gegen körpereigenes Eiweiß: dem Rheumafaktor. Dieser Faktor läßt sich mengenmäßig im Blut nachweisen. Ist nun mit dem Nachweis des „Rheumafaktors" die Diagnose „Rheuma" eindeutig geklärt? Das wäre schön; leider ist aber auch diese Untersuchung nicht vollkommen. Die klassische c.P. erlaubt den Nachweis dieses Antikörpers nur in 70 bis 80% aller Fälle. Die *besonders wichtigen Frühfälle lassen den Rheumafaktor noch häufiger vermissen.* Andererseits tragen 6 bis 8% der gesunden Menschen den Rheumafaktor. Mit zunehmendem Alter der Patienten tritt der Rheumafaktor immer häufiger auf. Auch im Rahmen anderer rheumatischer und nichtrheumatischer Krankheiten findet er sich manchmal (Tab. 6). Also:

Rheumafaktor-Nachweis ist nicht gleich rheumatische Krankheit, insbesondere nicht gleich chronische Polyarthritis.

Sprechen dagegen Krankheitsvorgeschichte und Untersuchungsergebnisse bereits für eine c.P., dann unterstützt der Nachweis des Rheumafaktors als zusätzliche Information durchaus diese Diagnose.

Gegen Zellkerne gerichtete Antikörper finden sich vor allem beim systemischen Lupus erythematodes (Seite 84), oft aber auch im Rahmen der c.P. oder nach der Einnahme bestimmter Medikamente. Mit zunehmendem Alter der Patienten lassen sie sich ebenfalls häufiger nachweisen. Auch *Antikörper gegen DNS*, ein wichtiges körpereigenes Protein, entstehen durch den systemischen Lupus erythematodes. Die Menge dieser Antikörper kann Aufschluß über den weiteren Verlauf der Krankheit geben.

Die Gewebsverträglichkeitsantigene (HLA-System) wurden im Lauf der Transplantationsforschung entdeckt. Das Muster dieser Antigene ist bei Organverpflanzungen für die Annahme oder das Abstoßen eines Organs von großer Bedeutung. Andererseits können diese vererbbaren Antigene mitentscheiden, ob eine Krankheit zum Ausbruch kommt oder nicht. In der Diagnostik rheumatischer Erkrankungen spielen sie für den Morbus Bechterew (Seite 134), das Reiter-Syndrom (Seite 70), die Arthritis bei Schuppenflechte (Seite 74) und zum Teil auch für die chro-

---

* Artfremde Eiweißstoffe, die nach Aufnahme in den Körper die Bildung von Antikörpern verursachen.

Tab. 6

„Rheumafaktor"-Häufigkeit

Abhängigkeit des Vorkommens von Gesundheit/Krankheit
Von 100 gesunden Menschen haben 6 - 8 den „Rheumafaktor".
Von 100 c.P.-Patienten haben 70 - 80 den „Rheumafaktor".
Von 100 jugendlichen Patienten mit chronischer Arthritis haben 20 - 30 den „Rheumafaktor".

Abhängigkeit des Vorkommens vom Alter
Von 100 gesunden 30jährigen haben 6 den „Rheumafaktor".
Von 100 gesunden 40jährigen haben 8 den „Rheumafaktor".
Von 100 gesunden 50jährigen haben etwa 13 den „Rheumafaktor".
Von 100 gesunden 60jährigen haben etwa 17 den „Rheumafaktor".

Der „Rheumafaktor" kann auch bei „nichtrheumatischen" Krankheiten nachgewiesen werden:
Lebererkrankungen (Leberentzündung)
Herzinfarkt
Akuten Virusinfektionen

---

nische Polyarthritis (Seite 63) eine besondere Rolle.

Entscheidend für die Diagnose einer Gicht (Seite 83) ist *der Harnsäurespiegel im Blut*. Seine obere Normgrenze liegt bei Männern mit ca. 7,0 mg/100 ml und bei Frauen mit ca. 6,5 mg/100 ml unterschiedlich fest.

Beim oft mit „Rheuma" gleichgesetzten rheumatischen Fieber (Seite 71), einer durch Streptokokken verursachten, früher meist im Kindesalter auftretenden Krankheit, gibt es den *Nachweis von Antikörpern gegen Streptolysin-O* im Blut, ein Gift der Streptokokken. Ein einmalig hoher Wert ist allerdings unwichtig, denn wir alle haben im täglichen Leben immer wieder Kontakt mit Streptokokken und erkranken manchmal daran. Alle Menschen haben also einen nachweisbaren Antistreptolysintiter (ASL). Nur eine Veränderung der Höhe dieses Titers im Verlauf der Erkrankung kann als Beweis gelten.

Viele Krankheiten, die als „Nebenprodukt" Gelenkschmerzen verursachen, die sogenannten symptomatischen Arthritiden (Seite 80), aber auch reaktive Gelenkentzündungen (Seite 69) lassen entweder den *direkten Nachweis des Krankheitserregers* im Blut oder aber den Nachweis der Spuren seiner Auseinandersetzung mit dem Körper zu.

Krankheitsbilder und Verlaufsformen

Entzündliche Gelenkerkrankungen

Allen entzündlichen Gelenkerkrankungen gemeinsam ist die Gelenkinnenhautentzündung (Synovialitis). Sie beschränkt sich aber nicht auf die Gelenkinnenhaut, sondern verursacht eine auch auf Knorpel, Bänder und Knochen übergreifende, je nach Verlauf schneller oder langsamer fortschreitende Zerstörung des Gelenkapparats.

Chronische Polyarthritis

Definition

Der Begriff chronisch ist klar, poly bedeutet „viele": *Die chronische Polyarthritis (c.P.) greift immer viele Gelenke gleichzeitig oder hintereinander an.* Entscheidend ist das gleichzeitige Auftreten entzündlicher Symptome (Rötung, Überwärmung, Schwellung, Schmerz, Funktionseinschränkung) an mehreren Gelenken. Für das Verständnis der c.P. entscheidend ist auch ihre Interpretation als Systemerkrankung. Das bedeutet, daß sie den ganzen Körper in Mitleidenschaft zieht, sich nicht auf ein Gelenk konzentriert (in Abgrenzung zur Arthrose) und daß ihr Ursprung wahrscheinlich in einer den gesamten Körper beeinflussenden Ursache liegt. Sie ist die häufigste der entzündlichen Gelenkerkrankungen und soll deshalb besonders genau dargestellt werden. An c.P. erkranken ca. 0,8 bis 1,2% der Bevölkerung. Die Geschichte der c.P. reicht weniger weit in die Vergangenheit als die des Morbus Bechterew und der Gicht.

Auftreten, Verteilung

Wie schon erwähnt, erkranken 0,8 bis 1,2% der Bevölkerung an einer c.P. – *Frauen 3fach häufiger als Männer.* Die c.P. beginnt meist zwischen dem 20. und 45. Lebensjahr, jedoch wurde sie auch schon bei Säuglingen diagnostiziert. Genauso ist es möglich, daß sich die c.P. erst in sehr hohem Alter der Patienten entwickelt. Weder geographische (Klima), rassische noch sozialmedizinische Gesichtspunkte spielen für die Entstehung der c.P. eine Rolle.

Vorzeichen, Beginn, Verlauf, häufige und seltene Symptome

Der c.P. gehen *unbestimmte Vorzeichen* voran: Dazu zählen Müdigkeit, ein allgemeines Krankheitsgefühl (Appetitlosigkeit, Gewichtsabnahme, Schlappheit, Antriebslosigkeit), allgemeiner Muskel-Sehnen-Schmerz, vermehrtes Schwitzen, vorübergehende Gelenkschmerzen und Gelenksteife, Durchblutungsstörungen vor allem der Hände und eine depressive Stimmungslage.

Wichtige *Vorfeldsymptome sind Sehnenscheidenentzündungen* sowie meist nicht als Anzeichen erkannte *flüchtige, nur Tage andauernde Schmerzen in den Kaugelenken.*

Die c.P. beginnt in etwa 10 bis 15% der Fälle an einem Gelenk und befällt erst später, dann ihrem polyarthritischen Charakter entsprechend, auch andere Gelenke. Die Gelenkschmerzen und -schwellungen setzen häufiger schleichend als akut ein (im Gegensatz z.B. zur Gicht). Wie viele andere rheumatische Krankheiten ist auch die c.P. vom *„zeitlichen Auf und Ab" der Symptome gekennzeichnet*: Die Entzündung kann ruhen *(Remission)*, scheinbar vorübergehend zum Stillstand kommen und unterschiedlich stark wieder aufflammen *(„Schub")*. Den Verlauf einer c.P. vorauszusagen ist schwer: Das Verlaufsspektrum ist außergewöhnlich weit. Es läßt sich nicht genau vorherbestimmen, wie lange ein Schub oder die dazwischenliegenden beschwerdefreien Phasen andauern werden. Schubauslösend wirken dem jetzigen Stand des Wissens nach „alle" nur denkbaren Ereignisse: Ein gezielter ärztlicher Rat zur Vorbeugung eines erneuten Schubs ist daher nicht möglich.

Die bisher aufgezählten Frühzeichen, ergänzt durch einige andere „klassische" Symptome, ergeben dann die Diagnose:
- *mehrfach* beobachtete *Schwellungen* und Schmerzen in einem oder mehreren Gelenken, die länger als 6 Wochen anhalten.
- die sogenannten R-Faktoren:

- *der Rheumafaktor im Blut*
- *Röntgenzeichen der chronischen Polyarthritis*
- *Rheumaknoten*
- *MoRgensteife.*

Ein Wort zur *morgendlichen Steife* der Finger, wie sie zum Beispiel auch bei der Fingerpolyarthrose auftreten kann: Ein c.P.-Patient hat „wie eingefrorene" Hände. Dieses Gefühl dauert mindestens 30 Minuten an (Fingerpolyarthrose: meist kürzer als 15 Minuten). Die nachts „zähflüssig" gewordene Gelenkflüssigkeit gilt als Ursache. Man kann diesen Zeitraum „auftauend" durch Bewegen der Finger in (lau-)warmem – nicht heißem – Wasser abkürzen.

Deutlicher als Schmerzen und Schwellungen und genauer als Laborwerte lassen die *Röntgenbefunde* den Stillstand und/oder das langsame und/oder sehr schnelle Fortschreiten der c.P. erkennen: Die von der Gelenkinnenhaut ausgehende Entzündung greift nach unterschiedlich langer Zeit auf Knorpel und Knochen über und führt dann zu röntgenologisch sichtbaren Veränderungen am Knorpel/Knochen.

Ein grobes Raster unterscheidet generell *zwei c.P.-Verlaufsformen*: Eine mit dem sogenannten „Rheumafaktor" *(seropositive c.P.)*, mit 70 bis 80% aller Fälle deutlich häufiger, und die zweite, die diesen „Rheumafaktor" nicht nachweisen läßt *(seronegative c.P.)*. Die Zahl bis jetzt schon bekannter *c.P.-Sonderformen* ist groß. *Dennoch wird das Krankheitsbild der c.P. in den nächsten Jahren sicherlich noch in sehr viele weitere Unterformen und verschiedene Verlaufsarten aufgeteilt werden müssen.*

Im Gegensatz zur anfangs ganz an den Gelenkknorpel gebundenen Arthrose beginnt die c.P. an der Gelenkinnenhaut, die feingewebliche Entzündungszeichen zeigt und dadurch Gelenkschwellungen verursacht. *Es gibt keine c.P. ohne Schwellungen*. Als Ausdruck des systemischen Charakters erkranken z.B. Fingermittel- und Finger-/Zehengrundgelenke meist *symmetrisch*, das heißt, die Gelenke beider Hände/Füße werden betroffen (Abb. 40 a, b). Der Krankheitsverlauf bezieht dagegen nur äußerst selten die Finger-/Zehenendgelenke mit ein. Die sonst klar erkennbaren *Gelenkkonturen* des Gesunden sind jetzt *verstrichen*: Ballt der Patient die Faust, bilden die sonst gut voneinander unterscheidbaren Knöchel eine nicht abgegrenzte, gleichmäßige Kontur (Abb. 33, siehe Seite 53). In den Gelenken wird krankhaft vermehrt Gelenkflüssigkeit gebildet: Gelenkergüsse entstehen. Entwickeln sie sich am Knie, kann über einen besonderen Mechanismus auch in der Kniekehle eine Zyste entstehen (Bakerzyste: Abb. 64 a - e, siehe Seite 104). Ein weiteres Krankheitszeichen ist das vermehrte Schwitzen der Handinnenflächen und Fußsohlen. Manchmal leiten das Absterben einzelner Finger oder das Rot-/Blaßwerden der gesamten Hand die c.P. ein, bzw. begleiten sie *(Raynaud-Phänomen)*.

Sehnen und Sehnenscheiden, von einer ähnlichen Innenhaut ausgekleidet wie die Gelenke, können nicht nur im Vorstadium, sondern auch während des Verlaufs der c.P. miterkranken und so manchmal das Bild einer diffus verschwollenen Hand/eines Fußes erzeugen.

Im Gegensatz zur Arthrose, die Schmerzen am Bewegungsanfang (Anlaufschmerz) und bei Ermüdung (Ermüdungsschmerz) verursacht, leidet der chronische Polyarthritiker während der aktiven Phase seiner Krankheit *unter permanenten (auch nachts oder in Ruhe vorhandenen) Schmerzen*.

Entsprechend dem systemischen Charakter der c.P. finden sich in akuten Phasen Entzündungszeichen im Blut: überwiegend allgemeine Entzündungszeichen, die man auch bei

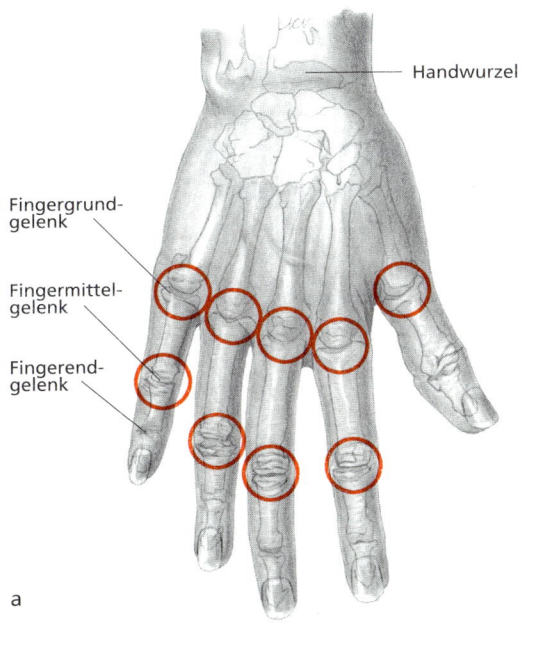
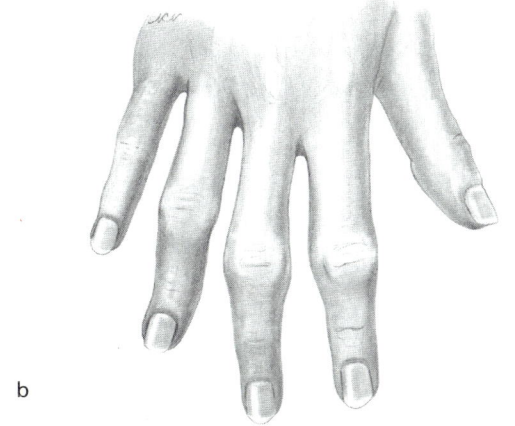

Abb. 40 a, b: Betroffene Hand- und Fingergelenke bei chronischer Polyarthritis
a: Meist werden zeitgleich mehrere Fingermittel- oder Fingergrundgelenke betroffen (Kreise). Auch das nicht markierte Handgelenk kann häufig miterkranken. Selten dagegen erkranken die Fingerendgelenke.
b: Schwellungen: Typisch sind spindelförmige Schwellungen der Fingermittelgelenke.

anderen Entzündungen findet, wie zum Beispiel beschleunigte Blutsenkungsgeschwindigkeit, die sogenannten Akute-Phase-Proteine (z.B. C-reaktives Protein), erniedrigtes Eisen, erhöhtes Kupfer, erhöhte Zahl der weißen Blutplättchen, Vermehrung von alpha-2- oder gamma-Globulinen in den Eiweißfraktionen des Blutes usw. Die lange Zeit speziell der c.P. zugeschriebenen „Rheumafaktoren" müssen ebenso wie die häufig so bezeichneten Rheumaknoten genau betrachtet werden: Ein Rheumafaktor macht noch keine c.P.! 6 bis 8% aller gesunden Menschen haben dieses Eiweiß (Paraprotein), ohne je an einer c.P. zu erkranken (Tab. 6, Seite 62). Eine vorsichtige Voraussage dagegen läßt der Nachweis des „Rheumafaktors" vor allem dann zu, wenn er in großen Mengen im Blut vorhanden ist: Rheumafaktorpositive chronische Polyarthritiden verlaufen meist aggressiver und schreiten schneller voran als seronegative. «Rheumaknoten» entwickeln nur etwa 15-20% aller chronischen Polyarthritiden. Sie entstehen durch eine Blutgefäßentzündung. Viele Patienten halten Knoten, Knötchen oder knotenähnliche Gebilde irrtümlich für c.P.-typische „Rheumaknoten".

Häufige, vom Patienten oft nicht mit der c.P. in Zusammenhang gebrachte Symptome sind *Schmerzen im Karpaltunnel, den Kaugelenken, der Halswirbelsäule und auch eine Erkrankung der Nieren*.

Kiefergelenke und Halswirbelsäule

Die Erkrankung der *Kiefergelenke* wird häufig nicht als Symptom der c.P. erkannt. Flüchtige, oft nur Stunden, manchmal Tage andauernde *Kaugelenkschmerzen* sind nicht selten sehr frühe Zeichen der c.P. Längerdauernde Schmerzen in diesen Gelenken signalisieren, daß die Entzündung sich auch dort festgesetzt hat, und dürfen nicht als Zahnschmerzen, Gebißschwierigkeiten usw. mißverstanden werden. Nachfolgend kann es auch – da die Mundöffnung kleiner werden kann – zu Schwierigkeiten mit der Mundhygiene und zu Mundschleimhaut- und Zahnfleischerkrankungen kommen.

Die c.P. greift einen Abschnitt der Wirbelsäule, die *Halswirbelsäule*, in etwa 40% (!) aller Fälle an. Warum ausschließlich die Halswirbelsäule, nicht aber die Brust- oder Lendenwirbelsäule, in den Krankheitsprozeß einbezogen wird, ist noch nicht geklärt. Das Wissen um die Folgen, nämlich eine Lockerung der Bänder und Entzündung der Zwischenwirbelscheiben sowie der kleinen Zwischenwirbelgelenke, ist wichtig. Zum einen erklären sie neue, im Halswirbelabschnitt auftretende Schmerzen. Zum anderen: Atlas und Axis, die beiden ersten Halswirbelkörper, stehen sehr nahe beieinander. Werden Gelenke in diesem Bereich zerstört, können die Halswirbel auseinanderrücken und Bänder sich lockern (Abb. 41). Dann entstehen Schmerzen: zum Beispiel einschießende stichartige Mißempfindungen im Oberkiefer. Oder aber eine in unmittelbarer Nähe verlaufende, zum Gehirn führende Arterie verengt sich kurzfristig nach extremen Bewegungen der Halswirbelsäule, was zu Schwindel, Sehstörungen, ja kurzen Ohnmachten führen kann.

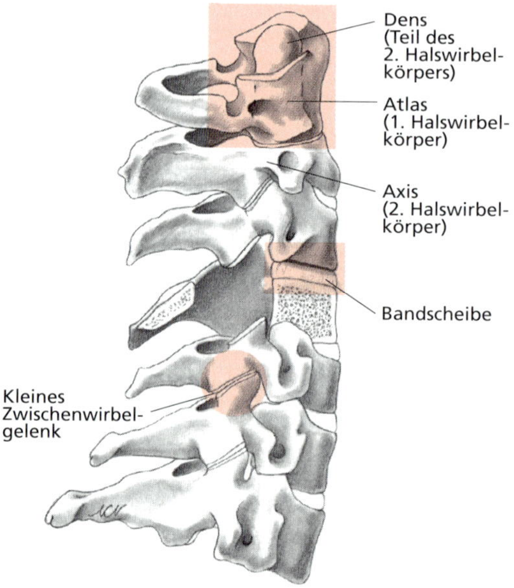

Im Fall einer schweren c.P. erkrankt oft auch die *Niere (Amyloidose)*; sehr selten aber wird das Herz miterfaßt. Die daraus entstehenden Symptome hängen so eng mit der sie auslösenden c.P. zusammen, daß vor allem die c.P. energisch bekämpft werden muß. Gelingt es, ihre Aktivität zu dämpfen, bessern sich auch die Nieren- oder Herzbeschwerden.

Miterkrankung von Sehnen, Sehnenscheiden, Bändern, Schleimbeuteln und Muskeln

Schwellungen und Verdickungen des Sehnengleitgewebes bzw. der Sehnenscheiden entwickeln sich häufig als Reaktion auf Überlastung, zum Beispiel der Streck- und Beugesehnen von Finger und Hand am Unterarm (Abb. 6, siehe Seite 22). So wie sich in den Gelenken durch die Gelenkinnenhautentzündung vermehrt Gelenkflüssigkeit – ein *Gelenkerguß* – bilden kann, so kann sich auch das Volumen in den Sehnenscheiden vergrößern. Geschieht das in einem engen Raum, können in unmittelbarer Nachbarschaft andere anatomische Gebilde zusammengedrückt werden. Sie können lokal begrenzt auftreten, aber auch häufig im Rahmen der chronischen Polyarthritis.

Abb. 41: Halswirbelsäule bei chronischer Polyarthritis
Von besonderer Bedeutung sind der 1. (Atlas) und der 2. Halswirbelkörper (Axis: oranges Feld). Die entzündliche Zerstörung der Bänder, die diese Halswirbelkörper fixieren und Entzündungen der kleinen Zwischenwirbel- und Hakenfortsatzgelenke lassen im obersten Halswirbelsäulenabschnitt Lockerungen und Fehlstellungen entstehen. In ausgeprägter Form können sie das Rückenmark bedrängen oder dazu führen, daß eine das Gehirn mit Blut versorgende Arterie verengt wird. Vom 3. bis zum 7. Halswirbelkörper können Entzündungsvorgänge an den Bandscheiben (oranges Rechteck) oder den kleinen Zwischenwirbelgelenken (oranger Kreis) ebenfalls zu Lockerungen, Schmerzen und Verschiebungen der Halswirbelkörper – bis zum sogenannten Stufenleiterphänomen – führen.

Schleimbeutelentzündungen entstehen auch bei der c.P., überall dort, wo Druck und Reibung auf Bindegewebe treffen, das über Knochenvorsprüngen liegt (Abb. 42).

Wenn die Gicht „als Täter" in Betracht kommt (Kristallnachweis; Abb. 21, Seite 34) oder wenn der Arzt an eine Keimbesiedelung glaubt, entschließt er sich zum Abpunktieren der Flüssigkeit im Schleimbeutel. Das Punktat muß auf jeden Fall bakteriologisch untersucht werden. Eine nicht seltene Schleimbeutelerkrankung, die sich im Verlauf der c.P. entwickelt, ist die sogenannte Baker-Zyste (Seite 104).

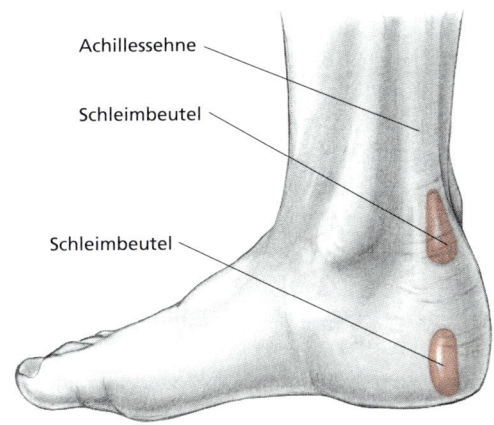

Abb. 42: Schleimbeutel an der Ferse
Blick auf die Ferse von hinten

Strategie und Taktik der chronischen Polyarthritis

Stellen Sie sich bitte die c.P. einmal als persönlichen Gegner Ihres alltäglichen und privaten Lebens vor. Ein Gegner, der Ihnen Übles will, der vorhat, Ihnen zu schaden, der Ihre Pläne durchkreuzen und Ihnen nachhaltig das Leben verderben will. Dieser Gegner hat eine Strategie, seine Verlaufsform, der man mit einer Gegenstrategie begegnen muß: Die Kenntnis der „Strategie" der c.P. ist also von entscheidender Bedeutung, um überhaupt einen Gegenangriff einleiten zu können. Wir wissen, daß die c.P. Gelenke und Bänder, Sehnen und Sehnenscheiden durch Entzündung zerstört und im schlimmen Fall auch innere Organe angreift. Wenn auch die einzelnen Verlaufsformen so unterschiedlich ausgeprägt sind, daß sich exakte Voraussagen nur sehr schwer stellen lassen, so gibt es dennoch viele, allen chronischen Polyarthritiden gemeinsame Symptome, die Ansätze zur Gegenstrategie liefern: Dazu zählen an der Hand die Abweichungen aller Langfinger hin zum kleinen Finger (Abb. 43 d), die zunehmende Schwierigkeit, die Faust zu schließen, der

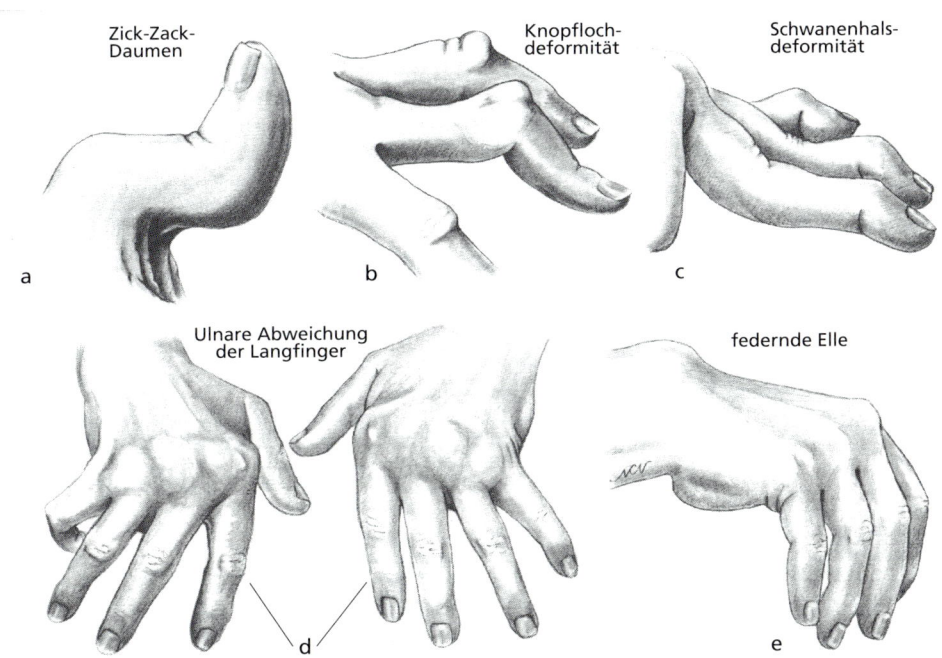

Abb. 43 a - e: Mögliche Deformationen bei chronischer Polyarthritis
a: Zickzackdeformation des Daumens
b: Knopflochdeformationen der Langfinger
c: Schwanenhalsdeformationen der Langfinger
d: Nach außen gerichtetes (ulnares) Abweichen der Langfinger.
e: Das Zeichen der federnden Elle, die durch Entzündungen aus ihrer anatomischen Fixierung gelöst ist

Kraftverlust der Hände, die Deformierung einzelner Finger in verschiedenen Beuge- und Streckhaltungen (Knopfloch- Schwanenhalsdeformationen; Abb. 43 a, b, c) und das Lockern mancher Gelenkverbindungen und auch Bänder-/Sehnenverbindungen (z.B. das Zeichen der federnden Elle; Abb. 43 e). Unsere Hinweise auf medikamentöse (Seiten 151 bis 152), operative (Seiten 195 bis 196), physikalisch-therapeutische (Seite 191), den Alltag berücksichtigende (Seiten 231 bis 233) und vor allem krankengymnastische Gegenmaßnahmen (Seiten 169 bis 174) sind auf die Kenntnis dieser für die c.P. typischen Fehlentwicklung abgestimmt.

Sonderformen der chronischen Polyarthritis

Das *"Syndrom der trockenen Schleimhäute"* (auch: *Sicca*- oder Sjögren-Syndrom*) ist durch *trockene* Augen (Sie können nicht mehr weinen), einen *trockenen* Mund, der stetig gespült werden muß, und unter Umständen auch durch die *Trockenheit anderer Schleimhäute* charakterisiert. C.P.-Patientinnen schildern nicht selten eine ausgeprägte *vaginale Trockenheit*, die, wird sie nicht als echtes Symptom der c.P. erkannt, über andere/falsche Erklärungsversuche zu Störungen im Eheleben führen kann. Dieses Sicca-Syndrom kompliziert häufig den Verlauf einer c.P. Die Beschwerden sind klinisch lästig und behandlungsbedürftig (Augentropfen!). Die chronische Arthritis selbst jedoch verläuft meist wie eine normale c.P.

Eine weitere Sonderform der c.P. ist das sogenannte *"Felty-Syndrom"*. Darunter versteht man zusätzlich zur c.P. eine Vergrößerung der Milz und Leber, verbunden mit dem Mangel an weißen Blutkörperchen. Rheumaknoten finden sich sehr oft.

Eine c.P., die jenseits des 60. Lebensjahrs beginnt, ist als *Alters-c.P.* definiert. Diese Form der c.P. erfaßt Männer und Frauen gleich häufig. In nahezu 33% der Fälle ist der Beginn akut, spielt sich häufig an einem oder nur an einem oder zwei Gelenken asymmetrisch ab und greift besonders häufig große Gelenke wie zum Beispiel das Schultergelenk an. Diese c.P. verläuft dann rasch progressiv und zeigt eine schlechtere Prognose als ähnliche c.P.-Formen mit früherem Beginn.

Abschließend noch eine Form der c.P., die den Übergang zu den Polyarthritiden des jugendlichen Alters darstellen kann: Ein im Kindesalter häufig auftretender Verlauf ist der sogenannte *"Morbus Still"*. Dieses Krankheitsbild ist heute als Sonderform der c.P. klassifiziert, wenn es im Erwachsenenalter beginnt: *Erwachsene Verlaufsform des Morbus Still*: Männer und Frauen erkranken gleich häufig. Fast immer stellt sich die Krankheit mit *hohem Fieber* (meist zwischen 39 und 40°C), *Gelenkentzündungen* eines oder nur weniger Gelenke und *wechselnden Hautausschlägen* am Körper dar. Es ist für Fieber und Hautausschlag charakteristisch, daß sie gegen Abend den Höhepunkt erreichen und morgens verschwunden sind. Bei den meisten Verlaufsformen des Morbus Still im Erwachsenenalter läßt sich der Rheumafaktor nicht nachweisen.

Juvenile chronische Arthritis

Juvenile (im Jugendalter entstehende) chronische Arthritiden beginnen *vor dem 16. Lebensjahr*, entweder mit *Schmerzen, Schwellungen und Bewegungseinschränkung in vier oder mehr Gelenken* (beobachtet über 3 Monate) oder *in einem Gelenk* über den gleichen Zeitverlauf. Immer sind andere Krankheiten auszuschließen. Überwiegend nach der Art der Krankheit bei Beginn können verschiedene Verlaufsformen unterschieden werden:
- eine systemische Form mit Fieber, Hautausschlag und Organerkrankungen, der häufig erst im späteren Verlauf eine Polyarthritis folgt;
- eine polyarthritische Verlaufsform, die den Rheumafaktor nicht nachweisen läßt: ohne wesentliche systemische Manifestationen bei Krankheitsbeginn;
- eine rheumafaktorpositive Verlaufsform, die der Erwachsenen-c.P. ähnelt;
- eine Verlaufsform, die nur wenige Gelenke betrifft und in der Hälfte der Fälle mit chro-

---

* trocken

nischer Regenbogenhautentzündung des Auges verknüpft ist;
- eine Verlaufsform, die ebenfalls nur wenige Gelenke involviert und mit HLA-B27 verknüpft ist.

Die *systemische Form der juvenilen chronischen Arthritis* entwickelt ein charakteristisches Fieber, das anders als das rheumatische Fieber kontinuierlich verläuft. Hier kommt es anfangs zu hohem, immer wieder auftretendem Fieber mit einer abendlichen Temperatur bis zu 40°C, das gegen Morgen meist auf normale Werte abfällt, gelegentlich mit zwei Temperaturspitzen am Tag, manchmal nur an jedem zweiten Tag. In etwa einem Drittel aller Verläufe stellen sich Gelenkschmerzen erst einige Monate nach Krankheitsbeginn ein, auch als vorübergehende akute Gelenkentzündungen. Neben *Fieber* und *Gelenkschwellungen/-schmerzen* ist ein *Hautausschlag* sehr typisch, der immer auf der Höhe des Fiebers an wechselnden Orten auftritt. Die Kombination des beschriebenen Fiebers zusammen mit dem Hautausschlag ist – auch bei fehlenden Gelenksymptomen – für eine systemische Form der juvenilen chronischen Arthritis beweisend. Bei jüngeren Patienten und schwereren Verläufen sind Lymphknotenschwellungen und -erkrankung und die Vergrößerung von Leber und Milz weitere klassische Krankheitszeichen.

Sind mindestens fünf Gelenke beteiligt, läßt sich der Rheumafaktor nicht nachweisen und erkrankt frühzeitig neben Knie-, Hand-, Handwurzel-, oberen Sprung- sowie Fußwurzelgelenken auch die Halswirbelsäule, sprechen wir von der *polyartikulären (seronegativen) Form der juvenilen chronischen Arthritis*. Im Verlauf dieses Krankheitsbildes erkranken nicht selten die Kiefergelenke, was dann zum klassischen Bild des *fliehenden Kinns* führt. Insgesamt muß nicht betont werden, wie verheerend die Folgen der beiden bisher geschilderten Formen der juvenilen chronischen Arthritis *gerade im Wachstumsalter* sein werden: Die Kinder bleiben im Wachstum meist stark zurück. Nicht selten müssen schwere Formen der Erkrankung – z.B. wegen der Gefahr der Erblindung im Rahmen/nach einer akuten Regenbogenhautentzündung – mit stark wirkenden Medikamenten, z.B. Kortisonpräparaten, bekämpft werden. Diese bringen dann leider andere unerwünschte Wirkungen mit sich.

Wenn eine Arthritis im Kindesalter *nur ein Gelenk* befällt oder sich auf *zwei, drei Gelenke* beschränkt, können in einer Untergruppe dieses Verlaufs vielleicht *positive antinukleäre* Faktoren* nachgewiesen werden.

Zusätzlich besteht das stark erhöhte Risiko einer chronischen *Regenbogenhautentzündung*. Die Zeichen dieser Entzündung – oft bis zu sehr schweren Veränderungen hin – können nur mit der Spaltlampe gefunden werden.

HLA-B27-positive Kinder (zu 80 - 90 % Jungen) erkranken im Schulalter an Entzündungen *weniger Gelenke* und häufig auch an Sehnen-/Bandansatzentzündungen. Diese im Jugendalter beginnende Arthritis scheint sich später häufig zu einer Spondarthritis** (z.B. Morbus Bechterew) zu entwickeln.

Als letzte Verlaufsmöglichkeit – und besonders aus prognostischen Gründen – ist die mit dem *Rheumafaktor* verbundene, also *seropositive Polyarthritis* abzugrenzen. Sie ähnelt der chronischen Polyarthritis des Erwachsenen sehr, sowohl im Erkrankungsmuster als auch im Erkrankungsverlauf.

Zusammenfassend ist die *juvenile chronische Arthritis der c.P. des Erwachsenen umso ähnlicher, je später die juvenile Arthritis* (etwa knapp vor dem 16. Lebensjahr) *beginnt – und unterscheidet sich desto stärker von der Erwachsenenform, je früher sie beginnt.*

Reaktive Arthritiden

Reaktive Arthritiden sind Gelenkentzündungen, bei denen ein Zusammenhang der Gelenkentzündung mit einer Infektionserkrankung zu erkennen ist, die Infektionserreger (z.B. Bakterien) sich aber nicht in den Gelenken feststellen lassen.

---

*   gegen den Zellkern gerichtete Antikörper
** Überbegriff für eine Krankheitsgruppe, die Gelenke und Wirbelsäule erkranken läßt

Der Begriff reaktive Arthritis sagt, daß Gelenkentzündungen als Reaktion des Organismus während, vor allem aber auch nach verschiedenen von Viren bzw. Bakterien verursachten allgemeinen Infektionskrankheiten auftreten können.

Neben diesen reaktiven Arthritiden und direkten Gelenkentzündungen (Seite 73) ist die *Lyme-Arthritis* zu beschreiben: Sie kann im Frühstadium mit Gelenkschmerzen, im fortgeschrittenen Stadium mit teilweise zerstörenden Entzündungen eines oder mehrerer Gelenke einhergehen (Seite 72).

Ihrer Häufigkeit wegen sind die reaktiven Arthritiden von großer klinischer Bedeutung. Sie treten meist nach einer Vorerkrankung – sei es im Harnwegsbereich oder im Darm – vor allem bei *HLA-B-27-Merkmalsträgern* auf.

Meist klingen die Gelenkschwellungen und -schmerzen reaktiver Arthritiden wenige Wochen oder Monate nach dem Ende der Infektionskrankheit vollständig ab. Seltener werden reaktive Arthritiden chronisch wie zum Beispiel bei einigen Fällen des Reiter-Syndroms (Seite 70).

In aller Regel sind sie als überschießende Reaktionen im Verlauf immunologischer Auseinandersetzungen unseres Organismus mit infektiösen Erregern aufzufassen. Dieses Reaktionsverhalten unseres Körpers ist nach unserem heutigen Wissen zumindest zum Teil erblich festgelegt. *Viele reaktive Arthritiden sind mit dem HLA-B-27* (siehe Seite 61) *verknüpft: Dazu zählen zum Beispiel der Reiter-Syndrom und die durch Yersinien verursachte Arthritis.* Die *Lyme-Arthritis* und das durch Streptokokken ausgelöste *rheumatische Fieber* (Seite 71) oder Gelenkentzündungen, die mit verschiedenen *Viruserkrankungen zusammenhängen*, ließen *diese Vererbungskomponente* bisher nicht erkennen (siehe oben).

Wir kennen Arthritiden, die *durch Rötelnviren, Hepatitis-B-Viren, Varizellen* und andere Viren verursacht werden. Häufigste „rheumatische" Krankheiten, denen *bakterielle Erkrankungen* vorausgehen, sind das *Reiter-Syndrom* (Chlamydien, Salmonellen, Gonokokken usw.), das *rheumatische Fieber* (eine bestimmte Form von Streptokokken), die *Yersinien-Arthritis* (durch Yersinia enterocolitica verursacht) und die in letzter Zeit gut bekannt gewordene *„Lyme-Arthritis"* (Spirochäten). Einen Überblick über die häufigsten erkrankungsverursachenden Erreger und die danach benannten Krankheiten gibt Tab. 7.

Reiter-Syndrom

Hans Reiter, ein deutscher Arzt, beschrieb im 1. Weltkrieg an der französischen Front die

Tab. 7

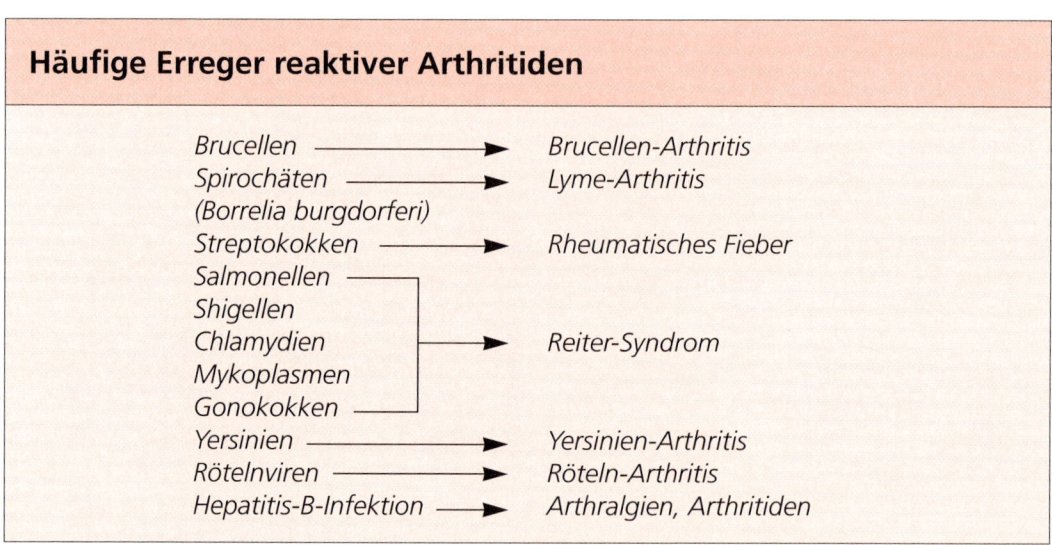

Häufige Erreger reaktiver Arthritiden	
Brucellen	Brucellen-Arthritis
Spirochäten (Borrelia burgdorferi)	Lyme-Arthritis
Streptokokken	Rheumatisches Fieber
Salmonellen Shigellen Chlamydien Mykoplasmen Gonokokken	Reiter-Syndrom
Yersinien	Yersinien-Arthritis
Rötelnviren	Röteln-Arthritis
Hepatitis-B-Infektion	Arthralgien, Arthritiden

Kombination dreier Symptome: *Bindehautentzündung der Augen – Harnröhrenentzündung – Polyarthritis*. Oft gesellen sich noch Haut- und Schleimhautsymptome dazu. Dieses Syndrom tritt gruppenweise (endemisch) und/oder vereinzelt (sporadisch) auf; gehäuft nach *Durchfallepidemien* (z.B. in heißen Ländern mit ungünstigen hygienischen Verhältnissen), vereinzelt nach spezifischen (ausgelöst durch Gonokokken/Tripper) oder *unspezifischen* (nichtbakteriellen) *Harnwegsinfektionen*.

Etwa 2 bis 3 Wochen nach diesen Infektionen durch heute noch zum Teil unbekannte Erreger zeigen sich die ersten Symptome der Krankheit, denen in zeitlich enger Folge als Bedingung für die Diagnose eines Reiter-Syndroms die anderen Symptome folgen müssen. Auch hier scheint die erbliche Bereitschaft eine Rolle zu spielen, denn das HLA-B-27 läßt sich in etwa 70 bis 80% der Fälle (besonders dann, wenn Kreuz-Darmbeingelenke und Wirbelsäule mitbetroffen sind) nachweisen. Die Arthritis des Reiter-Syndroms greift die Gelenke nicht so symmetrisch an wie bei der c.P. Gewichttragende Gelenke sind das „Markenzeichen" der Krankheit; bevorzugt erkranken also Gelenke der unteren Extremitäten (Zehen-, Sprung-, Kniegelenke). Allerdings können auch alle anderen Gelenke erfaßt werden. Wir kennen ein *komplettes Reiter-Syndrom* mit der oben angeführten Dreierkombination von Symptomen – und ein sogenanntes *inkomplettes Reiter-Syndrom*, die „Uropolyarthritis": Das inkomplette Reiter-Syndrom kann aus Polyarthritis und vorangegangener Harnröhrenentzündung bestehen. Es entwickelt sehr häufig äußerst *charakteristische Veränderungen an der Haut*: so unter anderem einen *krustigem einer Schuppenflechte ähnelnden Hautausschlag an den Fußsohlen*. Außerdem greift sie die *Glans penis* an und verändert die *Mundschleimhaut* durch *Aphthen*, die lange nicht bemerkt werden, da sie *eigenartigerweise schmerzlos sind*.

Die *Kreuz-Darmbeingelenke* sind häufig entzündet; auch die Wirbelsäule erkrankt oft in Form einer Reiterschen Wirbelkörperentzündung. Der klassische „Reiter-Patient" ist ein junger Mann, der, gestützt auf die Schulter seiner Mutter, mit den Zeichen einer schweren Allgemeinerkrankung (Müdigkeit, rapide Gewichtsabnahme, Abgeschlagenheit usw.) hinkend das Zimmer des Arztes betritt. Häufig sind voluminöse, pralle Kniegelenksergüsse. Die Krankheit, die meist *hochakut* beginnt – als weiteres Zeichen Blutsenkungsgeschwindigkeiten bis zu 80 bis 120 mm/h – kann sich selbst nach 3 bis 6 Monaten beenden. Wir kennen aber auch das *chronische, immer wiederkehrende* Reiter-Syndrom: Hier ist die Medizin auf der Suche nach den auslösenden Faktoren für die erneuten polyarthritischen Symptome (noch) nicht fündig geworden. Diese in Abständen und nach beschwerdefreien Intervallen immer wieder auftretenden Polyarthritiden und die anderen (nach Art des Verlaufs) Symptome des chronischen Reiter-Syndroms führen zum Bild des chronisch-rezidivierenden Reiter-Syndroms. Manche Reiter-Syndrome verlaufen allerdings von Beginn an chronisch: Das bedeutet den polyartikulären Befall und das frühe Miterkranken von Kreuz-Darmbeingelenken und Wirbelsäule. Man sprach einige Zeit von einem sogenannten „Reiter-Bechterew" – da dieser Verlauf der Reiter-Syndrome nahezu identisch in das Bild eines Morbus Bechterew münden kann. Aus verschiedenen Gründen hat man diese Bezeichnung inzwischen wieder fallengelassen.

Rheumatisches Fieber (Streptokokkenrheumatismus)

Das rheumatische Fieber wurde, ähnlich der Gicht, nicht selten *fälschlich dem Begriff „Rheuma"* gleichgestellt. Es wird durch *Streptokokken* verursacht. Das sind Bakterien, die für viele unserer Erkrankungen verantwortlich sind, so für *chronische und akute Halsentzündungen*. Produkte der Auseinandersetzung zwischen Antikörpern und einem Stoffwechselgift der Bakterien lassen sich laborchemisch erfassen (z.B. Antistreptolysintiter = ASL, siehe Seite 62). Das rheumatische Fieber, früher eine relativ häufige Krankheit, ist in Mitteleuropa selten geworden. Das kann zum einen an der Einführung der Antibiotika (Penicillin), zum anderen an einer veränderten Umwelt (Hygiene) liegen. Durch den Einsatz der Antibiotika hat sich die Krankheit, früher eine reine Kinderkrankheit bis zu einem Alter von 15 Jahren, in das Erwachsenenalter verlagert; zudem haben sich wichtige und typische Krankheitszüge verändert.

Fest steht: Anschließend an einen meist fieberhaften Racheninfekt mit *Mandel- und/oder Rachenentzündung* usw., verursacht durch *beta-hämolysierende Streptokokken der Gruppe A*, entwickelt sich nach einem symptomarmen oder -freien Zeitraum von wenigen Tagen bis zu mehreren Wochen das Krankheitsbild.

Der Erwachsene leidet unter flüchtigen Gelenkentzündungen mehrerer oder weniger Gelenke, oft von Fieber begleitet. Im Gegensatz zur c.P. erkranken die *großen Gelenke*, die Hüft-, Knie-, Schulter-, Ellbogen- und Sprunggelenke. Gelenkdeformationen oder im Röntgen nachweisbare Gelenkzerstörungen fehlen.

Im Kindesalter läßt sich häufig eine *Herzbeteiligung* (z.B. Herzklappenentzündung, Herzvergrößerung, Herzbeutelergüssen usw.) nachweisen, die sich auch in einem *zu schnellen Herzrhythmus* äußern kann. Ebenfalls bei Kindern sieht man nicht selten *unter der Haut liegende Knoten*. Auch können sie an *Chorea minor*, dem sogenannten Veitstanz, leiden, die durch unwillkürliche, ziellose, abrupte Bewegungen charakterisiert ist. *Herzmuskelentzündung, Polyarthritis, Chorea, unter der Haut liegende Knoten, Erythem (entzündliche Rötung der Haut), Fieber, Erhöhung der Blutsenkung und Gelenkschmerzen* – diese Kriterien lassen sich auch heute noch zur Diagnose verwenden. *Die Herzbeteiligung ist das entscheidende und zum ärztlichen Handeln zwingende Kriterium der Erkrankung.*

Lyme-Arthritis (Zeckenbißarthritis)

Im Ort Lyme, im US-Bundesstaat Connecticut, wurden 1975 bei Kindern und Erwachsenen gehäuft Fälle von Arthritiden beobachtet, die schließlich in Zusammenhang mit Zeckenbissen gebracht werden konnten.

Die Lyme-Arthritis wird durch ein spiralförmiges Bakterium verursacht (Borrelie). In Mitteleuropa ist die Zeckenart Ixodes ricinus, auch „Holzbock" genannt, der Hauptüberträger. In ganz Deutschland – von der Nord- und Ostseeküste bis zu den Alpen – kommen infizierte Zecken bis etwa 1000 Meter Höhe vor.

„Wirte" der Borrelien sind besonders Nager, Igel, aber auch Wildvögel und Haustiere. Durch den Stich der Zecke gelangt der Erreger der Lyme-Arthritis in das Blut. Zecken leben vor allem in Waldgebieten und Flußniederungen. Am aktivsten sind sie in der warmen Jahreszeit von April bis September, am späten Vormittag und am frühen Abend. Da sie sich je nach Stadium in einer Höhe von 1 Meter an Gräsern, Farnen und niedrigen Zweigen halten, beißen sie den erwachsenen Menschen meist in Beinhöhe.

Wir kennen *drei Stadien der durch Borrelien verursachten Erkrankung: Das Stadium I* ist durch einen *Hautausschlag* gekennzeichnet, der sich um die Einstichstelle des Zeckenbisses bildet, sich langsam nach außen ausbreitet und im weiteren Verlauf in der Mitte verblaßt: So entsteht anfangs ein *scheibenförmiges, später ein ringförmiges Erythem**.

Leitsymptom des *II. Stadiums* sind *brennende Schmerzen* mit und ohne Lähmungserscheinungen. Auch Fazialisparesen (Gesichtslähmungen) zählen zum *II. Stadium*. Jetzt kann es zu Herzrhythmusstörungen *(Herzbeteiligung)* und zu anderen, *seltenen Hauterscheinungen* kommen.

Führende Symptome des *III. Stadiums* sind die *Lyme-Arthritis* und eine Hautkrankheit, die *Akrodermatitis chronica atrophicans***. Ihre Symptome treten Monate bis Jahre nach der Infektion auf.

---

* durch Entzündung verursachte Hautrötung
** bläuliche Verdünnung der Haut

Während sich bereits im ersten Stadium zwar nicht Gelenkentzündungen, aber *Gelenkschmerzen* entwickeln können, *ist die Lyme-Arthritis eine schubweise bzw. chronisch verlaufende, eines oder mehrere Gelenke angreifende Arthritis*. Sehr häufig erkrankt das Kniegelenk. Im übrigen ist das Gelenkbefallmuster uncharakteristisch. Bei chronischen Verläufen sind im Röntgen erkennbare Gelenkzerstörungen möglich.

> *Von großer Bedeutung für die Diagnose der Lyme-Arthritis sind Ihre anamnestischen Angaben und Aussagen über vorausgegangene Zeckenbisse.*

Diagnostisch außerdem wichtig sind der Nachweis von erhöhten Antikörpertitern gegen Borrelia burgdorferi und die beschriebenen klinischen Zeichen.

In der Haut festsitzende Zecken sollten möglichst schnell – mechanisch – entfernt werden; am besten mit einer Zeckenpinzette. Ist keine Pinzette vorhanden, wird die Zecke mit den Fingern aus der Stichwunde gelöst. Sie muß zwischen Zeigefinger und Daumenende im Bereich des Köpfchens eingeklemmt – und durch langsames Ziehen nach hinten, gegen die Bißrichtung – vorsichtig herausgezogen werden, wobei der Zeckenleib nicht gequetscht oder beschädigt werden darf. Früher wurde häufig empfohlen, die Zecke vor ihrer Entfernung mit Alkohol, Nagellackentferner, Öl oder ähnlichen Substanzen zu bedecken: Das ist falsch, denn die Zecke sondert dann verstärkt erregerhaltigen Speichel ab. Der wirksamste Schutz gegen Zeckenbiß besteht darin, Landschaften mit Farnen, dichtem Unterholz, hohem Gras usw. zu meiden oder bei Ausflügen und Wanderungen lange Hosen und feste Schuhe zu tragen. Eine spezielle gegen die Erreger der Lyme-Erkrankung gerichtete Impfung ist in Vorbereitung.

Andere bakteriell und viral verursachte Arthritiden

Zunehmend häufig haben *Yersinia enterocolitica bzw. pseudotuberkulosis* in den letzten Jahren reaktive Arthritiden verursacht. Einer durch Yersinien hervorgerufenen *Darmentzündung* folgt bei einigen Patienten, von denen bis zu 90% das Erbmerkmal HLA-B 27 tragen, wenige Tage später eine Arthritis, die ein, wenige oder auch viele Gelenke angreifen kann. Manchmal entwickelt sich auch eine schwere Allgemeinerkrankung mit wochenlangem Fieber.

Charakteristisch für eine Yersinieninfektion – mit oder ohne Arthritis – ist ein bevorzugt an den *Unterschenkeln oder Unterarmen auftretender Hautausschlag*. Gelenksymptome verlaufen meist mild und heilen klinisch innerhalb weniger Wochen oder Monate ab, ohne Gelenkschäden zu hinterlassen. Allerdings können die Gelenksymptome vor allem als Gelenkschmerzen (ohne Schwellungen) bis zu 2-3 Jahre lang anhalten und immer wieder auftreten.

Wir kennen auch Gelenkentzündungen, die *während* und nach *Viruserkrankungen* auftreten: Im Rahmen einer *Hepatitis-B (Leberentzündung)* entwickeln sich bei 20 bis 50% aller Erkrankten Gelenk- und Muskelschmerzen sowie zum Teil seitengleiche Gelenkentzündungen. Sie sind häufig von denen der c.P. nicht zu trennen. Besonders häufig sind die Fingergrund- und -mittelgelenke, seltener die großen Gelenke betroffen. Die Blutuntersuchungen ergeben eine mäßige Senkungsbeschleunigung, meist mittelgradig erhöhte Leberenzyme und den Nachweis des Hepatitis-B-Antigens.

Die durch *Rötelnviren (auch nach Rötelnimpfungen)* verursachten Gelenkentzündungen ähneln manchmal der c.P. sehr. Es können symmetrische Schwellungen besonders der Hand- und Fingergelenke auftreten. Häufig erkranken junge Frauen. Wenige Tage nach dem typischen Hautausschlag erscheinen die Gelenksymptome, die dann etwa ein bis vier Wochen später spontan ohne Schaden am Gelenk verschwinden.

Direkte Gelenkinfektionen

War bisher überwiegend die Rede von Gelenkentzündungen, die vermutlich durch eine krankhafte Reaktion unseres Immunsystems entstehen, soll jetzt ein kurzer Hinweis *auf Gelenkinfektionen direkter bakterieller Art* folgen. Voraussetzungen für das Entstehen einer infektiösen Arthritis können sein: vorbestehende Gelenkerkrankungen (zum Beispiel eine c.P.), höheres Alter, Diabetes mellitus, Alkoholismus, Immundefekte, Behandlungen mit Immunsuppressiva bzw. zu häufige Gelenkpunktionen. Das Erregerspektrum ist abhängig vom Alter der Patienten. Die häufigsten Erreger sind Staphylokokken, Gonokokken und Tuberkelbakterien. Die akute, durch Bakterien verursachte Arthritis entwickelt Fieber und eine sehr *schmerzhafte Gelenkschwellung mit Ergußbildung, Überwärmung und Bewegungseinschränkung*. Diese Gelenkentzündungen zeigen meist nur *ein* geschwollenes, gerötetes und schmerzhaftes Gelenk. Die Infektion kann auf dem *Blutweg*, im Rahmen einer *allgemeinen Infektion* mit der *Lymphe* (= dem Blutplasma entstammende, Eiweiß und Blutzellen enthaltende Flüssigkeit) oder direkt durch einen *Unfall* (oder auch eine Punktion) geschehen. Hat der Arzt den Verdacht auf eine infektiöse Arthritis, sollte er das Gelenk punktieren und die Gelenkflüssigkeit auf das Vorhandensein von Bakterien oder Bakterienprodukten untersuchen. Rasches Erkennen der Erreger ist von besonderer Bedeutung, da der Arzt dann gezielt mit entsprechenden Antibiotika behandeln kann.

Arthritis psoriatica

Definition und Ursachen

Die Arthritis psoriatica (A.ps.) ist eine chronische Ganzkörpererkrankung, die eine *Polyarthritis ohne Rheumafaktor* mit einer *Schuppenflechte (Psoriasis)* der Haut oder Nägel verknüpft. Diese Schuppenflechte besteht zeitlich meist vor der Arthritis, tritt selten gleichzeitig mit der Gelenkentzündung auf und entwickelt sich noch seltener nach ihr. Die Entzündung mehrerer/vieler Gelenke spielt sich häufig an den *Endgelenken der Finger und -mittel- bzw. -endgelenken der Zehen* ab. Eine Beteiligung der Wirbelsäule in Form einer Kreuz-Darmbein-Gelenkentzündung oder als knöcherne Veränderungen an den Wirbelkörpern ist häufig.

Die Bereitschaft, eine *Psoriasis* zu entwickeln, ist erblich angelegt. Verletzungen, Infektionen, UV-Licht- und Röntgenstrahleneinwirkung einerseits, stoffwechselbedingte allergische Einflüsse andererseits werden neben autoimmunologischen Abläufen als *auslösende Faktoren* diskutiert.

Die c.P. tritt häufig bei mehreren Mitgliedern einer Familie auf. Der gesicherten Vererbung der Psoriasis und ihrer engen Verbindung zu einer spezifischen Arthritis wegen liegt der Gedanke an Vererbungsfaktoren in der Entstehung der Arthritis psoriatica nahe, jedoch gehen die Meinungen darüber noch auseinander: Viele Ärzte glauben an eine erbliche Komponente der Arthritis psoriatica, andere halten das Auftreten der Arthritis und der Psoriasis bei einem Patienten für ein *zufälliges* Zusammentreffen.

Auf das Vorkommen von HLA-Antigenen bei der Arthritis psoriatica wurde bereits im Kapitel Blutuntersuchungen genauer eingegangen (Seite 61). *Die für die Psoriasis typischen Antigene HLA-B 13, -B 16, -B17 und -Cw 6 kommen häufig vor*. Bei Beteiligung der Kreuz-Darmbeingelenke im Rahmen der Arthritis psoriatica läßt sich HLA-B 27 gegenüber Vergleichskollektiven deutlich häufiger nachweisen.

Hautärzte halten die Schuppenflechte für den entscheidenden Faktor der Arthritis psoriatica: Ihrer Meinung nach ist die Arthritis eine Knochen- und Gelenkbeteiligung, die durch die Psoriasis verursacht wird.

Ein festgelegtes Vererbungsmuster der A.ps. ist noch nicht gefunden worden. Ihr Entstehen beruht wahrscheinlich auf vielen unterschiedlichen Vererbungseinflüssen und vielen aus der Umgebung stammenden Faktoren, die wir noch nicht kennen. Die für die Psoriasis sichere Erbanlage ist für die Arthritis psoriatica wahrscheinlich, jedoch noch nicht gesichert.

Es erkranken etwa gleich häufig Männer und Frauen, am häufigsten zwischen dem 20. und 40. Lebensjahr. Das überdurchschnittlich häufige Zusammentreffen von Psoriasis und Polyarthritis bezieht sich ausschließlich auf das Zusammentreffen von seronegativen (das heißt rheumafaktornegativen) Polyarthritiden mit der Schuppenflechte.

Vorzeichen, Beginn, Verlauf, häufige und seltene Symptome

Im Gegensatz zur c.P. treten Symptome vor dem Beginn der A.ps. seltener auf: So findet sich kaum Fieber, die bei der c.P. häufigen Sehnenscheidenentzündungen kommen deutlich seltener vor.

Die A.ps. beginnt meist *akut oder subakut, mon- oder oligartikulär**. Ein polyartikulärer Anfang ist selten. Der Zeitraum zwischen den einzelnen „Gelenkschüben" ist durch die große *„Schub-" und Remission**-bereitschaft* der Krankheit charakterisiert. Die einzelnen Gelenke können asymmetrisch *nacheinander* erkranken. In den Phasen zwischen den einzelnen „Schüben" können Entzündungszeichen völlig verschwinden. Eindeutig auslösende Faktoren für erneut auftretende Gelenkentzündungen sind bisher nicht gefunden worden. Häufig unterbrechen lange beschwerdefreie Intervalle den Verlauf der A.ps.

Es ist für Sie sehr wichtig zu wissen, daß die Schuppenflechte allein sehr häufig (viel häufiger als eine A.ps.) „lediglich" Gelenkschmerzen/Gelenkbeschwerden (Arthralgien) verursacht, ohne je – und das kann man im Röntgenbild beweisen – zu einer richtigen Gelenkentzündung zu führen.

Gelenkschmerzen im Rahmen einer Schuppenflechte sind also häufig, können kommen und gehen – am wichtigsten: Sie hinterlassen meist keine zerstörten Gelenke. *Von diesen Gelenkschmerzen bei Psoriasis ist die Arthritis psoriatica prognostisch deutlich abzugrenzen.*

---

* nur ein oder wenige Gelenke sind betroffen
** Remission = vorübergehendes Zurückgehen von Krankheitszeichen

Psoriasis

Natürlich kann die Beschreibung der Hauterkrankung an dieser Stelle den Rat eines Dermatologen nicht ersetzen. Die *Psoriasis bei A.ps. ist von der „einfachen" Psoriasis nicht zu unterscheiden*. Es wird immer wieder versucht, diese Schuppenflechten voneinander abzugrenzen: z.B. durch die bei der A.ps. häufige Lokalisation unter der Brust, im Nabel, in den Achselhöhlen, in der Analfalte usw. Auffallend ist die deutlich erhöhte Nagelbeteiligung im Rahmen der A.ps. Die Psoriasis ist durch scharf begrenzte, gerötete und schuppende Herde gekennzeichnet. Stellen, an denen sie „mit Vorliebe" auftritt, sind mechanisch beanspruchte Körperregionen (Streckseiten der Knie- und Ellbogengelenke), der Haarboden, das Kreuzbein und die Schienbeine. Aber auch in der Hohlhand und an der Fußsohle findet sich nicht selten eine Schuppenflechte. Es gibt unterschiedliche Verlaufsformen der Psoriasis, deren Beurteilung aber den Hautfachärzten überlassen bleiben sollen.

Oft zeigt sich die Psoriasis allein an den *Nägeln*. Fingernägel sind häufiger und schwerer betroffen als Fußnägel. An den Nägeln finden sich Tüpfelungen, Krümel, weiße Nagelflecken und Querfurchen. Nicht selten verfärbt sich das Nagelbett gelbgrün und die Nagelplatte löst sich teilweise vom Nagelbett (Abb. 44 a - c).

Gelenke

An den *Fingerendgelenken* ist die Gelenkinnenhautentzündung mit einer erheblichen Schwellung, mit Spannung der Haut, einer akuten Rötung oder auch nur einer leichten bläulichen Verfärbung verbunden. *Die Gelenkschwellungen sind derb und überschreiten den Gelenkbereich*. Die für die c.P. klassische Morgensteife (Seite 64) tritt am Anfang der A.ps. seltener auf, ist später dann aber bei etwa 60% aller Fälle doch sehr häufig. Am häufigsten erkranken das Kniegelenk und danach die Finger-, Sprung- und Zehengelenke. Im Gegensatz zur c.P. fällt die Asymmetrie des Gelenkbefalls auf. Die Entzündung eines Fingergrundgelenks und des

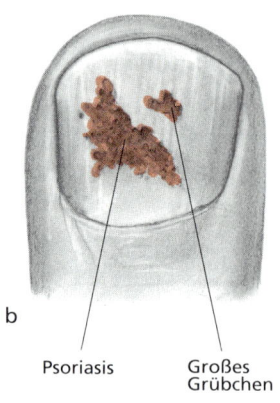
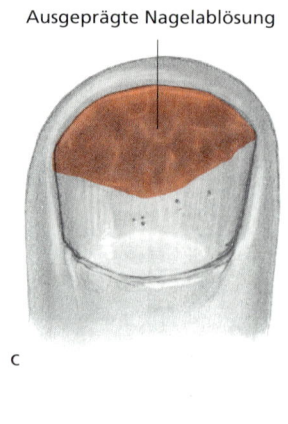

Abb. 44 a - c: Psoriasis (Schuppenflechte) an den Nägeln
a: Zarte Grübchen, plumpe Grübchen, Ablösung der Nagelplatte vom Nagelbett;
b: Psoriasis, großes Grübchen;
c: ausgeprägte Nagelablösung

dazugehörenden Fingermittel- und Fingerendgelenks kann als klassischer *Befall im Strahl* zum sogenannten *Wurstfinger* oder auch *Wurstzehen* führen. Eine andere Form des Befalls ist die Entzündung aller Fingerendgelenke, der sogenannte *„Transversalbefall"* (Abb. 45). Zwischen dem Beginn der Psoriasis und der Arthritis liegen im Mittel 10 Jahre. Auf die *zeitlichen Beziehungen zwischen Arthritis und Psoriasis* weist Tab. 8 hin. Besondere Aufmerksamkeit gebührt den Fällen, die zwar das typische Gelenkbefallmuster der A.ps. und eventuell deren andere Eigenschaften zeigen, bei denen jedoch trotz intensiver Suche *keine Psoriasis gefunden werden kann* (Arthritis psoriatica ohne Psoriasis). In diesem Fall ist zum einen die nochmalige, sehr intensive Untersuchung ärztlicherseits gefordert, zum anderen das Nachfragen, ob es in der blutsverwandten Familie eine Schuppenflechte gibt. Inwieweit zwischen der Schwere der Hautveränderun-

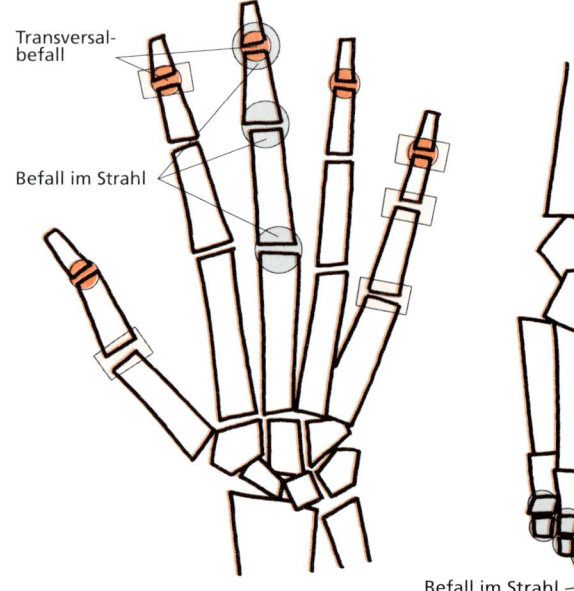

Abb. 45: Schema des Hand- und Fußgelenkbefalls bei Arthritis psoriatica
Hand:
  graue Kreise: Befall im Strahl;
  dunkelorange Kreise: Befall aller Fingerendgelenke (Transversalbefall)
  hellorange Vierecke: Asymmetrischer Befall und Befall im Strahl (kleiner Finger);
Fuß:
  hellorange Vierecke: Befall im Strahl
  hellgraue Kreise: Zehenend- und -mittelgelenkarthritis

Tab. 8

Zusammenhänge zwischen Arthritis und Psoriasis		
1. Zeitlich	*Beginn der Arthritis **vor** der Psoriasis*	10 - 15 %
	*Beginn von Arthritis und Psoriasis **gleichzeitig***	15 - 20 %
	*Beginn der Arthritis **nach** der Psoriasis*	65 - 80 %
2. Befallsort	*Psoriasis: an den **Nägeln***	*Arthritis: Befall der **Fingerendgelenke***
3. Art des Verlaufs	**Schwere** *Verlaufsform der Psoriasis (z.B. pustulosa)*	**Schwere** *Verlaufsform der Arthritis (z.B. Arthritis mutilans)*
	Besserung der Psoriasis	*Selten: Besserung im Gelenkbereich*

gen und der Arthritis Zusammenhänge bestehen, ist umstritten.

Nicht selten befällt die A.ps. auch die Wirbelsäule. So erkranken die Kreuz-Darmbeingelenke – im Röntgenbild nicht unterscheidbar von den Entzündungen bei der Bechterewschen Erkrankung – im Mittel in etwa 40% der Fälle. Diese Kreuz-Darmbeinentzündungen verursachen meist milde Schmerzen, vor allem bei Frauen. Sie können aber wie beim Morbus Bechterew tiefe Rückenschmerzen und Steife verursachen. Auch an den Wirbelkörpern entwickeln sich manchmal knöcherne Veränderungen, die von denen der Bechterewschen Erkrankung abzugrenzen sind.

Die Diagnose der Mitbeteiligung der Wirbelsäule und der Kreuz-Darmbeingelenke im Rahmen einer Arthritis psoriatica ergibt sich häufiger durch Röntgen als durch klinische Untersuchungen.

Nicht an Gelenke gebundene Symptome

Früh auftretende *Fersenschmerzen* entwickeln sich häufig bei A.ps., der Bechterewschen Krankheit (Seite 135) und dem Reiter-Syndrom (Seite 70). Am Knochen ansetzende bindegewebige Fasern haben – knochennah – eine sich ständig erneuernde Knorpelschicht. Dieser Sehnenansatzbereich kann sich schmerzhaft entzünden; im Röntgen lassen sich Verknöcherungen erkennen. Solche Ansatzverkalkungen entwickeln sich an den Sehnenscheiden, am großen Rollhügel an der Hüfte, an der Kniescheibe, besonders aber an den Grundgliedern von Fingern und Zehen.

Entzündliche Veränderungen der *Verbindung der Brustbeinanteile* finden sich ebenso wie die *Regenbogenhautentzündung* der Augen häufig bei Arthritis psoriatica.

Röntgen und Laboruntersuchungen

Wie bei allen entzündlichen Gelenkerkrankungen können – im Röntgen erkennbare – Veränderungen am Knorpel und/oder Knochen anfangs fehlen. In den *Frühphasen* helfen neben den *nuklearmedizinischen Untersuchungen* (die für das Aufdecken der Arthritiden empfindlicher sind als die gewöhnlichen Röntgenaufnahmen) typische *wurstfingerähnliche Weichteilschatten* im Röntgen. Das Befallmuster ist asymmetrisch. Spätere, typische Röntgenzeichen sehen aus wie Sonnenprotuberanzen oder wie ein „Bleistift in einer Tasse" (Abb. 46).

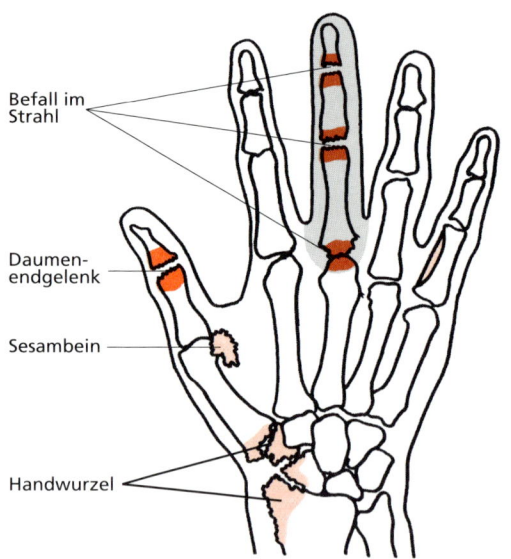

Abb. 46: Röntgenzeichen der Arthritis psoriatica
Befall im Strahl (dunkelorange/grau/schmale Linien), Befall des Daumenendgelenks (dunkelorange), des Sesambeins (dünne Linie) und der Handwurzel (hellorange/dicke Linien)

Im Gegensatz zur c.P. läßt *sich bei Arthritis psoriatica der Rheumafaktor nicht nachweisen*. Von Ausnahmen abgesehen sind die unspezifischen Entzündungszeichen wie Blutsenkungsgeschwindigkeit, C-reaktives Protein usw. weniger ausgeprägt beschleunigt/erhöht als bei c.P.

Diagnose und Differentialdiagnose

Wichtig ist die von einem *Hautarzt* gesicherte *Schuppenflechte* an Haut und/oder Nägeln bzw. der Hinweis auf eine Schuppenflechte in der Verwandtschaft. Die Arthritis ist durch einen *asymmetrischen Gelenkbefall* charakterisiert, oft vereinzelt, manchmal im *Strahl* (Wurstfinger/Wurstzehen). Die Fingerendgelenke bzw. Zehenmittel- oder -endgelenke sind häufig betroffen (gerade im Gegensatz zur c.P.). Häufig sind Fersenschmerzen und eine Wirbelsäulenbeteiligung. Das charakteristische Röntgenbild, der fehlende Rheumafaktor und eine bestimmte HLA-Konstellation helfen, die Diagnose abzurunden.

Selbstverständlich sind *unterschiedliche Hauterscheinungen* sehr häufig *differentialdiagnostisch zu prüfen*. Die A.ps. muß gegen sehr viele andere Krankheiten abgegrenzt werden, was den Rahmen dieses Buches sprengen würde:

Herausgegriffen seien zwei im klinischen Alltag wesentliche Abgrenzungen:
- zum einen die *chronische Polyarthritis*: Zusammenfassend zeigt Tab. 9 die Unterschiede zwischen c.P. und Arthritis psoriatica und
- zum anderen die *Fingerpolyarthrose*: In Abb. 47 a-c sehen Sie die Unterschiede zwischen der Fingerendgelenkarthritis bei A.ps. und

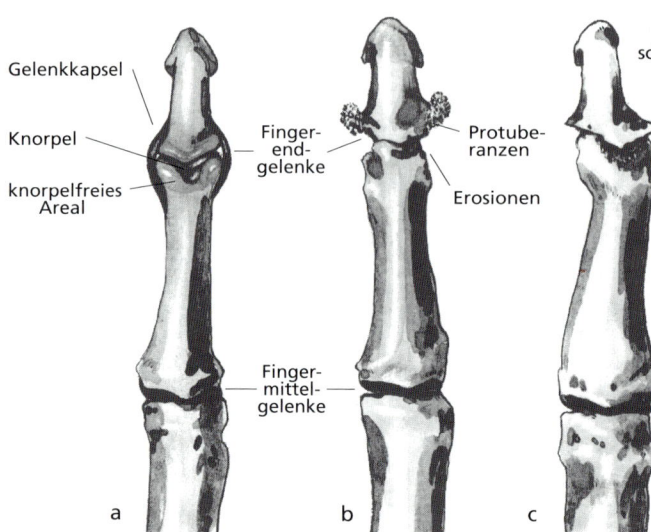

Abb. 47 a- c: Unterschiede zwischen einer Arthritis am Fingerendgelenk bei Arthritis psoriatica und Veränderungen der Fingerendgelenkspolyarthrose
a: Anatomie des Fingerendgelenks
b: Typische Veränderungen bei Arthritis psoriatica
c: Charakteristische Veränderungen für die das Gelenk zerstörende Fingerendgelenkpolyarthrose

Tab. 9

Unterschiede zwischen Arthritis psoriatica und chronischer Polyarthritis

	Chronische Polyarthritis	Arthritis psoriatica
Anamnese:	Ausgeprägte Störungen des Allgemeinbefindens (Gewichtsabnahme, Fieber)	Wesentlich weniger Störungen des Allgemeinbefindens
	Ausgeprägte Morgensteife	Morgensteife geringer
	Sehr häufig Sehnenscheidenentzündung	Sehnenscheidenentzündungen seltener
	Männer zu Frauen wie 1:3	Männer zu Frauen wie 1:1
	Gelenkschmerzen ohne Schwellungen selten	Gelenkschmerzen ohne Schwellungen häufig
Klinische Symptome:	Häufig schleichender, viele Gelenke betreffender Beginn	Häufig akuter, manchmal nur ein, meist einige wenige Gelenke betreffender Beginn
	Kontinuierlich voranschreitender Verlauf	Von symptomfreien Phasen durchsetzter Verlauf
	Kaum Befall der Fingerendgelenke	Deutliche Bevorzugung der Fingerendgelenke
Befall:	Symmetrisch	asymmetrisch
	Schwanenhals, Knopfloch (Seite 67)	Wurstfinger (Seite 76)
	caput ulnae-Syndrom, Zickzack-Deformation des Daumens	
	Fast ausschließlich Halswirbelsäule (bis zu 40 %, Seite 66)	selten: Wirbelkörperentzündungen; wenn HLA-B27 nachweisbar: Kreuz-Darmbeingelenkentzündungen
	Selten: Regenbogenhautentzündung	Regenbogenhautentzündung häufig
	Psoriasis fehlt	Haut/Nagelpsoriasis
	„Rheumaknoten": Vorkommen in 5 - 15 %	„Rheumaknoten" fehlen
Labor:	HLA-DR4 (Seite 32)	HLA-B13, B17, C6, DR7, B27
	Rheumafaktornachweis in 70 - 80 % (Seite 61)	„Rheumafaktornachweis" nur in 6 - 8 %
Röntgen:	Ausgeprägte Kalksalzminderung	Kaum Kalksalzminderung
	Halswirbelsäulenbefall	Arthritis der Kreuz-Darmbeingelenke
	Gelenkzerstörungen innerhalb der Gelenkkapsel	Knochenan-/-abbau nebeneinander überwiegend außerhalb der Gelenkkapsel

Veränderungen bei Heberdenscher Fingerpolyarthrose.

Arthritis bei entzündlichen Darmerkrankungen

Im Rahmen entzündlicher Darmerkrankungen, der *Colitis ulcerosa* und des *Morbus Crohn* entwickeln sich *Gelenkschmerzen bzw. Gelenkentzündungen als „Komplikationen".* Das Auftreten einer Gelenkentzündung geht meist mit dem Schweregrad der Darmerkrankung parallel.

Die mit diesen Darmerkrankungen verknüpften Arthritiden beginnen akut. Kniegelenkergüsse sind möglich. Meistens erkranken nur wenige – überwiegend größere – Gelenke der unteren Extremitäten asymmetrisch. Bei beiden Darmerkrankungen können sich die Kreuz-Darmbeingelenke entzünden und es kann die Wirbelsäule (Wirbelkörperentzündung) mitreagieren. Wichtig ist, daß die Kreuz-Darmbeinentzündung oft ohne Beschwerden verläuft. *Im Gegensatz zu den Gelenkentzündungen ist die Beteiligung der Wirbelsäule nicht an die Aktivität der Darmerkrankung gekoppelt.* Das Röntgen zeigt oft nur Weichteilschwellungen um die Gelenke herum. Die Grunderkrankung verursacht unspezifische Entzündungszeichen.

Als häufigste entzündliche Gelenkerkrankung muß natürlich die *chronische Polyarthritis* abgegrenzt werden, was in den meisten Fällen leicht gelingt. Eine sehr wichtige Abgrenzung ist auch die zu den *reaktiven Arthritiden*, da in ihrem Verlauf ähnliche Gelenksymptome beobachtet werden können, wie sie auch bei Gelenkerkrankungen im Rahmen entzündlicher Darmkrankheiten auftreten.

Gelenkentzündungen bei Colitis ulcerosa

Die Gelenkentzündung der Colitis ulcerosa wird als Folge der Darmerkrankung verstanden. Substanzen aus der Darmwand gelangen in den Blutstrom und führen zu immunologischen Vorgängen in der Gelenkinnenhaut. *Es ist auffallend, daß bei einer Verschlechterung der Darmentzündung auch die Gelenkentzündungen zunehmen.* Diese Beobachtung unterstützt die Annahme, daß die Gelenkentzündung eine „Komplikation" der Darmentzündung bedeutet.

Entzündungen von Gelenken bei Colitis ulcerosa entwickeln sich selten (in ca. 10 %) vor, meist einige Monate bis Jahre nach der Darmerkrankung: Am häufigsten sind Knie- und Sprunggelenke betroffen, weniger häufig Ellbogen-, Schulter-, Hand- und Fingermittelgelenke. Diese Gelenkentzündungen dauern in nahezu der Hälfte aller Fälle nur etwa einen Monat lang an. In lediglich 5 % aller Fälle entwickelt sich eine chronische Gelenkentzündung mit röntgenologisch nachweisbarer Zerstörung des Gelenks.

Gelenkentzündungen bei Morbus Crohn

Ebenso wie bei der Colitis ulcerosa verschlimmern sich Gelenkentzündungen dann, wenn sich die Darmentzündung verschlimmert. Auch hier liegt der Schluß nahe, daß vom erkrankten Darm Stoffe in die Blutbahn gelangen und im Gelenk Reaktionen auslösen, die die Gelenkinnenhautentzündung provozieren.

Gelenksymptome können dem Morbus Crohn (in ca. 20 %) um Jahre vorausgehen. Bevorzugt erkranken Knie-, Fingermittel- und Sprunggelenke. Ellbogen-, Hand- und Schultergelenke werden nur selten befallen, Hüftgelenke nicht.

Gelenkentzündungen bei Morbus Whipple

Die Whipplesche Erkrankung ist eine *bakterielle Infektion* mit Durchfallsymptomen sowie der veränderten und verschlechterten Stoffaufnahme durch den Darm. Sie ist häufig mit Gelenkentzündungen, manchmal auch mit einer Wirbelsäulenbeteiligung verknüpft. 50 % der Patienten sind Männer im Erwachsenenalter. *Die Gelenksymptome treten in ca. 90 % der Fälle (!) vor der Darmerkrankung auf.* Dabei kann es sich um flüchtige Gelenkschmerzen oder auch -schwellungen, meist an mehreren Gelenken, handeln: Rötung und Schwellung sind typisch.

Gelenkentzündungen im Rahmen des Morbus Bechterew (Spondylitis ankylosans)

Obwohl eigentlich eine „reine Wirbelsäulenerkrankung" (s.S. 40), können sich doch in 30 bis 50% aller Bechterew-Verläufe zu unterschiedlichen Zeitpunkten Arthritiden entwickeln.

So ist es von großer Bedeutung für Sie und Ihren Arzt, daß im Verlauf einer Spondylitis ankylosans (Sp.a.) bei jedem 4. bis 5. Patienten Gelenkschmerzen und/oder Gelenkentzündungen eines oder einiger weniger Gelenke als *erstes* Symptom auftreten. In der sehr frühen Phase erkranken vorwiegend Hüft-, Knie- und Knöchelgelenke. Besonders die im jugendlichen Alter – zwischen dem 5. und 16. Lebensjahr – beginnende Form verursacht Gelenkentzündungen oft schon Jahre vor der Wirbelsäulenerkrankung. Stammnahe Gelenke erkranken häufig doppelseitig. Gelenkmanifestationen im Sinn einer c.P. kommen weit seltener vor.

In 20 bis 25% der Fälle beginnt die Sp.a. mit einer Arthritis, und in 50% läßt sich eine Arthritis im Verlauf der Erkrankung nachweisen. Die *stammnahen* Gelenke – also Hüft- und Schultergelenke – erkranken am häufigsten. Der Hüftgelenkbefall ist meist symmetrisch, der Schulterbefall asymmetrisch – ähnlich wie der ebenfalls häufige Kniebefall. Die Gelenkentzündungen können zur Zerstörung des Gelenks und zu erheblichen Funktionseinbußen führen. Eine auf beiden Seiten ablaufende Hüftgelenkentzündung führt zusätzlich zu Beugefehlstellungen, Schmerzen, Muskelschwund und nachfolgend statischen Störungen. In immerhin jedem dritten aller „Bechterew-Verläufe" zeigen sich im Röntgenbild Veränderungen an den Kniegelenken. Andererseits können diese Gelenkentzündungen auch mild und vorübergehend sein und – was häufig ist – ohne Zerstörung verlaufen. *Krankheitsschwere und Verlauf* entscheiden über die Mitreaktion der kleinen Finger-, Hand-, Zehen- und Vorfußgelenke. Besonders häufig sind das *Großzehengrund- und das Großzehenendgelenk* in den Krankheitsverlauf einbezogen.

Gelenkentzündung und Wirbelsäulenerkrankung entwickeln sich oft parallel. Typisch ist ein asymmetrisches Verteilungsmuster. Schmerz und Schwellung können wie bei c.P. entstehen, obwohl – in Abgrenzung zu ihr – die Asymmetrie häufiger ist und Zerstörungen und Deformationen seltener auftreten.

Besondere Verlaufsformen der Sp.a. – wie *die Sp.a. der Frau* – entwickeln häufiger polyarthritische Symptome. Entsteht ein „Bechterew" nach dem 40. bzw. 50 Lebensjahr, treten kaum noch Gelenkentzündungen auf.

Gelenkentzündungen bei Kollagenosen

Eine Reihe von Krankheiten entwickelt Entzündungsaktivität überwiegend im Kollagen (Bindegewebe). Diese Krankheitsbilder werden deswegen unter den Oberbegriff „Kollagenosen" gestellt. In ihrem Rahmen kann es zu *Gelenkschmerzen mit entzündlichem oder nur in bestimmten Phasen entzündlichem Charakter kommen*. Zu ihnen zählen unter anderem:
- der *systemische Lupus erythematodes*
- die *progressive systemische Sklerose*
- die *Polymyalgia rheumatika (arteriitika)*
- sonstige (wie die *Dermato-Polymyositis und die Panarteriitis nodosa*).

Gemeinsamkeiten dieser Krankheiten sind:
- die *Erkrankung innerer Organe* (Leber, Herz, Nieren usw.)
- die *Häufigkeit von Gelenkentzündungen*.

Diese Gelenkentzündungen können im Verlauf der erwähnten Krankheitsbilder alle nur denkbaren Spielarten nachahmen, von flüchtigen Gelenkschwellungen oder nur Schmerzen bis hin zum Vollbild einer c.P. Im Gegensatz zur c.P. aber sind ihre zerstörenden Eigenschaften erheblich geringer als die einer auch nur mäßig verlaufenden c.P.

Systemischer Lupus erythematodes

Gelenk- und Muskelbeteiligung ist das häufigste Symptom des systemischen Lupus erythematodes: Es wird in über 90% aller Erkrankungsverläufe beobachtet. Da Gelenkentzündungen, -schmerzen und auch -schwellungen anderen Symptomen häufig um Monate bis Jahre vorausgehen können, *muß vor allem die chronische Polyarthritis des Erwachsenen differentialdiagnostisch abgegrenzt werden.* Über Gelenkentzündungen klagen viele dieser Patienten aber auch über Gelenkschmerzen ohne feststellbare Gelenkveränderungen. Häufig und meist symmetrisch erkranken die kleinen Gelenke des Hand- und Fingerbereichs und die Kniegelenke. Diese Gelenkentzündungen „produzieren" Schwellungen, Ergüsse und schränken auch schmerzhaft die Bewegung ein. *Entscheidend ist der Unterschied zur c.P. (und anderen zerstörend verlaufenden Arthritiden): Die Gelenkentzündungen des systemischen Lupus erythematodes verursachen keine Zerstörungen an den Gelenken.* Allerdings können chronisch-entzündliche Veränderungen des um die Gelenke herum angeordneten Bindegewebes zu erheblichen Fehlstellungen führen.

Progressive systemische Sklerose

Veränderungen an den Gelenken im Rahmen der *progressiven systemischen Sklerose* sind sehr häufig: Bis zu 50% der Fälle entwickeln Gelenkschmerzen (Arthralgien, seltener symmetrische Polyarthritiden). Zwei Verlaufsmöglichkeiten sind zu unterscheiden: Im ersten Fall verlieren die Finger der Patienten ihre Beugungsfähigkeit. Die Röntgenaufnahmen der Hand zeigen die Verschmälerung der Fingerendgelenkspalten und in geringerem Umfang auch der Fingermittelgelenkspalten, während die Fingergrundgelenke – *im Unterschied zur c.P.* – unangetastet bleiben. Im zweiten Fall erfaßt die Polyarthritis der PSS viele Gelenke, die, klinisch meist nicht schwer, „nur" schmerzen und zu spontanem Rückgang neigen.

Nicht selten ist eine Morgensteife wie bei der c.P. Selten dagegen sind aussagekräftige Röntgenbefunde wie Weichteilverkalkungen bzw. Akroosteolysen*.

---

* Auflösung der knöchernen Finger-/Zehenspitzen

Polymyalgia rheumatika (arteriitika)

Die *Polymyalgia rheumatika (arteriitika)* ist eine Alterserkrankung ungeklärter Ursache, entzündlicher Natur und mit chronischem Verlauf unterschiedlicher Zeitdauer. Hauptsymptome *sind symmetrische Nacken-, Schulter- und Beckengürtelschmerzen*, die oft mit einer ausgeprägten *Morgensteife und auch Schwäche der stammnahen Muskulatur* verknüpft sind. Häufige Nebensymptome sind Kopfschmerzen, flüchtige, auf wenige Gelenke beschränkte Gelenkinnenhautentzündungen und *Zeichen einer schweren Allgemeinkrankheit wie Fieber, Gewichtsverlust, hohe Blutsenkungsgeschwindigkeit* (BSG) usw. (siehe auch Seite 60).

Sonstige

Die *Polymyositis* (s.S. 86) ist eine sehr seltene, an Familien gebundene entzündliche Erkrankung der Skelettmuskulatur. Flüchtige, schmerzhafte Gelenkschwellungen können sowohl im Vorstadium dieses Krankheitsbildes, als auch es begleitend auftreten. Gelenkschmerzen finden sich bei der Polymyositis in etwa einem Drittel aller Fälle, bei der *Dermatomyositis* in einem Fünftel aller Fälle.

Gelenkschmerzen oder auch -entzündungen können anfangs Symptome der sogenannten *Mischkollagenosen* sein (s.S. 86). Sie gehören so gut wie immer zum klinischen Vollbild. Eine weitere Kollagenose – die *Panarteriitis nodosa* – verursacht ebenfalls *sehr häufig Gelenkschmerzen* – richtige Gelenkentzündungen sind allerdings selten.

Gelenkentzündungen bei stoffwechselbedingten und hormonellen Störungen

Auf dem Boden einer vererbten Ausscheidungsstörung für Harnsäure kann die *Gicht* entstehen. Wie sie wird auch die *Chondrokalzinose* zu den Gelenkerkrankungen gezählt, die durch bestimmte *Kristallformen* verursacht werden. Man spricht auch von einer *Pseudo-Gicht*. Die Störung der Eisenbilanz des Organismus mit Eisenablagerungen in der Leber, aber auch im Gelenkknorpel bestimmter Gelenke führt zur *Hämochromatose-Gelenkerkrankung*. *Hormonelle Störungen* wie die Überproduktion des Wachstumshormons STH

(Akromegalie*), die Mehr- oder Minderproduktion von Schilddrüsenhormonen (Unter-, Überfunktion der Schilddrüse) und Erkrankungen der Nebennierenrinde mit einer Mehrproduktion von Cortisol (Cushing-Syndrom) können Gelenkerkrankungen hervorrufen. Auch Stoffwechselstörungen (Hyperlipoproteinämien, Lipoidosen, Amyloidose usw.) können – allerdings sehr selten – Gelenkerkrankungen/Gelenkentzündungen verursachen.

Die Gicht (Arthritis urica) ist im engeren Sinn eine Stoffwechselkrankheit. Sie gehört zum Formenkreis der rheumatischen Erkrankungen, da sie den Bewegungsapparat angreift.

Die *erhöhte Konzentration der Harnsäure im Blutserum (Hyperurikämie)* führt unter bestimmten Umständen zur Ablagerung von *Harnsäurekristallen* im Gelenk, die dort eine Gelenkinnenhautentzündung verursachen. Über die Gelenkinnenhautentzündung, die Arthritis, kann sie dann zu einer Arthrose führen (siehe Seite 90).

Ein *Gichtanfall* im Bereich des *Großzehengrundgelenks (Podagra)* ist unverwechselbar: Das Gelenk ist geschwollen, heiß, bläulich/gerötet und schmerzt extrem. Jede Bewegung verstärkt diesen Schmerz, der das Berühren des Gelenks nicht zuläßt. Das Gewicht der Bettdecke wird nicht ertragen; ja schon ein Anpusten des Gelenks schmerzt. Häufig begleiten diese Attacke Fieber und Schüttelfrost. Die Gichtanfälle kommen urplötzlich, meist frühmorgens oder in der Nacht, und klingen (unbehandelt) nach einigen Tagen bis Wochen wieder ab. Meist erkrankt nur ein Gelenk: In bis zu 80% der Fälle ist es das Großzehengrundgelenk, dem erst in weitem Abstand Sprung-, Hand-, Fußwurzel- und Knie- sowie die Fingergelenke folgen. Die Zahl der Anfälle ist unterschiedlich, der zeitliche Abstand zwischen den einzelnen Anfällen läßt sich nicht berechnen und kann zwischen einer Woche bis zu eineinhalb Jahren betragen. Wird die Gicht nicht behandelt, steigt die Häufigkeit der Attacken; durch die chronische Ablagerung von Harnsäurekristallen im Gelenk kommt es zu Deformationen und zur Gelenkzerstörung: Von diesem Stadium an spricht man von der *chronischen Gicht*, die die Harnsäurekristalle als *Tophi* (siehe Seite 51; Knoten) in den Gelenken oder beispielsweise den Ohrmuscheln ablagern kann.

Weitere gesundheitliche Gefahren drohen dem Gichtkranken durch die Möglichkeit der *Miterkrankung der Nieren* (Harnsäuresteine) und durch die Verbindung der Hyperurikämie* mit anderen Stoffwechselstörungen (Zuckerkrankheit, hohe Blutfettwerte). Etwa die Hälfte aller Patienten hat deutlich Übergewicht und eine Fettleber. Alle diese mit der Hyperurikämie verknüpften anderen Erkrankungen stellen für Blutgefäße allgemein und insbesondere für die koronare Herzerkrankung Risiken dar. Aus diesem Blickwinkel sieht der Arzt, zum Wohl seines Patienten, die erhöhte Harnsäure mit oder ohne Gichtattacken vorrangiger vom internistischen Blickwinkel aus als vom rheumatologischen.

Chondrokalzinose (Pseudogicht)

Bei der Ablagerung bestimmter Kristalle im Gelenk und Faserknorpel – der Chondrokalzinose – unterscheiden wir primäre von sekundären Formen. *Primäre* Chondrokalzinosen sind *Verläufe, deren Ursachen wir nicht kennen*. *Sekundäre* (nachfolgende) Chondrokalzinosen *stehen gesichert in Zusammenhang mit anderen Krankheiten*.

Häufig wird die *symptomarme Chondrokalzinose* nur zufällig bei Röntgenaufnahmen älterer Patienten (>55 Jahre) entdeckt. Es gibt verschiedene klinische Erscheinungsformen: Die wichtigste ist die akute, von Kristallen verursachte Gelenkinnenhautentzündung, die klinisch einem akuten Gichtanfall entspricht *(Pseudogicht)*: eine hochakute schmerzhafte *Entzündung eines Gelenks, manchmal auch einiger weniger Gelenke*. Der Nachweis von Kristallen in der Gelenkflüssigkeit ist der wichtigste diagnostische Schritt. Zwar beginnen Gicht- und Pseudogichtanfall beide akut, *aber*

---

* ausgeprägte Vergrößerung der Finger- und Zehenspitzen, der Nase, des Kinns usw.

* Harnsäureerhöhung im Blut

der Pseudogichtanfall dauert oft mehrere Wochen bis Monate. Charakteristisch für die Chondrokalzinose im Röntgenbild sind feine, streifenförmige, kalkdichte Zonen, die meist parallel zur Gelenkform verlaufen: Am häufigsten finden sie sich in den Knie-, Hüft- und Handgelenken, der Wirbelsäule und der Verbindung zwischen den Schambeinen. Auch Verkalkungen der Achillessehne oder anderer Sehnen sind charakteristisch.

Kollagenosen

Kollagenosen ist ein (eigentlich veralteter) Oberbegriff für einige *systemisch-entzündliche Erkrankungen des Bindegewebes*, deren gemeinsame Merkmale Autoimmunvorgänge* sind. Die häufigsten sind der systemische Lupus erythematodes (SLE), die progressiv-systemische Sklerose (PSS), die Dermato-Polymyositis, die Mischkollagenose und das Sjögren-Syndrom. Gelenkentzündungen und Muskelschmerzen beim SLE (s.S. 81), der PSS (s.S. 82), dem Sjögren-Syndrom (s.S. 68) und der Polymyositis (s.S. 82) wurden bereits dargestellt.

In diesem Kapitel sollen diese insgesamt zwar seltenen, für den internistischen Rheumatologen und seinen Patienten aber wichtigen „rheumatischen" Krankheitsbilder dargestellt werden. Da ihre Therapie immer sehr vom individuellen Verlauf abhängt, wird sie – abweichend von der sonstigen Einteilung dieses Buches – jeweils am Kapitelschluß angesprochen.

Systemischer Lupus erythematodes

An SLE erkranken überwiegend Frauen im gebärfähigen Alter (Verhältnis Männer zu Frauen = 10:1). Gelenk- und Muskelschmerzen sowie Gelenkentzündungen gehören zu den häufigsten Symptomen. Ebenso häufig sind allgemeine Symptome wie Müdigkeit, Leistungsknick, Fieber und Abgeschlagenheit: die *„Kollagenosenschlappheit"*. Durch Gefäßentzündungen verursachte Hautausschläge – insbesondere die der Krankheit den Namen gebende schmetterlingsförmige Rötung im Gesicht (um die Nase herum) – und das Miterkranken von Nieren, Lungen, Lymphknoten, Herz, zentralem Nervensystem und der Leber zeigen, wie groß das mögliche Krankheitsspektrum ist.

Nicht selten wecken Haarausfall, die beschriebenen Allgemeinsymptome und Gelenkschmerzen den ersten diagnostischen Verdacht, der dann durch für den SLE sehr charakteristische Blutbefunde untermauert wird. Dazu zählen antinukleäre Antikörper*, Antikörper gegen Doppelstrang-DNS (Anti-ds-DNS)**, Antikörper gegen Sm (Anti-Sm)*** und/oder die Verminderung von weißen Blutkörperchen (Leukozyten) oder Lymphozyten. Die Verlaufsmöglichkeiten eines SLE sind außergewöhnlich zahlreich, die Schwere der Erkrankung kann sehr unterschiedlich sein. Wichtig für Sie, den Patienten, ist es zu wissen, daß

- *die Entwicklung eines SLE bis zum vollständigen Krankheitsbild oft Jahre dauern kann*
- *Laborbefunde nicht, Beschwerden und Symptome dagegen schon therapiert werden müssen und*
- *eine Therapie immer der jeweiligen Krankheitsphase und insgesamt dem Verlauf angepaßt werden muß.*

Noch vor 20 Jahren wurde jeder „Lupus" als eine das Leben bedrohende Erkrankung angesehen. Im Rahmen verbesserter immunologischer Diagnosemöglichkeiten weiß der Arzt heute aber, daß es auch milde/leichte SLE-Verläufe gibt. Der Patient wird besonders in den Anfangsphasen seiner Erkrankung – die Diagnose steht noch nicht zu 100 % fest –

---

* Das körpereigene Abwehrsystem richtet sich gegen körpereigene Gewebe

* Antikörper, die gegen Zellkerne gerichtet sind
** Antikörper, die gegen die Desoxynukleinsäure gerichtet sind
*** Antikörper, die gegen Sm (Sm = Smith, der erste Patient, bei dem diese Antikörper entdeckt wurden) gerichtet sind

nicht selten mit dem Begriff „undifferenzierte Kollagenose" konfrontiert. Das bedeutet, daß es im Augenblick noch nicht möglich ist, sich genau festzulegen – was bei einem SLE, der mit Organerkrankungen (z.B. der Nieren oder der Lunge) beginnt meist leicht fällt.

Therapeutisch können milde Erkrankungen nur mit kortisonfreien Entzündungshemmern (s.S. 142) und/oder Kortison (s.S. 146) behandelt werden. Mittelschwere bis schwere Verläufe brauchen eine Therapie mit langsamwirkenden Antirheumatika (s.S. 148, z.B. Quensyl) und Substanzen, die das Immunsystem unterdrücken (z.B. Sandimmun Optoral, Methotrexat, Imurek oder Endoxan).

Sehr wichtig für den an SLE Erkrankten sind vermeintlich „einfache Empfehlungen".

- *unbedingt die Sonne meiden (Lichtschutzcreme)*
- *bei Neueinnahme bzw. dem Wechsel von einem zum anderen Östrogenpräparat: Vorsicht und*
- *vor einer geplanten Schwangerschaft soll sich die SLE-Patientin unbedingt ärztlich beraten lassen.*

Progressiv-systemische Sklerose

Teilt Ihnen Ihr Arzt als Verdachtsdiagnose „progressive systemische Sklerose" mit – ein guter Rat: Lesen Sie bitte nicht zu Hause im „Pschyrembel" (ein medizinisch-klinisches Wörterbuch) alleine unter dem Stichwort „Sklerodermie" nach. Nehmen Sie Ihr medizinisches Wörterbuch und „arbeiten" sie den entsprechenden Buchabschnitt mit Ihrem Arzt durch. Das gilt auch für viele andere Krankheiten wie zum Beispiel den Morbus Bechterew (s.S. 134) oder auch die Beipackzettel der Medikamente (s.S. 140). Denn: Auch die progressiv-systemische Sklerose hat ein breites Verlaufsspektrum. Und: Die Erfahrung lehrt, daß Sie sich meist zielsicher die schockierendsten und schlimmsten Möglichkeiten „heraussuchen", die sich im ärztlichen Gespräch entschärfen oder sogar als für Sie nicht in Frage kommend erklären lassen. Die PSS ist durch eine Mischung aus klinischen Symptomen und Laborbefunden charakterisiert: Gelenk- und Muskelschmerzen, Gelenkentzündungen (s.S. 85), Weiß- und Blauwerden der Finger – mit oder ohne Kälteeinfluß*, Schluckschwierigkeiten – in einigen Fällen auch das Miterkranken von Blutgefäßen, Lunge, Magen-Darm, seltener der Nieren und des Herzens. *(Fast) immer verhärtet und verdichtet sich die Haut: Sie wird glatter und fester (die Falten an den Fingern verschwinden). Das kann an Fingern und Händen bis zum Handgelenk beschränkt bleiben, sich über das Handgelenk „in Richtung Ellbogen" ausdehnen, oder auch Hautbereiche am Körperstamm erfassen.*

Im Blut finden sich Entzündungszeichen, vor allem aber viele Autoantikörper: Nahezu immer antinukleäre Antikörper**, häufig Antikörper gegen Zentromer*** oder Scl70****.

Wie der SLE hat auch die progressiv-systemische Sklerose ein breites Spektrum von Symptomen und zeitlich langsame, mittelschnelle bis schnelle Verlaufsformen.

Eine Vielzahl verschiedener Medikamente (kortisonfreie Entzündungshemmer, s.S. 142; Kortison, s.S. 146; einige langsamwirkende Antirheumatika) werden – leider mit meist (noch) nicht durchschlagendem Erfolg – eingesetzt. *Umso bedeutsamer sind physiotherapeutische Maßnahmen und symptomlindernde Möglichkeiten:*

- *Kälte meiden (Handschuhe, „Handschuhöfen"!)*
- *Rauchen: Nein!*
- *Nicht im Liegen essen oder trinken*
- *Haut- und Schleimhautpflege*

- *Biofeedbacktherapie*****
- *Gefäßerweiternde Salben/Gele für die Finger/Hände*
- *Kohlendioxydbäder*

---

* Raynaud-Syndrom
** Antikörper gegen Zellkerne
*** Antikörper gegen einen Zellbestandteil (Zentromer)
**** Antikörper gegen einen Zellbestandteil (Scl70)
***** Rückkopplungverfahren

- *Bindegewebsmassagen*
- *Ultraschallbehandlungen*
- *Stadienorientiert: Lymphdrainagen*
- *Stadienorientiert: krankengymnastische Behandlungen von Funktionseinschränkungen der Fingergelenke (Mobilisation, Ergotherapie)*
- *Atemtherapie*

Mischkollagenose

Bei diesem Krankheitsbild – der Name weist darauf hin – mischen sich Symptome verschiedener Kollagenosen. Die Mischkollagenose „leiht" sich Symptome und Befunde, die alle diese Krankheiten haben: Müdigkeit, Abgeschlagenheit, Fieber, Leistungs- und Gewichtsverlust (SLE, PSS, Sicca-Syndrom, Polymyositis). Gelenk- und Muskelschmerzen, Gelenkentzündungen (s.S. 82). Bei letzteren schwellen Finger und Hände oft insgesamt an. Trockene Augen und trockener Mund (Sicca-Syndrom, s.S. 68), Haarausfall, Raynaud-Syndrom (PSS, SLE) und – seltener – innere Organerkrankungen – können ebenfalls entstehen. Für die Diagnose wichtig sind in großer Menge im Blut zu findende Antikörper (U1-RNP*). Die Therapie richtet sich nach den beherrschenden Symptomen und wird entweder eine PSS- oder eine SLE-Therapie sein (s.S. 156).

Poly-, Dermatomyositis

Die *Polymyositis* ist äußerst selten. Diese Erkrankung der Skelettmuskulatur beruht wahrscheinlich auf Immunvorgängen, die für den Körper schädlich sind. Trotz vieler einzelner Erkenntnisse über ihre Entwicklung ist die Ursache bis heute noch nicht geklärt. Unter anderem werden Autoimmunreaktionen gegen Bestandteile des Muskelgewebes verantwortlich gemacht.

Sowohl die Polymyositis als auch die Dermatomyositis entwickeln charakteristisch schnell in wenigen Wochen/Monaten eine Muskelschwäche. Die wichtigsten Kriterien für die *Diagnose* einer Polymyositis sind seitengleiche und überwiegend stammnah auftretende *Muskelschwäche* – das heißt Becken- und/oder Schultergürtel sowie Oberschenkel- und/oder Oberarmmuskulatur –, die Erhöhung eines oder mehrerer Muskelenzyme im Serum, elektromyographische Veränderungen und ein typisches feingewebliches Bild der Gewebsentnahme.

Kommen zu den diagnostischen Kriterien einer Polymyositis noch besondere *Hautveränderungen* hinzu, spricht man von einer *Dermatomyositis*. Sehr typisch sind Rötungen und eine ödematöse Schwellung, vor allem an den Augenlidern (lila), den Wangenpartien, den Streckseiten der Extremitäten und Fingern, der vorderen Hals-/Brustregion, an Ellbogen und Knien.

Zur Behandlung der *Polymyositis/Dermatomyositis* ist Kortison das Mittel der Wahl. Die tägliche Dosis beträgt entsprechend der Schwere und Aktivität des Ablaufs zwischen 60 und 120 mg. Behandlungserfolge: eine *deutliche Besserung der Muskelkraft* (am wichtigsten) und eine Normalisierung der Muskelenzyme, die engmaschig kontrolliert werden sollen. Daran orientiert sich der schrittweise Abbau des Kortisons.

Degenerative Gelenkerkrankungen (Arthrosen)

Der Löwenanteil der Gelenkerkrankungen ist degenerativ (verschleiß-) bedingt. Vor allem die „gewichttragenden" Kniegelenke unterliegen dieser Abnutzung, danach die Hüftgelenke. Ganz allgemein kann das Stadium einer Präarthrose (siehe unten) in das Stadium einer stummen Arthrose übergehen, das in der genauen klinischen und röntgenologischen Prüfung bereits Arthrosezeichen zeigt. Im fortgeschrittenen Stadium der Arthrose, das neben Anlauf- und Bewegungsschmerz auch Ruheschmerz mit sich bringt, spricht man

---

* Antikörper gegen U-1 nukleäres Ribonukleoprotein

von aktivierter Arthrose (siehe Seite 88). Der Ruheschmerz erklärt sich durch die oft erst in diesem Stadium entstehende Entzündung der Gelenkinnenhaut.

Primäre und sekundäre Arthrose

Die Arthrosen teilen sich in primäre und sekundäre (60 - 70 %) Formen. Damit Sie primäre und sekundäre Arthrosen unterscheiden können, müssen wir Ihnen den Begriff *„Präarthrose"* erklären. Man versteht darunter erblich nicht „normal" angelegte Skelettkonstellationen, die eine Arthrose einleiten, begünstigen und ihren Verlauf bestimmen; so zum Beispiel angeborene Mißverhältnisse im Bereich der Gelenkpfanne und des Oberschenkelkopfs oder X-Beine. Auch Verletzungen und größere operative Eingriffe zählen dazu. Präarthrosen sind Vorstadien zum Gelenkverschleiß (siehe auch Seite 34). Präarthrotische Konstellationen sind bei *primären Arthrosen* nicht zu finden.

Sekundäre Arthrosen sind die „vorbereiteten" Arthrosen, deren Entwicklung von Übergewicht (überspitzt ließe sich Übergewicht als Präarthrose bezeichnen), Verletzungen und Fehlbelastungen beeinflußt wird.

Zum Beispiel: Daß in einem Knie, dem nach einer Operation ein Meniskus fehlt, unnatürliche Verhältnisse vorherrschen, muß – siehe Anatomie und Funktion eines Gelenks (Seiten 19 bis 20) – nicht näher erklärt werden. Der fehlende Kniegelenkpuffer schafft die Voraussetzungen für eine frühzeitig beginnende Arthrose. Auch ein durch einen Unfall verändertes Gelenk leidet unter solchen Vorbedingungen.

Wann aber ist eine Arthrose wirklich als Krankheit zu werten?

Selbstverständlich nur dann, wenn sie Schmerzen verursacht und mit Funktionseinschränkungen verbunden ist. Diese Einschränkungen erklären sich durch das Schrumpfen der Gelenkkapsel und auch durch den Knochenanbau, den fortgeschrittene Arthrosen immer mit sich bringen. *Die „wilden" Knochenneubildungen* sind Ausdruck des Bemühens des Körpers, sich zu regenerieren.

Krankheitswert können also sowohl die Arthrosen haben, denen Röntgenzeichen noch fehlen, als auch die durch den natürlichen Verschleiß entstehenden reinen Altersarthrosen. Andererseits zeigt das Röntgenbild sehr oft arthrotische Veränderungen – der Patient leidet jedoch weder unter Schmerzen noch an Beschwerden: Dann hat seine Arthrose keinen Krankheitswert.

Symptome der Arthrose

Was für alle Arthrosen gilt, soll am Beispiel der Kniegelenkarthrose demonstriert werden. Beginn und Ende einer Gehstrecke sind für viele Arthrotiker schmerzhaft. Anfangs besteht der *Anlaufschmerz* – er ist durch das Aneinanderreiben der ungeschützten Knochenoberflächen zu erklären (bis das Gelenk genügend gut „geschmiert" ist). Das Ende der Gehstrecke wird von der Ermüdung des belasteten Gelenks gekennzeichnet, das seine Müdigkeit mit Schmerzen signalisiert. Dieser *Ermüdungs-* bzw. *Belastungsschmerz* ist von Patient zu Patient ebenso unterschiedlich wie die Länge der Strecke, die ohne Belastungsschmerz bewältigt werden kann. *Je kürzer der zeitliche Abstand zwischen Anlauf- und Belastungsschmerz, desto schwerer die Arthrose.* Am Kniegelenk können Gelenkflächen zwischen Oberschenkelknochen und Kniescheibe, zwischen Oberschenkelknochen und Schienbein und auch die Gelenkflächen zwischen Schienbein und Wadenbein arthrotisch erkranken. Leider fehlen oft Frühzeichen für eine Kniegelenkarthrose. Der Schmerz im Bereich des Gelenkspalts auf der Schienbeinseite und der bei maximalen Bewegungen auftretende Schmerz zählen zu diesen Frühzeichen. Typisch für fortgeschrittene Kniegelenkarthrosen ist, *daß das Knie bei Belastungen von oben nach unten schmerzt, also beispielsweise beim Treppabsteigen*. Auch Schmerzen unter der Kniescheibe bei anhaltend gebeugtem Kniegelenk sind charakteristisch. Allen Arthrosen eigentümlich sind Reibe- und Knarrgeräusche, die durch das Reiben der beiden verhärteten Gelenkflächen aneinander enstehen. Jedoch muß davor gewarnt werden, jedes Reiben und Knarren gleich als arthrotisches Beiwerk zu verstehen; diese Geräusche gibt es auch bei bewegungsgesunden, sogar jugendlichen Gelenken.

Aktivierte Arthrose

Jeder Arzt kennt die Arthrosen des Knies, des Hüftgelenks, die – obwohl im Röntgenbild gut sichtbar – für den Patienten dennoch weitgehend stumm, also schmerzarm ablaufen. Macht sich ein solches Gelenk bemerkbar, treten zu Anlauf- und Ermüdungsschmerzen auch noch *Ruhe-/ Nachtschmerzen* auf, dann spricht man von der aktivierten Arthrose. Ein Faktor X (Überbelastung?) verändert die Arthrose in eine Arthrose „mit ein klein wenig Arthritis". Der Unterschied zur Arthritis liegt in der Art und Weise, wie sie im Gelenk entsteht (Abb. 48). Symptome, wie wir sie von der Arthritis kennen, kommen dazu (Seite 29).

Kniegelenkarthrose (Gonarthrose)

Die Kniegelenke zählen zu den gewichttragenden Gelenken und verschleißen häufig vorzeitig. Unterschiedliche Vorschädigungen der Menisken, des Gelenkknorpels und des Knochens wie zum Beispiel nach Entzündungen bzw. Fehlstellung (O- oder X-Bein) können zum Knorpelschwund und zur knöchernen Deformierung führen. Nicht selten folgt dann eine Lockerung des Bandapparats.

Klinisch wichtig sind – wie bei allen Arthrosen – Belastungs- und Bewegungsschmerzen, Anlaufschmerzen nach Ruhe, Reibegeräusche und Knacken. Sehr früh schmerzen das *Treppen-/Bergabwärtsgehen* und der letzte Teil eines Bewegungsausschlags *(Endphasenschmerz)*. Überwärmung und Ergußbildung charakterisieren dann die aktivierte Arthrose (siehe Seite 88).

Hüftgelenkarthrose (Coxarthrose)

Symptome der Hüftgelenkarthrose sind *Leistendruckschmerzen*, Schmerzen die dann entstehen, wenn man auf den seitlichen Teil des Hüftkopfs klopft, Schmerzen in der Leiste

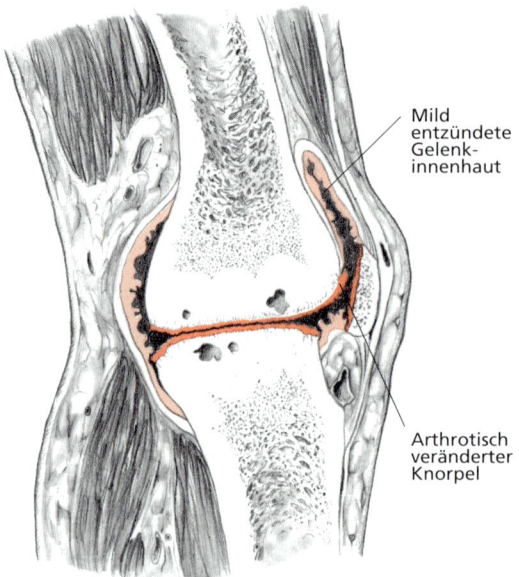

Abb. 48: Aktivierte Arthrose
Neben den Zeichen der Arthrose am Knorpel (orange) finden sich bei der aktivierten Kniegelenkarthrose zusätzlich noch milde – phasenweise ausgeprägte – Zeichen einer entzündlichen Reaktion der Gelenkinnenhaut (hellorange).

beim Abspreizen des Beines, allgemeine Beschwerden in der Gesäßgegend und an der Rückseite des Oberschenkels sowie Schmerzen bei maximalen Bewegungen. *Auch Beschwerden in den Kniegelenken (z.B. beim Treppen-Hinaufsteigen) weisen nicht selten auf eine Hüftgelenkserkrankung hin*. Das sogenannte *Viererzeichen* (Abb. 35 a - c, Seite 54), eine kombinierte Bewegung, gilt als ein Frühzeichen dieser Arthrose. Das Röntgenbild zeigt unter anderem Gelenkspaltverschmälerung, Deformierung des Hüftkopfs und Randwülste.

Den Verlauf der Hüftgelenkarthrose kennzeichnen der schleichende Beschwerdebeginn und die Abnahme der Beweglichkeit. Fehlstellungen können sich entwickeln. Nicht selten bleibt der Bewegungsverlust dem Patienten lange verborgen und wird erst dann aufgedeckt, wenn der Arzt gezielt fragt, ob z.B. Strümpfe und Schuhe noch ohne fremde Hilfe angezogen werden können. Die typische Fehlstellung des Beins während der

Erkrankung – das Bein ist an den Körper herangezogen, etwas nach außen gedreht und gebeugt – führt zum hinkenden Gang.

Fingerpolyarthrose

Fingerpolyarthrosen (Abb. 49) entstehen vielleicht durch eine Knorpelstoffwechselstörung (Seite 35). Sie werden oft mit der Gicht (Seite 83) oder der c.P. (Seite 63) verwechselt.

Fingerpolyarthrosen haben aber eine wesentlich bessere Prognose als die c.P. An den *Fingerendgelenken*, meist an beiden Händen, entstehen ein- oder doppelseitige Knötchen (Heberdensche Fingerpolyarthrose), an den Fingermittelgelenken spindelige, sich knöchern anfühlende Auftreibungen (Bouchardsche Fingerpolyarthrose) (Abb. 50). In der Regel verursachen diese Fingerpolyarthrosen

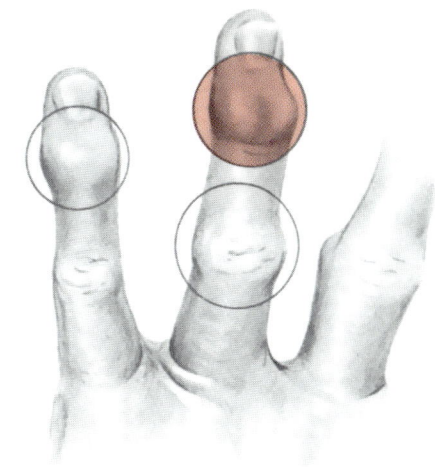

Abb. 50: Fingerend- und Fingermittelgelenkspolyarthrose
Die Fingerendgelenke zeigen meist eine doppelhöckrige Auftreibung, die anfangs gerötet, später dann normal gefärbt sein kann (orange Kreise). Diese „Knötchen" werden später hart und heißen ihrem Erstbeschreiber nach auch Heberdensche Knötchen. Auch die Verdickungen der Fingermittelgelenksarthrosen (heller Kreis) sind hart. Nach ihrem Erstbeschreiber heißen sie auch Bouchardsche Arthrosen.

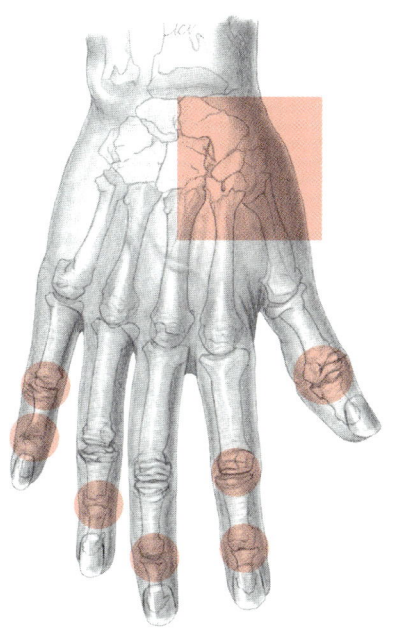

Abb. 49: Erkrankte Fingergelenke bei Fingerpolyarthrose
Arthrosen der Fingerendgelenke (orange Kreise), oft mit doppelhöckrigen Knötchen über den Gelenken verbunden (siehe auch Abb. 50), entwickeln sich häufig an beiden Händen: Sie können mit chronischer Polyarthritis oder Gicht verwechselt werden. Auftreibungen der Fingermittelgelenke, die sich knöchern anfühlen, signalisieren Arthrosen (orange Kreise). Häufig erkrankt auch das Daumensattelgelenk an einer Arthrose (oranges Viereck).

Kälteempfindlichkeit (kaltes Wasser; Frieren im Winter ohne Handschuhe!). Nur manchmal – meist am Beginn einer Erkrankung – schießen die kleinen Knötchen an den Fingerendgelenken akut auf und schmerzen dann. Für viele Patienten sind sie hauptsächlich in *kosmetischer* Hinsicht störend. Die beschwerdearmen und schmerzfreien Phasen herrschen vor. Von wenigen Ausnahmen abgesehen ist der Verlauf der Fingerpolyarthrose harmlos – das zu wissen ist wichtig. Fingerpolyarthrosen sind keine Gicht, sind keine c.P., sie führen nur sehr selten zu Funktionseinschränkung oder Gelenkzerstörung und fast nie zur Versteifung.

Daumensattelgelenkarthrose (Rhizarthrose)

Die *Daumensattelgelenkarthrose* entsteht überwiegend durch Verschleiß, aber auch z.B. im Verlauf einer c.P. (nach mehrfachen Entzündungen in diesem Gelenk). Weitere mögliche Ursachen: hormonelle Einflüsse

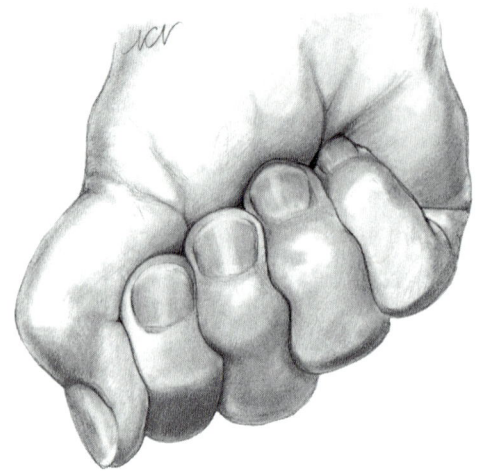

Abb. 51: Rhizarthrose.
Die Arthrose im Daumensattelgelenk kann – je nach Ausprägung – sehr schmerzhaft sein. Für die Funktion der Hand ist sie meist von größerer Bedeutung als die Arthrosen der Fingerend- und Fingermittelgelenke. Zu erkennen sind die charakteristische Stellung des Daumens und der Schwund der Daumenballenmuskulatur.

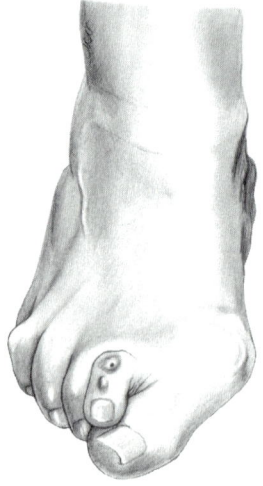

Abb. 52: Großzehengrundgelenksarthrose
Die Arthrose im Großzehengrundgelenk ist oft mit einer nach außen strebenden Großzehe (Hallux valgus) verknüpft. Meist schmerzen die Weichteile (Schleimbeutel) an der inneren Seite des Großzehengrundgelenks. Oft bestehen auch noch andere Fehlstellungen der Zehen.

(Frauen erkranken häufiger), angeborene Bandschwächen und/oder Formabweichungen der gelenkbildenden Knochen.

Die Arthrose beginnt meist schleichend und häufig doppelseitig. Da der Daumen für die Funktion der Hand, zum Beispiel beim Greifen oder für manche Feinbeweglichkeit, wichtig ist, hat die Daumensattelgelenkarthrose einen größeren Stellenwert für die Funktion der Hand als z.B. die Fingerendgelenkpolyarthrose. Belastungsabhängige Schmerzen, die in den Daumen und/oder den Unterarm ausstrahlen können, schränken das Abspreizen und die Kreiselbewegungen des Daumens ein. Auch das Abspreizen des Daumens kann durch die während des Verlaufs entstehenden knöchernen Veränderungen unmöglich werden und so zu einer Überstreckung im Grundgelenk und einer Beugung im Endgelenk führen. *Charakteristisch ist die Z-förmige Stellung des Daumens* (Abb. 51). Durch diese Funktionseinschränkungen und wegen der durch Schmerzen erzwungenen Inaktivität kann die Daumenmuskulatur schwächer werden:

> *Schmerz + Fehlstellung + Bewegungseinschränkung sowie die besondere funktionelle Bedeutung des Daumens für die Beweglichkeit der Hand machen die Daumensattelgelenkarthrose zu einer ernstzunehmenden Arthrose.*

Großzehengrundgelenkarthrose

Der oft durch eine Spreizfußveränderung entstehende *Hallux valgus*, das Abweichen der Großzehe im Grundgelenk zur Wadenbeinseite hin, ist sehr häufig. Dieser Hallux valgus ist eine präarthrotische Veränderung des Gelenks, die häufig nur geringe Sekundärarthrosen entstehen läßt, deren außerhalb des Gelenks liegende Weichteilschwielen die Hauptbeschwerden verursachen. Das nach innen vorragende Köpfchen des ersten Mittelfußknochens mit seinem Schleimbeutel zeigt sich „als Ballen" (Abb. 52). Schleimbeutelentzündungen, Schwierigkeiten bei der Schuhversorgung und Druckbeschwerden sind die häufigsten Begleiterscheinungen. Auch die sogenannte starre Großzehe *(Hallux rigidus)*, eine Fehlstellung des Großzehengrundgelenks in Beugung, entwickelt sich häufig auf dem Boden einer Großzehengrundgelenkarthrose. Auch eine Gicht, die dieses Gelenk mehrfach entzündet hat, kann hier letztlich eine Arthrose verursachen.

Weichteilerkrankungen

Welche Krankheiten gehören zum Weichteilrheumatismus? Sicherlich nicht nur die Muskel- und Sehnenerkrankungen, die Reaktion auf Entzündungen zunächst direkt an den Gelenken und/oder der Wirbelsäule sind. Sicherlich auch nicht nur die Krankheiten, die die Psyche des Menschen verursacht, und die sich als „Erfolgsorgane" Weichteile ausgesucht haben.

In der Medizin gilt: *Eine saubere sprachliche Bezeichnung von Vorgängen, Erkrankungen und Krankheitszuständen ist die Voraussetzung für genaues Diagnostizieren und entsprechend genaues Therapieren.* Folgt man diesem Gedanken, dann ist der „Weichteilrheumatismus" in der Medizin (noch) nicht ausreichend gut erfaßt. Umso schwerer ist es, Ihnen als Patient diese Krankheitsbilder verständlich zu machen.

Eine nicht seltene Krankheit soll als Beispiel dienen: das *Fibromyalgiesyndrom.* In der wörtlichen Übersetzung würde „Fibro" bedeuten, daß es sich um eine Erkrankung der Fasern, speziell der Muskelfasern, handelt. Versteht man „Fibro" im Sinn von Fasergewebe oder gar Sehnengewebe, ist das mißverständlich. Der häufig gebrauchte Begriff „Fibromyalgie" – wörtlich übersetzt: Schmerzen der Muskelfasern – kennzeichnet nur die Schmerzen.

Wo keine genaue Bezeichnung – dort auch keine exakte Einteilung der Krankheiten. „Weichteilrheumatismus" könnte auch als *organbezogener Begriff* gebraucht werden: *also Vorgänge, die sich in Geweben außerhalb der Gelenke, um die Gelenke herum, gelenkfern in Bindegeweben abspielen, die verschiedene Ursachen haben und an verschiedenen Stellen auftreten können.*

Der Weichteilrheumatismus (als Synonym kann man auch *extraartikulärer* Rheumatismus* sagen) spielt in Praxis und Klinik eine große Rolle und unter diesen Oberbegriff fallen sehr viele von der Ursache und vom Symptomenbild her unterschiedliche Krankheiten: *Deshalb scheint die Definition am besten, die die bestehenden Schmerzen den jeweiligen anatomischen (weichen) Geweben zuordnet* (Tab. 10):

Häufige, *lokal begrenzte, nicht-entzündliche* „Weichteilrheumatismen" (Periarthropathien, Insertionstendopathien, S. 109) müssen von *entzündlich-systemischen Erkrankungen* (Polymyalgia rheumatika/arteriitika, S. 128) oder *nicht-entzündlichen,* aber doch den *ganzen Körper erfassenden Krankheiten* getrennt werden, die zwar in den Weichteilen entstehen, *jedoch der Definition entsprechend nicht zu diesem Formenkreis gehören.* In diesem Buch werden dennoch auch die *Polymyalgia rheumatika (arteriitika), die Muskelentzündung im Rahmen der Dermatomyositis, das Schulter-Hand-Syndrom* usw. besprochen (S. 127 bis 133). Der Grund dafür: Eine Krankheit wie z.B. die Polymyalgia rheumatika (arteriitika) ist vor allem für den älteren Menschen wegen ihrer Häufigkeit, der Einschränkung der Lebensqualität und der Schmerzen bedeutsam.

Erkrankungen der Sehnen, Sehnenscheiden und Bänder

Häufiger als Sehnenscheiden und Bänder erkranken Sehnen. Neben einer Fülle anderer Bezeichnungen gibt es für diese Krankheitsgruppe auch den Begriff der „*Myotendinose*"** im ärztlichen Sprachgebrauch. Dieser Begriff soll verdeutlichen, daß es sich um Krankheiten der Sehnen und Bänder handelt – wobei immer auch die Muskulatur, vor allem an ihren Ansätzen, beteiligt ist. Schmerz-

---

* außerhalb der Gelenke liegend
** Erkrankung der „Einheit" Muskel (Myo) und Sehne (Tendo)

Tab. 10

Erkrankungen der Weichteile, des Bewegungs- und Stützapparats (Übersicht)

Erkrankungen des Unterhautbindegewebes
Nicht-entzündliche Erkrankungen: *Entzündliche Erkrankungen:*
Pannikulose, Lipomatose   Pannikulitis

Erkrankungen der Sehnen, Sehnenscheiden und Bänder
Lokale Erkrankungen: *Systemische Erkrankungen:*
Verschleiß-, Überlastungserkrankungen   Entzündlich verursachte Sehnen- und
von Sehnen und Bändern   Banderkrankungen
Schnellender Finger   Überbeweglichkeit
Dupuytrensche Erkrankung

Erkrankungen der Muskelhüllen (Faszien)
Schnappende Hüfte

Erkrankungen der Schleimbeutel (Bursen)
Mechanisch: *Entzündlich:*
z.B. bei Hallux valgus   z.B. Bakerzyste

Muskelschmerzen durch Fehlhaltung, Belastung und Überbelastung
Reaktive Muskelerkrankungen: Muskelhartspann, lokale Muskelverhärtungen, Muskelschmerzen

Kombinierte Weichteilerkrankungen
Schultergelenk: Erkrankung des Weichteilmantels (Periarthropathia humeroscapularis)
Hüftgelenk: Erkrankungen des Weichteilmantels (Periarthropathia coxae)
Kniegelenk: Erkrankungen des Weichteilmantels (Periarthropathia genu)
Ellbogengelenk: Erkrankungen des Weichteilmantels (Periarthropathia cubiti)

Erkrankungen der Nerven
Kompressionssyndrome / Kompression
- des N. medianus im Karpaltunnel,
- des N. tibialis im Tarsaltunnel,
- des N. cutaneus femoris lateralis unter dem Leistenband,
- der Nervi plantares zwischen den Vorfußköpfchen.
- Andere

Erkrankungen von Weichteilen bei psychischen Störungen
- Fibromyalgiesyndrom
- Psyche und Schmerz: Weichteilsyndrome

Muskelerkrankungen als Begleiterscheinungen **Entzündliche Muskelerkrankungen**
von Stoffwechsel-, Drüsen-,   Poly-, Dermatomyositis
Gefäßerkrankungen und Krankheiten   Polymyalgia rheumatica (arteriitica)
des Nervensystems

Schulter-Hand-Syndrom

Tab. 11:

Lokalisation häufiger Muskel-/Sehnenschmerzen
Knochenansatz
Rumpf • Dornfortsätze der Wirbelsäule • Kreuz-Darmbeingelenke • Sitzbein
Bein • großer und kleiner Rollhügel des Oberschenkelknochens • oberer und unterer Rand der Kniescheibe • Fersenbein
Arm • lange Bizepssehne • seitlicher und mittlerer Anteil des Ellbogengelenks

Ursachen sind meist *lokale chronische Überbelastungen* des Bindegewebes als Folge z.B. ständig gleichförmiger Belastung (wie Arbeiten an der Schreibmaschine, am Computer; aber auch durch Sport: hier als Beispiel durch Tennis).

Schwellungen und Verdickungen des Sehnengleitgewebes bzw. der Sehnenscheiden entwickeln sich häufig als Reaktionen auf Überlastungen, z.B. der Streck- und Beugesehnen von Finger und Hand am Unterarm. Sie können lokal umschrieben auftreten, aber auch im Rahmen einer entzündlichen systemischen Ganzkörpererkrankung wie der c.P. entstehen. Diese Aussage gilt grundsätzlich auch für Bänder.

Lokale und systemische Überbelastungssyndrome

Sehnen können durch vorwiegend lokale chronische *Überlastungen* (siehe oben), also z.B. durch ungewohnte häusliche, berufliche oder sportliche Tätigkeiten (Schneeschaufeln, Squashspielen), aber auch im Rahmen *gleichförmiger Bewegungsabläufe* (Fließbandarbeit) erkranken – *meist nur einzeln und nur an einem Ort*. Das Leitsymptom ist der Schmerz, der bei Anspannung der Muskulatur und Bewegung gegen Widerstand bzw. durch Zug und Druck an der betroffenen Stelle auftritt (Tab. 12, Tab. 13). Eine lokale Ansatzerkran-hafte Veränderungen von Sehnen am Ansatz oder Ursprung eines Muskels und in Band- und Kapselansätzen können überall auftreten, wo Sehnen, Bänder und Kapseln am Knochen verankert sind (Tab. 11).

Tab. 12

Einteilung der Sehnenansatzerkrankungen
Ansatzerkrankungen • *verschleißbedingt* • *entzündlich bedingt*
Überbelastungssyndrome • *am Schultergürtel (z.B. Angulussyndrom siehe Abb. 54, Seite 95)* • *am Brustkorb und Beckengürtel (Abb. 67, Seite 107)* • *an der Wirbelsäule: interspinale Bänder (Abb. 30, Seite 47)* • *bei Weichteilerkrankungen der Gelenke (Abb. 71, Seite 111; Abb. 72, Seite 112; Abb. 73, Seite 113; Abb. 74, Seite 114)*
Generalisierte Tendomyopathie *(Abb. 69; Seite 108)*

Tab. 13

Leitsymptome von Sehnen-, Sehnenansatz- und Banderkrankungen

Beschwerden
- *Lokale Schmerzen an den Stellen, an denen die Sehnen/Bänder in den Knochen einstrahlen*
- *Schmerzausstrahlung in den dazu gehörenden Muskel*
- *Schmerzen in einzelnen Muskeln und Muskelgruppen*
- *Muskelsteife*
- *Verschlimmerung durch Bewegung, Belastung, Dehnung, Reibung, Druck, Zug*
- *Schmerz und Steifheit am ausgeprägtesten bei Bewegungsbeginn*
- *Halte-, Ermüdungs- und Dehnungsschmerz*
- *Besserung durch Ruhe, Entspannung, Kälte (Sehnen, Sehnenansätze und Bänder)*
- *Besserung durch Bewegung, Wärme, Lockerung (Tendomyosen*)*
- *Umschriebene Bereiche von Schmerz, Mißempfindungen, brennendem Schmerz*
- *Selten umschriebene Mißempfinden (Tendomyosen)*

Befunde
- *Eindeutige Druckschmerzen von Sehnen und Bändern*
- *Lokale Muskelhärten*
- *Hartspann ganzer Muskeln oder Muskelgruppen*
- *Häufig mit Erkrankungen der Sehnen, Sehnenansätze und Bänder verknüpft*
- *Passiver Dehnschmerz*
- *Muskel- und Sehnenschmerz bei gezielter Bewegung gegen passiven Widerstand Zuordnung zu einzelnen Gelenken ist möglich*
- *Meist mit Tendomyosen, häufig mit Schleimbeutelentzündungen kombiniert (Sehnen, Sehnenansätze, Banderkrankungen)*
- *Hauptursache von pseudoradikulären Syndromen (Tendomyosen)*

* = *Erkrankung der Sehnen-Muskelverbindung*

kung von Sehnen entsteht häufig an beiden Seiten des Ellbogens, an der langen und kurzen Bizepssehne am Oberarm, am großen Rollhügel des Oberschenkelknochens sowie am Griffelfortsatz von Elle und Speiche. An der Hand erkranken vor allem die Beuge- und Strecksehnen, am Fuß die Achillessehne, die Beugesehnen des Fußes und des kleinen Zehs.

Mechanische Fehl- oder Überbelastung verursacht eine *Sehnenscheidenentzündung* der Sehnen des Muskels, der den Daumen von der Hand wegführt bzw. ihn streckt. Entscheidend ist, daß diese Entzündung dort auftritt, wo die Sehnen in einer gemeinsamen Scheide über den Griffelfortsatz am handgelenknahen Ende der Speiche verlaufen.

Eine auch als *generalisierte Tendomyopathie** bezeichnete Erkrankung tritt nicht selten im Rahmen der Spondylosis hyperostotika (siehe Seite 43) auf und kann auch ein wesentlicher Teil des Fibromyalgiesyndroms (siehe Seite 122) sein.

Die häufigsten Sehnenerkrankungen am Bein zeigt Abb. 53 a - d, die häufigsten am Arm Abb. 6, Seite 22. Sehr oft entsteht auch

---

* Sehnen-/Muskelschmerz am ganzen Körper

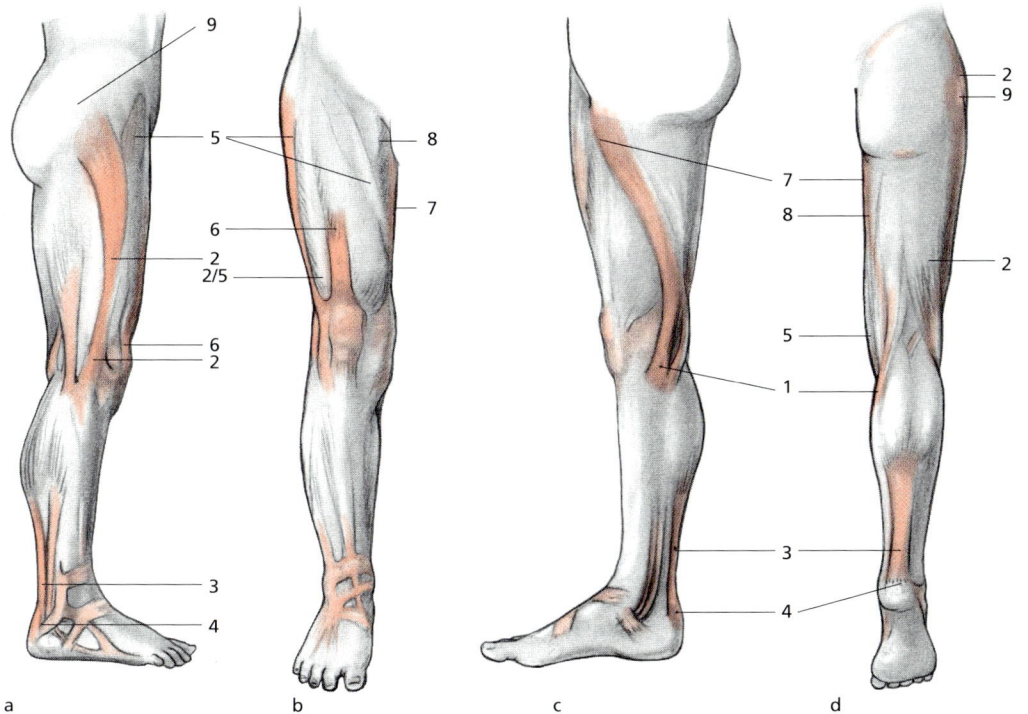

Abb. 53 a - d: Die häufigsten Sehnen, Sehnenansätze und Muskeln am Bein.
Gemeinsame Endstrecke verschiedener Muskeln (1); sehnige Verstärkung der Faszia lata (2); Achillessehne (3); Achillessehne mit Ansatz (4); M. satorius (5); M. tensor fasciae latae (5); M. rectus femoris (6); M. gracilis (7); M. adductor magnus (8); großer Rollhügel (9).
a: von seitlich außen gesehen
b: von vorne betrachtet
c: von seitlich innen gesehen
d: von hinten betrachtet

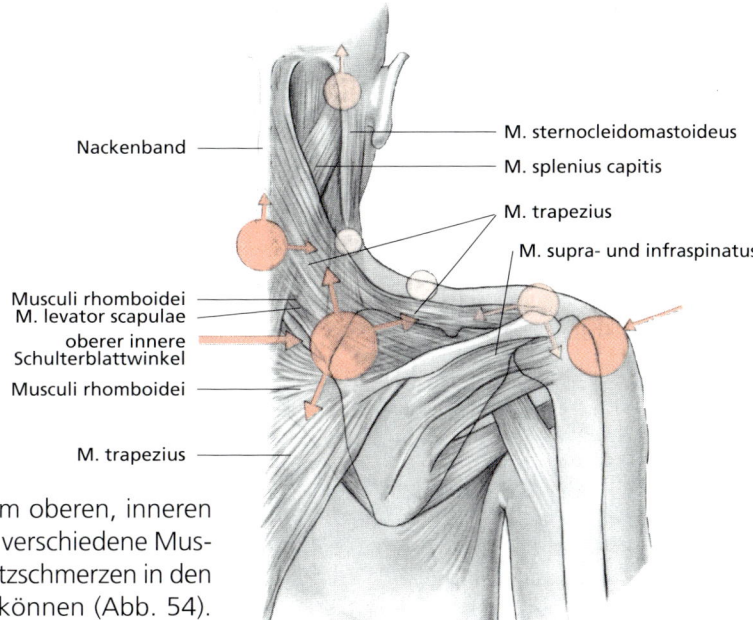

ein *Angulus*-Syndrom*: Am oberen, inneren Schulterblattwinkel setzen verschiedene Muskeln an, deren Sehnenansatzschmerzen in den Nacken usw. ausstrahlen können (Abb. 54).

* Winkel

Abb. 54: Das Angulus-Syndrom

Dieser „obere Winkel" des Schulterblatts wird bei schwingenden Schulterbewegungen beim Rückführen der Schulterblätter besonders beansprucht.

Entzündlich verursachte Sehnen- und Bandansatzerkrankungen

Abb. 55 zeigt entzündlich verursachte Sehnen- und Bandansatzerkrankungen an der Ferse – wie sie bei der Bechterewschen Krankheit, dem Reiter-Syndrom oder der Arthritis psoriatica bzw. anderen Spondarthritiden* vorkommen können.

Schnellender Finger

Hier ist das *Gleiten der Fingerbeugesehne* in ihrer Scheide durch eine *knotige Verdickung* dieser Sehne und eine Verdichtung des Sehnenscheidengewebes *erschwert*.

Dupuytrensche Erkrankung

Meist führt eine Bindegewebsverdichtung an den Muskelhüllen der Hohlhand, die auch den Bandapparat im Bereich des IV. und V. Fingers (Abb. 56) angreifen kann, zu dieser gewöhn-

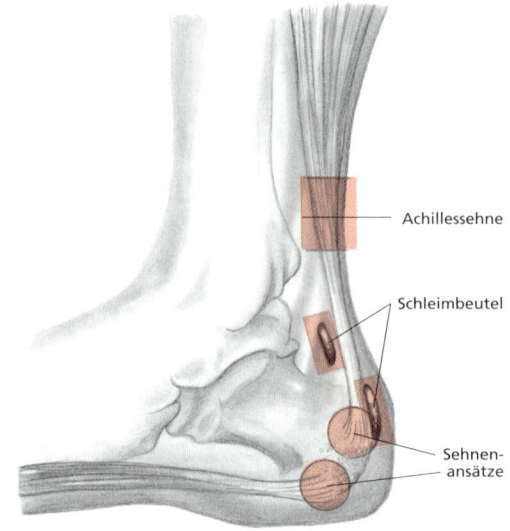

Abb. 55: Mögliche Entzündungsstellen an der Ferse: Bei der Bechterewschen Krankheit, beim Reiter-Syndrom oder der Arthritis psoriatica können verschiedene Stellen der Ferse entzündlich erkranken: die Schleimbeutel, die Sehnenansätze der Achillessehne und der untere Teil des Fersenbeins (orange Kreise und Vierecke).

lich schmerzlosen Erkrankung. Die Folge kann das völlige Steifwerden der Hand in extremer Beugestellung sein.

Männer erkranken im Verhältnis 10 : 1 zu Frauen.

Überbeweglichkeit

Die meisten Menschen mit *schwachen Bändern und instabilen Gelenken leiden nicht* unter *Gelenkschmerzen*. Dennoch kann man das *Überbeweglichkeitssyndrom* in drei Verlaufsformen einteilen: zunächst milde Beschwerden von langer Dauer, dann akute Attacken an verschiedenen Körperstellen und zuletzt eine Kombination beider Zustände.

Der Begriff „Überbeweglichkeitssyndrom" wurde gewählt, um „rheumatische" Symptome bei generalisierter Gelenküberbeweglichkeit zu bezeichnen – bei gleichzeitiger Abwesenheit jeder systemischen (also allgemeinen) Aktivität, wie sie andere entzündlich-rheumatische Erkrankungen entwickeln.

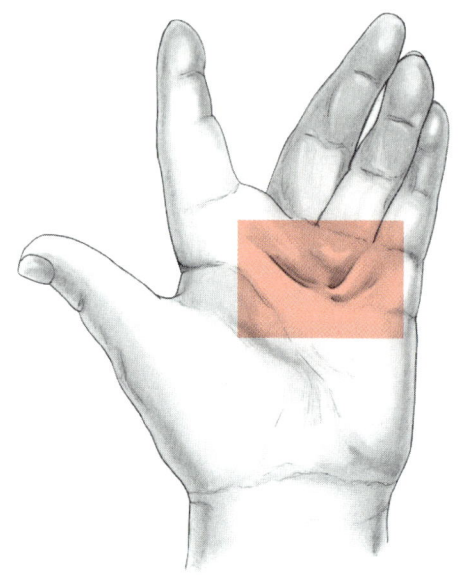

Abb. 56: Dupuytrensche Kontraktur

---

* Überbegriff für Erkrankungen, bei der Wirbelsäule und Gelenke erkranken

Die Häufigkeit dieses Syndroms ist nicht bekannt; etwa vier Frauen erkranken im Verhältnis zu einem Mann.

Wir unterscheiden die *angeborene* von der *erworbenen* Überbeweglichkeit. Ein diagnostisches Punktesystem erlaubt eine Einteilung zwischen 0 und 9. Die in Tab. 14 dargestellten diagnostischen Tests haben den Vorteil, die (Über)Beweglichkeit von Fingern, Ellbogen, Knie und Hüften zu messen. Sie sind geeignet, eine generalisierte Gelenküberbeweglichkeit festzustellen.

Das Syndrom der Überbeweglichkeit beinhaltet eine Vielzahl unterschiedlicher („rheumatischer") Symptome. Ein sehr *häufiges Symptom sind – bei Abwesenheit jeder feststellbaren klinischen Abnormität – Gelenk- und Muskelschmerzen*.

Sehr viele Patienten können die *Schmerzen verschlimmernde bzw. erleichternde Bedingungen aufzählen*: So kann z. B. eine Verschlimmerung der Gelenkschmerzen eine Wetterveränderung, besonders den Beginn von feuchtem oder kaltem Wetter, ankündigen. Die meisten weiblichen Patienten schildern eine zeitliche Beziehung zur Menstruation. Der entscheidende vorausgehende Faktor ist eine körperliche Aktivität, der meist und zwingend ein dramatisches Verschlimmern der Gelenkbeschwerden folgt. Solche Schmerzen werden *bei Kindern oft als Wachstumsschmerzen mißverstanden*.

Akute Verletzungen wie z. B. eine Gelenkinnenhautverletzung besonders an den Fingern, Handgelenken, Knien und Sprunggelenken folgen oft einer Überbeanspruchung oder einem Sturz. Es gibt sichere Hinweise darauf, daß die Gelenküberbeweglichkeit eine *wesentliche Rolle in der Entstehung vieler Verletzungen im Sport und auch bei einzelnen Berufen* (Tänzer, Klavierspieler usw.) spielt.

Ein häufiges Symptom im Rahmen der Überbeweglichkeit ist die chronische Gelenkentzündung (was dann das diagnostische Abgrenzen und Unterscheiden erschwert). Weichteilschwellungen mit Erguß sind typisch. Dieser Vorgang kann immer wieder auftreten, ohne im Röntgen oder in Laboruntersuchungen Zeichen einer Gelenkentzündung zu zeigen.

Der Verlust der Gelenkstabilität, beruhend auf der Schwäche der Bänder, kann zu immer wie-

Tab. 14

Diagnose des Überbeweglichkeitssyndroms

1. *Passive Überstreckung des Kleinfingers über 90° (Sektglashaltung) Überstreckung des Ringfingers über 90°: ein Punkt für jede Hand, möglich sind also 2 Punkte.*

2. *Passive Annäherung der Daumen an den Unterarm: ein Punkt für jeden Daumen; 2 Punkte sind also möglich.*

3. *Überstreckung des Ellbogengelenks um 10°: ein Punkt für jedes Ellbogengelenk; 2 Punkte sind also möglich.*

4. *Überstreckung des Kniegelenks um 10°: ein Punkt für jedes Kniegelenk; 2 Punkte sind also möglich.*

5. *Die Möglichkeit, mit voll gestreckten Knien sich so nach vorne zu beugen, daß die Handinnenflächen flach auf dem Boden liegen: ein Punkt.*

Maximal mögliche Punktzahl: 9 Punkte
(0 – 3: leicht; 3 – 6: schwer; 6 – 9: sehr schwer)

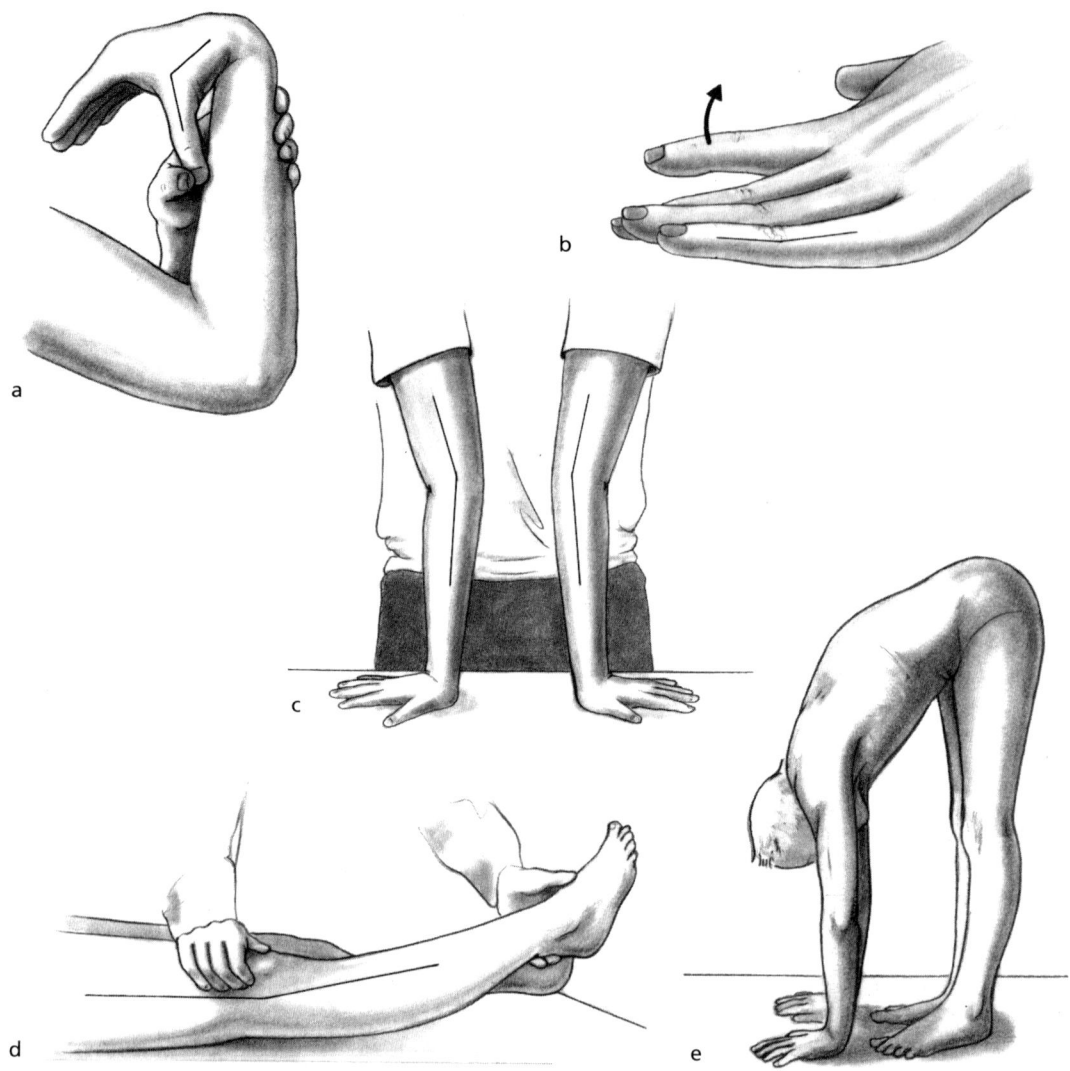

Abb. 57 a - e: Überbeweglichkeitssyndrom
a: Das Handgelenk kann überstreckt werden, so daß der Daumen den Unterarm berührt.
b: Die Finger können aktiv (selbst) überstreckt werden.
c: Überstreckbarkeit der Ellbogengelenke
d: Überstreckbarkeit der Kniegelenke
e: Die Überbeweglichkeit der Lendenwirbelsäule und Hüften macht es möglich, daß die Hände flach auf dem Boden liegen.

derkehrenden *Dislokationen* der Gelenke* (besonders an der Schulter und der Kniescheibe) auch schon nach vergleichsweise kleineren Verletzungen führen. Sicherlich kennen Sie jemanden, der seine Gelenke merkwürdig „verrenken" kann. Die Fähigkeit des „Fingerkrachens" ist manchmal ebenfalls ein Zeichen der Gelenkbeweglichkeit. Auch Kiefergelenke können überbeweglich sein – ein Klicken begleitet dann die Bewegungen. Es liegt nahe, daß überbewegliche Gelenke, besonders wenn sie Gewicht tragen müssen, früh zu einer Arthrose neigen. Die typischen Zeichen dieses Krankheitsbilds zeigt Abb. 57 a - e.

---

* Verschiebung von Gelenkanteilen aus ihrer normalen Lage

Überbeweglichkeit ist eines der großen „Verwirrspiele" der Rheumatologie, da sie nahezu jede Krankheit nachahmen kann. Obwohl sich die genaue Ursache der Schmerzen dieses Syndroms oft nicht festlegen läßt, können immerhin die meisten Patienten Informationen geben, welche Behandlungsmethoden ihre Schmerzen erleichtern oder sie verstärken.

Erkrankungen der Muskelhüllen (Faszien)

Nebenbei erwähnt sei eine dem Formenkreis der Bindewebserkrankungen angehörende Krankheit: die *eosinophile Fasziitis*. Für sie typisch sind Hautveränderungen, ähnlich wie bei der Sklerodermie (S. 85), die mit der Vermehrung bestimmter Blutzellen im Blut (den Eosinophilen) und einem Anstieg bestimmter Abwehreiweißkörper (Hypergammaglobulinämie) sowie einer beschleunigten Blutsenkungsgeschwindigkeit verknüpft sind. Die Muskelhüllen sind verdickt und von Entzündungsinfiltraten durchsetzt, die später sklerosieren (sich verdichten) können (Abb. 58).

Verletzungen der Muskelhüllen können zu Rißbildungen und Schlitzen führen. Die dabei entstehenden Lücken begünstigen *Mus-*

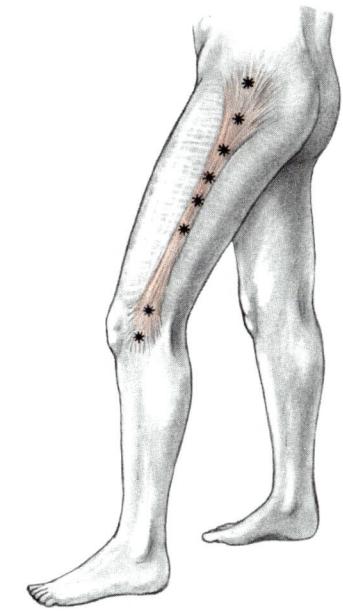

Abb. 59: **Typische Druckpunkte bei Verklebungen an der Fascia lata**

kelhernien*, die sich als derb-weiche Schwellungen tasten lassen. Muskelhernien sitzen bevorzugt an der Vorderseite des Oberarms und des Unterschenkels; sie verursachen gewöhnlich keine Beschwerden. Nur in jeder Behandlung widerstehenden Fällen ist der operative Verschluß der Lücke der Muskelhülle angezeigt.

Geschrumpfte Faszienstränge und/oder Veränderungen des *großen Rollhügels* bzw. eines dort sitzenden *Schleimbeutels* führen zur *schnappenden Hüfte*. Beugt der Patient seine Hüfte, entsteht im ersten Viertel der Bewegung ein *hör- und fühlbares*, meist ruckartiges Schnappen. Schmerzhafte Druckpunkte bei der Erkrankung der Faszia lata zeigt die Abb. 59.

Erkrankungen des Unterhautbindegewebes

Jeder Mensch hat sein eigen zusammengesetztes und auch ganz individuell im Körper verteiltes Unterhautgewebe. Es besteht aus Gewebezonen zwischen Haut und Muskula-

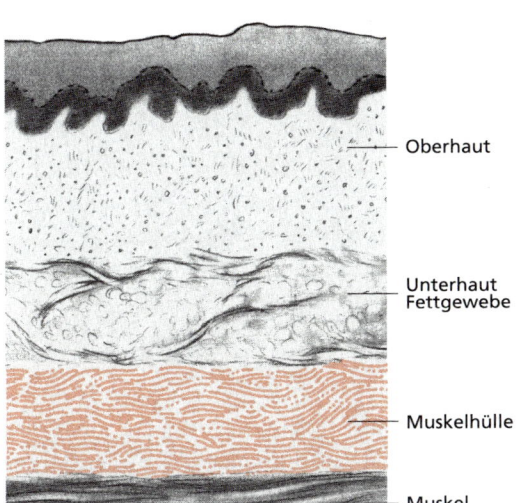

Abb. 58: **Fasziitis**
Verbreiterte Muskelhülle – verschmälertes Unterhaut- und Fettgewebe.

---

*   Lücke oder Bruch in der Muskelhülle

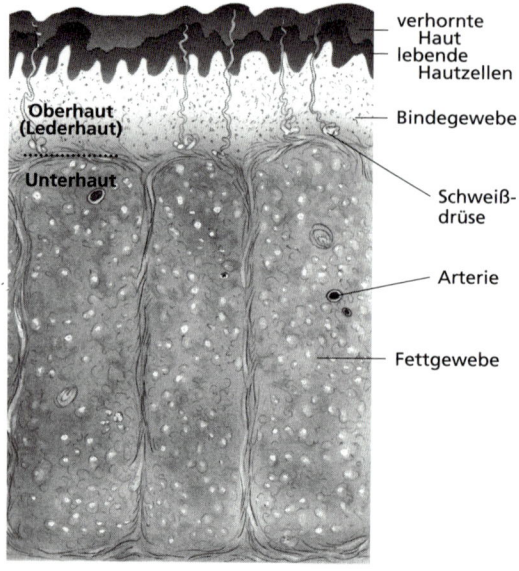

Abb. 60: Anatomie von Haut und Unterhautbindegewebe der Frau

tur (Abb. 60) bzw. Stützgewebe, überwiegend bindegewebig gekammertem Fettgewebe und erfüllt mechanische, die Temperatur regulierende, das Blut verteilende und Stoffwechselaufgaben. Auch hier – wie bei allen Weichteilerkrankungen – muß man zwischen lokalem, begrenztem Erkranken eines Körperteils und dem systemischen Befall des ganzen Körpers unterscheiden.

Nichtentzündliche Erkrankungen

Pannikulose

Die *Pannikulose* ist eine nichtentzündliche Erkrankung unklarer Entstehung des Unterhautzellgewebes. Da die Krankheit meist bei Frauen in der Menopause und im Klimakterium auftritt, hält man hormonelle Umstellungsphasen für die Ursache. Nicht selten ist die Pannikulose mit Übergewicht verbunden.

Die Pannikulose zeigt sich besonders *häufig* (Abb. 61 a, b) *am Schulter- Nacken-Bereich, den Außenseiten von Oberarmen und Oberschenkeln, den mittleren Kniegelenkanteilen sowie im Kreuz-Steißbein- und Pobereich.* Diese Krankheit, in Zeitschriften oft als „Cellulitis" bezeichnet, ist ein typisches Beispiel für die Abhängigkeit medizinischer Meinungen von gesellschaftlichen Modetrends. Es ist eine erfundene Wohlstandskrankheit.

Gerade zwei der Hauptsymptome, das sogenannte *Matratzenphänomen* und der *Kneifschmerz*, lassen sich häufig auch sehr harmlos erklären. Schiebt eine betroffene Frau ihre Oberschenkelhaut zusammen, entsteht das Bild einer Matratzenoberfläche. Das ist aber nicht unbedingt Symptom einer Erkrankung, sondern kann Ausdruck eines geschlechtsbedingten, unterschiedlichen anatomischen Aufbaus des Unterhautfettgewebes und seiner Verbindung mit der Lederhaut sein. Auch der Schmerz beim Kneifen oder Rollen der Haut muß noch nicht auf dieses Krankheitsbild deuten. Erst wenn er spontan, schneidend oder stechend auftritt, kann das auf eine Pannikulose hinweisen. Dieser Schmerz kann nach lokalen Verletzungen, durch Kälte- oder Wärmezufuhr, aber auch in Ruhestellung zunehmen. Weitere Symptome

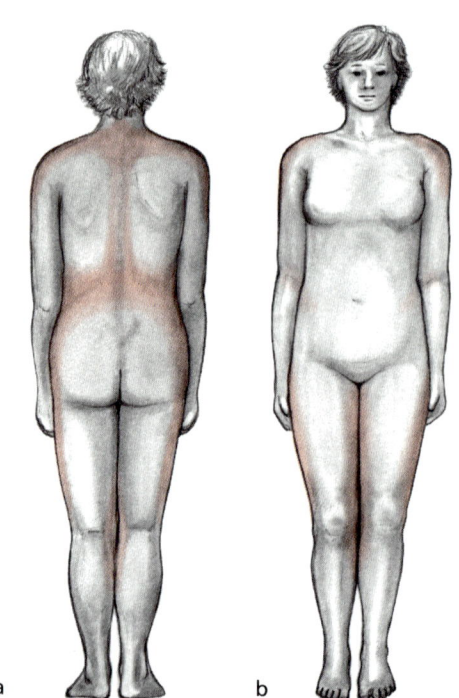

Abb. 61 a, b: Stellen, an denen die Pannikulose bevorzugt auftritt.
a: Sicht von vorne
b: Sicht von hinten

der Pannikulose sind die Orangenschalenhaut und die erschwerte Verschiebbarkeit der Haut gegenüber der Unterhaut.

Lipomatose*

Die Ursache dieser Krankheit ist unklar. Charakteristisch sind viele unter der Haut liegende, meist auf beiden Körperseiten symmetrisch angeordnete Fettgeschwülste, die sich knotig verbacken anfühlen und sich meist am Körperstamm und an den Gliedern tasten lassen. Besonders häufig erkranken daran Frauen nach der Menopause.

Sonderformen dieser „Fettgeschwülste" (Eigennamen: Madelung-Syndrom, Hoffmann-, Zurhelle-Syndrom) entwickeln sich anfangs – meist bei Männern – im Nacken sowie im Bereich des gesamten Halses. Dieses Fettgewebe ist unterschiedlich weich oder hart. Treten diese Geschwülste früh auf, so nehmen sie oft die Form eines Fetthalses an. Die zweite Erkrankungsform besteht in einer Entwicklungsstörung der Haut mit gruppierten Anhäufungen oft gelblich gefärbter Knötchen. In der Lendengegend zeigen sich meist von Geburt an kleine Erhebungen bis zu Bohnengröße mit scharfen Rändern. Sie tasten sich weich und sind nicht druckschmerzhaft.

Gegen diese Lipomatosen müssen sogenannte „Copemansche Knötchen" abgegrenzt werden, die in der Lendenwirbelsäulen- und Kreuzbeingegend überwiegend bei Frauen mit Übergewicht und nicht selten mit einer vermehrten Schwingung der Lendenwirbelsäule (Hohlkreuz) auftreten. Diese nicht seltenen und sehr druckempfindlichen Knötchen sind *Fettgewebshernien* und können radikuläre sowie auch pseudoradikuläre Schmerzen verursachen (S. 45).

Entzündliche Erkrankungen

Pannikulitis

Entzündungen des Fettgewebes können durch Verletzungen ausgelöst werden, aber auch im Rahmen zum Beispiel einer Tuberkulose oder bei Erkrankungen der Bauchspeicheldrüse entstehen. Knotige, teils glattrandig gezeichnete, unter der Haut liegende Zellansammlungen kennzeichnen das klinische Bild. Manche *Pannikulitiden* verlaufen schmerzlos, andere äußerst schmerzhaft. Die Zellansammlungen sind hart oder weich, die darüberliegende Haut erkrankt manchmal mit und bildet Mulden.

Eine spezielle Verlaufsform mit dem Eigennamen *Pannikulitis Pfeifer-Weber-Christian* erfaßt überwiegend Frauen. Sie kann mit Fieberschüben, Abgeschlagenheit, Arthralgien und Gewichtsverlust einhergehen. Am Körperstamm und an den Extremitäten, dort am häufigsten an den Oberschenkeln, treten kleine und größere, oft symmetrisch angeordnete schmerzhafte Knoten auf, die überall im Fettgewebe entstehen und sowohl zusammenfließen, als auch mit der Haut verbacken können. Im weiteren Verlauf können sie sich zurückbilden und Dellen hinterlassen. Geht das Gewebe in diesen Knoten zugrunde und verflüssigt sich (wie Öl), entleeren sie sich nach außen auf die Haut.

Schleimbeutelerkrankungen (Bursopathien)

Schleimbeutel (Bursen) sind *geschlossene Hohlräume* mit einer der Gelenkinnenhaut sehr ähnlichen Auskleidung. Während sich *tiefliegende* Schleimbeutel häufig sehr früh entwickeln können – man spricht auch von *präformierten Schleimbeuteln* – entstehen *oberflächliche Schleimbeutel*, die dicht unterhalb der Haut liegen, *überall dort, wo Druck und Reibung auf Bindegewebe treffen, das über Knochenvorsprüngen liegt.*

Die häufigsten Ursachen von *Schleimbeutelentzündungen* sind *mechanische oder unfallbedingte Schäden*, denen dann eine bakterielle oder nichtbakterielle Entzündung nachfolgen kann. Besonders die um die *Kniescheibe herum lokalisierten Schleimbeutel und die Schleimbeutel an der Achillessehne* sowie über dem *Ellbogengelenk* sind gefährdet.

Schleimbeutelentzündungen sind *streng örtlich begrenzte Erkrankungen* mit *Schwel-*

---

* Auftreten vieler Fettgeschwülste

lungen, Überwärmung und Rötung. Meist gelingt die Diagnose bereits durch die klinische Untersuchung. Wenn die Gicht als „Täter" in Betracht kommt (Kristallnachweis), oder wenn Keimbesiedlung möglich ist, entschließt sich der Arzt zum *Abpunktieren der Flüssigkeit im Schleimbeutel.* Das Punktat muß auf jeden Fall bakteriologisch untersucht werden.

Gute anatomische Kenntnisse des Arztes sind wichtige Voraussetzungen bei der Diagnose einer Schleimbeutelerkrankung: Neben der Ergußanalyse bestimmen belastungsabhängiger Schmerz und Schmerz auch bei Bewegungen gegen Widerstand die Diagnose. Laboruntersuchungen sind meist unauffällig wie auch das Röntgenbild, das lediglich (meist in späteren Phasen) eine Weichteilverkalkung zeigen kann (z. B. am Schultergelenk).

Die häufigsten Schleimbeutelentzündungen spielen sich am großen Rollhügel des Oberschenkelknochens (S. 112), am Kniegelenk (S. 113), am Fersenbein (S. 23) und am Ellbogengelenk (S. 114) ab.

Der *Hüftschmerz* des älteren Menschen wird oft als Arthrose verkannt. Erkrankt der *größte und wichtigste Schleimbeutel* im Bereich des großen Rollhügels am Oberschenkelknochen (S. 112), können tiefsitzende dumpfe Schmerzen, manchmal verknüpft mit Brennen und dem Gefühl von Ameisenlaufen, an der Außenseite des Hüftbereichs/Oberschenkels entstehen. Häufig ist der Schlaf *gestört:* Sie können wegen der *lokalen Schmerzempfindung nicht* auf der *kranken Seite liegen* und erwachen, wenn Sie sich im Schlaf drehen. Ein fester Druck auf den knöchernen Ansatz des großen Rollhügels löst große Schmerzen aus. Im akuten Stadium kann oft eine Schwellung festgestellt werden.

Eine Schleimbeutelentzündung im Bereich zwischen *Fersenbein und Achillessehne* läßt das gesamte Umfeld des Schleimbeutels anschwellen. Das ganze Gebiet ist sehr druckempfindlich, und das Anheben des Fußes, das gleichzeitig einen Druck auf diesen Schleimbeutel ausübt, schmerzt sehr.

Der Schleimbeutel am Ellbogen liegt zwischen Ellbogengelenk und Muskulatur. Er

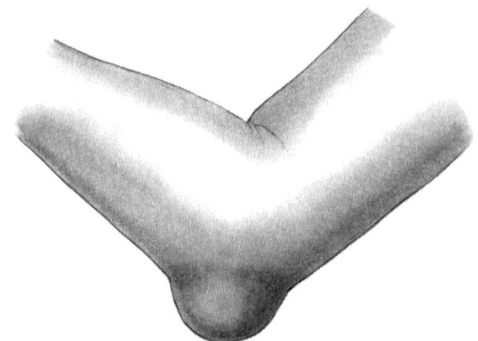

Abb. 62: Schleimbeutelentzündungen am Ellbogengelenk

kann anschwellen, schmerzt aber meist nur, wenn der flüssigkeitsgefüllte Schleimbeutel auf die Umgebung drückt (Abb. 62).

Ein häufig erkrankender Schleimbeutel liegt etwa 5 cm unterhalb der Mitte des Kniegelenks. Eine chronische Reizung in diesem Bereich kann manchmal über dem Schleimbeutel eine leichte Schwellung verursachen. Der Schmerz strahlt ins Kniegelenk aus. Als Patient klagen Sie über Morgensteife bzw. Morgenschmerz. Nachts tritt manchmal Ruheschmerz auf, deshalb legen Sie vielleicht ein Kissen unter die Kniekehle!

Die Voraussage über den Verlauf der Schleimbeutelerkrankungen ist meist gut – vor allem, wenn sie mechanisch oder durch einen Unfall verursacht wurden. Man muß die *auslösenden Faktoren (nichtnatürliche Druckbelastung!)* ausschalten. Das kann bei entsprechenden Berufen durch eine Änderung der Arbeitshaltung, bzw. der Schutzkleidung, bei Sportlern durch eine Umstellung des Trainingsprogramms geschehen.

Mechanisch verursachte Schleimbeutelerkrankungen

Veränderungen an den Zehen bzw. am Fersenbein wie der *Hallux* valgus,* der *Hallux rigidus* oder die sogenannte *Haglund-Ferse* können zu Schleimbeutelentzündungen führen. Beim *Hallux valgus* driftet der große Zeh nach außen (Abb. 63 a).

---

*   Großzehe

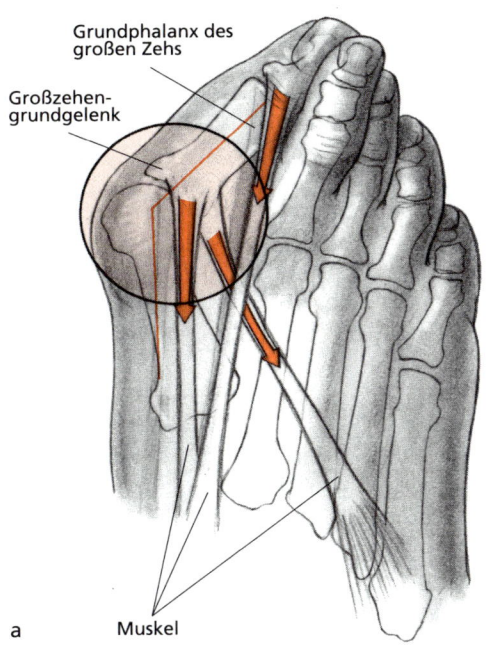 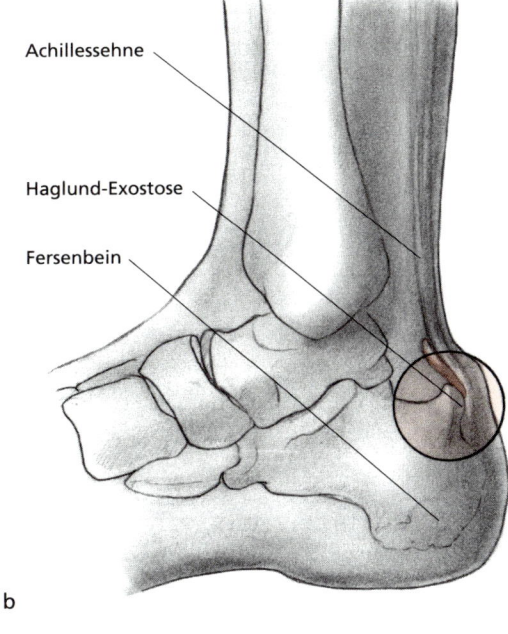

Abb. 63 a, b: Hallux valgus und Haglund-Ferse
a: Hallux valgus
b: Haglund-Ferse

Meist wird der zweite Zeh nach oben abgedrängt und zur „Hammerzehe" umgestaltet. Solche Veränderungen treten vorwiegend bei Frauen auf, die spitze und enge Schuhe tragen. Schmerzen entstehen als Folge einer Entzündung des Schleimbeutels in Höhe des Mittelfußköpfchens.

Ihre Ursache ist die mechanische Reizung durch Schuhwerk, die sich sehr verschieden auswirken kann.

Hallux rigidus heißt die Einsteifung im Großzehengrundgelenk aus verschiedenen Gründen wie Deformationen, vorausgegangener Entzündung oder Verletzung. Örtlich entstehen Schmerzen, Druckschmerz und Schwellung, anfangs lediglich beim Laufen und Gehen. *Vor allem das Abrollen des Fußes tut weh.*

Schmerzen und Schwellungen im Bereich des Achillessehnenansatzes können Folge einer sogenannten *Haglund-Ferse* sein (Abb. 63 b).

Entzündlich-systemisch verursachte Schleimbeutelerkrankungen

Schleimbeutelentzündungen können auch im Rahmen systemisch-entzündlich-rheumatischer Erkrankungen entstehen. *Dazu zählen die schon beschriebene Gicht und die chronische Polyarthritis.* Eine nicht seltene Schleimbeutelerkrankung, die sich im Verlauf der chronischen Polyarthritis entwickelt, ist die sogenannte Baker-Zyste.

Auftretenden Schwellungen in der Kniekehle des erwachsenen Menschen liegen häufig entzündliche Systemerkrankungen zugrunde wie z.B. die c.P. oder der Reiter-Syndrom. Bildet sich im Kniegelenk eines chronischen Polyarthritikers ein umfangreicher Erguß, dann kann ein Teil dieses Ergusses über einen Einbahnstraßen-Effekt, also nur in eine Richtung möglichen Weg, in die Kniekehle gelangen (Abb. 64 a - e). Da diese Ergüsse meist lange Zeit bestehen und deshalb „eingedickt" sind, lassen sie sich manchmal nur schwer abpunktieren.

Die Beschwerden verschlimmern sich beim Gehen und verringern sich in Ruhephasen. Häufig bemerken die Patienten eine eiförmige Schwellung der Kniekehle. Nicht selten hört man den Satz: *„Es ist so, als ob die Sehnen beim Gehen zu kurz sind".*

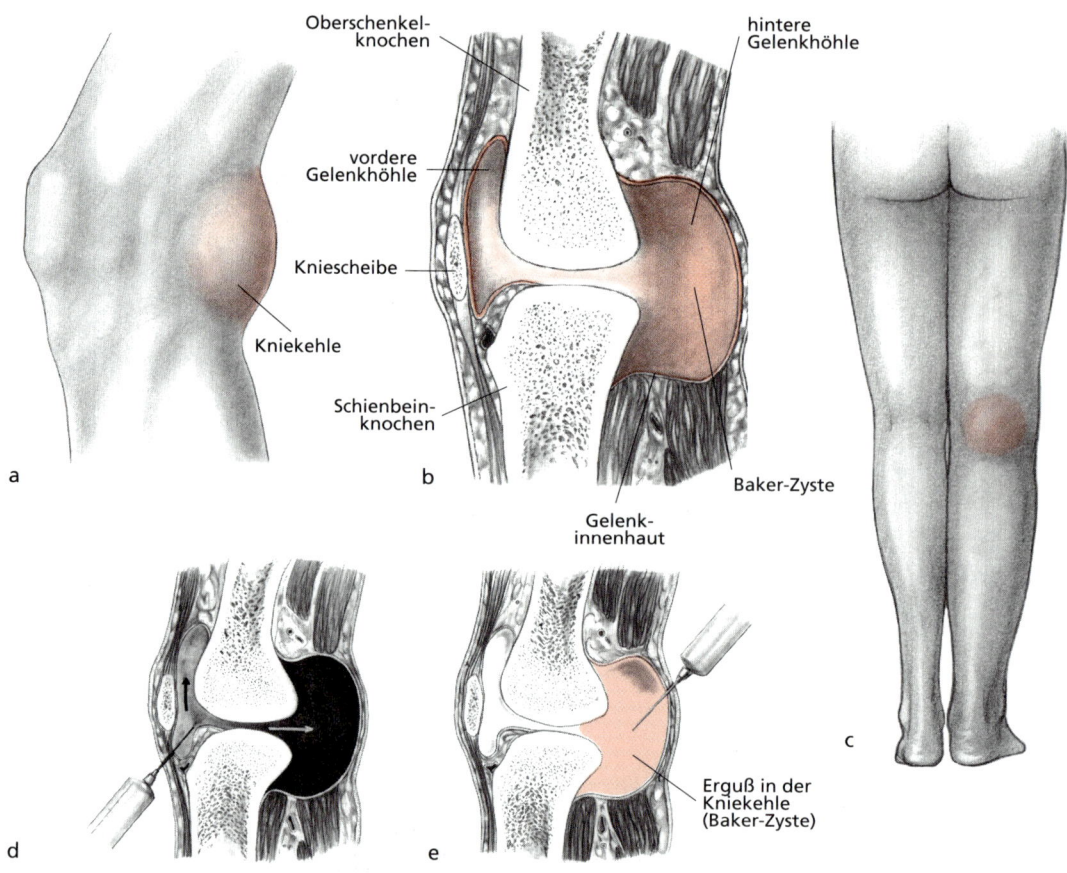

Abb. 64 a - e: Die Baker-Zyste.
a: Vorwölbung der Baker-Zyste in der Kniekehle, seitliche Sicht
b: Anatomie der Baker-Zyste
c: Baker-Zyste im Stehen von hinten
d: Ein Kniegelenkerguß kann zu diesen Baker-Zysten führen und die Streckung des Gelenks behindern. Die Injektion in den vorderen Anteil des Kniegelenks füllt auch die Kniegelenkszyste (Baker-Zyste): Ventilmechanismus.
e: Die Injektion in die Baker-Zyste hat keine Wirkung auf den vorderen Anteil des Kniegelenks: Ventilmechanismus.

Wird das Kniegelenk mit Gewalt gestreckt, kann eine Baker-Zyste „platzen". Es entsteht dann das Bild einer Venenentzündung mit Schwellung, Erwärmung und Druckschmerz der Wade.

Muskelschmerzen durch Fehlhaltung, Belastung und Überbelastung

Der normalen Wirbelsäulenhaltung (Abb. 65 a) stehen *Fehlhaltungen* gegenüber, die meist Ausdruck einer muskulären oder anders verursachten Leistungsstörung des Bewegungsapparats im funktionellen Bereich sind: das heißt *die Wirbelsäule wird nicht mehr ausreichend fest in der natürlichen aufrechten Haltung gestützt*. Daraus kann sich dann eine Erkrankung entwickeln. Im Gegensatz dazu sind *fixierte Fehlformen* unnormale Krümmungen der Wirbelsäule, die sich häufig beim Nachvorn- oder Nachhintenbeugen nicht mehr verändern und sich auch nicht mehr durch das Verbessern der Muskelleistung korrigieren lassen. Auch führen angeborene

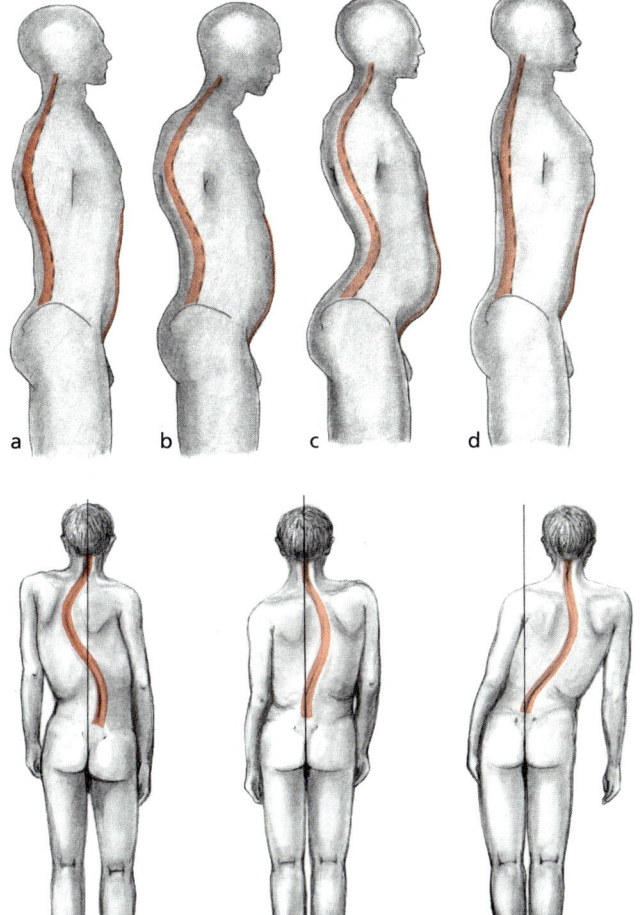

Abb. 65 a - g: Nach vorne und hinten offene Verbiegungen der Wirbelsäule (Kyphosen, Lordosen, Geradhaltungen) und seitliche Verbiegungen der Wirbelsäule (Skoliosen)

a: Normale Haltung

Fehlhaltungen: seitlich betrachtet

b: Rundrücken
c: Hohlrundrücken, die normalen Krümmungen der Hals-, Brust- und Lendenwirbelsäule sind verstärkt (Lendenwirbelsäule: Hohlkreuz)
d: Flachrücken: Alle normalen Krümmungen der Wirbelsäule sind abgeflacht

Fehlhaltungen: von hinten betrachtet

e: Statische Skoliose: Beckenschiefstand bei Beinlängendifferenz
f: Angeborene Skoliose
g: Skoliose mit seitlichem Überhang

Wirbelkörpermißbildungen zu Fehlhaltungen und statischen Störungen (Skoliose, Kurzhals usw.). Unter einem *Rundrücken* (Kyphose) versteht man eine verstärkte Krümmung der Wirbelsäule im Brustwirbelsäulenabschnitt („Buckel"). Muskel- und Bänderschwäche unklarer Art werden für den haltungsschwachen Rundrücken des Kinds verantwortlich gemacht. Die häufigste Ursache der Kyphose ist der Morbus Scheuermann, eine im jugendlichen Alter ablaufende Wachstumsstörung der Wirbel, die sich nicht symmetrisch, sondern keilförmig ausbilden (Abb. 65 b, c). Kyphosen im Erwachsenenalter können durch entzündliche Vorgänge an der Wirbelsäule (Morbus Bechterew) oder durch degenerative Erkrankungen der Wirbelsäule (Spondylosen; Osteoporose = Kalksalzmangel der Wirbelkörper) entstehen. Ein Morbus Scheuermann führt an der Lendenwirbelsäule zum Flachrücken (Abb. 65 d).

Als *Skoliose* bezeichnet man eine Verkrümmung der Wirbelsäule zur Seite. Sehr häufig ist ihre Ursache unklar. Die angeborenen (primären) Skoliosen können auf asymmetrischen Wirbelmißbildungen (Halbwirbel, Keilwirbel usw.) beruhen. Erkennbare Ursachen liegen den Skoliosen zugrunde, die durch einen Beckenschiefstand oder z.B. nach einer vorübergehenden Lähmung entstehen (Abb. 65 e - g).

Der Morbus Bechterew bringt mit zunehmender Krankheitsdauer auch mehr Muskelschmerzen mit sich (S. 48).

Verschleißbedingte Erkrankungen von Gelenken und Wirbelsäule stehen als Ursache für Gelenk- und Rückenschmerzen muskulärer Natur an erster Stelle.

So können an der Wirbelsäule eine *Chondrose* (Höhenabnahme der Wirbelscheibe) oder eine *Osteochondrose* (zusätzlich verdichten sich die knöchernen Deck- und Grundplatten der Wirbelkörper) und auch eine *Spondylose* (es bilden sich an den Wirbelkörpern Knochenzacken) zu muskulären Schmerzen führen. Auch die Instabilität einzelner Bewegungsabschnitte der Wirbelsäule kann zu einer mechanischen Fehlbelastung der kleinen Zwischenwirbelgelenke führen, aus der dann Spondylarthrosen werden, die in der Entstehung von muskulären Rückenschmerzen eine wichtige Rolle spielen.

Muskelschmerzen, die von der Wirbelsäule ausgehen, werden gut durch die schon beschriebenen Haltungsstörungen bzw. Fehlhaltungen erklärt. Eine Fehlhaltung der Wirbelsäule, die bereits zu einer verstärkten Anspannung der Muskulatur geführt hat, kann dann durch – *eine psychische Belastung oder einen Kältereiz* – weitere schmerzhafte Muskelverspannungen auslösen.

Während *muskuläre* Schmerzen durch Arthrosen oder Arthritiden durch Fehlstellungen usw. (S. 45) erklärt werden können, spielt das schon besprochene *pseudoradikuläre Syndrom* (S. 45) für die Wirbelsäule und den dort entstehenden muskulären Schmerz eine dominierende Rolle. Irritationen, denen eine Störung der Wirbelsäule in einem bestimmten Wirbelsäulenabschnitt zugrundeliegt, führen zu einer sich an *bestimmte Hautabschnitte* haltende Schmerzprojektion (Abb. 66). *Lähmungen und Empfindungsstörungen fehlen.*

Allerdings kann auch schon die *nachts durch falsches Liegen* erzwungene Mehrarbeit der Muskulatur zum Muskelhartspann und über die beschriebenen Mechanismen zum muskulären Schmerz führen.

Weitere *Ursachen für diese pseudoradikulären Syndrome sind* auf bestimmte Wirbelsäulenabschnitte beschränkte Funktionsstörungen entweder als Blockierung oder Lockerung.

Auslösend können auch Erkrankungen von Wirbelsäulenbändern, die Reizung der Gelenkkapsel von Wirbelgelenken bzw. von Triggerpunkten im Bereich der stammnahen Muskulatur wirken (Abb. 67 a bis d; Abb. 68 a bis c). Ausgehend von diesen Ursachen (die Basis ist also in aller Regel eine funktionelle Fehlstellung eines Bewegungsbereichs) entwickeln sich Muskelhartspann und Muskelschmerzen, die meist auch auf die Sehnen

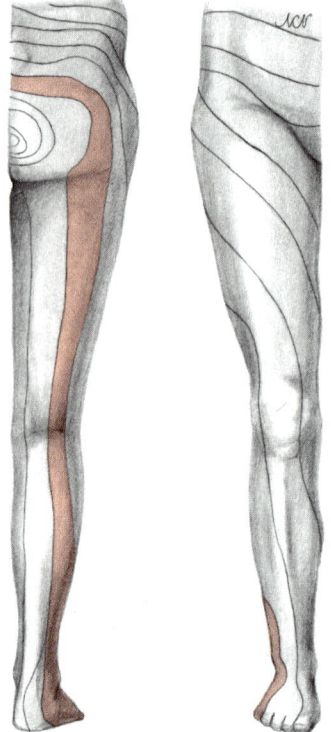

Abb. 66: Dermatom
Wenn Nervenwurzeln oder -äste irritiert werden, reagiert die durch sie versorgte Haut mit einem gestörten Empfinden (z.B. gesteigerte oder verminderte Schmerz- und Wärmeempfindung, Mißempfindungen wie Kribbeln usw.) – Dermatom. In diesem Bild wird die Nervenwurzel des 1. Kreuzbeinwirbels bedrängt: Im orange gekennzeichneten Streifen entstehen die beschriebenen Störungen.

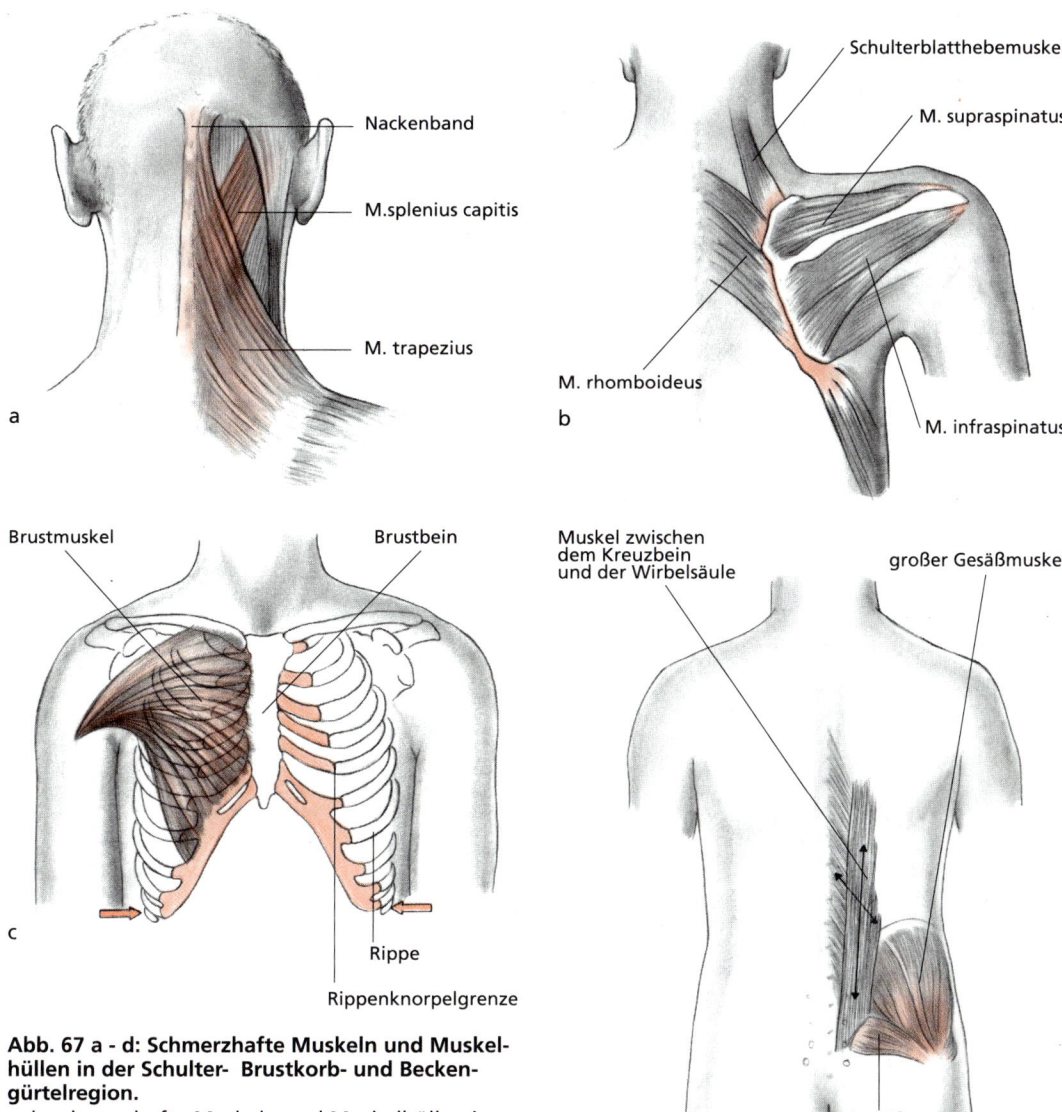

Abb. 67 a - d: Schmerzhafte Muskeln und Muskelhüllen in der Schulter- Brustkorb- und Beckengürtelregion.
a, b: schmerzhafte Muskeln und Muskelhüllen in der Schulterregion
c: in der Brustkorbregion
d: in der Beckengürtelregion

übergreifen, nicht selten in „kettenförmiger Anordnung". Die häufige Lokalisation von Muskel-/Sehnen-Erkrankungspunkten zeigt Abb. 69 a, b (S. 108).

Auf *bestimmte Körperzonen begrenzte Schmerzen von Muskeln und Sehnen lokalisieren sich* am häufigsten an der *Hals- und Lendenwirbelsäule*. Sehr oft läßt sich die Frage nach der zugrundeliegenden Störung (muskulär oder durch einen Sehnenschaden) nicht entscheiden. Lokalisierte Muskel-/Sehnenschmerzen entwickeln sich meist im Rahmen von Überlastungssyndromen. *Nicht jeder Kreuzschmerz läßt sich als mechanische Störung erklären*. Auch Erkrankungen der Nieren, des Magen-Darm-Trakts, Monatsblutungen, allgemein Frauenerkrankungen sowie Haltungsschäden von Kindern und Jugendlichen können *Muskelschmerzen* auslösen. Kreuzschmerzen sind häufig auch *Symptom*

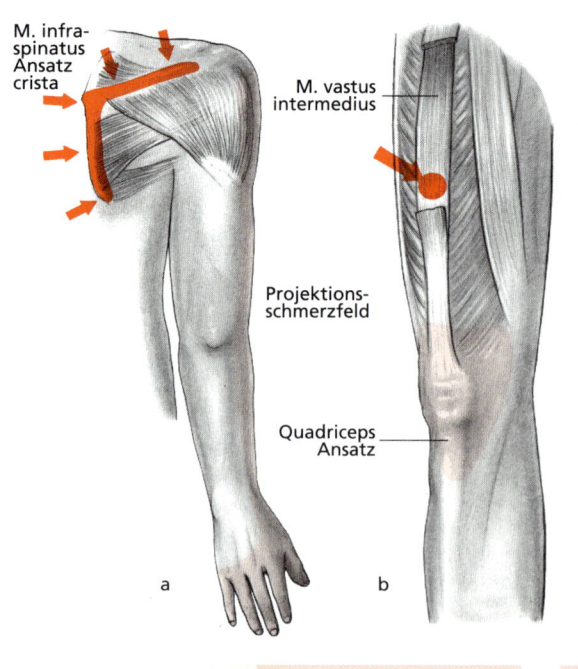
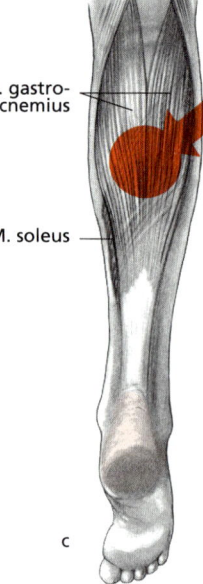

Abb. 68 a - c: Der Druck auf bestimmte Auslösepunkte löst im Zielgebiet (Projektionsfeld) Schmerzen aus:
a: So der Druck auf bestimmte Teile des M. infraspinatus an der Außenseite des Oberarms
b: Der Druck auf einen Teil des Oberschenkelmuskels durch Schmerzen an der vorderen Seite des Beines um die Kniescheibe herum und unter ihr.
c: Der Druck auf zwei Unterschenkelmuskeln löst Schmerzen am hinteren unteren Anteil der Ferse aus.

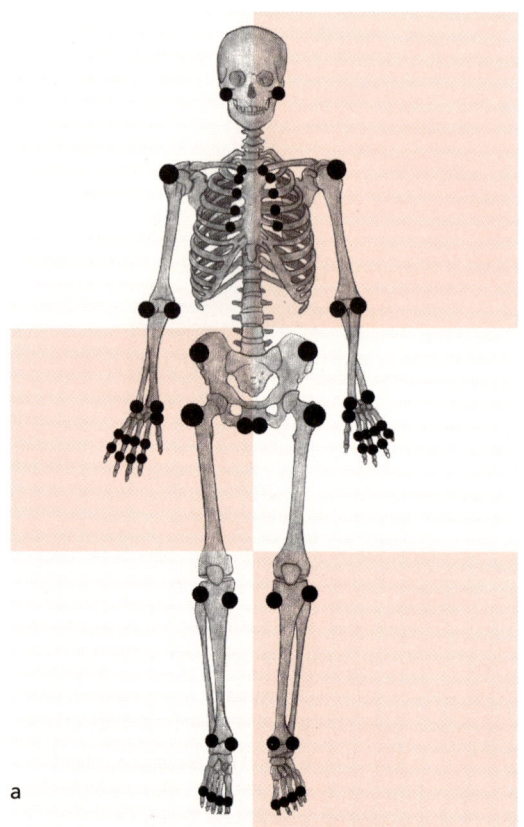
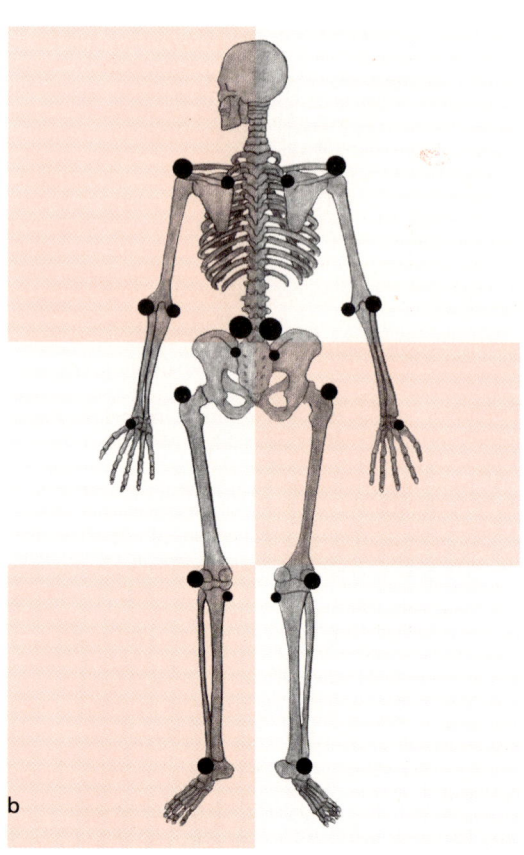

Abb. 69 a, b: Lokalisation der Muskelsehnenerkrankungen und Sehnenansatzerkrankungen bei Muskelsehnenschmerzen des gesamten Körpers:
a: Vorderseite   b: Rückseite

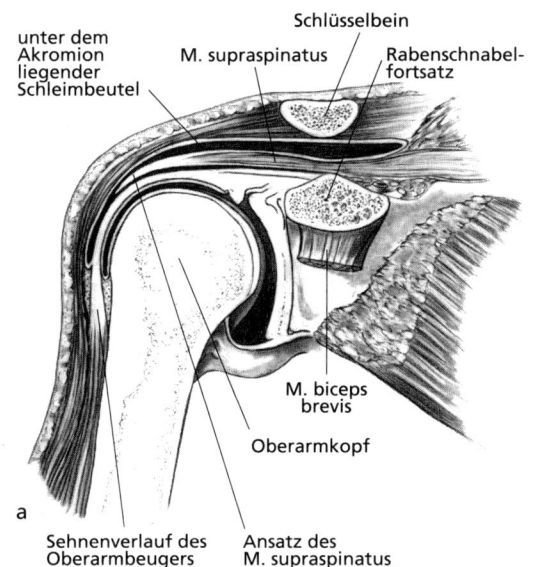
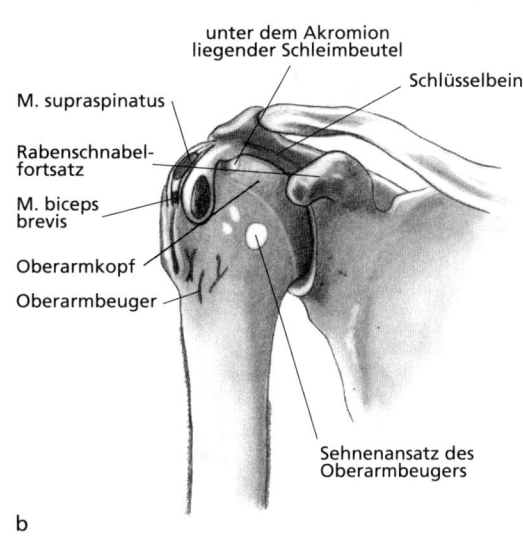

Abb. 70 a, b: Anatomie des Schultergelenks.
a: mit Muskulatur
b: ohne Muskulatur

der *Osteoporose*, des Schwundes von Knochensubstanz in den Wirbelkörpern. Nicht zuletzt werden *seelische Probleme* gerade an der *Wirbelsäule psychosomatisch sichtbar*: Ungelöste Konflikte, psychischer Streß verursachen oft unklare Kreuzschmerzen.

Während lokalisierte Muskelverspannungen einschließlich der Kettensehnenerkrankung meist Ausdruck eines lokalen Geschehens sind, treten den ganzen Körper angreifende Muskel- und Sehnenkrankheiten am häufigsten durch die Einwirkung psychischer Faktoren oder bei systemischen Ganzkörpererkrankungen auf. Diese Krankheiten werden als Fibromyalgiesyndrom oder polytope Myotendopathie bezeichnet und auf S. 121 beschrieben.

„*Muskelrheumatismus*" gibt es noch in sehr vielen anderen und verschiedenen Formen. So spielt die Muskelentzündung bei den sogenannten *Kollagenosen* eine bedeutende Rolle und hat einen eigenen Stellenwert in der Form der Polymyositis bzw. Dermatomyositis (siehe S. 86). Sie ist auch häufig Bestandteil der *Sklerodermie* (siehe S. 85). *Muskelentzündungen* sind durch Muskelschwäche und -schwund, durch geringen Schmerz und durch eine Erhöhung der Muskelenzyme im Blut charakterisiert.

Kombinierte Weichteilerkrankungen

Die knöchernen Gelenkanteile sind von Weichteilen umgeben, die für das Gelenk überaus wichtig sind, da sie Schutz, Führung und Bewegungsausmaß bestimmen (als Beispiel die Schulter: Abb. 70 a, b). Bänder, Sehnen, Sehnenansätze, Muskeln, Schleimbeutel und Muskelhüllen können *einzeln oder in Kombination erkranken*.

Lange Zeit sprach man von Periarthritiden*. Erst als degenerative, also verschleißbedingte Veränderungen als überwiegend ursächlich erkannt wurden, entstand der Begriff „Periarthrose". Dem jetzigen Wissensstand nach geben entweder degenerative oder entzündliche Bedingungen – je nach Situation – den Ausschlag. Aus diesem Grund und auch, da klinisch nur selten die Unterscheidung zwischen Periarthritis und Periarthrose gelingt, hat sich der Oberbe-

---

*   peri = um/herum

griff „Periarthropathie"* durchgesetzt. Unabhängig von der zugrundeliegenden Ursache definiert der Begriff „Periarthropathie" also Schmerzen in den Weichteilen, die Gelenke umgeben.

Periarthropathien können akut oder subakut** verlaufen, immer wieder ganz neu auftreten, aber auch chronisch Schmerzen verursachen und sich sowohl bei jüngeren als auch älteren Menschen entwickeln. Alle Gelenke können zum einen degenerativ, zum anderen im Rahmen einer entzündlichen Grunderkrankung an einer Periarthropathie erkranken.

Am häufigsten erkranken Schulter-, Knie-, Hüft-, Ellbogen- und Fußgelenke. Da am Schulter- und Ellbogengelenk die Erkrankung der Sehnen und Sehnenansätze, am Kniegelenk die Erkrankung der Bänder, Sehnen und Schleimbeutel und am Hüftgelenk die Erkrankung der Sehnenansätze überwiegen, sind Anamnese, also Krankengeschichte, und exakte Untersuchung des Gelenks – wobei das Tasten Vorrang hat – überaus wichtig.

Schmerzen entstehen in Abhängigkeit von mechanischen Bedingungen (Druck, Reibung, Dehnung, Anspannung) oder thermischen Einflüssen (Unterkühlung, Durchnässung).

Röntgen- und Laboruntersuchungen sind wichtig, um von Anfang an andere (Gelenk-?) Krankheiten ausschließen zu können. Weichteilrheumatische Veränderungen kann ein Röntgenbild nur dann erfassen, wenn sich Kalkeinlagerungen in Sehnen oder Schleimbeuteln oder Verknöcherungen in Sehnen gebildet haben. Für diese Erkrankungen spielt die Bildgebung durch Ultraschall eine wichtige Rolle. Laboruntersuchungen verlaufen in der Regel negativ.

Schultergelenk: Erkrankung seines Weichteilmantels (Periarthropathia humeroscapularis)

Das Schultergelenk kann durch Ruhigstellung, nach Verletzungen oder neurologischen Schäden erkranken: Die Schulter versteift; sie ist in allen Bewegungsebenen gehemmt: Periarthropathia humeroscapularis ankylosans (P.hs. ankylosans).

Das wohl häufigste Krankheitssyndrom, die Periarthropathia humeroscapularis tendopathica simplex (P.hs. simplex) verbindet Erkrankungssymptome von Sehnen mit Sehnenscheidenentzündungen oder Schleimbeutelentzündungen (unterhalb des knöchernen Schulterdaches).

Schmerzen entstehen beim Drehen und seitlichen Anheben des Arms. Mechanische Belastung kann diese Schmerzen verschlimmern. Entsprechend den anatomischen Gegebenheiten hat es sich bewährt, dieses Krankheitsbild in ein Supraspinatussyndrom* (S. 111) sowie ein Bizeps-longus-* bzw. Bizepsbrevis-Syndrom* (S. 111) einzuteilen. Die genannten Sehnenansätze erkranken meist kombiniert – selten einzeln.

Nur das genaue anatomische „Aufspüren" der erkrankten Weichteile erlaubt dann eine entsprechende Therapie.

Die häufige P.hs. simplex kann rezidivierend**, subakut und chronisch verlaufen. Täglich sich wiederholende schädliche Bewegungen der Schulter sind nicht allein verantwortliche Ursache. Das Krankheitsbild kann auch entstehen, wenn ganz andere Krankheiten des Nerven-, Muskel- oder Gefäßsystems, oder wenn Halswirbelsäulensyndrome die Schulter beeinflussen.

Die Diagnose dieses Krankheitsbilds beruht überwiegend auf klinischen Funktionsprüfungen (Tab. 15) der einzelnen Muskeln (Seite 57). Während Laboruntersuchungen für die Diagnose keine Rolle spielen, können Röntgenaufnahmen manchmal diagnostische Hinweise geben, ohne allerdings Beweiskraft zu haben.

---

*   Erkrankung des Weichteilmantels eines Gelenks
**   weniger heftig verlaufend

*   Oberarm/Schultermuskulatur (siehe Abb. 70 a, b, Seite ®®)
**   wiederkehrend

Tab. 15

Schmerz und Funktionsstörungen bei den verschiedenen Formen der Periarthropathia humeroscapularis		
	Schmerz	Funktionsstörung
chronische Periarthropathie	++	+
akute Periarthropathie	+++	+++
„Frozen shoulder"	(+) ø	+++

Schmerzen der Sehne des Supraspinatusmuskels

Das Betasten der Sehnenansatzstelle (Abb. 70 a, b) löst den Supraspinatusschmerz aus. Dieser Muskel zieht vom Schulterblatt zum großen Oberarmbeinhöcker. Schmerzen treten durch die muskuläre Anspannung, das seitliche Heben des Arms zwischen 80 und 120° auf – der Sehnenansatz und ein Schleimbeutel müssen sich durch eine knöcherne Enge zwängen: der schmerzhafte Bogen (Abb. 71 a - c).

Schmerzen der Sehnen des langen und kurzen Bizepsmuskels

Wie beim geschilderten Supraspinatussyndrom entstehen Schmerzen während der Erkrankung der langen Bizepssehne auch durch

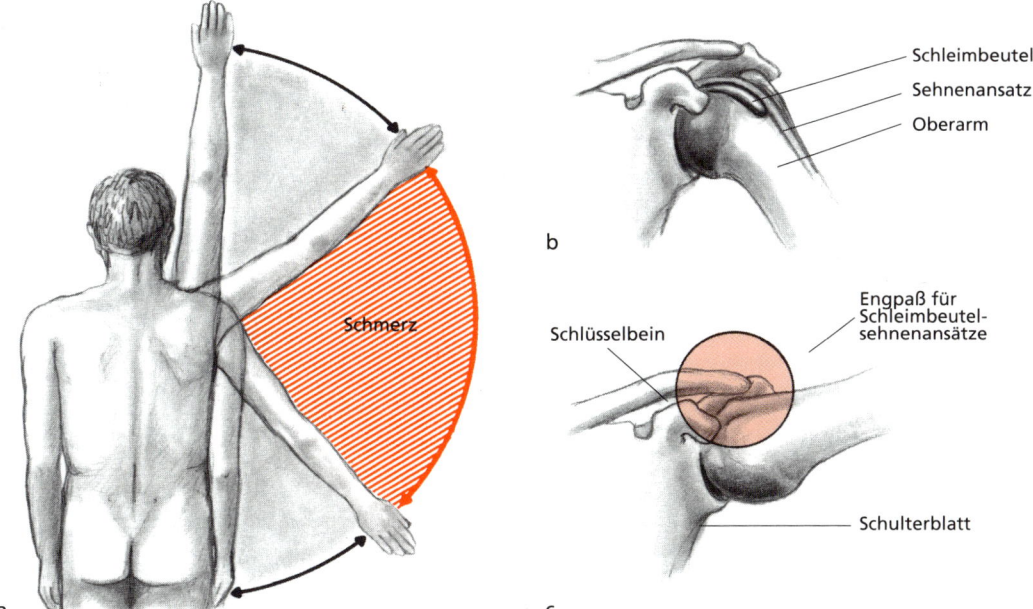

Abb. 71 a - c: Der schmerzhafte Bogen
a: Bewegungen bis zu einem gewissen Grad sind schmerzfrei, Schmerzen im orange schaffrierten Teil und werden im darüberliegenden Teil wieder schmerzfrei
b: Anatomie des Schultergelenks: Schleimbeutel, Sehnenansatz, Oberarm
c: Beim Abheben des Arms vom Körper weg werden Schleimbeutel und verschiedene Sehnenansätze durch eine Enge (oranger Kreis) unter dem knöchernen Schulterdach hindurchbewegt. Das ist ein Grund, warum Bewegungen bis zu einem gewissen Grad schmerzfrei - ab einem gewissen Grad schmerzhaft und dann wieder schmerzfrei werden.

Bewegungen des Armes nach vorne *gegen Widerstand*. Besonders *Kombinationsbewegungen* sind im Rahmen des Bizeps-longus-Syndroms sehr *schmerzhaft: das Anziehen einer Jacke, die Korkenzieherbewegung, der Schürzengriff*. Der typische Schmerz sitzt in der vorderen Schulterpartie und verstärkt sich bei Beugung und Drehung des Unterarms. Das selten allein auftretende Bizeps-brevis-Syndrom kennzeichnet sich durch den Druckschmerz an der kurzen Bizepssehne am Rabenschnabelfortsatz (Abb. 71 a - d).

Hüftgelenk: Erkrankung seines Weichteilmantels (Periarthropathia coxae)

Schmerzen im Bereich des Hüftgelenks werden häufig durch den *erkrankten Weichteilmantel* ausgelöst (Abb. 72 a, b). Oft denken Arzt und Patient dann an eine *Hüftgelenkarthrose*, deren Anfangs- oder Begleitsymptome auf eine Periarthropathia coxae hindeuten können. Die an der Außenseite des Oberschenkels in Richtung Kniegelenk ausstrahlenden Schmerzen werden oft mit Schmerzen verwechselt, wie sie beim „Ischias" auftreten. Das Tasten bestimmter Punkte an der Außenseite des Oberschenkels und eine kombinierte Beuge- und Heranziehbewegung der Hüfte/des Oberschenkels können diese Beschwerden auslösen.

Nicht nur aktive Bewegungen des Hüftgelenks verursachen Schmerzen; sie *treten auch nachts auf, wenn der Patient nur auf der erkrankten Seite liegt*. Diese Schmerzen können sehr intensiv sein. Häufig ist das Röntgenbild aber völlig unauffällig.

Kniegelenk: Erkrankung seines Weichteilmantels (Periarthropathia genu)

Nicht selten klagen Patienten über Kniegelenkbeschwerden; das Röntgenbild aber erweist sich als unauffällig: Die Beschwerden des Patienten werden dann nicht manchmal vom Arzt nicht „ernstgenommen". Gerade der Kniegelenkbereich aber zeigt eine *ausgeprägte Mischung von Symptomen erkrankter Gelenkkapseln, Bänder und Sehnenansätze*.

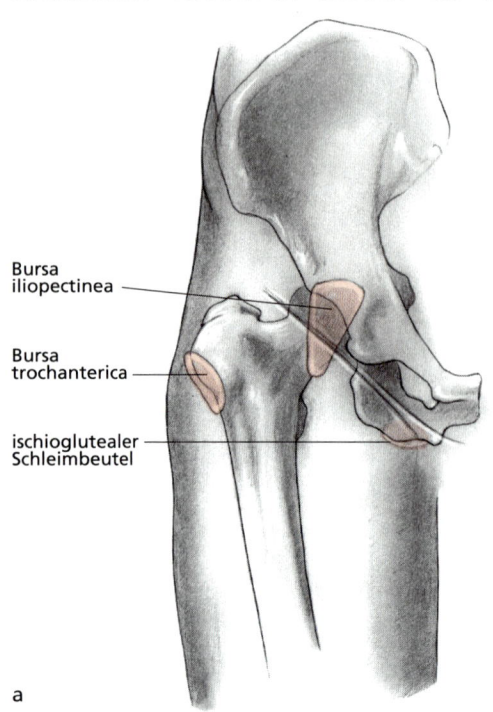
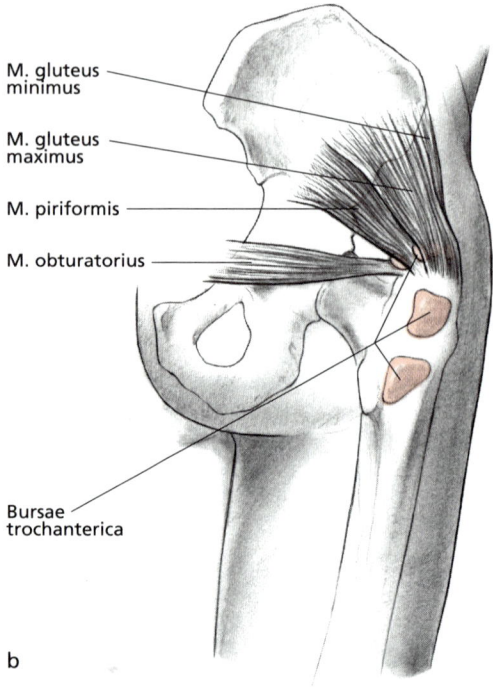

Abb. 72 a, b: Der Weichteilmantel des Hüftgelenks:
a: Ansicht von vorne
b: Ansicht von hinten

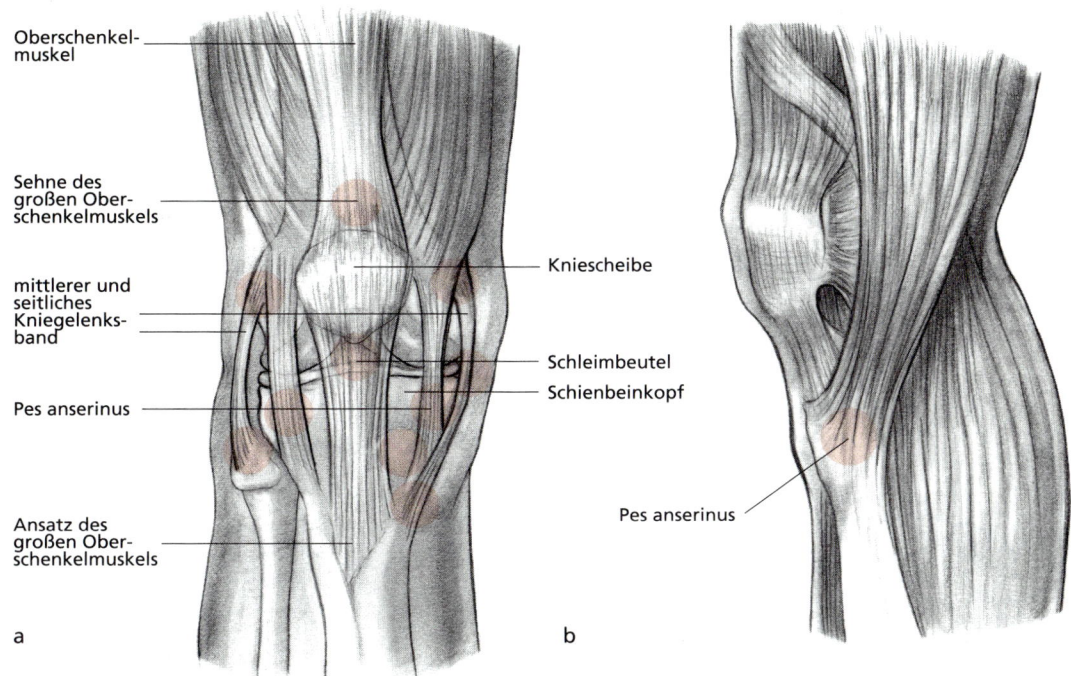

Abb. 73 a, b: Weichteilanatomie und druckempfindliche Punkte am Kniegelenk.
a: Ansicht von vorn b: seitliche Ansicht

Die Periarthropathia genu kann *ein frühes Symptom einer beginnenden Kniegelenkarthrose* sein, oder auch nur zusätzliche Schmerzen bei schon bestehender Kniegelenkarthrose bzw. einer Erkrankung der *Menisci* verursachen. Besonders druckempfindliche Stellen befinden sich an den in Abb. 73 a, b dargestellten Orten.

Der Beginn der Bewegung schmerzt besonders stark. Weitere Bewegung dagegen bessert dann den Schmerz. Charakteristisch für alle Weichteilerkrankungen der Gelenke (also Periarthropathien) ist ihre *Anfälligkeit gegenüber Unterkühlung und Überanstrengung.* Entzünden sich (meist durch mechanische Einwirkung) im Verlauf der Erkrankung Schleimbeutel oder Sehnenscheiden, *ändern sich die Symptome*: Ruhe und Entlastung bessern den Schmerz, Bewegung und Druck verschlimmern die Beschwerden. Weichteilschmerzen sind umso größer, je instabiler das Kniegelenk ist. Manchmal finden sich im Röntgenbild oder in der Arthrosonographie Weichteilverkalkungen in den Sehnen und Schleimbeuteln um das Knie herum.

Ellbogengelenk: Erkrankung seines Weichteilmantels (Periarthropathia cubiti)

Schmerzen am außen oder innen gelegenen Anteil des Ellbogengelenks sind häufig (Abb. 74 a, b).

Nicht selten lösen *monotone manuelle Tätigkeiten* (beruflich: Kellner, Fliesenleger, Dreher, Montagearbeiter, Schreibmaschineschreiben, Computertätigkeiten und auch Hausfrauenarbeit) diese Schmerzen aus. Auch *körperliche Zwangshaltungen der Halswirbelsäule* (z.B. Kranfahrer, Uhrmacher) und *körperlich schwere Arbeit* (Brunnenbauer, Arbeiter in der Landwirtschaft) können zu diesem Krankheitsbild führen. Nur selten dagegen entwickeln sich diese Schmerzen als Folge falscher Techniken im Sport, was zu ihrer Bezeichnung wie *„Tennis-Ellbogen"* und *„Golf-Ellbogen"* geführt hat.

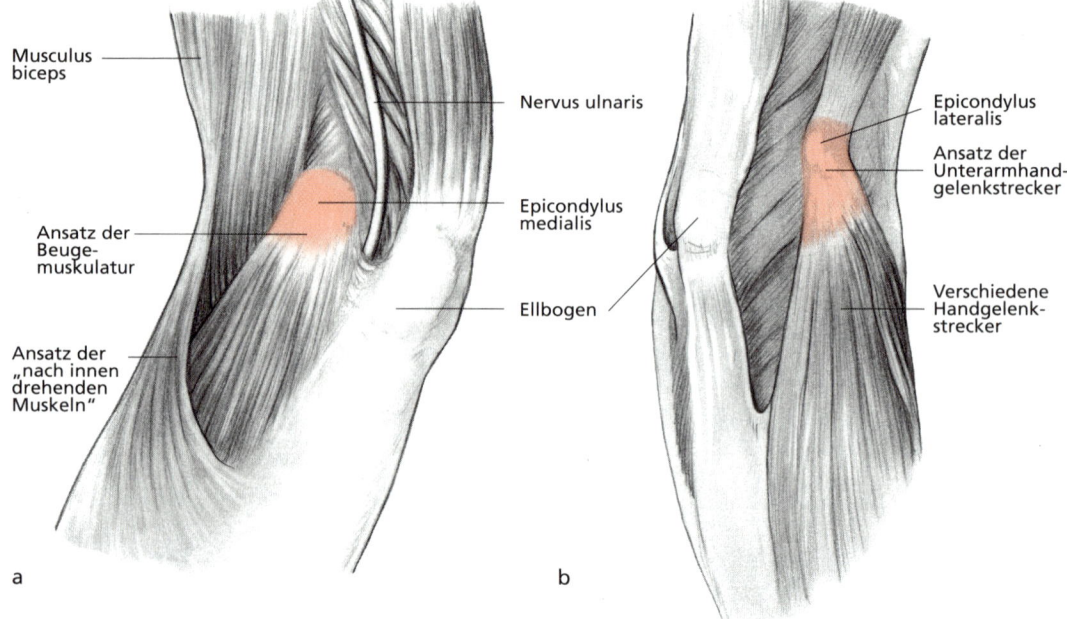

Abb. 74 a, b: Weichteilanatomie und druckschmerzhafte Bereiche am Ellbogengelenk:
a: Darstellung des medialen (an der Kleinfingerseite liegenden) Epikondylus, an dem die Beugemuskulatur ansetzt. Dieser Ansatzpunkt reagiert mit einem „Golfellbogen", wenn er überbelastet wird (Ansicht von innen).
b: Darstellung des Ansatzes der Handgelenkstreckmuskulatur am seitlichen Anteil des Oberarms (Epicondylus lateralis). Überbelastung des orange unterlegten Teils führt zum sogenannten „Tennisellbogen" (Ansicht von außen)

Führende Symptome sind *Druckschmerzen* am betroffenen Anteil des Oberarmknochens, die sowohl in den Oberarm als auch hinunter zur Hand ausstrahlen können.

Erkrankungen der Nerven

Allgemeines über Kompressionssyndrome

In diesem Abschnitt sollen nicht die *klassischen Nervenkrankheiten* besprochen werden, die in das *Fachgebiet der Neurologie* fallen, sondern zwei wichtige Beispiele von Erkrankungen von Nerven durch mechanischen Druck:

Schmerzen und Befundbild, die bei einer Verengung des Wirbelloches (der Wirbellöcher) entstehen, durch das die Nervenfasern des *N. ischiadicus* („Ischias") hindurchlaufen (Abb. 75 a - c) und Schmerzen und Empfindungsausfälle, die sich durch die Kompression des *N. medianus im Karpaltunnel* entwickeln (Abb. 76 a, b).

Beiden Krankheitsbildern liegt also eine *mechanische Ursache* zugrunde: eine *Verengung* der Stelle, *an der ein Nerv verläuft*, wodurch *Druck auf diesen Nerv entsteht*. Es folgt die *Reizung/Schädigung des Nervs*, die heftige Schmerzen, aber auch (muskuläre) Funktionsausfälle verursachen kann. *Druck* bzw. eine dieser mechanischen Situation ähnelnde Ursache *kann* sowohl von *außen* als auch von *innen* ausgehen:

Ein gutes Beispiel für eine Kompression eines Nervs von außen ist die sogenannte *„Parkbanklähmung"*: Darunter versteht man das Zusammendrücken des N. radialis, das entsteht, wenn ein auf einer Parkbank Schlafender seinen Kopf auf den Arm legt und dieser Arm auf der Oberkante der Bank ruht. Diese Kompression führt dann zu den entsprechenden Beschwerden.

Häufige Symptome, die bei *peripheren Nervenkompressionssyndromen** entstehen, zeigt

---

* Krankheitsbilder, die durch das Zusammendrücken und Einengen von Nerven entstehen

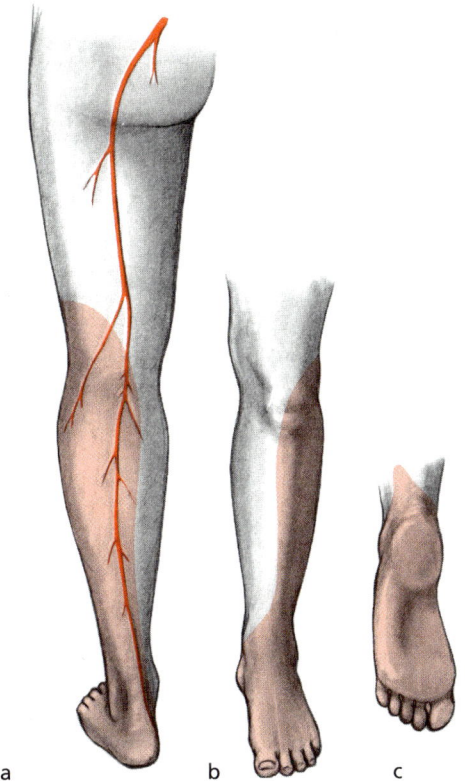

Abb. 75 a - c: Empfindungsstörung bei Kompression des N. ischiadicus:
a: Verlauf des N. ischiadicus – Ansicht von hinten
b: Vom N. ischiadicus versorgtes Gebiet: Ansicht des Unterschenkels von vorn
c: Vom N. ischiadicus versorgte Gebiete - Fußsohle

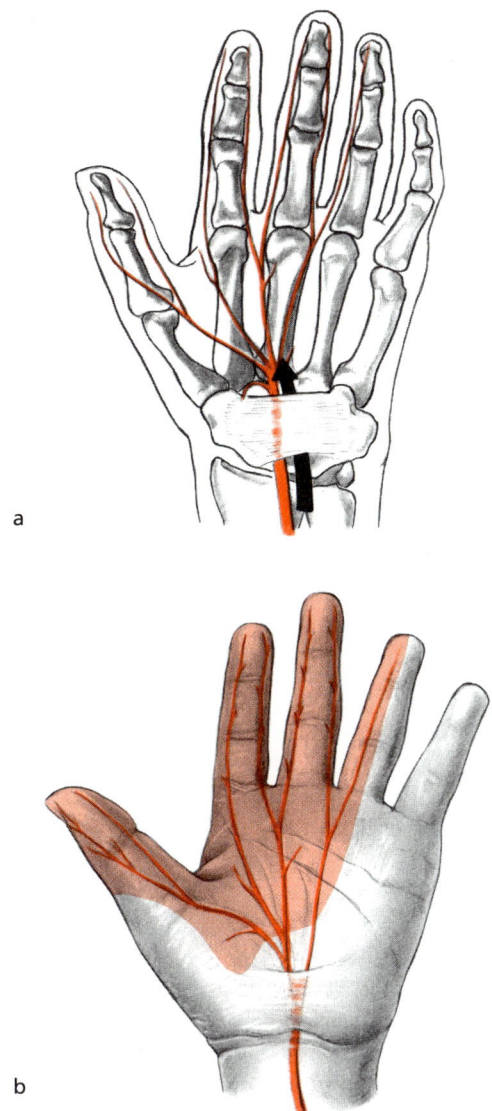

Abb. 76 a, b: Anatomie des Karpaltunnels und sensible Ausfälle bei Kompression des N. medianus:
a: Anatomie des Karpaltunnels
b: Vom N. medianus versorgtes Gebiet

Tab. 16. Es sind Schmerzen unterschiedlicher Art, die ausstrahlen können (aber nicht müssen). Klopfen auf die entsprechende Stelle kann Schmerz auslösen. Zudem kann es zu Mißempfindungen oder dem Ausfall von Empfindungen kommen. Auch der vegetative Anteil der nervalen Versorgung (Schwitzen, Ernährung der Haut usw.) kann darunter leiden.

Bei längerdauernder Kompression eines Nervs kann der Neurologe über das *Elektromyogramm und Elektroneurogramm* nahezu immer eine Veränderung der motorischen oder/und sensiblen Nervenleitungsgeschwindigkeiten feststellen.

Erkennt man die Grundkrankheit, die diesen Symptomen zugrundeliegt, *führt eine Behandlung und Besserung der Grunderkrankung zum Verschwinden der Nervenkompression.*

Kompression des N. medianus im Karpaltunnel (Karpaltunnelsyndrom)

Handwurzel und Querband (Abb. 76 a) bilden den Karpaltunnel. In ihm verläuft der N. medianus. Dieser Nerv kann „in Nöte kommen" das heißt, komprimiert werden zum einen

Tab. 16

Symptome peripherer Nervenkompressionssyndrome
• *Spontanschmerz mit Ausstrahlung* • *Klopfschmerz (Ausstrahlung möglich)* • *Druckschmerz (ohne Ausstrahlung)* • *Überempfindlichkeit (ohne Ausstrahlung)* • *Mißempfindlichkeit (ohne Ausstrahlung)* • *Unempfindlichkeit (ohne Ausstrahlung)*
• *Narben, Schwellung bis zur Deformierung* • *Muskelschwäche* • *Vermehrte oder verminderte Schweißsekretion* • *Ernährungsstörung von Haut und Hautanhangsgebilden* • *„Elektrische Sensationen" durch Beklopfen des Nervenkompressionsortes* • *Nervenleitgeschwindigkeit und Elektromyogramm sind verändert*

- *durch eine Vermehrung des Inhalts dieses Karpaltunnels:*
- z.B. im Rahmen von Sehnenscheidenentzündungen bei chronischer Polyarthritis,
- durch Wasseransammlungen (in der Schwangerschaft, im Klimakterium, bei Unterfunktion der Schilddrüse),
- durch Blutungen und Venenverschlüsse,
- ohne erkennbare Ursache (anlagebedingte Bauplanabweichung des Tunnels).

Auch kann sich der *Gleitraum* für den N. medianus *verengen*, und zwar zum einen
- knöchern (Frakturen, Veränderungen der knöchernen Bauplansituation),
- durch Narbenbildungen nach Verletzungen,
- durch Ausstülpungen des Querbandes, vom Handgelenk ausgehend.

Die Erkrankung beginnt meist schleichend. Flüssigkeitsanreicherung (z.B.) während der *Schwangerschaft und Stillzeit* kann dafür unter anderem verantwortlich sein. Wichtig sind deshalb Ihre *krankengeschichtlichen Angaben*: Handgelenksverletzungen oder degenerative Veränderungen (Arthrosen) Ihrer Handgelenke oder auch der Daumensattelgelenke?

Führende Beschwerden sind Gefühlsstörungen an den Beugeseiten des Daumens bis einschließlich zur daumenwärts gerichteten Hälfte des Ringfingers mit vermehrtem oder vermindertem Schwitzen, mit Mißempfindungen (Brennen, Kribbeln, Taubheits- oder Pelzigkeitsgefühl bzw. Schwellungsgefühl; Abb. 76 b, S. 115). Sehr häufig bejaht der Patient die Frage des Arztes nach *Schmerzen in der Nacht*. Diese Schmerzen lassen sich, und das ist sehr charakteristisch, *bessern*, wenn Sie Ihre aus dem *Bett hängende Hand* (Verteilung der angestauten Flüssigkeit im Karpaltunnel) *ausschütteln*.

Einem *Anfangsstadium* mit typischen und nicht genau begrenzbaren Beschwerden im Handbereich folgt das *Stadium*, in dem der Nerv bereits irritiert ist: Sie bemerken eine *zunehmende Kraftlosigkeit der Hand und fühlen sich ungeschickt*: Das zeigt sich zum Beispiel im Fallenlassen auch leichter Gegenstände. Beeinträchtigt wird auch das Tastgefühl der betroffenen Finger.

Etwas *später* folgen *ausgeprägtere Schmerzen* und häufig nächtliche Schmerzattacken. Die *Funktionsbehinderungen*, vor allem in Form morgendlicher Greifunfähigkeit, *nehmen zu*. In diesen und den folgenden Stadien gibt es für den Arzt eine Reihe *diagnostischer*

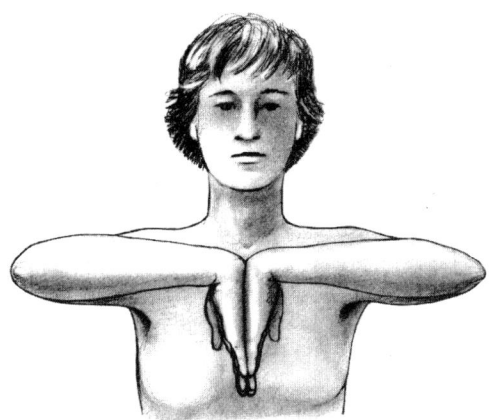
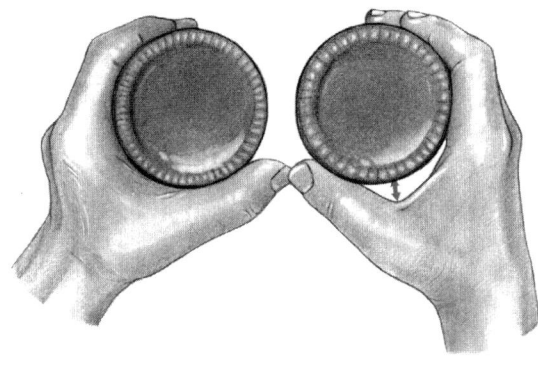

Abb. 77: Das Phalensche Zeichen:
Die Rücken der gebeugten Hände werden für 30 Sekunden aneinandergepresst. Dadurch können Symptome eines Karpaltunnelsyndroms provoziert werden.

Abb. 78: Das Flaschen-Zeichen:
Die muskuläre Schwächung eines vom Karpaltunnelsyndrom betroffenen Gebiets bewirkt, daß sich die Falte zwischen Daumen und Zeigefinger einer Flasche nicht mehr direkt anlegt (in der Abbildung rechts).

Möglichkeiten zur Erkennung des Karpaltunnelsyndroms (KTS):

Das für diesen *Nerv typische Befallmuster*, das seiner Innervation* entspricht (Abb. 76 b; S. 115) und die Abnahme der *Daumenballenmuskulatur*. Ein wichtiges diagnostisches Zeichen für ein KTS ist der *Gefühlsunterschied* zwischen der daumenwärts und der kleinfingerwärts gelegenen Seite des Ringfingers.

Auch das sogenannte „Zeichen nach Phalen" ist charakteristisch: Die maximale passive Beugung beider Handgelenke durch Aneinanderlegen der Handrücken (Abb. 77) kann die geschilderten Beschwerden hervorrufen. Wichtig ist auch das sogenannte „*Flaschenzeichen*" (Abb. 78).

Wenn eine „gesunde Hand" eine Flasche umgreift, legen sich die Beugeseiten des ersten und zweiten Fingers dem Flaschenbauch an. Beim Flaschenzeichen der erkrankten Hand bleibt zwischen Flaschenbauch und der Falte zwischen Daumen und Zeigefinger ein Zwischenraum.

In dieser Phase der Erkrankung liefern das *veränderte Elektroneuro-* bzw. *Elektromyogramm* (immer vor einer Operation durchzuführen) diagnostische Beweise. Die Leitungsveränderungen des N. medianus und der Ausfall motorischer Einheiten lassen sich erkennen.

Zusammenfassend: Die Diagnose eines Karpaltunnelsyndroms kann der Arzt stellen durch:
a) Ihre *Krankengeschichte* (Handgelenksverletzung, Daumensattelarthrose, chronische Polyarthritis usw.),
b) die *Art des Schmerzes* (nächtliche Schmerzattacken im Bereich des ganzen Arms, die sich nach Schütteln und Heraushängen der Arme aus dem Bett bessern),
c) *Untersuchungsbefunde* (Ausfälle muskulärer Funktionen, Differenzen in der Empfindung) und
d) die *schmerzauslösenden Bewegungen* (wie der Phalen-Test, siehe oben).

Ergänzend helfen Elektroneurogramm und Elektromyogramm sowie Röntgenuntersuchungen (Handgelenke in zwei Ebenen, Spezialaufnahmen des Karpaltunnels).

Kompression des N. tibialis im Tarsaltunnel

Talus, Fersenbein und Innenknöchel innen sowie das sich zwischen Fersenbein und Innenknöchel außen spannende Halteband der Fußbeuger-muskulatur bilden den *Tarsaltunnel*. In

---

* Versorgung von Körpergewebe durch einen Nerv

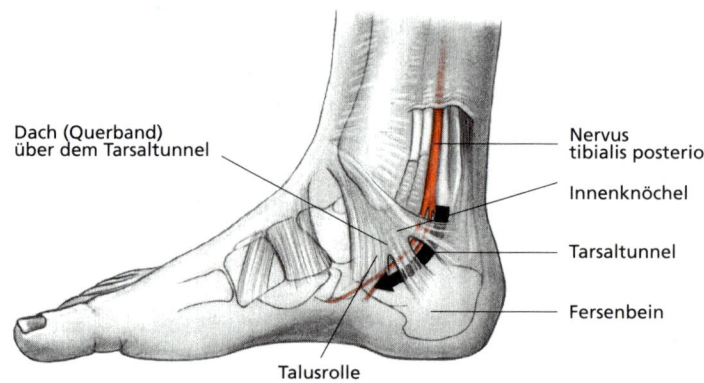

Abb. 79: Anatomie des Tarsaltunnels: Vom Innenknöchel bis zur Talusrolle und dem Fersenbein sowie dem sich darüberspannenden Halteband der Fußbeuger wird der Tarsaltunnel gebildet. In ihm verläuft der N. tibialis.

ihm laufen die Sehnen der Beugergruppe des Fußes und der *N. tibialis* (Abb. 79).

Seine Kompression durch eine Verletzung oder durch eine Sehnenscheidenentzündung führt zu den Symptomen des Tarsaltunnelsyndroms:
- Ameisenlaufen, Brennen, *Mißempfindungen im gesamten Fußsohlenbereich* sowie dem Gebiet der Beugesehnen der Zehen (Abb. 80),
- Schmerzausstrahlung nach oben,

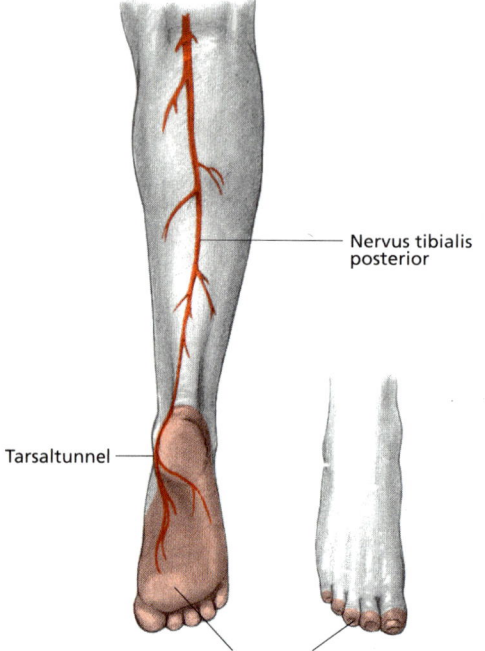

Abb. 80: Empfindungsstörungen bei Kompression des N. tibialis im Tarsaltunnel.

- Verminderung der Schweißabsonderung der Fußsohle.

Kompression des N. cutaneus femoris lateralis unter dem Leistenband

An der *Durchtrittsstelle unter dem seitlichen Anteil des Leistenbands* ändert der *N. cutaneus femoris lateralis* seinen Verlauf um etwa 10°. Hier (Abb. 81 a) besteht die Möglichkeit der Nervenkompression. Meist erkranken Männer mittleren Lebensalters. Die Nervenkompression verursachen bzw. begünstigen unter anderem: ein Hängebauch, ein Korsett mit Druckpunkten im Leistenbereich und Streck- oder Überstreckstellungen im Hüftgelenk *(dadurch kann man die Beschwerden auch provozieren, die dann bei Hüftbeugung wieder verschwinden)*. Hüftgelenkarthrosen und „hohe" Kompressionssyndrome der Lendenwirbelsäule (vom Lendenwirbelkörper II bis zum Lendenwirbelkörper IV) müssen immer von dieser Erkrankung abgegrenzt werden.

Wird der Nerv komprimiert, entstehen Beschwerden etwa dort, „wo die Handfläche in der tiefen Hosentasche auf dem Oberschenkel ruht". Es handelt sich um stark schmerzhafte Mißempfindungen wie Brennen, Überempfindlichkeit und Empfindlichkeitsverlust im seitlichen Anteil des vorn liegenden Oberschenkelgebiets (Abb. 81 b).

Kompression von Nerven zwischen den Vorfußköpfchen des Fußes

Diese Krankheit entsteht durch die Druckschädigung der Nerven, bzw. ihrer Auftrei-

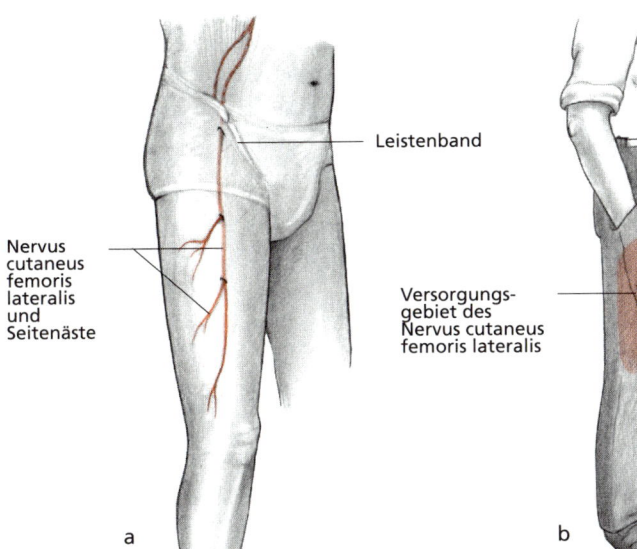

Abb. 81 a, b: Anatomie und Empfindungsstörung bei Kompression des N. cutaneus femoris lateralis:
a: Verlauf des N. cutaneus femoris lateralis unter dem Leistenband an der Außenseite des Oberschenkels und Empfindungsstörung
b: „dort wo die Hand eines Mannes in der tiefen Hosentasche ruht"

bung, die zwischen den Vorfußköpfchen II und IV (Abb. 82). Ähnlich wie beim Tarsaltunnelsyndrom ist das Brennen der Fußsohlen des unteren Fußbereichs und der betroffenen Zehenbeugeseiten charakteristisch. Nicht selten werden diese Schmerzen als positives Gaenslensches* Zeichen oder Spreizfußschmerzen fehlgedeutet.

Andere

Die Kompression des N. ulnaris im Bereich des Ellbogengelenks kann Sensibilitätsstörungen vor allem auf den Beugeseiten des Kleinfingers und der ulnaren** Hälfte des Ringfingers hervorrufen (Abb. 83 a, b). Wird der Nerv länger komprimiert, „verkümmern" die vom N. ulnaris versorgten Anteile der kleinen Fingermuskulatur im Bereich des Daumens und der Zwischenräume zwischen den 5 Mittelhandknochen. Fingerschluß, aber auch die vollständige Streckung des IV. und V. Fingers sind beeinträchtigt. Es kann sich auch eine Empfindungsstörung im ulnaren Anteil des Unterarms entwickeln, begleitet von motorischen Störungen der vom N. ulnaris versorgten Unterarmmuskulatur.

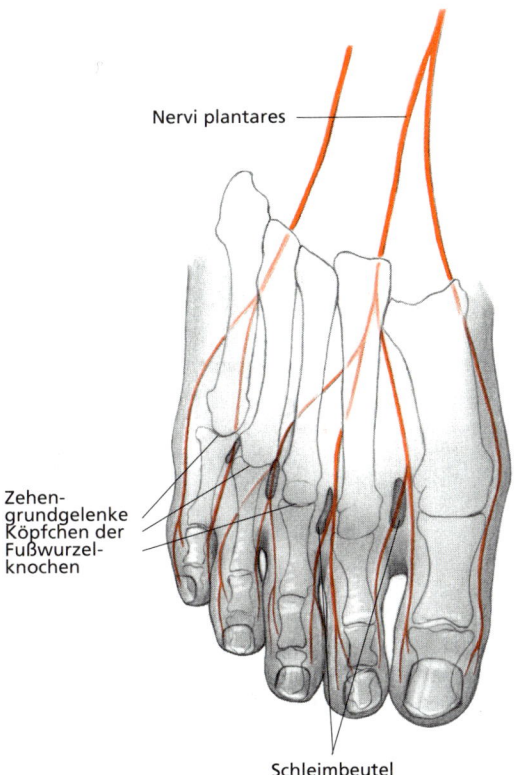

Abb. 82: Anatomie der Zehengrundgelenke und der Nervi plantares bzw. der Schleimbeutel zwischen den Köpfchen der Fußknochen II - V:
Eine Schwellung der Schleimbeutel und/oder Kompression der Nerven durch Entzündung bzw. statische Veränderungen führen zu einem Kompressionsschmerz.

* Schmerzen durch den Querdruck der Fingergrund- oder Zehengrundgelenke
** auf der Kleinfingerseite

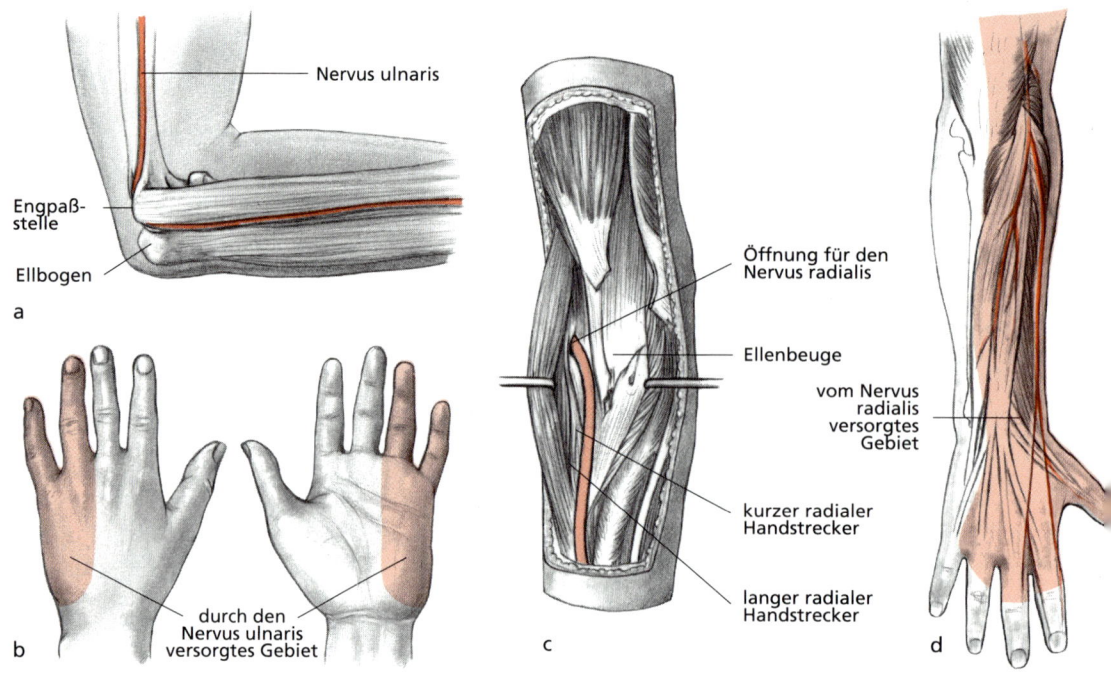

Abb. 83 a - d: Verlauf des N. ulnaris am Ellbogen, seine Sensibilitätsstörung bei Kompression; Anatomie der Engpaßstelle für den N. radialis, seine Sensibilitätsstörungen bei Kompression.
a: Verlauf des N. ulnaris am Ellbogen
b: Sensibilitätsstörungen des N. ulnaris bei Kompression
c: Anatomie der Engpaßstelle für den N. radialis
d: Sensibilitätsstörungen des N. radialis bei Kompression

Zwischen den Streckern und Beugern des Oberarms liegt die Durchtrittsstelle des *N. radialis* (Abb. 83 c). Tumore, Blutergüsse, überschießende knöcherne Neubildungen, z.B. nach einem Knochenbruch, können – raumverdrängend – diesen Nerv schädigen. Auch chronisch-mechanische Verletzungen (z.B. bei Klavierspielern) können als Ursache wirken. Bekannt ist die sich durch chronischen Druck entwickelnde Spätlähmung: „Parkbanklähmung".

Es entstehen Druckschmerzen an den beschriebenen Stellen sowie sensible (Streckseite der 2 ½ radialen* Finger) oder motorische Ausfälle: Die Streckung im Handgelenk, in den Fingergrundgelenken II bis IV und die Daumenstreckung sind behindert (Abb. 83 d).

Die Abb. 84 a, b stellen die *Anatomie der Scalenuslücke* dar und zeigen die Möglichkeiten der *Kompression durch Halsrippen*.

Während Kompressionssyndrome der Nervi dorsales scapulae und des N. peronaeus communis selten sind, führt eine anatomische Situation wie in Abb. 84 a, b dazu, daß unterschiedliche statische oder dynamische Bedingungen Nerven und auch Blutgefäße komprimieren können.

Bestimmte Berufe (Maler) und bestimmte Sportarten (Speerwerfer) bringen das häufige und weite Abspreizen des rechten Arms und damit das passive Zurückdrängen der rechten Schulter mit sich. Dadurch wird der Gefäßnervenstrang komprimiert.

Beim *Scalenus-Halsrippen-Syndrom* verengen eine von unten den Raum einengende zusätzliche Halsrippe oder der atypische Ansatz des M. scalenus die *hintere Scalenuslücke*. Durch bestimmte Haltungen – hängende, lasttragende Arme – entstehen dann im Schulter-

---

* auf der Daumenseite

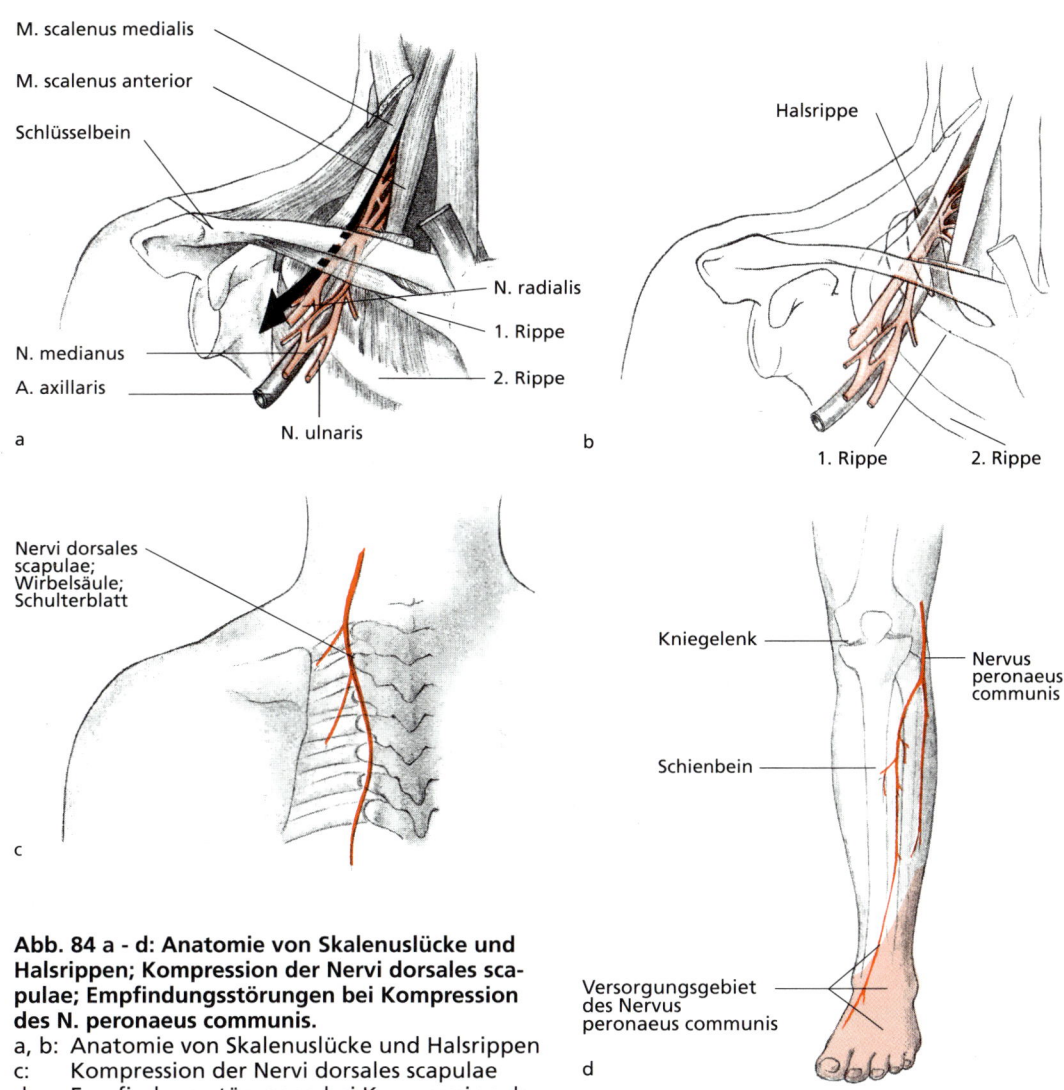

Abb. 84 a - d: Anatomie von Skalenuslücke und Halsrippen; Kompression der Nervi dorsales scapulae; Empfindungsstörungen bei Kompression des N. peronaeus communis.
a, b: Anatomie von Skalenuslücke und Halsrippen
c: Kompression der Nervi dorsales scapulae
d: Empfindungsstörungen bei Kompression des N. peronaeus communis

und Nackenbereich und über den Schlüsselbeinen Schmerzen, Taubheitsgefühl und Mißempfindungen, die auch an der ulnaren Unterarmseite, der seitlichen Handkante und am IV. und V. Finger auftreten können. Im weiteren Verlauf entwickeln sich muskuläre Ausfälle.

Das Gebiet der Empfindungsstörungen bei Kompression des *N. peronaeus communis* und bei Kompression der *Nervi dorsales scapulae* (Abb. 84 c, d) zeigt ebenfalls die Abb. 84.

Erkrankungen von Weichteilen bei psychischen Störungen

Neben einer kontinuierlichen ärztlichen und physikalisch-therapeutischen (z.B. krankengymnastischen) Behandlung ist für Sie die *frühzeitige wirksame Beeinflussung psychischer Probleme*, wenn Sie unter chronischen Weichteilerkrankungen leiden, eine wesentliche Voraussetzung für einen guten Behandlungserfolg.

Sie sollen lernen, nicht in Angst und Depression zu verfallen, sondern sich aktiv mit

Ihrer Krankheit auseinanderzusetzen, das heißt physisch und psychisch „in Bewegung" zu bleiben. Erst dann werden Sie Ihre funktionellen Einbußen so gering wie möglich halten und trotz Ihrer Erkrankung ein möglichst normales Leben führen können.

Bereits unsere *Körpersprache* weist ja auf mögliche psychische Hintergründe von Erkrankungen hin: *„den Nacken steifhalten", „eine aufrechte Person", „der Schicksalsgebeugte"* oder *„der Mensch ohne Rückgrat".*

Patienten mit chronischen, nicht-entzündlichen Weichteilrheumatismen quälen sich häufig mit *Problemen der Bewältigung,* die zu erhöhter Nervosität, Überbewerten der Krankheit und Depression führen. Schlafstörung, Passivität und Rückzugsneigung begleiten dann (besonders beim Fibromyalgiesyndrom) Ihre Krankheits- und Persönlichkeitssymptome. Oft stellt sich eine Störung Ihrer Beziehung zum Arzt ein.

Am häufigsten finden Ärzte psychische Veränderungen beim Patienten mit Fibromyalgiesyndrom, mit primären (ursprünglichen) Sehnen- und Muskelerkrankungen, aber auch mit Sehnen-/Muskelschmerzen, die erst als Folge (z.B. von Fehlhaltungen, S. 138) entstehen.

Fibromyalgiesyndrom*

Generalisierte Schmerzen, die mit Druckschmerzen vieler über den ganzen Körper verteilter charakteristischer Punkte, verknüpft sind, charakterisieren dieses Krankheitsbild. Mehr als 75 % aller Erkrankten leiden unter Müdigkeit, nicht erfrischendem oder gestörtem Schlaf und Morgensteife. Bei 25 % aller Patienten diagnostiziert der Arzt Kopfschmerzen, das subjektive Gefühl von Schwellungen und Mißempfindungen, psychische Abweichungen und Einschränkungen der Funktionskapazität. Das Fibromyalgiesyndrom ist also eine Kombination von „generalisiertem Schmerzsyndrom + vegetativ-funktionellen Störungen** + psychischen Auffälligkeiten".

---

*   Muskelschmerzen verschiedener Areale, durckempfindliche Punkte und Gebiete in Kombination mit anderen Symptomen
** Störungen des vegetativen Nervensystems, die mit Störungen der Organfunktionen (ohne faßbaren Befund) verknüpft sind.

Unabdingbar für die Diagnose und das klinische Bild bestimmend *ist der immer und überall vorhandene Schmerz.* Da Sie sich manchmal auf einen oder wenige körperliche Bereiche konzentrieren, wenn Sie dem Arzt Ihre Schmerzen schildern (z.B. tiefer Kreuzschmerz), läßt sich oft nicht sicher feststellen, wie weit sich Ihre Schmerzen in Wirklichkeit verteilen.

Am häufigsten erkranken die Muskeln der Wirbelsäule, der Schulter- und Beckengürtelregion. *Sie schildern die Schmerzen als ziehend, erschöpfend, nagend oder brennend.* Diesen Schmerzen liegt wahrscheinlich eine *erniedrigte Schmerzschwelle* zugrunde. Wichtig ist auch Ihr Lebensalter, da Sie, je älter Sie werden, zur selben Zeit auch andere „rheumatische" Beschwerden entwickeln.

Charakteristisch sind die *Druckempfindlichkeit und Schlafschwierigkeiten,* die Sie als „müde oder nicht erholt aufgewacht" empfinden. *Schlafstörungen* spielen möglicherweise eine ursächliche Rolle in der Entstehung dieser Krankheit und sind deshalb diagnostisch wertvoll. Bei einigen Patienten tritt das *Fibromyalgiesyndrom nach emotionalem, nicht aber physikalischem Streß* – Autounfall, Berufsunfall – *auf* und wird von einer vermehrten *Unterbrechung bestimmter Schlafphasen* begleitet. Nächtliche Gelenkschmerzen stören Ihren Schlaf und können mit denen schon bestehender Fibromyalgiesymptome zusammentreffen. Diese von außen und von innen (exogen und endogen) wirkenden Schäden verursachen *erhebliche Schlafstörungen.* In manchen Fällen erhöhen der mit diesen Symptomen verknüpfte emotionale Leidensdruck oder Ihre individuelle Persönlichkeitsstruktur auch noch die „psychologische Empfindlichkeit": Das führt dazu, daß die Schlafstörungen, der *nicht-erholsame Schlaf* und die am Tag auftretenden Beschwerden in einen endlosen Kreislauf münden. Ein anderes häufiges Symptom ist die als Zeichen nicht erfrischenden Schlafs gewertete *Morgensteife.*

Häufige Symptome des Fibromyalgiesyndroms (> 25 % aller Fälle) umfassen ein

Raynaud*-ähnliches Syndrom und psychische Auffälligkeiten.

Der negative Einfluß schmerzhafter Druckpunkte, von Druckempfindlichkeit allgemein, Schlafstörungen, Morgensteife usw. durch *Wetter, Streß, Hitze und körperliche Anstrengung* wird dem Arzt von vielen Erkrankten geschildert.

Nahezu alle Fibromyalgiepatienten haben auch andere „rheumatische" Probleme. Dazu gehören tiefsitzende Kreuzschmerzen, Arthritissymptome, Arthrosebeschwerden und Sehnen-/Sehnenscheidenschmerzen. Es erscheint vernünftig vorauszusetzen, daß das Fibromyalgiesyndrom von einem breiten Spektrum anderer medizinischer Symptome unterschiedlicher Art und Schwere sowohl überdeckt, als auch unterlegt sein kann.

Wichtig ist auch die Beobachtung, daß Halswirbelsäulen- und tiefsitzende Kreuzschmerzen als wichtige Symptome der Patienten den hauptsächlichen Beschwerden in der Bevölkerung allgemein entsprechen.

Typische Laborveränderungen – diskutiert werden Antikörper gegen Serotonin**, im Blut erniedrigtes Tryptophan*** sowie eine Erhöhung der „Substanz P"**** in der Rückenmarksflüssigkeit – gibt es nicht. In 70 - 90 % der Fälle erkranken Frauen – meist zwischen dem 40. und 60. Lebensjahr.

Eine *große Zahl unterschiedlicher möglicher Ursachen* ist für die *Entstehung* des Fibromyalgiesyndroms verantwortlich gemacht worden. Einerseits können zwei Drittel aller Patienten keine Ursache angeben, andererseits: Über die Hälfte aller Kranken schildert den Beginn nach einer Virusinfektion, ein Fünftel die Entstehung nach einer Verletzung oder anderen Infektionen. Die *Krankheit beginnt* in etwa *einem Drittel aller Fälle akut* und kann anfangs *auf ein bestimmtes Körpergebiet beschränkt* sein, um sich dann nach und nach zum *typischen, den ganzen* Körper angreifenden Fibromyalgiesyndrom zu entwickeln. Der Krankheitsverlauf ist chronisch.

Diagnostisch hilft es, *einige (wenige) wichtige Kriterien zu beachten und sie immer gleich bei allen Patienten zu prüfen.* Sind einige Symptome vorhanden, andere wichtige fehlen aber, ist als Diagnose „*mögliches Fibromyalgiesyndrom*" erlaubt. Die „*Ganzkörperdruckempfindlichkeit*" ist sehr charakteristisch: Die „Empfindlichkeit" von 14 bis 17 der bekannten Punkte muß sich *symmetrisch* und *über den gesamten Körper verteilt* nachweisen lassen. Zumindest die Hälfte der untersuchten Bereiche muß dann tatsächlich druckempfindlich sein (Abb. 85 a, b).

Es ist einleuchtend, daß *zu harter Druck bei der Untersuchung jeden Menschen zu einem „Fibromyalgiker machen kann"*. Eine Möglichkeit besteht darin, nur 80 % des Drucks anzuwenden, der in einer Kontrollzone Schmerzen hervorruft. Der *immer vorhandene Schmerz* in zumindest *drei Körperregionen* ist ein weiteres wesentliches Symptom (Tab. 17).

Myofasziale* Schmerzsyndrome werden oft mit dem Fibromyalgiesyndrom verwechselt. Der von *myofaszialen Druckpunkten* weitergeleitete Schmerz kann sehr schwer sein und liegt selten dort, wo der auslösende *Druckpunkt* ist. Ein Druckpunkt ist ein Bereich im Muskel, der empfindlich ist und der, wenn er betastet wird, *Schmerzen auch in eine entfernte Region weiterleitet* (also eine weitergeleitete Empfindlichkeit).

Psyche und Schmerz: Weichteilsymptome

Die Rheumatologie unterscheidet *folgende Erkrankungsursachen und Krankheitsbilder* unter Beteiligung psychischer Faktoren:

1. *Psychische Symptome, die durch organische Veränderungen im Lauf von Erkrankungen entstehen (z.B. Polymyalgia rheumatika (arteriitika),*
2. *psychische Symptome als Reaktion auf chronische körperliche Krankheiten (wie z.B. die chronischen Schmerzen der Weichteile an Gelenken und der Wirbelsäule),*

---

*   Blaß/Blauwerden der Finger durch Gefäßkrämpfe
**   Botenstoff
*** Mittlersubstanz
**** Schmerzfördernde Substanz

*   die Verbindung: Muskel-/Muskelhülle

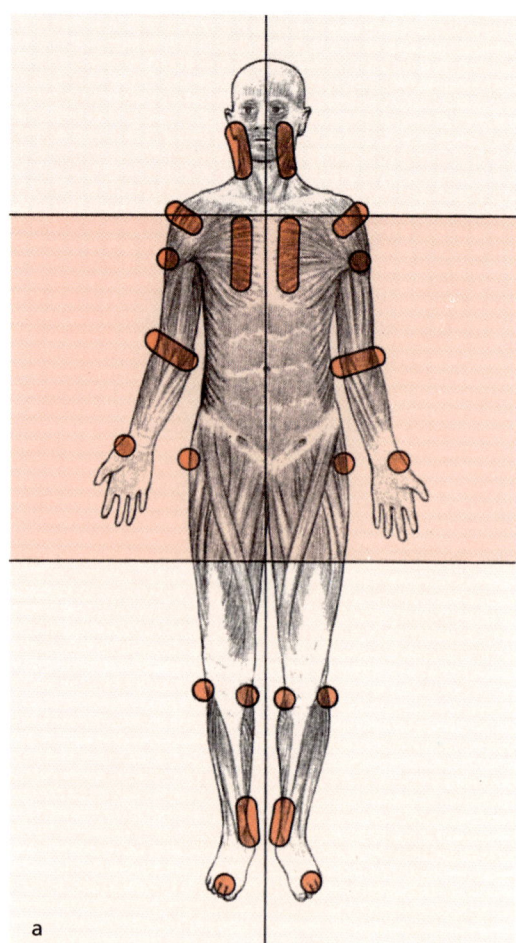 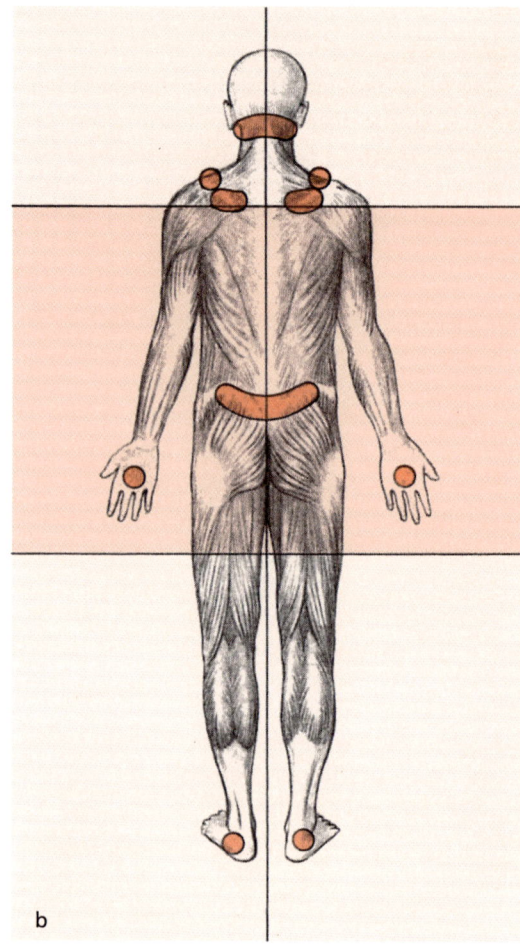

Abb. 85 a, b: Empfindliche Regionen und Punkte des Fibromyalgie-Syndroms.
a: Ansicht von vorne b: Ansicht von hinten

3. Befindensstörungen, die erst durch die Verknüpfung mit psychischen Symptomen „Krankheitswert" erhalten (z.B. bei Pannikulose oder bei Gelenkschmerzen im Rahmen der Gelenküberbeweglichkeit) und
4. psychische Ausgangssituationen als Auslöser für rheumatische Beschwerden: die „psychogenen Rheumatismen" im engeren Sinn.

Zu 1.:
Wer unter einer *Polymyalgia rheumatika (arteriitika;* S. 128) leidet, wird oft auch depressiv. Diese Depressionen lassen sich nur zum Teil als Reaktion auf die Erkrankung erklären – vielmehr liegen ihnen eine Entzündung der Schädelarterien und/oder die Reaktion auf den Schmerz zugrunde. Nach einer Therapie mit Kortison verschwinden diese Depressionen und Schmerzen schlagartig. Auch im Verlauf *eines Systemischen Lupus erythematodes* (siehe S. 84) können vorübergehend Depressionen und andere *Psychosen* entstehen, verursacht durch Gefäßerkrankungen im Rahmen der Grundkrankheit.

Zu 2.:
Chronische Krankheiten können *Ihre Persönlichkeit verändern.* Verschiedene Bedingungen beeinflussen das Ausmaß dieser Veränderungen:

Tab. 17

Lokalisation ausgewählter druckschmerzhafter Punkte des Fibromyalgiesyndroms
1. Druckschmerzhaft in Rückenlage • *Ansatz des Kaumuskels am Unterkiefer* • *Knochen-Knorpelgrenze der zweiten Rippe* • *Lange Bizepssehne am Oberarm* • *Streckeransätze am außenliegenden Teil des Ellbogengelenks* • *Die Sehnen des Streckers und des Abspreizers des Daumens im Bereichs der Tabatière bei fest gebeugtem Daumen* • *Die Weichteile über dem oberen Anteil des großen Rollhügels des Oberschenkelknochens* • *Pes anserinus** • *Sehnen unterhalb des Innenknöchels*
2. Im Sitzen schmerzhaft • *Ansatz des absteigenden Teils des Musculus trapezius an den Dornfortsätzen der oberen Halswirbelsäule* • *Musculus trapezius in der Mitte zwischen Halsansatz und Akromion* • *Mitte des Ansatzes des Musculus gluteus medius am Beckenkamm* • *Ansatz des Musculus erector trunci an der Innenseite der Spina iliaca posterior superior*
* = 3-zipflige Endsehne des Musculus semimembranosus

- unmittelbar aus Ihrer körperlichen Einschränkung entstehenden *Folgen*,
- Sie *einschränkende ärztliche und institutionelle Behandlungsmaßnahmen* (Diätvorschriften, jahrelange Sanatoriumsaufenthalte, Liegekuren),
- Sie bedrohende *berufliche und soziale Konsequenzen* (Verlust des Arbeitsplatzes, Statusverlust),
- *Veränderungen Ihres familiären Leben* (der erkrankte Mann macht die Hausarbeit, die Frau arbeitet),
- *Konsequenzen für die gefühlsbestimmte und zwischenmenschliche Entwicklung* (Isolierung von Altersgenossen),
- die *Reaktion* der gesellschaftlichen *Umwelt auf Ihre Erkrankung*.

Die sich durch diese *negativen Bedingungen* ergebenden *reaktiven Verhaltensweisen* finden ihren Ausdruck in *unterschiedlichen psychischen Symptomen*.

Zu 3.:
Natürlich gibt es *Befindensstörungen*, die erst über die Verknüpfung *mit psychischen Symptomen* den körperlichen Beschwerden – quasi über ein Vergrößerungsglas – zu einem bedeutsamen Krankheitswert „verhelfen". Zu diesen Syndromen zählen zum einen die mit einer *Gelenküberbeweglichkeit verbundenen Polyarthralgien*, zum anderen die bei Frauen im mittleren Alter vorkommende *Pannikulose*.

Zu 4.:
Die Psyche als *auslösender Faktor für „rheumatische" Beschwerden* – psychogener Rheumatismus also – ist der ärztlichen Praxis nicht fremd. Bereits Ihre Anamnese ergibt eine Rei-

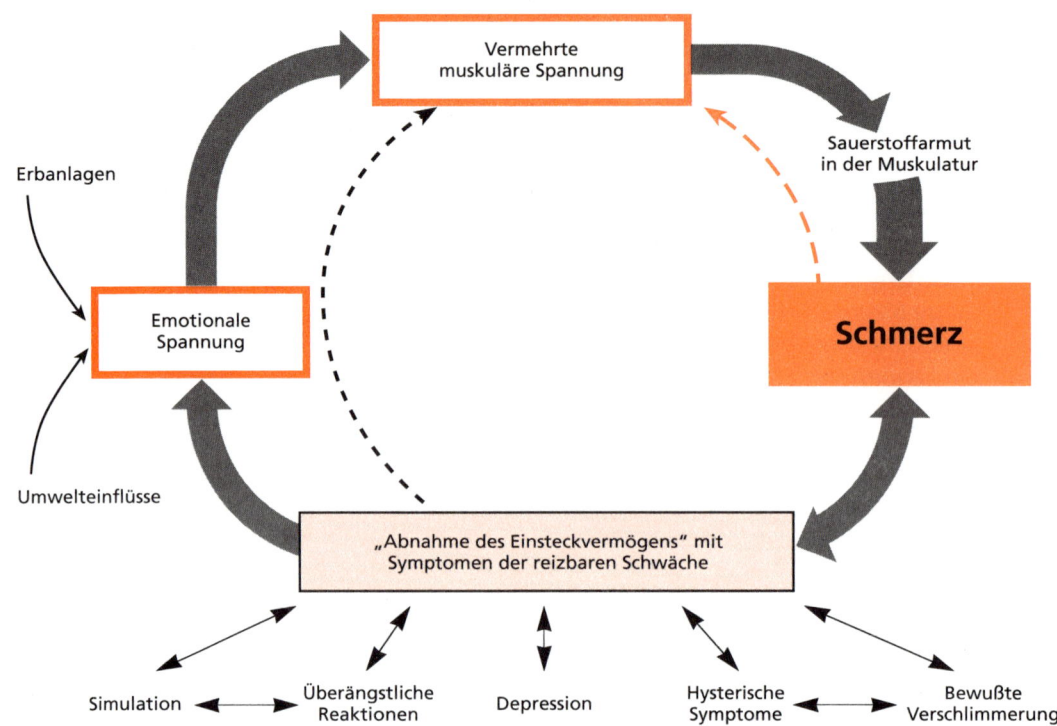

Abb. 86: **Der Teufelskreis zwischen emotionaler Spannung, muskulärer Verspannung und dem Verhalten gegenüber Enttäuschungen**

he wichtiger Hinweise: Häufig bringen Sie lange, säuberlich geschriebene Listen Ihrer Beschwerden und zusätzlich „büschelweise" Röntgenbefunde früherer Untersuchungen, früherer Elektrokardiogramme usw. mit. Typisch ist, daß Sie sich während der Untersuchung nicht entspannen können.

Der Arzt soll *eine Erkrankung der Sehnen nicht ohne die Gesamtfunktion der Arme/Beine, einen Muskelschmerz nicht ohne die Gesamtspannung der Muskulatur, einen Wirbelsäulenabschnitt nicht ohne die gesamte Körperhaltung beurteilen*: So erklärt sich z.B. eine chronische Weichteilerkrankung der Ellbogengelenke (s.S. 113) auch dadurch, daß Ihre verhaltene Aggression über die erhöhte, nicht nachlassende Spannung der Unterarmmuskulatur zur chronischen und therapieresistenten Sehnenansatzerkrankung am Ellbogen führt.

Der *chronische Rückenschmerz*, mit wechselndem Schmerzcharakter im Brustwirbelsäulenbereich, unter dem meist Frauen zwischen dem 20. und 40. Lebensjahr leiden, zählt ebenfalls zu den psychogenen Rheumatismen. Während der Untersuchung findet der Arzt nur eine geringgradig eingeschränkte Beweglichkeit und vielleicht Druckschmerz oder Schmerz über den Dornfortsätzen der Wirbelkörper. Das Röntgenbild zeigt keine oder nur sehr geringe Veränderungen: *Das ist das typische Auseinanderklaffen Ihres Beschwerdebilds und der Möglichkeit ärztlicher Feststellung dieser Beschwerden!*

Syndrome im Übergangsbereich der Halswirbelsäule zum Kopf gehören ebenfalls zu den psychogenen Rheumatismen: Der Patient schildert Schmerzen in der Halswirbelsäulen- und Nackenmuskulatur.

Es gibt eindeutige Hinweise auf die *Rolle psychischer Faktoren bei der Entstehung chronischer Wirbelsäulenschmerzen*. Streß und Spannung wirken verstärkend, ebenso wie soziale Schwierigkeiten (Abb. 86).

Eine Krankheit gleich als psychisch "abzustempeln", wenn die körperliche Untersuchung ohne Ergebnisse bleibt, ist falsch. Es ist immer Ihre Gesamtpersönlichkeit, die – berücksichtigt man z.B. die Verflechtungen zwischen Psyche und Muskelverspannung – im Mittelpunkt steht.

Psycho-diagnostische Kriterien (zeitliche Beziehung zu Gefühlskrisen, besondere Persönlichkeitsstrukturen, andere psychosomatische Störungen, bestimmte Familienvorgeschichte, Veränderungen der kommunalen und kulturellen Umwelt), *stehen den speziellen diagnostischen Kriterien des Weichteilrheumatismus* (psychosomatischer Schmerz, nicht dauerhaft, unbestimmt, diffus, ziehend oder schneidend, außerordentlich heftig; depressives Syndrom) gegenüber.

Oft werden Sie im Rahmen einer Erstanamnese nach der Motivation *für Ihr Kommen* gefragt: danach, wie Sie Ihre *seelischen Störungen und deren Folgen erleben.* Sie *sollen persönliche Erlebnisse* wiedergeben, die Ihrem Arzt helfen, Ihre Probleme zu verstehen. *Der Arzt wird Ihnen Gelegenheit zur Entfaltung geben.* Aus der Art, wie Sie Ihre Anliegen, Beschwerden und Erlebnisse in Worte fassen, kann Ihr Arzt sehr wichtige Informationen gewinnen.

Auch die Bereiche *Arbeitsunfähigkeit und Berentung aus psychosomatischen Gründen* sollen kurz besprochen werden: Der Arzt muß darauf achten, daß sein – psychisch vielleicht nicht stabiler – Patient nicht durch eine körperliche oder psychische Erkrankung bzw. Belastung in einen psychosomatisch negativen Dauerzustand gerät. Das teilweise oder endgültige Ausscheiden aus dem beruflichen Leben ist nicht immer die erste und oft nicht die beste Lösung. *Auch Sie selbst sollten sich fragen, inwieweit ein immer neues Verordnen von Therapiemaßnahmen Ihr Krankheitsbewußtsein "untermauert".* Auch können aufwendige, oft unnötige diagnostische Bemühungen und eine andauernde, oft nur passive körperliche Therapie (damit "irgend etwas geschieht") das Chronischwerden fördern und zur Invalidisierung führen.

Häufige Krankheiten, die die Weichteile angreifen, jedoch im engeren Sinne nicht zum Weichteilrheumatismus gehören

Entzündliche Muskelerkrankungen

Viren können *infektiöse Muskelentzündungen* hervorrufen. So sind Viren der Coxsackie-B-Gruppe Ursache der epidemischen Myalgie (Bornholm-Krankheit): Die Patienten leiden unter einem intensiven, meist beidseitigem Schmerz im Bereich der unteren Brustkorbpartien (Teufelsgriff) und des Bauches (der sich bei Atembewegungen verstärkt). *Bakterien* (Staphylokokken, Tuberkelbakterien usw.) können Muskelschmerzen oder Muskelentzündungen verursachen.

Auch *Parasiten* lassen Muskeln erkranken: So können *Larven der Trichina spiralis* aus rohem oder ungenügend gebratenem Schweinefleisch in den menschlichen Verdauungstrakt gelangen. Sie entwickeln sich dort zu geschlechtsreifen Würmern, die den Organismus mit jungen Larven überschwemmen. Neben Fieber klagen die Kranken über Nacken- und Stammuskelschmerzen, Muskelschwäche und Erschöpfung. Auch die *Larven des Schweinebandwurms* können sich in großer Zahl in der Skelettmuskulatur ansiedeln und eine gewöhnlich schmerzlose, symmetrische Zunahme der Muskulatur hervorrufen, die nur selten mit einer Muskelschwäche verbunden ist. Die Mehrzahl der Toxoplasmoseinfektionen verläuft ohne Symptome. Ein Teil der Betroffenen entwickelt Fieber, Kopfschmerzen, Hautrötung, Lymphknotenschwellungen usw.

Die *lokalisierte,* also nur an eine Stelle gebundene *Form der Verknöcherung der Muskulatur* ist selten; etwas häufiger kommt es vor, daß die Verknöcherung sich ausdehnt. Entsprechende Gebiete erscheinen für 8 bis 14 Tage geschwollen und verhärtet und können schmerzhaft sein. Manchmal besteht Fieber. Etwa 3 Monate später lassen sich die Verknöcherung der Muskulatur, aber auch anderen muskulären Bindegewebes (Muskelhüllen, Sehnen, Gelenkknorpel) im Röntgenbild nachweisen.

Nach *Verletzungen der Muskulatur*, aber auch bei bettlägerigen Patienten mit neurologischen Erkrankungen können *Verkalkungen und Verknöcherung* des Muskels, der Sehnen und der Gelenkkapsel besonders im Bereich großer Gelenke entstehen und zu lokalen Bewegungsbehinderungen führen.

Polymyalgia rheumatika (arteriitika)

Wie schon auf Seite 82 kurz dargestellt: Die Polymyalgia rheumatika (arteriitika) ist eine ausgesprochene *Alterserkrankung* mit zunächst chronischem Verlauf, entzündlicher Natur und ungeklärter Ursache.

Hauptsymptome sind *symmetrische Nacken-, Schulter- und Beckengürtelschmerzen*, die oft mit einer ausgeprägten *Morgensteife* und auch *Schwäche der stammnahen Muskulatur* verknüpft sind (Abb. 87). Häufige Nebensymptome sind Kopfschmerzen, flüchtige, auf wenige Gelenke beschränkte Gelenkinnenhautentzündungen und Zeichen einer schweren *Allgemeinerkrankung* wie niedriges Fieber, Gewichtsverlust, *hohe Blutsenkungsgeschwindigkeit (BSG)* usw.

Es erkranken nahezu ausschließlich Menschen über 50 Jahren – Frauen geringfügig häufiger als Männer; vielleicht, weil Frauen älter werden als Männer. Zwar diskutiert die Medizin immer wieder mögliche genetische und immunologische, auch infektiöse Ursachen: Dennoch liegt die Ursache der Polymyalgie noch im Dunkeln.

Es ist wichtig, eine echte Polymyalgia rheumatika (arteriitika) von polymyalgischen Schmerzen, die anderen Krankheitsbildern als Symptome folgen, zu unterscheiden (Tab. 18).

Wenn ein älterer Mensch in den vorangegangenen Wochen/Monaten unter starken Schmerzen im Nacken-, Schulter- oder Beckengürtelbereich gelitten hat und berichtet, daß er 4 bis 6 oder auch mehr als 6 kg abgenommen habe, und wenn sich eine stark beschleunigte Senkungsgeschwindigkeit nachweisen läßt – das könnte ein Polymyalgiepatient sein. Die Schmerzen treten meist „über Nacht" auf. Es sind ein konstanter Ruheschmerz, eine extreme Morgensteife *und ein Bewegungsschmerz, der den Patienten regelrecht zur Bewegungslosigkeit zwingt*. Dieser Bewegungsschmerz tritt sowohl bei aktiver als auch bei passiver Bewegung auf. Manche Patienten sind nicht mehr imstande, die Arme zu heben, um sich anzukleiden oder die Schuhe zu binden. Am *stärksten ist der Schmerz* (Morgensteife) *frühmorgens und nachts*. Im Verlauf des *Tags mildern* sich diese *Beschwerden*, um am nächsten Morgen in voller Wucht wieder hervorzutreten. Schmerz und Steife können sich nach Wochen oder Monaten unbehandelt spontan lösen, können aber später wiederkommen.

Während der klinischen Untersuchung zeigt sich die Muskulatur meist normal – reagiert in aller Regel auch nicht schmerzhaft auf Druck. Eine Muskelgewebsentnahme ist wertlos, da

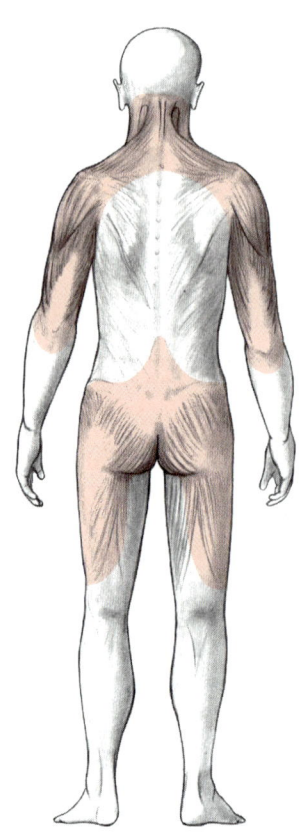

Abb. 87: Typische, auf den Schultergürtel und Beckengürtel verteilte muskuläre Schmerzen bei der Polymyalgia rheumatica (arteriitica).

Tab. 18

Diagnostische Kriterien der Polymyalgia rheumatica (arteriitica)

1. **Erkrankungsalter über 45 Jahre**

2. **Symmetrische Schmerzen in mindestens zwei der folgenden drei Regionen**
   - *Nacken*
   - *Schultergürtel*
   - *Beckengürtel*

3. **Symptome einer Systemerkrankung:**
   - *Krankheitsgefühl*
   - *Gewichtsverlust*
   - *niedriges Fieber*
   - *Blutarmut*

4. **Blutsenkungsbeschleunigung über 45 mm (Stunde)**

5. **Dauer der Beschwerden länger als 2 Monate**

6. **Ausschluß von mit einem begleitenden Muskelschmerz einhergehenden Erkrankungen:**
   - *bösartiger Tumor*
   - *chronische Polyarthritis*
   - *andere Bindegewebserkrankungen*

die histologischen* Befunde einer unspezifischen Typ-II-Faseratrophie** auch bei anderen Erkrankungen vorkommen können. Die Muskelenzyme liegen immer im Normbereich. Oft entwickeln sich *flüchtige Gelenkinnenhautentzündungen* – am häufigsten an den *Schulter-, Knie- und Handgelenken*. Sie treten meistens nur an 3 bis 4 Gelenken auf, die nur geringgradig überwärmt und selten gerötet sind. Diese Gelenkinnenhautschwellungen hinterlassen im Röntgen meist „keine Spuren".

Die Überschrift dieses Kapitels erfaßt auch den Begriff *„Polymyalgia arteriitica"*. In bis zu 70 % aller Fälle von Polymyalgia rheumatika (arteriitika) besteht auch eine *Entzündung der arteriellen Gefäße*, die durch eine bestimmte Riesenzellart charakterisiert ist. Besonders häufig betroffen sind die Arterien, *die dem Auge Blut zuführen*, die äußere Halsschlagader und auch (vor allem) die *Arteria temporalis* (Abb. 88).

Sehstörungen und Augenmuskellähmungen lassen sich relativ häufig beobachten.

Folgende klinische Untersuchungen sind bei Verdacht auf eine Polymyalgia rheumatika (arteriitika) unabdingbar:
- das Betasten der Schläfenarterien (druckschmerzhaft, Verhärtung),
- das Fühlen anderer Pulse (Pulsverlust),
- das Abhören aller mit dem Stethoskop erreichbaren Arterien und Gefäße,
- die Blutdruckmessung an beiden Oberarmen.

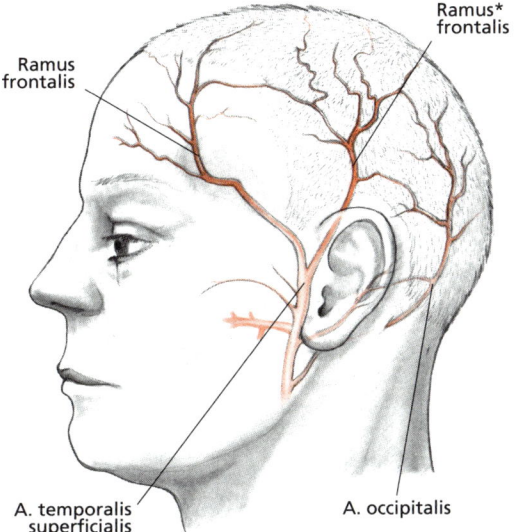

Abb. 88: Anatomie der Arteria temporalis (Schläfenarterie) und ihrer Seitenäste (vorderer und oberflächlicher Ast)

---

* feingewebliche Untersuchung
** Muskelfaserschwund

* Ramus = Ast

Typisch für die Polymyalgia rheumatika (arteriitica) ist eine in aller Regel auf zwischen 50 und 100 mm/h *beschleunigte Blutsenkungsgeschwindigkeit.*

Auch wenn es für Sie unangenehm ist: *Eine kleine Gewebsentnahme im Bereich der Arteria temporalis* (Abb. 88) *kann besonders bei entsprechenden klinischen Symptomen (Kopfschmerzen, Schwindel, Sehschwierigkeiten) diagnostisch „lebenswichtig" sein.* Natürlich wird zur Indikation einer Gewebsentnahme nur in ganz bestimmten Fällen geraten: Der geeignete Entnahmeort ist:
- bei jüngeren Patienten: der *Ramus frontalis anterior*,*
- bei Patienten über 70 Jahren: der *Ramus parietalis posterior*.*

Die Polymyalgia rheumatika (arteriitika) ist *keine harmlose Variante der Riesenzellarteriitis. Patienten können durch sie erblinden.* Den natürlichen unbehandelten Verlauf kennzeichnen spontane Besserungen, denen oft wieder eine Verschlimmerung folgt; monatliche bis zu Jahren andauernde Zeiträume stellen die Regel dar. Auch die mit Kortison erzielte „Heilung" sollte deshalb stets *nur als vorübergehende Besserung* bewertet werden. Die *mittlere Erkrankungsdauer* liegt zwischen 3 und 4 Jahren mit breiter Streuung nach unten und oben. Es gibt Patienten, deren Arzt über 10 Jahre hinweg immer wieder *versuchte, das Kortison abzusetzen*; immer wieder aber stieg die Blutsenkungsgeschwindigkeit an, und die Schmerzen fingen wieder an. Andererseits – und das als kleiner Trost: Nach einem dieser Absetzversuche kehren Schmerzen und Entzündungszeichen nicht zurück: Die Krankheit ist „beendet".

Muskelerkrankungen mit anderen Ursachen

Als Begleitsymptome oder auch als Krankheiten eigener Prägung gibt es Muskelentzündungen im Rahmen einer Dermatopolymyositis (S. 86), einer *chronischen Polyarthritis,*

Tab. 19

Muskelbeteiligung bei entzündlich-rheumatischen Erkrankungen

- *Chronische Polyarthritis (selten: Myositis; chronische Muskelerkrankung, Muskelschwund, Muskelschädigung bei Neuropathie)*
- *Systemischer Lupus erythematodes*
- *Mischkollagenose*
- *Progressiv-systemische Sklerose*
- *Sjögren-Syndrom*
- *Panarteriitis nodosa*
- *Spondylitis ankylosans (Bechterewsche Krankheit)*

einer Sarkoidose, einer Panarteriitis nodosa, eines Sjögren*-Syndroms, einer Mischkollagenose, einer *Progresiv Systemischen Sklerose* und eines Systemischen Lupus erythematodes (Tab. 19).

Bei fast allen *entzündlichen Erkrankungen des Bewegungsapparats ist auch die Muskulatur* beteiligt – teils feingeweblich sichtbar (wie bei c.P.), teils nur funktionell (wie z.B. bei seronegativen Spondarthritiden).

Dieses Miterkranken äußert sich durch Muskelschmerzen, Schwäche und Muskelschwund. Patienten mit *chronischer Polyarthritis* leiden häufig unter muskulären Schmerzen.

Die Muskelbeteiligung der c.P. zeigt selten eine Erhöhung der Enzyme. Immer aber muß sie dazu anregen, etwaige andere Erkrankungen mit teilweise gleichen Symptomen abzugrenzen. *Der Muskelschwund ist die häufigste Variante der Muskelerkrankung bei c.P.* Er entwickelt sich in unterschiedlichem Ausmaß im Verlauf so gut wie jeder aktiven c.P. Die im Rahmen der c.P. möglichen sensomotorischen** Polyneuropathien*** können unspezifische Muskelveränderungen hervorru-

---

* siehe Abb. 88, Seite 130

*   Sicca-Syndrom (Trockenheit der Schleimhäute)
**   Muskulatur und Empfindung betreffend
*** Erkrankung peripherer Nerven

fen. Eine Gefäßentzündung der Nervengefäße erfaßt in aller Regel nachfolgend auch die Muskulatur und führt zu klinischen Zeichen an den Muskeln.

Muskelschmerzen im weitesten Sinn kommen *beim Systemischen Lupus erythematodes sehr häufig vor.* Auch hier ist eine „echte Muskelentzündung" eher selten. Gerade beim Systemischen Lupus erythematodes, der häufig mit Kortison und auch Chloroquin behandelt wird, muß darauf geachtet werden, daß diese Medikamente Muskelerkrankungen verursachen können (siehe auch S. 132).

Das Krankheitsbild der *Mischkollagenose* ist am Anfang und in der Frühphase oft durch allgemeine Befunde gekennzeichnet, zu denen auch fast immer Muskelschmerzen gehören. Im weiteren Verlauf entwickelt sich dann häufig das Vollbild einer Muskelentzündung.

Die Beteiligung der Skelettmuskulatur bei der *Progressiv-Systemischen Sklerose* ist schon lange bekannt. Eine der Polymyositis (s.S. 85) ähnelnde Muskelerkrankung, die ein schweres Ausmaß erreichen kann, ist allerdings weitaus seltener als ein ganz allgemeiner Befall mit geringen Muskelschmerzen, Muskelschwäche und Muskelschwund – bevorzugt in den stammnahen Muskelpartien. Die Muskelenzyme im Serum können leicht erhöht sein, der weitere Verlauf der Muskelerkrankung wird als günstig beurteilt.

Das primäre *Sjögren-Syndrom* (s.S. 68) begleitet nicht selten eine muskuläre Entzündung. Die Muskelbeteiligung ist prinzipiell bei jeder systemischen Gefäßentzündung möglich. Aus diesem Grund eignen sich hier Muskelbiopsien* besonders gut zur Diagnose. Muskeln erkranken bei *Panarteriitis nodosa* vorwiegend an den unteren Extremitäten (Atrophie und Schmerzen). Muskelschmerzen verstärken sich hier durch Bewegung. Immerhin kommen Muskelschmerzen bei Panarteriitis nodosa in etwa 50 bis 75 % der Fälle vor.

Der *Morbus Bechterew*, das *Reiter-Syndrom* und verwandte Krankheiten (s.S. 134) verursachen ebenfalls Muskelbeschwerden, allerdings meist nur in Form von Muskelschmerzen, Muskelverhärtungen, in Spätstadien von Muskelschwund (insbesondere der Rückenmuskulatur). Diese Veränderungen sind Folge der entzündlichen Wirbelsäulen- und Gelenkerkrankungen.

Muskelerkrankungen als Begleiterscheinungen von Stoffwechselkrankheiten, Drüsenerkrankungen, Gefäßerkrankungen und Krankheit des Nervensystems

Verschiedene Stoffwechselkrankheiten können zu Eiweißmangel, Vitamin-E-Mangel, Elektrolytverschiebungen (Kalzium- und Magnesium) und zu einer Knochenerkrankung (Osteomalazie) führen und damit wiederum Muskelerkrankungen verursachen.

Krankheiten der *Schilddrüse*, der *Nebennierenrinde*, der *Hirnanhangdrüse*, der *Nebenschilddrüsenkörperchen* können Muskeln erkranken lassen. Auch den *Morbus Cushing* begleitet eine Muskelerkrankung: Die *vermehrte körpereigene Kortisonbildung* oder die *langzeitige regelmäßige Einnahme von Kortisonpräparaten* lassen dieses Krankheitsbild entstehen. Muskelschwäche, besonders des Beckengürtels und der Oberschenkel, ist charakteristisch. *Der Patient kann sich nur mit Mühe aus dem Sitzen/Liegen aufrichten.* Die Aktivitäten der muskulären Enzyme steigen.

Wie schon betont müssen Schmerzsyndrome bei Kompressionen von Nervenwurzeln im Hals- oder Lendenwirbelsäulenbereich von Schmerzen abgegrenzt werden, die durch *im Umfeld liegende Nervenschädigungen entstehen* (s.S. 114). *Nervenschädigungen* bzw. Nervenkompressionssyndrome sind häufige Ursachen von Schulter-Arm-Schmerzen. Die Schädigung eines Nervengeflechts (z.B. Armplexus*) und die direkte Schädigung von Nerven (z.B. am Arm) führen entweder im muskulären Versorgungsbereich oder aber über eine schmerzerzwungene Schonhaltung des Arms zu unterschiedlich stark ausgeprägten Schmerzsyndromen. Außer dem schon be-

---

* Biopsie = Gewebsentnahme

* Plexus = Geflecht

sprochenen Karpaltunnelsyndrom (s.S. 115) an der Hand können *auch Schädigungen des N. ulnaris* im betroffenen Bereich Muskelschmerzen hervorrufen.

Muskelschmerzen können bei den verschiedensten *Polyneuropathien* auftreten: Das Spektrum reicht über *Muskelschmerzen bis zu Muskelkrämpfen* im Verlauf eines *Diabetes*, wenn sich eine diabetische Nervenerkrankung eingestellt hat und deshalb der Stoffwechsel entgleist, bis hin zu *alkoholbedingten und urämischen* Polyneuropathien.*

Durch Medikamente verursachte Muskelerkrankungen

Ausgeprägte Muskelschmerzen können besonders durch die Therapie im Rahmen verschiedener Lupus-erythematodes-ähnlicher Syndrome entstehen: so nach der Gabe von Procainamid, D-Penicillamin und Venopyronum-Dragees. Die Kaliummangelmuskelerkrankung – durch wasserausschleusende Mittel (Diuretika) oder chronische Anwendung stuhlgangfördernder Mittel (Laxantien) usw. hervorgerufen – führt zu meist in Perioden auftretenden stammnahen Muskelschmerzen, verminderter Muskelspannung und zur Herabsetzung der Reflexe. Muskelschmerzen besonders im Rücken- und Nackenbereich können begleitend auftreten; Krämpfe können entstehen.

Nach Injektionen mit Kristall-Kortisonsuspensionen entwickelt sich manchmal ein lokaler Muskelschwund an der Injektionsstelle.

Schon lang ist bekannt, daß ein Überangebot von Kortison Muskeln angreifen kann. Zunächst stammnahe, am Körper entstehende, dann in die Arme und Beine fortschreitende Muskelschwäche und Muskelschwund (häufiger am Beckengürtel als am Schultergürtel) sind kennzeichnend. Die Muskulatur ist druckempfindlich, die Serumenzyme bleiben aber normal. Die feingewebliche Untersuchung einer Muskelentnahme zeigt ein typisches Bild.

Tab. 20

Medikamente, die Muskelerkrankungen verursachen können (Auswahl)

- *D-Penicillamin (Trolovol, Metalcaptase)*
- *Kortison (Urbason, Ultralan, Syntestan, Calcort)*
- *Hydroxychloroquin (Quensyl)*
- *Colchicin (Colchicum Dispert)*

Auch Chloroquin (Resochin), das zur Prophylaxe und Therapie der Malaria und zur Behandlung verschiedener entzündlich-rheumatischer Erkrankungen (chronische Polyarthritis, Systemischer Lupus erythematodes) eingesetzt wird, ruft nicht selten eine muskuläre Erkrankung hervor. Die stammnah betonte Schwäche der Beinmuskulatur mit ausgeprägtem Muskelschwund, die den Patienten z.B. am Aufstehen vom Stuhl hindert, ist das häufigste und oft erste Symptom.

Weitere, schleichend beginnende Muskelerkrankungen sind im Zusammenhang mit der Dauereinnahme von Colchicin (dem Gichtmittel) beobachtet worden (Tab. 20).

Wenn sich während der Therapie mit D-Penicillamin eine Poly- bzw. Dermatomyositis entwickelt, entsteht ein systemisches Krankheitsbild mit Gefäßentzündung, vielfältigem Gewebeuntergang, Hautausschlag, Gelenkentzündungen, generalisierten Muskelschmerzen und Schwellungen. Alle Serumenzyme sind mäßig erhöht. Im EMG* und in der Muskelbiopsie finden sich spezifische Zeichen.

Schulter-Hand-Syndrom

Eine Reihe besonderer Symptome und ein spezieller Verlauf kennzeichnet diese Schmerzkrankheit. Betroffen sind *Gewebebereiche*, die sehr *dicht mit Nerven, Lymphgefäßen und Lymphdrüsen* versorgt sind. Während wir über

---

**   Urämie = Harnvergiftung

*   Elektromyographie = Seite 58

die Ursachen noch sehr wenig wissen, kennen wir viele auslösende Faktoren (Tab. 21):

Im deutschsprachigen Raum wird diese Krankheit auch nach seinem Entdecker „Sudeck-Syndrom" genannt. Im Bereich der oberen Gliedmaßen erkranken *Hand und Schulter* am häufigsten – *das Ellbogengelenk wird „ausgelassen"*. Man spricht deshalb vom *Schulter-Hand-Syndrom*. Im Bereich der unteren Glieder erkranken meist der Fuß oder das Knie, seltener die Hüfte.

Tab. 21

Häufige Ursachen des Schulter-Hand-Syndroms
Verletzungen   – nach Unfällen, Operationen
Erkrankungen des Schultergelenks
Erkrankungen der Halswirbelsäule
Verschleißbedingte Veränderungen
Erkrankungen von Brustkorborganen   • Herzinfarkt, Lungen- und Zwerchfelltumoren, Metastasen
Erkrankungen des zentralen Nervensystems   • Halbseitenlähmung, Tumoren, Metastasen
Erkrankungen des peripheren Nervensystems   • Verletzungen von Nervengeflechten des Arms
Erkrankungen de Bauchorgane (selten)   • Leber-, Gallenblasen- und Pankreaskrankheiten (Tumoren), Metastasen
Arterielle Durchblutungsstörungen (selten)
Psychogene Erkrankungen

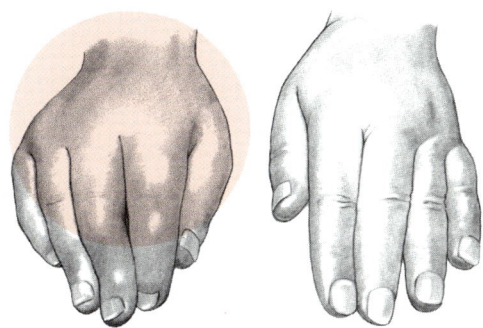

Abb. 89: Teigige Verschwellung der Hand (in der Abb. links) bei Schulter-Hand-Syndrom

Das Schulter-Hand-Syndrom entsteht *am häufigsten nach operativen Eingriffen* (zum Beispiel nach der operativen Korrektur eines Unterarmbruches) – daher auch die Erstbeschreibung durch den Chirurgen Sudeck. Unfälle, andere körperliche Schäden, z.B. ein Herzinfarkt, Lungentumore oder Erkrankungen des zentralen Nervensystems können ebenfalls auslösend wirken. Frauen erkranken etwas häufiger als Männer. Das Syndrom beginnt meist zwischen dem 40. und 60. Lebensjahr. Rasch oder im Verlauf einiger Wochen bzw. Monate entwickelt sich an Schulter und Hand eine entzündlich wirkende, sehr schmerzhafte *Schwellung*.

Im *ersten Krankheitsstadium* ist die Haut *deutlich überwärmt, rötlich, weich, glänzend und gespannt*. Eine weiche, schwammige Schwellung des Handrückens läßt die Finger wie „Würstchen" aussehen und Hautfalten sowie Sehnenprofil verschwinden (Abb. 89). Die Hautgefäße verlieren die Fähigkeit, sich Wärme- oder Kältereizen anzupassen. Alle sichtbaren Weichteile *schmerzen stark* – sowohl *spontan* als auch *bei Belastung, Bewegung* oder *bei Reizen anderer Art*.

Das nicht-behandelte Schulter-Hand-Syndrom beendet sich in einigen Monaten bis *zu einigen Jahren entweder folgenlos oder aber mit bleibenden Schäden. Jede frühzeitige im Stadium I einsetzende Therapie beeinflußt den weiteren Verlauf und die Prognose günstiger als die Behandlung in späteren Stadien* (siehe später).

Nach etwa 4 bis 6 Wochen wird die *Haut kühler und bläulicher – Stadium II*. Die allmähliche Abkühlung ihrer Oberfläche erklärt sich durch eine mangelhafte Durchblutung. Die Schwellung wird härter und teigiger. *Sowohl der Spontan-, als auch der Belastungs- und Bewegungsschmerz lassen nach. Muskelschwund und -schwäche dagegen verstärken sich*. Einige Patienten leiden unter unangenehmen Schmerzphänomenen – sekundenlang andauernde „Schläge" oder schmerzhaftes Brennen. Auch in diesem Stadium kann eine *entsprechende Therapie* (siehe später) noch einen günstigen Verlauf sichern.

Im *Stadium III* besteht so gut wie *kein Spontanschmerz* mehr. Meist hat der Patient überhaupt keine Schmerzen mehr. Der Muskelschwund nimmt weiter zu, die *Haut ist dünn, blaß und häufig gespannt. Eine Gewebeverdichtung in Sehnen, Muskeln und Gelenkkapseln führt zu einer zunehmenden Bewegungseinschränkung*, in seltenen Fällen zu einer völligen Versteifung aller Hand- und Fingergelenke.

Die frühen, im *Stadium I röntgenologisch erkennbaren Veränderungen* zeigen einen erhöhten Knochenabbau und dadurch den *Verlust an Knochensubstanz*. Im weiteren Verlauf – *Stadium II* – nimmt der *Knochenanbau relativ zu, der Knochenabbau verliert an Intensität*. Der Körper bildet vermehrt Knochensubstanz. Dadurch wirkt der Knochen im Röntgenbild „milchglasähnlich" und weniger kontrastreich. Im *Stadium III* wird der Weichteilschwund im Röntgenbild sichtbar. Am Knochen zeigt sich ein Nebeneinander von Substanzschwund und überschießendem Anbau.

Röntgenuntersuchungen sind für das Schulter-Hand-Syndrom von großer Bedeutung, da dem jetzigen Kenntnisstand nach die entsprechenden Röntgenbilder eine genaue Zuordnung zum jeweiligen Stadium (natürlich wie immer mit Übergangsbereichen) ermöglichen.

Auch im „entzündlichen" Stadium bleiben die meisten *unspezifischen Entzündungsreaktionen* wie die Blutsenkungsgeschwindigkeit und das C-reaktive Protein normal. Auch die Muskelenzyme sind physiologisch.

Erkrankungen der Wirbelsäule

Bechterewsche Erkrankung (Spondylitis ankylosans)

Historische Ausgrabungen und Untersuchungen an Mumien zeigen, daß der Mensch schon vor Jahrtausenden an „Morbus Bechterew" erkrankte: Charakteristische Schäden hat man an menschlichen Skelettanteilen aus dem alten Ägypten wie auch aus der europäischen Steinzeit gefunden. Erst anderthalb Jahrtausende nach Galen (130 bis 200 n. Chr.) beschrieb der *irische Medizinstudent Bernard Connor (1695)* ein in Frankreich gefundenes Skelett, dessen Becken, Kreuzbein, die 15 untersten Wirbel und die zugehörigen Rippen vollständig verwachsen waren.

Die Entdeckung des HLA-Systems (Seite 61) und hier die enge Verbindung von HLA-B27 und Morbus Bechterew ließen das „Syndrom Morbus Bechterew" seit Mitte der 70er Jahre zur Grundlage aller Forschungen über eine neugebildete Krankheitsgruppe werden: *der Spondarthritiden**.

Die Krankheit beginnt in der überwiegenden Zahl aller Fälle *zwischen dem 18. und 30. Lebensjahr*, seltener schon vor oder während der Pubertät, noch seltener jenseits des 40. Lebensjahrs. Charakteristisch sind von der unteren Lendenwirbelsäule ausgehende ischialgiforme Schmerzen, die ein- oder beidseitig und – sehr typisch – *wechselnd ausstrahlen und nicht selten in der Kniekehle „wie abgeschnitten" aufhören. Sehr wichtig: Diese Schmerzen bessern sich bei Bewegung*. Atemabhängige, durch Husten und Niesen verstärkbare Schmerzen, flüchtige und wech-

---

* Spondarthritis = Entzündliche Erkrankung von Wirbelsäule und Gelenken

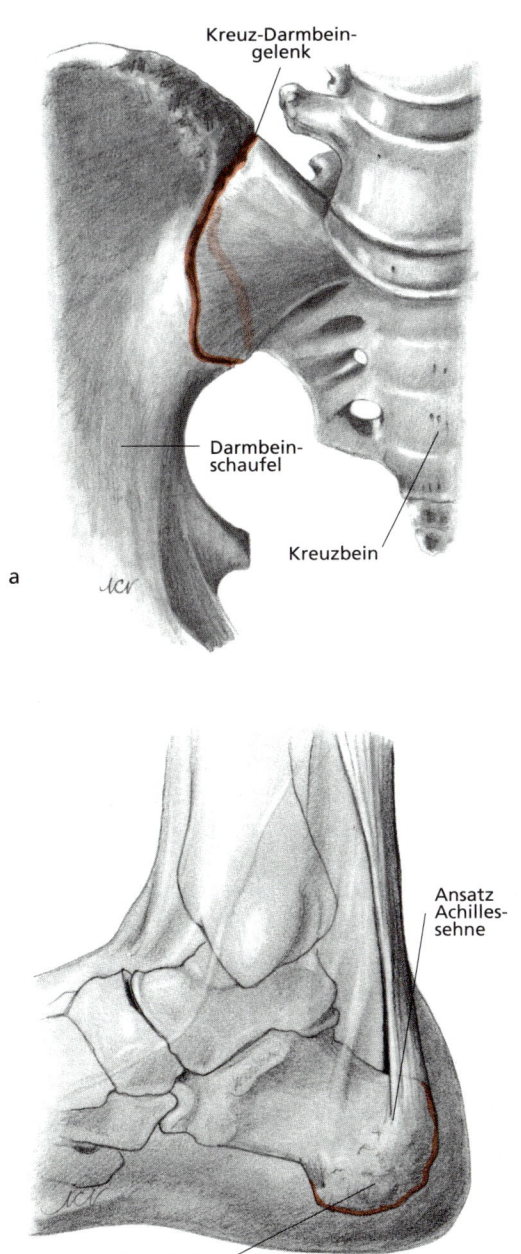
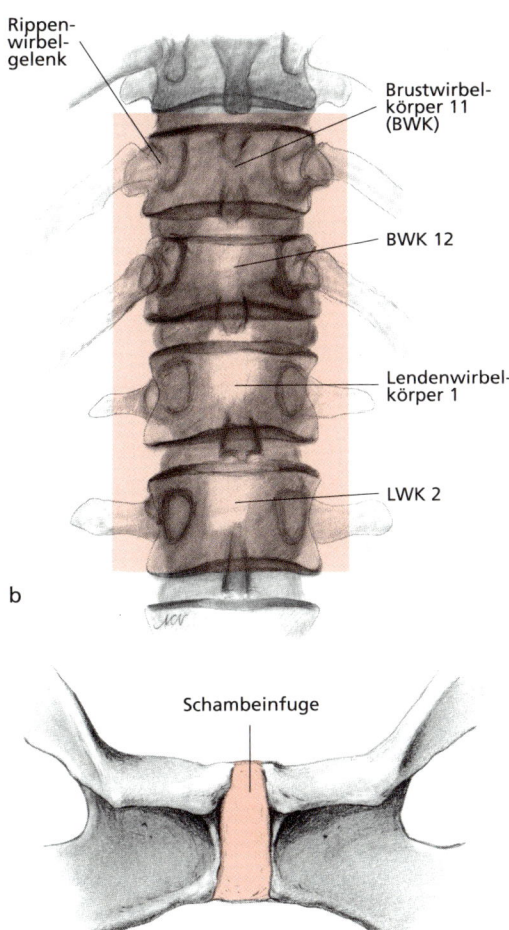
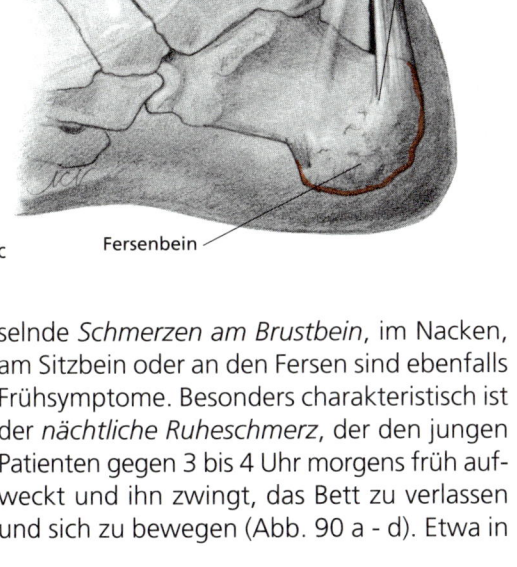

Abb. 90 a - d: Bechterewsche Krankheit: Gebiete, die am Anfang oder im Verlauf bevorzugt erkranken
a: Auch heute noch ist die Entzündung der Kreuz-Darmbeingelenke (orange) „der Schlüssel" zu diesem Krankheitsbild.
b: Der Übergang von der Brust- zur Lendenwirbelsäule erkrankt meist als erster Wirbelsäulenabschnitt.
c: die Ferse
d: Die Band- und Knorpelverbindung zwischen den vorderen Schambeinästen (Symphyse) kann entzündlich reagieren.

selnde *Schmerzen am Brustbein*, im Nacken, am Sitzbein oder an den Fersen sind ebenfalls Frühsymptome. Besonders charakteristisch ist der *nächtliche Ruheschmerz*, der den jungen Patienten gegen 3 bis 4 Uhr morgens früh aufweckt und ihn zwingt, das Bett zu verlassen und sich zu bewegen (Abb. 90 a - d). Etwa in einem Drittel aller Fälle können sich auch durch Entzündungen verursachte Schmerzen in großen oder kleinen Gelenken entwickeln.

Das *„Loch in der Straße-Zeichen"* ist ein typisches Frühsymptom: Tritt der Patient versehentlich in ein Loch in der Straße, so führt die heftige Abwärtsbewegung an den Kreuz-

Darmbeingelenken zu Schmerzen. Diese Frühsymptome beginnen meist schleichend und langsam, nur sehr selten akut. Bereits in diesem Stadium können Störungen des Allgemeinbefindens wie Gewichtsverlust oder Müdigkeit eintreten. Wenn auch als Vorzeichen selten, so ist die ohne erkenntliche Ursache immer wieder auftretende *Regenbogenhautentzündung* (Iritis) eines jungen Patienten manchmal wegweisend für die Diagnose „Morbus Bechterew".

Normalerweise greift die Entzündung nach oben aufsteigend von den Kreuz-Darmbeingelenken auf höhergelegene Wirbelsäulenabschnitte über. Die Lendenwirbelsäule wird geradegestellt – die Brustwirbelsäule versteift später in *Rundrückenstellung*, die Halswirbelsäule wird übermäßig gestreckt. Entwickeln sich über die überwiegend vom Zwerchfell ausgehende Atmung auch noch ein sogenannter *Kugelbauch* und ein Gang mit kurzen Schritten und wird der *Körper beim Schauen nach links oder rechts mitbewegt*, ist das charakteristische Erkrankungsbild vollständig. Sind die Hüftgelenke frei beweglich, ist das Bücken noch gut möglich. Meist sehr spät wird die Beweglichkeit der Halswirbelsäule eingeschränkt. Schmerzen können auch durch Entzündungen von Sehnenansätzen an Knochen entstehen. In *späteren Stadien ist die Atmung* (Rippenwirbelgelenke, Brustbeinrippengelenke) *eingeschränkt*.

> Sehr oft führt der Krankheitsverlauf allerdings nur zu einer geringen Versteifung der Wirbelsäule, und – sehr wichtig – der Morbus Bechterew kann in jedem Stadium stehenbleiben oder ausheilen.

Diesen häufigen gutartigen Verläufen mit unterschiedlich ausgeprägten Schmerzschüben und fast fehlender Versteifung steht ein chronisch-schubweiser Verlauf mit erheblichen Funktionseinbußen in zwei bis drei Jahrzehnten sowie ein – sehr seltener – schlechter Verlauf mit Versteifung schon nach wenigen Jahren, Beteiligung innerer Organe und Gelenkentzündungen gegenüber. In etwa 30 - 40 % aller Erkrankungen bleibt die Entzündung auf die Wirbelsäule beschränkt. Leider erkranken in der Mehrzahl der Fälle aber auch *Sehnenansätze und Gelenke*. So wird die Beweglichkeit der Hüftgelenke etwa bei einem Drittel aller Bechterew-Patienten eingeschränkt; etwa die Hälfte erkrankt an einem oder mehreren Sehnenansätzen (Fersen, Sitzbein). Da der Morbus Bechterew durch eine Entzündung im ganzen Körper entsteht und „in Schwung gehalten wird", können auch nichtknöcherne Organe wie die *Augen* sowie – allerdings sehr selten – das *Herz*, die *Hauptschlagader*, die Lungen oder auch die Nieren erkranken.

Abrupt einsetzende Lichtscheu, Tränen und Rötung des Auges, Schmerzen, Sehkraftverminderung zeigen eine *Regenbogenhautentzündung* an. In diesem Fall braucht der *Patient so früh wie möglich* die fachärztliche Behandlung. 20 - 30 % aller Morbus Bechterew-Patienten leiden unter dieser typischen Augenentzündung, die in der Regel einseitig, in seltenen Fällen auch an beiden Augen zugleich oder aber auch ein- oder mehrere Male nacheinander an beiden Augen auftritt.

Vor allem chronische Krankheiten lassen manchmal genaue Voraussagen nicht zu; so auch der Morbus Bechterew. Allerdings gibt es doch einige prognostische Gesichtspunkte für einen ungefähren Verlauf: Junge Männer zwischen 20 und 30 Jahren, deren Gelenke schon anfangs miterkranken, sind von einem rascheren Fortschreiten bedroht. Sind stammnahe und periphere (kleinere) Gelenke mitbetroffen, können die Arthritiden in einzelnen Fällen Funktionen deutlich einschränken. Die Lungenfunktion bleibt durch die Vergrößerung der Beweglichkeit des Zwerchfells nach oben und unten in aller Regel auch bei totaler Versteifung des Brustkorbs erhalten. Die sehr seltenen Schäden an den Lungen, dem Herz oder an der Niere sind prognostisch natürlich gesondert zu betrachten. Rechtzeitig und ausreichend behandelte Regenbogenhautentzündungen schränken die Sehkraft nur selten bleibend ein. Nach dem 50. Lebensjahr kommt der Morbus Bechterew häufig weitgehend zum Stillstand.

Wenn sich auch das Verhältnis der Häufigkeit des Morbus Bechterew zwischen Männern und Frauen in den letzten Jahren von 10:1 auf 4:1 verändert hat, gilt dennoch auch heute noch die Aussage,

daß diese Krankheit beim weiblichen Geschlecht seltener ist als beim männlichen. Sie verläuft bei Frauen meist gutartiger, sehr oft „bleibt es" bei einer Entzündung der Kreuz-Darmbeingelenke.

Eine Ausnahme stellen Krankheitsverläufe mit bei Bechterew-Patientinnen leider nicht seltener Gelenkbeteiligung dar. Im Gegensatz zur c.P. bessert eine *Schwangerschaft* den Verlauf des Morbus Bechterew nicht (auch hier Ausnahme: Morbus Bechterew mit Gelenkbeteiligung). Bechterew-Patientinnen erleben fast immer einen normalen Geburtsvorgang. Sind die Hüftgelenke betroffen, kann ein Kaiserschnitt nötig werden. Tritt die Krankheit bei Kindern im Alter von 5 - 16 Jahren auf, spricht man von einer *jugendlichen Oligarthritis**. Diese besondere Verlaufsform greift meist die Gliedmaßengelenke zuerst an; erst später erkranken Kreuz-Darmbeingelenke und Wirbelsäule. Buben erkranken 8 - 9mal häufiger als Mädchen. Auch im Rahmen dieser Verlaufsform ist eine Regenbogenhautentzündung nicht selten.

Halswirbelsäule bei chronischer Polyarthritis

Es ist vielfach nicht bekannt, daß im Verlauf einer c.P. die *Halswirbelsäule häufig* miterkrankt. Das Röntgenbild deckt dort häufiger als in jedem anderen Gelenk Entzündungsanzeichen auf (!).

Wie auch im Gelenk beginnt der Krankheitsprozeß in der Gelenkinnenhaut (z.B. der Kopfgelenke, der kleinen Zwischenwirbelgelenke), breitet sich auf den Knorpel aus, lockert und unterminiert den Bandapparat. Zu welchen Veränderungen kann das im Halswirbelsäulenabschnitt führen? Zu:

- *Veränderungen in den Gelenken zwischen Schädel und erstem Halswirbelkörper;*
- *Verschiebungen zwischen erstem und zweitem Halswirbelkörper (atlantoaxialen Sub-/Dislokationen),*
- *zum sogenannten Stufenleiter-Phänomen (das heißt einzelne Halswirbelkörper sind gegeneinander verschoben);*
- *zur Osteoporose (Entkalkung).*

Das *Fehlen von Beschwerden ist im Rahmen der Arthritis der Halswirbelsäule nicht ungewöhnlich*. Wenn der Dens (ein Teil des zweiten Halswirbelkörpers) und der Atlas (der erste Halswirbelkörper) über ein gewisses Maß voneinander abweichen (atlantoaxiale Dislokation), können neurologische (Kompression des Rückenmarks) und andere Komplikationen (durch die Verengung der Strombahn einer Arterie, die den Kopf mit Blut versorgt) entstehen: Mißempfindungen an den Gliedmaßen, Nacken- und Hinterhauptschmerzen, Drehschwindel und andere Gleichgewichtsstörungen. Hör- und Schluck- sowie Sensibilitätsstörungen (Kälte, Wärme, Schmerz) können sich entwickeln. Die häufigen vorderen Verschiebungen verursachen den Schmerz im Nacken und am Hinterkopf. Er kann in den vorderen und/oder Schläfenbereich aufsteigen und hinter die Augen ausstrahlen. Die Patienten empfinden in beiden Armen neben den geschilderten Mißempfindungen Taubheit; sie schätzen Wärme und Kälte falsch ein und erleben elektrizitätsähnliche Empfindungen. Alle diese Befunde sind dann für den Befall der oberen Halswirbelsäule charakteristisch, wenn sie durch plötzliche Bewegungen des Kopfs und Nackens oder durch Zug ausgelöst werden.

Verschleißbedingte (degenerative) Wirbelsäulenveränderungen

Lokale Wirbelsäulensyndrome

Als lokal bezeichnet man die Erkrankung der Wirbelsäule mit Schmerzen, die sich, ohne auszustrahlen, *an einem Ort festsetzen*. Typische Anzeichen für ein lokales Wirbelsäulen-

---

* betroffen sind nur einige, wenige Gelenke

syndrom sind die nach einigen Stunden Arbeit an der Schreibmaschine oder durch die Zugluft des geöffneten Autofensters entstandenen Schmerzen, die zu einem *steifen Hals* führen, oder Schmerzen an der Narbe nach einer Bandscheibenoperation.

Pseudoradikuläre Wirbelsäulensyndrome

Radix = die Wurzel, pseudo = falsch: Pseudoradikulär sind die Krankheiten der Wirbelsäule, die sich scheinbar (also nicht wirklich) an das Ausbreitungsgebiet einer Nervenwurzel (Radix) halten und so ihre Schmerzen imitieren. In Wirklichkeit liegen ihnen aber keine die Nervenwurzeln bedrängenden Ursachen zugrunde (Abb. 30, siehe Seite 47). Sehr viele, unterschiedlich entstandene Wirbelsäulenveränderungen können zu solchen pseudoradikulären Schmerzen führen. So verursachen die Höhenverminderung der Zwischenwirbelscheibe und die danach folgende Gefügelockerung mit Schub- und Scherbewegungen Zerrungen an den langen Wirbelbändern und knöchernen Ausziehungen – letztlich die Arthrose der kleinen Zwischenwirbelgelenke. Ausdrücklich muß darauf hingewiesen werden, daß viele *röntgenologisch eindrucksvolle degenerative Wirbelsäulenveränderungen* zwar die Beweglichkeit einschränken, aber *keine Schmerzen verursachen*.

Jeder Halswirbel besitzt an seiner oberen Fläche zu beiden Seiten leistenförmige Erhebungen, die sogenannten Hakenfortsätze. Zwischen ihnen liegt die Zwischenwirbelscheibe wie in einem Sattel. Bei verschleißbedingtem Zusammensinken der Bandscheibe können sich an diesen Hakenfortsätzen sehr früh Knochenwucherungen und Deformierungen entwickeln, die dann die Spinalnervwurzel und die sie begleitenden Gefäße im Zwischenwirbelloch bedrängen.

Das Leitsymptom der an der *Lendenwirbelsäule* entstehenden Syndrome sind die Kreuzschmerzen, die Ausdruck vielfältiger und sehr unterschiedlicher Störungen sein können: des lumbalen Bandscheibenschadens, statischer Wirbelsäulenfehler, von Fehlern in der Beckenstatik, der Entkalkung (Osteoporose) der Wirbelsäule usw. Sehr viele Beschwerden sind auch muskulär oder durch Bänder verursacht: Unsere Muskulatur kämpft ständig gegen verschleißbedingt entstandene abnorme Beweglichkeit eines gelockerten Wirbelbandscheibensegments an: Sie verkrampft sich und entwickelt einen Muskelkreuzschmerz, der sich als Dauerschmerz durch Überlastung oder akut als Lumbago (Hexenschuß) äußert.

Radikuläre Wirbelsäulensyndrome

Beim Bandscheibenvorfall quillt durch einen hinten/oder seitlich gelegenen Riß im Faserring Gallertkerngewebe nach außen in den Wirbelkanal bzw. in das Zwischenwirbelloch und kann so die Spinalnerven irritieren. Am häufigsten fallen Teile des Gallertkerns *in der Höhe der Lendenwirbelkörper IV/V und des Lendenwirbelkörpers V / Sakralwirbelkörpers I* vor (Abb. 12 c, s.S. 25). Entsprechend dem Ausmaß der Kompression sensibler oder motorischer Nervenwurzeln entstehen leichtere oder schwere neurologische Symptome: Die neurologische Untersuchung identifiziert das betroffene Wirbelsäulensegment.

Fehlhaltungen der Wirbelsäule

Der Arzt unterscheidet zwischen *normaler Haltung, Fehlhaltungen und Fehlformen*. Er spricht von *Haltungsschwäche und Haltungszerfall*. Ungenügend sind Ausdrücke wie „schlechte" oder „gute" Haltung. Der *Normalhaltung* entspricht – seitlich betrachtet – die Form eines harmonischen S (s.S. 25).

Fehlhaltungen sind dauernde Abweichungen von der normalen Haltungsform. Sie sind aber noch nicht endgültig starr, sondern lassen sich noch ausgleichen: Sie lassen sich durch aktives Muskeltraining korrigieren und haben noch nicht unbedingt krankhaften Charakter, können aber immerhin Beschwerden verursachen. Wir unterscheiden den *Rundrücken*, den *Hohlrundrücken*, den *Flachrücken* und die *skoliotische Schiefhaltung* (Abb. 65 a - g, s.S. 105). Der totalrunde Rücken ist großbogig nach hinten ausgeformt, die normale Krümmung der Lendenwirbelsäule ist abgeflacht. Der hohlrunde

Rücken zeigt eine verstärkte Krümmung der normalen S-Schweifung der Wirbelsäule. Der Flachrücken ist durch den ausgeprägten Verlust der normalen Krümmung der Lendenwirbelsäule charakterisiert. Diese Fehlhaltung ist prognostisch für den Patienten sehr ungünstig und führt frühzeitig zu Schmerzen. Im Unterschied zu diesen Fehlhaltungen sind *Fehlformen* abnormale Wirbelsäulenkrümmungen, die *fixiert* und *nicht mehr korrigierbar sind*. So versteht man unter einer verstärkten *Kyphose* eine krankhafte, dauernde, über das Normale hinausgehende, nach hinten geschlossene Krümmung der Wirbelsäule (Rundrücken). Eine der häufigsten Ursachen einer Kyphose ist die Scheuermannsche Erkrankung. Kyphosen des Erwachsenenalters beruhen entweder auf entzündlichen oder degenerativen Erkrankungen der Wirbelsäule. Die Osteoporose, besonders im höheren Lebensalter, spielt für ihr Entstehen eine große Rolle. Ursachen für den sogenannten Altersrundrücken sind die nach dem Klimakterium einsetzende Osteoporose der Frau, degenerative Veränderungen an den Bandscheiben der Brustwirbelsäule und die in ihrer Folge auftretende Spondylose (siehe auch S. 41). Eine verstärkte *Lordose* ist eine bleibende krankhafte Verstärkung der nach vorne geschlossenen Krümmungen der Wirbelsäule („Hohlkreuz"). Krankhafte *Geradhaltung* zeigt einen vollkommenen oder teilweisen, jeweils verfestigen Verlust der normalen Wirbelsäulenkrümmung. *Gerade sie entwickelt frühzeitig Folgeschäden. Ihre erhebliche negative Bedeutung für die Zukunft des Patienten wird allzu oft unterschätzt*. Eine seitliche Verbiegung der Wirbelsäule mit einer Drehung um die Längsachse ist die *Skoliose* (Abb. 65 a - g, S. 105).

Behandlung beim Arzt, im Krankenhaus und in der Klinik

Wichtig: Die Zusammenarbeit Arzt – Patient

Schon bei Ihrem ersten Arztbesuch – erst recht aber während einer längerdauernden Behandlung – sollten auch Sie das Ihre dazu beitragen, daß sich zwischen Ihnen und Ihrem Arzt ein gutes, ein *vertrauensvolles Verhältnis* entwickelt. Praktische Ärzte (Fachärzte für Allgemeinmedizin) arbeiten überwiegend auch als Hausärzte. Neben *internistischen Rheumatologen* und *Orthopäden* fällt auch heute noch dem Hausarzt die wichtigste regelnde und koordinierende Rolle im Team der Sie Behandelnden zu. Gemeinsam mit dem Rheumatologen bestimmt er die zeitliche Reihenfolge der Diagnose und Therapie. *Suchen Sie das Gespräch mit ihm auch über Ihnen vielleicht unangenehme, aber Sie dennoch berührende Themen* wie zum Beispiel Sexualität (siehe auch S. 213) oder das Verarbeiten Ihrer Krankheit durch die Familie usw.

Manche Probleme lassen sich nur schwer lösen, sollten aber (gerade deswegen) offen an- und ausgesprochen und so bewältigt werden. Ein gutes Verhältnis (das ist kein abgedroschener Begriff) zwischen Ihrem Arzt und Ihnen und das gegenseitige Vertrauen fördern Ihre Bereitschaft zur Mitarbeit an Ihrer Behandlung und bilden eine sehr oft erlebte, fast entscheidende Grundlage für den Erfolg der Therapie.

Im Verhältnis des behandelnden Arztes zum Patienten spielt ein englischer Begriff eine wichtige Rolle: *„Compliance"*. Darunter versteht man im weitesten Sinn die vom Arzt erhoffte und geförderte Bereitschaft des Patienten zur echten Mitarbeit bei der Behandlung, zum verantwortungsbewußten, beharrlichen Durchführen ärztlicher Empfehlungen und Anregungen. Der Patient sollte zunächst die vom Arzt verordneten *Medikamente* so, wie sie verordnet werden, einnehmen. Bedenken Sie: 35 - 45 % aller verschriebenen Medikamente werden nicht eingenommen: Das bedeutet vertane Chancen im Kampf gegen das Leiden und außerdem eine Belastung unserer Volkswirtschaft von etwa 3 Milliarden D-Mark pro Jahr.

Eine vom Arzt empfohlene *Diätvorschrift* muß eingehalten werden, die mit der *Krankengymnastin* erarbeiteten *Übungen* müssen regelmäßig durchgeführt werden! Gerade die physikalische Therapie ist sehr wichtig für Sie, denn sie unterstützt die körpereigenen Heilungschancen bei Gelenk-, Weichteil- und Wirbelsäulenerkrankungen. Die physikalische Therapie ist aber nur erfolgreich, wenn Sie selbst aktiv mitwirken und sich engagieren. Sie wird ausführlich auf den Seiten 167 bis 193 beschrieben. Es ist wichtig, daß Sie mit Ihrem Arzt gemeinsam an der einen Seite des Seils ziehen – an der anderen Seite zieht die Krankheit!

Ihre Motivation, die sich mit Hilfe der aufklärenden und anregenden Information des Arztes steigern läßt, fördert Ihr Mitdenken und Ihre Mitarbeit bei der Behandlung.

Mit Medikamenten leben lernen oder: Die Hürde des Beipackzettels überspringen

Zwischen Ihnen als Patient und dem Arzt entsteht ein Bündnis: das *gemeinsam abgesprochene und akzeptierte Therapieziel*. Dieses Bündnis bedrohen einige *Störfaktoren* mehr oder minder stark: Etwa 90% aller Patienten lesen den Beipackzettel ihrer neuverordneten

Medikamente. Ein größerer Teil will wegen der meist mißverständlichen abschreckenden Mitteilungen nach dem Lesen über mögliche Nebenwirkungen das empfohlene Medikament nicht mehr einnehmen. Sie müssen wissen, daß fehlende oder ungenau formulierte Informationen in Packungsbeilagen straf- oder zivilrechtliche Bedeutung erlangen können. Daß diese Information für Sie zum „Horrortrip" geraten kann, liegt an den *Anforderungen, die sie erfüllen* muß. Sie muß zugleich *wissenschaftliche Informationsquelle für den Patienten und rechtliche Haftungsgrundlage für die pharmazeutischen Hersteller* sein, die sich deshalb möglichst umfassend bis zu den allerseltensten negativen Wirkungen hin absichern müssen. Sie sollten daher Ihnen unklare, Sie ängstigende (vielleicht in einem medizinischen Wörterbuch nachgeschlagene) Begriffe unbedingt mit Ihrem Arzt durchsprechen. Dabei können auch *Sprachbarrieren* das eingangs besprochene Bündnis stören: *„Der alte Arzt spricht Latein, der junge Englisch, und der gute Arzt spricht die Sprache des Patienten"*. Nicht zu unterschätzen ist eine weitere Quelle der Verunsicherung: Gerade bei chronischen Krankheiten spielt die *allgemeine Presse* eine wichtige Rolle für die Einstellung des Patienten. Die Presse hat ein Recht auf öffentliche Kritik, aber sie darf keine falschen Informationen geben, und sie darf nie falsche Hoffnungen wecken.

Obwohl wir in später folgenden Kapiteln sehr ausführlich Medikamente und ihre Wirkungen besprechen (Seiten 142 bis 164), wollen wir doch, weil es uns aus der täglichen Erfahrung als zwingend erscheint, die Probleme der medikamentösen Therapie bereits hier ansprechen. Denn je gründlicher Sie informiert sind, desto nutzbringender und erfolgreicher kann Ihr Arzt die erforderlichen Präparate in der Behandlung einsetzen.

> *Sie müssen lernen, mit Ihren Medikamenten zu leben, sie in den täglichen Ablauf einzubauen, mit ihren – Gott sei Dank – seltenen Nebenwirkungen vertraut zu werden und, ganz wichtig, die Angst davor zu verlieren.*

Das *Beobachten und genaue Registrieren von Nebenwirkungen* ist für Sie in zweierlei Hinsicht von Bedeutung:

- Treten Nebenwirkungen im Rahmen einer eingreifenden Basistherapie auf, *sprechen Sie bitte sofort mit Ihrem Arzt*.
- Fast alle Nebenwirkungen lassen sich schon durch das geringe Herabsetzen der Dosis des Medikaments mildern oder sogar beseitigen. *Als informierter Patient* können Sie gemeinsam mit Ihrem Arzt diese unerwünschten Begleiterscheinungen der so wichtigen und unerläßlichen Medikamente abschwächen oder vermeiden. Vielleicht hält es auch Ihr Arzt für richtig, ein anderes, für Sie besser verträgliches Präparat einzusetzen.

Medikamentöse Therapie

In letzter Zeit sind viele Medikamente gegen entzündliche und nichtentzündliche Krankheiten des Bewegungsapparats entwickelt worden. Sie gehören zur Gruppe der *„Antirheumatika"* und besitzen alle eine antientzündliche und schmerzstillende Wirkung; einige wirken auch fiebersenkend. Folgende Gruppen werden unterschieden:

- *die kortisonfreien Entzündungshemmer (entzündungshemmend und schmerzstillend);*
- *kortisonfreie Entzündungshemmer, die äußerlich anzuwenden sind;*
- *die Kortisonpräparate;*
- *Medikamente, die bereits in den Entstehungsprozess der Krankheit eingreifen sollen (sogenannte Basistherapeutika oder besser: langsamwirkende Antirheumatika);*
- *nicht-entzündungshemmende, nur schmerzstillende Medikamente (Analgetika) und*
- *Medikamente, die den Harnsäurestoffwechsel beeinflussen.*

Die meisten dieser *Medikamente* sind in *verschiedener Form* erhältlich: als *Tabletten, Dragees, Kapseln,* in präparierten Kapseln, die den Wirkstoff nur langsam freigeben *(Retardpräparate),* als Zäpfchen *(Suppositorien).* Einige können oder müssen *intravenös* oder *intramuskulär gespritzt* werden: Sie müssen also den Arzt aufsuchen. *Salben, Gele und Lotionen* schließlich bieten die Möglichkeit *lokaler äußerlicher medikamentöser* Therapie.

Da viele Krankheiten des Bewegungsapparats chronischer Natur sind, müssen diese Medikamente oft *über längere Zeiträume hinweg zuverlässig eingenommen werden.* Greift dann die Wirksubstanz eines Mittels mit Erfolg in den Krankheitsablauf im Körper ein, kann sie allerdings auch nicht beabsichtigte Folgen, also Nebenwirkungen, verursachen. Die Angst vor diesen Nebenwirkungen ist aber unbegründet, denn: Meist sind sie nur gering ausgeprägt und lassen sich durch entsprechende ärztliche Überwachung gut erkennen und beherrschen. Nur sehr selten dauern sie länger an. Sie müssen sich jedenfalls mit dem Problem dieser Nebenwirkungen vertraut machen: Die negativen Auswirkungen Ihres Medikaments verlieren viel von ihrem Schrecken, wenn Sie sie kennen und auf sie gefaßt sind.

Zusammenfassend: Den großen Vorteilen der nicht durch Schmerzen gehemmten, manchmal durch die Medikamente überhaupt erst möglichen Gymnastik und der schmerzfreien höheren Lebensqualität stehen die relativ geringen und kontrollierbaren Nachteile möglicher Nebenwirkungen gegenüber.

Therapie mit kortisonfreien entzündungshemmenden Medikamenten

Kortisonfreie entzündungshemmende Substanzen hemmen Entzündungen und vermindern Schwellungen. Sie erlauben dadurch ein besseres Bewegen und geben Ihnen die Möglichkeit zu größerer Aktivität, vor allem zu der so wichtigen täglichen Gymnastik.

Bessere Beweglichkeit und längeres In-Bewegung-Bleiben der Gelenke verlangsamen die Entwicklung der Krankheiten fast immer.

Entzündungshemmende Medikamente in Tablettenform

Die dominierende Wirkung dieser meist rasch schmerzlindernden Medikamente ist die Hemmung der Entstehung von Entzündungsstoffen, der Prostaglandine*. Bis vor kurzem ging man davon aus, daß ein *einziges Enzym,* die

---

* Entzündungsvermittelnde Substanzen, die aber auch für den Körper wichtige Funktionen haben.

Cyclooxygenase, die Entstehung *aller* Prostaglandine fördert. Da Prostaglandine im Körper aber auch schützende und regulierende Eigenschaften haben, ist es verständlich, daß diese Medikamente neben den erwünschten manchmal auch ungünstige Wirkungen haben können.

Von großer Bedeutung war deshalb die Entdeckung, daß es zwei unterschiedliche Cyclooxygenasen gibt (die Cyclooxygenase 1: COX-1 und die Cyclooxygenase 2: COX-2). Die für den Körper wichtigen Prostaglandine entstehen durch die COX-I und die entzündungsvermittelnden Prostaglandine durch die COX-2 (Abb. 91).

Das Wissen um diese beiden verschiedenen Abläufe führte zu der Überlegung, *den enzymatischen Weg bevorzugt zu hemmen, in dessen Verlauf die entzündungsaktiven Prostaglandine gebildet werden*, dagegen die Prostaglandine, *die wichtige körperliche Abläufe regulieren*, weitgehend unbeeinflußt zu lassen (z.B. für den Magenschutz).

Kortisonfreie Entzündungshemmer können jetzt auch durch die Art und den Umfang, wie sie die Cyclooxygenase 1 und 2 hemmen, unterschieden werden: überwiegende COX-1-Hemmer (z.B. Aspirin), Substanzen, die ein günstiges COX-1/zu COX-2-Hemmungsverhältnis haben (Voltaren, Mobec) und – letzter Stand der Entwicklung – Substanzen, die fast ausschließlich die Cyclooxygenase-2 hemmen wie z.B. Celecoxib (Celebrex*) und Rofecoxib (Vioxx*).

* noch nicht auf dem Markt

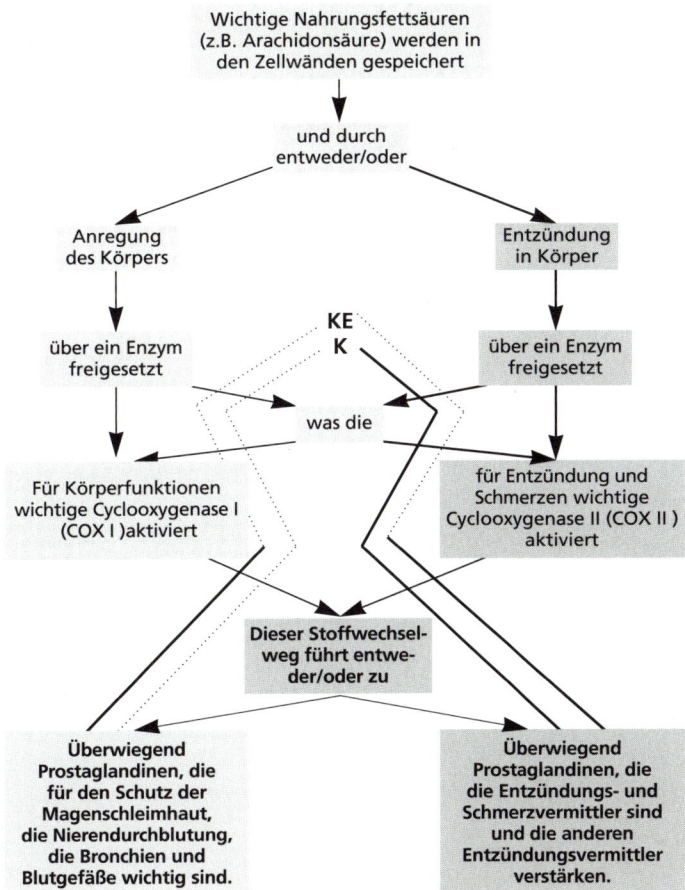

Abb. 91: Entstehung von Prostaglandinen
Prostaglandine = hormonähnliche Entzündungsstoffe; KE = kortisonfreie Entzündungshemmer; K = Kortison;
.... = keine Hemmung,
─── = Hemmung

1) kortisonfreie Entzündungshemmer, die überwiegend COX 1 (Aspirin, Amuno, Proxen) oder
2) kortisonfreie Entzündungshemmer, die COX 1 und COX 2 annähernd gleich hemmen (Felden, Brufen) bzw. kortisonfreie Entzündungshemmer, die bevorzugt die COX 2 hemmen (Voltaren, Mobec) und
3) kortisonfreie Entzündungshemmer – kurz vor der Freigabe für den Markt – die fast ausschließlich die COX 2 hemmen wie Celecoxib (Celebrex*) und Rofecoxib (Vioxx*).

* noch nicht auf dem Markt

Substanzen, die in den Spalten 1 und 2 stehen, können, vor allem im Magen-Darmbereich, zu Nebenwirkungen führen, die – bedenken Sie die Wirkmechanismen – den vor kurzem entwickelten Medikamenten der Spalte 3 (fast ganz) fehlen.

Zur Ergänzung der Tab. 22 und 23, die einige willkürlich ausgewählte Medikamente, ihre Dosierung und ihre Halbwertszeiten zeigen, sollen einige Beispiele theoretisch-möglicher unerwünschter Wirkungen aufgezählt werden: So können die Substanzen Acetylsalicylsäure (Aspirin), Indometacin (Amuno) und selten auch reine Schmerzmittel (Tilidine-N: Valoron N) *Kopfschmerzen und Benommenheit* verursachen. Fast jedes Präparat kann einen *Hautausschlag* hervrufen, der neben

Tab. 22

Kortisonfreie Entzündungshemmer (Auswahl)

Chemische Kurzbezeichnung	Handelsname	Empfohlene Tageshöchstdosis (mg)	Plasmahalbwertszeit° ca.Wert; h)
Acetylsalicylsäure (ASS) Salicylsäure	Aspirin	2000 – 6000	0,2 – 0,3 2 – 5
Acemetacin Diclofenac-Natrium Aceclofenac Indometacin	Rantudil (retard) Voltaren (retard) Biofenac Amuno (retard)	120 – 180 150 – 200 100 – 200 150 – 175	3 – 5 1 – 2 3 – 6 2 – 11
Ibuprofen Ketoprofen Naproxen	Brufen Alrheumun Proxen	600 – 2400 150 – 300 750 – 1000	1 – 2 1,5 – 2,5 12 – 15
Piroxicam Meloxicam	Felden Mobec	10 – 20 7,5 – 15	45 – 57 18 – 22
Nabumeton	Arthaxan	500 – 1000	22 – 26
Celecoxib*	Celebrex*	100 – 200**	10 – 12**
Rofecoxib*	Vioxx*	25 – 50**	11 – 14**

° Die Zeit, in der ein eingenommenes Medikament zur Hälfte aus dem Körper ausgeschieden ist.
* noch nicht auf dem Markt   ** Daten entstammen Phase III/III-Studien

Tab. 23

Halbwertszeiten° kortisonfreier Entzündungshemmer (Auswahl)	
Kurze Halbwertszeit (3 - 7 h)	Alrheumun Amuno Aspirin Brufen Rantudil Voltaren
Mittlere Halbwertszeit (8 - 16 h)	Celebrex* Proxen Vioxx*
Lange Halbwertszeit (> 16 h)	Arthaxan Mobec

° Zeit, in der ein eingenommenes Medikament zur Hälfte aus dem Körper ausgeschieden ist
* nicht auf dem Markt

Asthmaanfällen Zeichen des allergischen Ursprungs dieser Symptome ist. Auch er klingt nach dem Absetzen des Medikaments ab. Da die meisten kortisonfreien Entzündungshemmer als Säuren ihren Weg durch den Magen nehmen und die Entstehung der für die Magenschleimhaut wichtigen Prostaglandine hemmen, kann die Magenschleimhaut gereizt werden:
Übelkeit und Erbrechen können die Folge sein.

Immer sollten Sie beim Auftreten von Nebenwirkungen, die Ihr Wohlbefinden ernsthaft beeinträchtigen, mit Ihrem Arzt sprechen.
Verschiedene Zubereitungen dieser Medikamente wirken unterschiedlich: Spätabends eingeführte Zäpfchen (Suppositorien) oder Präparate, die ihren Wirkstoff verlangsamt freigeben (Retardpräparate), können die frühmorgendlichen Schmerzen von c.P.- und Morbus-Bechterew-Patienten lindern.

Lokale Therapie mit kortisonfreien entzündungshemmenden Präparaten in Gel- oder Salbenform

Sie als Patient schätzen die Wirkung von *Salben* und *Gelen* oft erheblich höher ein als Ihr verordnender Arzt. Viele dieser Salben und Gele *überwärmen die eingeriebene Stelle und überdecken so kurzfristig Schmerzsymptome*. Neben dem Prinzip der Überwärmung/Wärmetherapie gibt es auch Salben und Gele, die *kühlen*. Salben, Gele und Emulgele neuerer Generation (Tab. 24) enthalten bewährte kortisonfreie Entzündungshemmer und verzichten zum Teil auf den überwärmenden bzw. kühlenden Effekt. Häufig sind Schmerzen im Weichteilmantel eines Gelenks (z.B. Ellbogen-, Kniegelenk) erste Warnsymptome einer Gelenkerkrankung. Auch erkranken Weichteile häufig lokalisiert (siehe Seite 36, Seite 94) im Rahmen von Gelenkentzündungen mit: so zum Beispiel Sehnen und Sehnenscheiden, aber auch Schleimbeutel bei c.P. (siehe Seite 103). In solchen Fällen lassen sich äußerlich Medikamente gezielt lokal sehr gut einsetzen.

Therapie mit Schmerzmitteln ohne entzündungshemmende Eigenschaften

Schmerzmedikamente ohne entzündungshemmende Eigenschaften werden dann vom Arzt verordnet, wenn kortisonfreie Entzündungshemmer allein und/oder in Kombination mit Kortison nicht ausreichen, um die Schmerzen zu lindern und auch, wenn Schmerzen *mechanisch* entstehen und *ohne Entzündungsanteil* bestehenbleiben (Tab. 25).
Schmerz kann auf zwei Arten bekämpft werden: entweder wird seine Ursache entfernt (kausal) oder er wird lediglich überdeckt (symptomatisch). Viele entzündliche Gelen-

Tab. 24

Äußerlich anwendbare Medikamente (Auswahl)			
Präparat (Darreichungsform)	Zusammensetzung		Dosisempfehlung
	Wirkstoff	Hilfsstoffe	
Effekton-Creme	Diclofenac	2-Propanol Cetylstearylalkohol Propylenglykol Dimeticon	3-4 mal täglich auftragen und leicht einreiben
Mobilisin Gel	Flufenaminsäure Salicylsäure Mucopolysaccharidpolyschwefelsäureester	Benzylnicotinat Ethanolamin Polyacrylsäure Propylenglycol u.a.	mehrfach täglich einen Gelstrang von 5-10 cm einreiben.
Rheumon Gel	Etofenamat	Macrogol Polyacrylsäure 2-Propanol u.a.	mehrfach täglich 5-10 cm Gelstrang über den erkrankten Stellen großflächig einreiben.
Voltaren Emulgel	Diclofenac	Diethylamin Acrylsäurepolymerisat u.a.	mehrfach täglich dünne und großflächig auftragen und trocknen lassen
Dolenon Liniment	Cayenne-Pfefferextrakt (Capsaicin)	Salicylsäure Propylenglycol Cetylstearylalkohol Isopropanolol u.a.	2-4 mal täglich auf die schmerzenden Stellen auftragen und leicht einmassieren. Nicht in die Augen, auf Schleimhäute bringen. Danach: Hände waschen.

kerkrankungen lassen nur die zweite Möglichkeit zu. Die Acetylsalicylsäure (z.B. Aspirin, Godamed) in niedriger Dosierung (weniger als 2 bis 3 g/Tag) wirkt nicht antientzündlich, sondern schmerzlindernd. Analgetisch* wirkt auch Paracetamol (ben-u-ron). Ihr Arzt kann auch schwach wirksame Opioide verschreiben: Dextropropoxyphen (Develin retard), Tramadol (Tramal) oder Tilidin (Valoron-N). *Während der Therapie mit diesen Substanzen ist es von größter Wichtigkeit für Sie, sich an die Anweisungen Ihres Arztes (Dosis, Zeitintervalle zwischen den Einnahmen usw.) zu halten.*

Therapie mit Kortison

Kortison ist die stärkste antientzündliche Substanz, die uns zur Verfügung steht. Der Körper selbst – die Nebennierenrinde – produziert das zur Bewältigung des täglichen Lebens nötige Kortison. Der Vorteil der Kortisonpräparate liegt in ihrer sehr schnellen Wirkung und da-

---

* schmerzlindernd

Tab. 25

Kortisonfreie Entzündungshemmer mit überwiegender schmerzlindernder Wirkung, Schmerzmedikamente ohne Entzündungshemmung, schwache Opioide (Auswahl)		
Substanz	Handelsname	Dosierung/Tag (mg)
Mefenaminsäure	Parkemed	1 - 3 x 250 - 500
Diflunisal	Fluniget	2 - 3x 250 - 500
Acetylsalicylsäure	Aspirin	4 - 8 x 500 - 1000
Paracetamol	ben-u-ron	4 - 8 x 500
Metamizol	Novalgin	1 - 4 x 500 - 1000
Flupirtinmaleat	Katadalon	3 - 4 x 100 - 200
Dextropropoxyphen	Develin retard	2 - 3 x 150 - 300
Tramadol	Tramal (long, retard)	3 - 4 x 100 - 300
Tilidin	Valoron N	3 - 4 x 50 -100
Buprenorphin	Temgesic	3 - 4 x 0,2 - 0,4

mit der Möglichkeit, sie *vorübergehend* in mit starken Schmerzen verbundenen Krankheitsphasen erfolgreich einzusetzen. Über längere Zeit hinweg wird Ihr Arzt – von Ausnahmen abgesehen – Kortison nicht verordnen, da die möglichen Nebenwirkungen bedrohlich sind (beispielsweise Wasseransammlungen im Gewebe, Knochenentkalkung, Zuckerkrankheit bei dazu bestehender Neigung). *Nur in hochaktiven Stadien entzündlicher Gelenk-, Weichteil- und Wirbelsäulenerkrankungen, bei Beteiligung innerer Organe und Regenbogenhautentzündungen der Augen (Iritis)* wird Kortison gegeben. Kortisonpräparate lassen sich in Tablettenform einnehmen und intravenös, intramuskulär oder aber auch *direkt in das Gelenkinnere* spritzen. Die letztgenannte, oft sehr erfolgreiche Methode sollte nicht häufiger als 3-6mal pro Jahr angesetzt werden.

Ein Nachteil der heute überwiegend eingesetzten Kortisonpräparate ist ihre relativ kurze Wirkungsdauer. Da der Patient diese Substanzen, um seine körpereigene „Kortison-Produktionsstätte Nebennierenrinde" zu schonen, nur frühmorgens einnehmen sollte, reicht ihre Wirkung manchmal nicht bis zum Abend (Tab. 26). Die frühmorgendliche Einnahme hat Vorrang, da die Nebennierenrinde selbst die größte Kortisonmenge etwa gegen 6 Uhr morgens ausschüttet; an diesen Rhythmus ist unser (gesunder) Organismus gewöhnt – auf den Tag verteilte Kortisondosen würden ihn stören. Die Nebennierenrinde verlernt dann die Eigenproduktion von Kortison und kann in Extremfällen „verkümmern". Da aber Kortison in der Bewältigung täglicher Streßsituationen eine Rolle spielt, brauchen Sie dieses Hormon: *Sie müssen streßfähig bleiben!* Sehr häufig wird Kortison heute – auch als Dauertherapie – in sehr niedrigen Dosen (3-7,5 mg Prednisolon) eingesetzt (sog. „low dose" Therapie). Präparate, die *Kortison verzögert freigeben* (Retardpräparate) oder die intramuskulär gespritzt werden (als Depotpräparate), können wir nicht empfehlen.

Tab. 26

Kortison in Tablettenform (zur oralen Einnahme)		
Substanz (Handelsname) Auswahl	Hemmung körpereigener Kortisonproduktion (Std.)	Plasmahalbwertzeit (min.)°
Cortisol	8 - 12	60 - 180
Cortison (Hydrocortison)	8 - 12	60 - 180
Prednison (Decortin, Ultracorten)	18 - 36	120 - 180
Prednisolon (Decortin-H)	18 - 36	120 - 180
Prednyliden (Decortilen)	18 - 36	120 - 180
Methylprednisolon (Urbason)	18 - 36	90 - 180
Cloprednol (Syntestan)	18 - 36	120
Deflazacort (Calcort-6)	24 - 48	90
Fluocortolon (Ultralan)	24 - 48	80 - 120
Triamcinolon (Volon)	37 - 72	180 - 300
Paramethason (Monocortin)	37 - 72	300
Betamethason (Celestan)	37 - 72	300 - 420
Dexamethason (Fortecortin)	37 - 72	180 - 370

° = Die Zeit, in der ein eingenommenes Medikament zur Hälfte aus dem Körper ausgeschieden ist.

Ist im Rahmen Ihrer entzündlichen Gelenkerkrankung *ein* Schleimbeutel, *eine* Sehnenscheide oder auch *ein* Gelenk entweder *isoliert* betroffen oder aber es *schmerzt besonders*, kann Ihr Arzt Kortison in Form von Injektionen oder Infiltrationen verwenden. Er kann auf eine *systemische, den ganzen Körper beeinflussende, medikamentöse Behandlung verzichten*. Er wird also Salben, Gele nutzen oder Sehnenansatzpunkte oder eine sehr verspannte Muskelgruppe mit Injektionen (Infiltrationen) mit entweder lokal den Schmerz mildernden Mitteln (Lokalanästhetika) oder mit bestimmte Zubereitungen von Kortisonpräparaten bekämpfen. Eine Übersicht hier verwendeter Substanzen zeigt Tab. 27.

Beispiele für gezielte Injektionen: der schnellende Finger, Ansatzerkrankungen der Sehnen und Bänder, aber auch viele andere entzündliche Prozesse in den Weichteilen des Bewegungsapparats.

Therapie mit langsamwirkenden Antirheumatika (Basistherapeutika)

Langsamwirkende Antirheumatika sind Medikamente gegen entzündliche Gelenkerkrankungen (Tab. 28). Sie werden *nicht* bei rheumatischem Fieber, Gicht und einer Reihe von Kollagenosen, infektiösen Arthritiden und symptomatischen Arthritiden eingesetzt. Folgende, die entzündlichen Gelenkerkrankungen und hier vor allem die c.P. günstig beeinflussende langsamwirkende Antirheumatika werden gegeben:

Tab. 27

Kortison-Kristallsuspensionen zur intraartikulären Therapie (Auswahl)

Chemische Kurzbezeichnung	Handelsname	Dosiseinheit (mg in ml/ Ampulle)	Dosis bei Einmalgabe		
			große Gelenke (mg)	mittlere Gelenke (mg)	kleine Gelenke (mg)
Triamcinolondiacetat	Delphicort	24, 40	10 - 20	5 - 10	2 - 5
Triamcinolonacetonid	Volon A	10, 40, 80	20 - 40	10 - 20	5 - 10
Triamcinolonhexacetonid	Lederlon	5, 20	20 - 40	5 - 10	2 - 5
6-Methylprednisolonacetat	Depo-Medrate	40	20 - 80	10 - 40	4 - 10
Dexamethason Dexamethason-Palmitat	Decadron Lipotalon	2 - 8 4	8 - 12	4 - 8	2 - 4
Betamethason	Dipropos Diprosone Depot	5-15 2 in Lösung 5 als Kristallsuspension	1 - 2	0,75 - 1,25	0,25 - 0,5

(Hydroxy)Chloroquin, Antimalariapräparate (Quensyl, Resochin); Goldsalze – entweder intramuskulär verabreicht (Tauredon) oder in Tablettenform gegeben (Ridaura) –, D-Penicillamin (Metalcaptase, Trolovol) und Leflunomid (Arava*); Immunsuppressiva, also die körpereigene Abwehr unterdrückende Präparate wie z.B. Azathioprin (Imurek) und Ciclosporin-A (Sandimmun Optoral). Eine schon seit längerer Zeit bekannte Substanz wird in letzter Zeit wieder gegen die c.P. (und zum Teil den Morbus Bechterew) als langsamwirkendes Langzeittherapeutikum eingesetzt: Sulfasalazin (Azulfidine-RA). Auch ein Medikament, das die Aktivitäten von TNF α – eines entzündungsaktiven körpereigenen Stoffs – hemmt, soll in Kürze zur Verfügung stehen (Enbrel*).

Niedrigdosiertes Methotrexat (Lantarel, Metex) in neuer Anwendungsform und Dosierung wird immer häufiger gegen die c.P., aber auch gegen die Arthritis psoriatica (sowohl Arthritis als auch Schuppenflechte) eingesetzt.

Alle diese langsamwirkenden Antirheumatika dürfen bei Frauen im gebärfähigen Alter nur im Rahmen konsequenter Kontrazeption gegeben werden.

Während der Behandlung mit langsamwirkenden Langzeittherapeutika *ist Ihre Mitwirkung von entscheidender Bedeutung*: Bitte setzen Sie diese Therapie nicht einfach ab, da sie keine Besserung oder gar Heilung zu bewirken scheint – *Sie verschenken damit voreilig* (wegen einer zu kurzen Einwirkungszeit) *die Aussicht auf Erfolg*! Auch müssen in den Anfangsphasen der Therapie mit langsamwirkenden Antirheumatika, die keine Schmerzmittel im üblichen Sinn sind, meist noch kortisonfreie Entzündungshemmer zusätzlich gegeben werden.

Erste Zeichen, daß eine solche Therapie wirksam Ihre Krankheit bekämpft: Die Dosierung anderer begleitender Medikamente kann reduziert werden, und Schmerzen, Schwellungen und Entzündungszeichen im Blut verringern sich.

* noch nicht auf dem Markt

Tab. 28

Langsamwirkende Langzeittherapeutika, „Basismedikamente" (Auswahl)

Substanz/ Handelsname	Anwendungsform (mg)	Dosis (pro Tag / Woche) anfangs	Dauer
Hydroxychloroquin (Quensyl)	200 Drg.	2 x 1 / T	1 x 1 / T
Chloroquin (Resochin)	250 Tbl.	1 x 1 / T	1 x 1 / T
Auranofin (Ridaura)	3 Drg.	1 - 2 x 1 / T	2 - 3 x 1 / T
Sulfasalazin (Azulfidine-RA)	500 Drg.	1 x 1 bis / 2 x 2 / T	2 x 2 bis / 2 x 3 / T
D-Penicillamin (Trolovol, Metalcaptase)	300 Tbl.	1 x 1 / T	2 x 1 / T
Natriumaurothiomalat (Goldsalze) (Tauredon)	10, 20, 50	siehe Schema	siehe Schema
Methotrexat (Lantarel, Metex)	2,5, 7,5, 10 Tbl. 7,5, 10, 15, 20 Amp.	7,5 - 15 / W	individuell / W
Azathioprin (Imurek)	50 Tbl.	kg/körpergewichtorientiert / T	
Cyclophosphamid (Endoxan)	Drg., Injektionsflaschen	kg/körpergewichtorientiert / T/W	
Ciclosporin (Sandimmun Optoral)	50 (Injektionsflaschen)	kg/körpergewichtorientiert / T	
Leflunomid* (Arava*)	25, 100 Drg.	100 die ersten 3 Tage	20 / T
p75-sTNFR* (Enbrel*)	25 Amp.	2x25 / W s.c.	2x25 / W s.c.

Drg. = Dragée; Tbl. = Tablette; Kps. = Kapsel; Amp. = Ampulle; s.c. = subkutan;
T = Tag; W = Woche
* = noch nicht auf dem Markt

Therapie mit Gichtmedikamenten

Der Gicht-Therapie liegen andere Wirkmechanismen zugrunde als den bisher beschriebenen Behandlungsmethoden. Ein akuter Gichtanfall, der früher nur mit *Colchicin* (dem Inhaltsstoff der Herbstzeitlosen) bekämpft werden konnte, läßt sich heute auch mit einer Reihe kortisonfreier Entzündungshemmer oder durch Kortisonpräparate beenden. Die *medikamentöse Langzeittherapie* der Gicht dagegen vereint folgende Gesichtspunkte:

Ein *erhöhter Harnsäurespiegel* im Blut läßt sich auf *zweierlei Art* senken: durch *Allopurinol*, das die *Entstehung der Harnsäure im Blut* hemmt, oder durch Brenzbromaron, das die *Harnsäureausscheidung über die Nieren* fördert.

Medikamentöse Therapie einzelner Krankheitsbilder

Medikamentöse Therapie der chronischen Polyarthritis

Arzt und chronischer Polyarthritiker stehen gemeinsam sehr oft vor schwierigen Situationen: Besteht *anfangs* nur der *Verdacht auf eine c.P.*, dann wird diese ungewisse Situation Sie in Unsicherheit stürzen. Bestätigt sich der Verdacht, dann müssen Sie gemeinsam mit dem Arzt das Problem der nur gering vorhandenen Aussicht auf Heilung bewältigen. Nur der rückblickend überschaubare Verlauf erlaubt weiter vorausschauende Aussagen (Prognosen) und Entscheidungen. Deshalb muß der Arzt Ihre Krankheit auch wirklich *früh erkennen und behandeln*.

Da wir die eigentlichen Ursachen der c.P. nicht kennen, können wir auch nicht ursächlich therapieren. Ihr Arzt wird deshalb in der besonders schwierigen *Anfangsphase eine dauerhafte, überwiegend aktive Krankengymnastik* von Ihnen fordern, schmerzlindernde Kälte verordnen und – medikamentös zunächst abwartend – mit kortisonfreien Entzündungshemmern oder wenn nötig auch mit Kortison behandeln.

Erst die gesicherte c.P. berechtigt dann zur Therapie mit langsamwirkenden Antirheumatika. Diese Medikamente (Tab. 28 auf Seite 150) wurden früher überwiegend *nacheinander*, in unterschiedlicher Reihenfolge (meist Resochin am Anfang, dann Azulfidine oder Ridaura, danach Tauredon usw., am Schluß immunmodulierende Substanzen) verordnet. Das läßt sich in Form einer *„Pyramide in der Pyramide"* graphisch darstellen (Abb. 92). *Viele Rheumatologen plädieren heute im Gegensatz zu diesem Vorgehen für den möglichst frühzeitigen Einsatz der bewiesen wirksamsten langsamwirkenden Langzeittherapeutika*: Das sind intramuskulär zu spritzende Goldsalze (z.B. Tauredon), Sulfasalazin (Azulfidine-RA), oder niedrigdosiertes Methotrexat (Lantarel, Metex; intravenös oder in Tablettenform).

Methotrexat (MTX) wurde früher in wesentlich höherer Dosierung zur Behandlung bestimmter Krebsformen eingesetzt. Die Therapie der c.P. dosiert Methotrexat (Lantarel, Metex) 100 bis 1000-fach niedriger. Diese niedrige Dosierung wirkt überwiegend entzündungshemmend.

Ihr Arzt wählt Dosen zwischen 7,5 und 30 mg – am häufigsten 10 oder 15 mg/Woche. Wichtig ist, daß Methotrexat zur Behandlung der c.P. *nur einmal wöchentlich* genommen wird.

Da MTX manchmal schlecht vom Magen/Darm aufgenommen wird, wenn es gleichzeitig mit oder nach dem Essen eingenommen wird, nimmt der Patient die gesamte Wochendosis *an einem Tag nüchtern ein*.

Sie bemerken in aller *Regel nach 3 bis 6 Wochen die ersten Therapieerfolge* (Schmerz- und Schwellungsrückgang usw.). Nach *diesem schnellen Wirkungseintritt* (viele langsamwirkende Langzeittherapeutika brauchen Monate) dauert es im Erfolgsfall noch etwa 2 - 3 Monate bis zur maximalen Wirkung, die man in der (zunächst unbefristeten) *Langzeittherapie* mit der jeweils individuellen niedrigsten Dosis zu erhalten versucht. Wie bei jeder Therapie mit langsamwirkenden Langzeittherapeutika sind aus Sicherheitsgründen *Kontrollen* der Leberwerte (auf Alkohol müssen Sie während der Therapie weitgehend verzichten), des Blutbildes, der Lungen- und vor allem der Nierenfunktion nötig. Eine *„enge Anbindung"* an Ihren Arzt ist sehr wichtig. Da c.P.-Patientinnen, entsprechend ihrem Alter, häufig Kinderwünsche haben, stellt sich die Frage der *mutagenen** Einflüsse von MTX auf

---

* Veränderung von genetischem Material

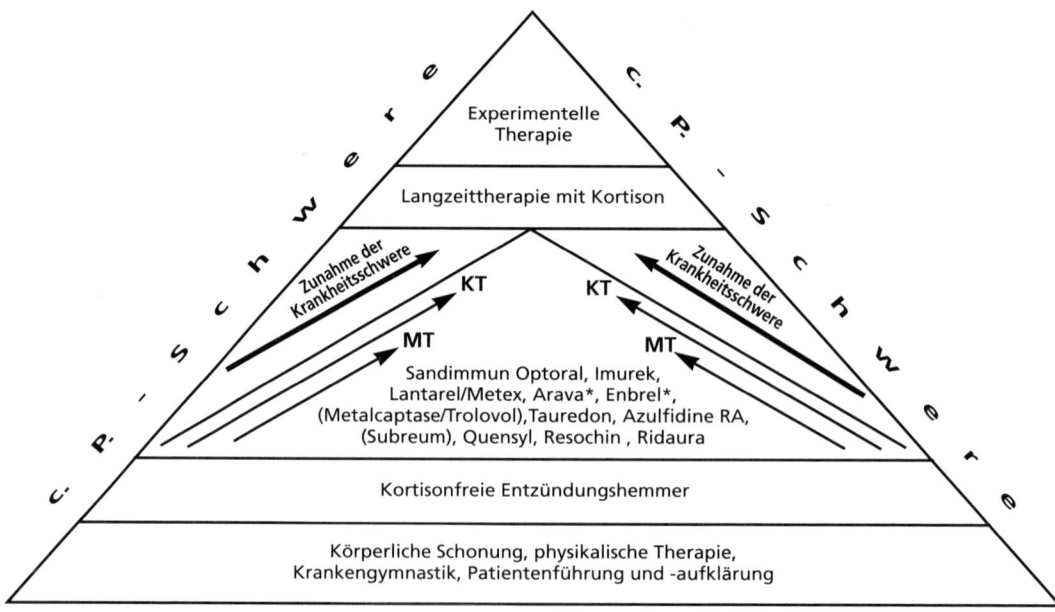

Abb. 92: „Pyramiden- bzw. Stufenplan" zur Basistherapie. Die „Pyramide in der Pyramide".
MT = Monotherapie (dünne Pfeile)
KT = Kombinationstherapie (dünne Pfeile)
➤ = zunehmende Schwere der chronischen Polyarthritis
* = noch nicht auf dem Markt

weibliche Eizellen und männliche Spermien: MTX darf keinesfalls während einer Schwangerschaft eingenommen werden. Außerdem ist während der Therapie und bis 3 Monate danach ein wirksamer Empfängnisschutz vorgeschrieben. Das gilt für Männer und Frauen.

Methotrexat kann – in dieser Form und in niedrigen Dosen gegeben – als „neue medikamentöse Therapie" interpretiert werden.

Goldsalze (z.B. Tauredon) werden intramuskulär gespritzt. Als Patient werden Sie das (vielleicht) als unangenehm empfinden. Ihr Arzt *sieht Sie* dieser Anwendungsform wegen aber *häufiger* und kann die auch bei dieser Therapie unbedingt nötigen Kontrollen durchführen – *er hat Sie „im Blickfeld"*. Goldsalze werden nach bestimmten Schemata gespritzt. Der therapeutische Erfolg stellt sich etwa nach 3 bis 5 Monaten ein. Danach beginnt die Langzeittherapie mit Goldsalzen mit längeren Pausen zwischen den einzelnen Injektionen. Auch hier sind regelmäßige Kontrollen der Organfunktionen (Niere, Leber, Knochenmark) unabdingbar: zu Beginn der Behandlung engmaschiger – später in etwas größeren Intervallen. Als Patient müssen Sie immer wissen, wieviel *„reines Gold"* Sie bis zu welchem Zeitpunkt erhalten haben. Im Fall von Tauredon ist die Berechnung einfach: insgesamt gespritzte Menge dieser Substanz (z.B. 1000 mg geteilt durch 2,2 = 460 mg Gold).

Gold (z.B. Tauredon) wurde in den letzten Jahren als „Goldstandard" von Methotrexat (Lantarel, Metex) abgelöst. *Weitere Bewegung in die Therapie der c.P. kam durch die Überlegungen, verschiedene langsamwirkende Antirheumatika zu kombinieren (Kombinationstherapie) und diese Therapieformen deutlich früher als bisher im Verlauf der c.P. einzusetzen.* Neben MTX wurde vor kurzem Ciclosporin A (Sandimmun Optoral) – ein in der Transplantationschirurgie häufig verwendetes Präparat – zur Behandlung der c.P. zugelassen. Es weist einige Ähnlichkeiten mit MTX auf: Auch Ciclosporin A wirkt relativ früh (4 - 6 - 8 Wochen). Die Dosierung orientiert sich am Körpergewicht, initial mit 2,5 mg/ kg/Tag, letztlich bis zu 4 mg/kg/ Tag (bis zum Eintritts des Erfolgs). Im Mittelpunkt der Kontrolluntersuchungen stehen die Nierenfunktion und die Frage nach einem hohen Blutdruck.

Eine Reihe weiterer Präparate steht vor der Einführung in den Markt. So das über lange Jahre behutsam entwickelte Leflunomid (Arava*), das immunmodulierend wirkt und in mehreren Studien an c.P.-Patienten gute Wirkungen zeigte. Empfohlen werden, nach einer anfänglich 3tägigen Dosis von 100 mg pro Tag, 20 mg pro Tag als Dauertherapie. Unerwünschte Wirkungen: Einfluß auf den Magen-Darmtrakt, mäßiger Haarausfall, milder Hochdruck, milde allergische Reaktionen, Kopfschmerzen und Verwirrtheit.

Unter den vielen Entzündungsvermittlern im Rahmen von Arthritiden – insbesondere auch bei der c.P. – spielt der Tumornekrosefaktor α** (TNF α) eine besonders wichtige Rolle. Es lag daher nahe, gegen TNF α menschliche monoklonale Antikörper*** oder TNF α bindende und damit seine Entzündungsaktivitäten neutralisierende sogenannte Rezeptoren**** zu entwickeln: Ein Beispiel für die zuletztgenannten Medikamente ist Enbrel*, das in Kürze auf den Markt kommen kann. Enbrel wird 2x pro Woche intramuskulär injiziert. In Untersuchungen an einer großen Zahl von c.P.-Patienten über 6 Monate ließen sich Schmerz und Schwellung durch eine wöchentliche Gabe von 2x25 mg reduzieren.

Zusammenfassend wird Ihr Arzt *in den frühen, diagnostisch noch nicht ganz sicheren Monaten* einer Entzündung vieler Gelenke kortisonfreie Entzündungshemmer, die Schmerzen lindernde Kälteanwendungen und immer Krankengymnastik verordnen. Selten sind in dieser Phase Schmerzmedikamente ohne entzündungshemmende Eigenschaften bzw. Kortison angezeigt. Wenn die Diagnose der chronischen Polyarthritis *gesichert* ist, sind – früh in ihrem Verlauf – langsamwirkende Langzeittherapeutika berechtigt. Weiterhin sollten Sie Kälteanwendungen, kortisonfreie Entzündungshemmer und – sehr wichtig – stetige Krankengymnastik erhalten. *Im weiteren Verlauf besteht bei erfolgreichem Einsatz des langsamwirkenden Langzeittherapeutikums die Möglichkeit, kortison-freie Entzündungshemmer zu reduzieren oder gar abzusetzen.* Weiterhin natürlich: Krankengymnastik, Kälte und zusätzlich Ergotherapie.

Im Verlauf einer c.P. hat *Kortison* immer dann Sinn, wenn es mit allen anderen Möglichkeiten nicht gelingt, die Entzündungsaktivität und damit die Aggressivität Ihrer Krankheit „in den Griff zu bekommen". *Direkt ins Gelenk gespritztes Kortison* führt zur Abschwellung der Gelenkinnenhaut, zur Funktionsverbesserung und ist je nach Situation und je nach dem erkrankten Gelenk immer in den Therapieplan einzubeziehen.

Besondere Krankheitsbilder und -symptome wie das Karpaltunnelsyndrom (Seite 115), die Baker-Zyste (Seite 104), das entzündliche Mitreagieren der Halswirbelsäule (Seite 65) bzw. der Kiefergelenke (Seite 65) müssen separat gesehen und behandelt werden.

Nie sollte der richtige Zeitpunkt des *operativen Eingriffs* versäumt werden (mit einem Rheumachirurgen sprechen). Auch die auf Seite 156 beschriebene *Synviorthese* hat im Verlauf einer chronischen Polyarthritis ihren Stellenwert.

Medikamentöse Therapie des Reiter-Syndroms, des rheumatischen Fiebers, infektiöser Arthritiden und der Lyme-Arthritis

In der *akuten Schubsituation des Reiter-Syndroms* empfehlen sich Bettruhe und Anpassung des Lebensstils an Ihre augenblickliche Funktionssituation. Auch hier darf die Krankengymnastik nie fehlen.

Da etwa die Hälfte aller Reiter-Syndrome *nach 4 bis 6 bis 8 Monaten von selbst vergeht*, kann Ihr Arzt durch eine „Therapie der ersten

---
*   noch nicht auf dem Markt
**   entzündungsvermittelnde/anregende Substanz
***   Antikörper einer Art
**** Aufnahmeeinrichtung, Bindungseinheit

Attacke" mit kortisonfreien Entzündungshemmern, wenn nötig Kortison, Kältetherapie, Entlastung der Gelenke und Abwarten reagieren. *Chronisch werdende Reiter-Syndrome* behandelt man – dominieren die Gelenkentzündungen – entsprechend den üblichen Regeln mit langsamwirkenden Antirheumatika.

Bei *reaktiven Gelenkentzündungen* nach/bei bakteriellen Erkrankungen des Darms oder der Harnwege (z.B.) wird zunächst die *Grunderkrankung* mit dem *entsprechenden Antibiotikum* therapiert. Der weitere Verlauf – Gelenkschwellungen, Gelenkentzündungen – sich beendend oder chronisch – entscheidet über die notwendige Therapie. Sie kann kortisonfreie Entzündungshemmer allein oder auch langsamwirkende Langzeittherapeutika verwenden.

Die Therapie des *rheumatischen Fiebers* ergänzen (manchmal) noch zusätzliche Kortisongaben, da diese Krankheit nicht so sehr die Gelenke, wohl aber das Herz angreifen kann.

Therapeutisch im Vordergrund: zum einen die Behandlung des Streptokokkeninfekts, zum anderen die einer möglichen Herzbeteiligung und zum dritten die Therapie der Gelenkschwellungen und Gelenkschmerzen. Ist eine Herzbeteiligung nachgewiesen, ist eine Behandlung mit zwischen 60 und 100 mg Prednisolon pro Tag, in zunächst verteilten Dosen unbedingt angezeigt. Die antibiotische Therapie muß über 14 Tage mit intramuskulären Gaben von 1 bis 2 Millionen Einheiten Procain-Penicillin G oder einem Depot-Penicillin-Präparat jeden 2. Tag intramuskulär (z.B. Megacillin) erfolgen. Die Therapie von Gelenkschmerzen und -schwellungen nützt kortisonfreie Entzündungshemmer.

Im Anschluß an die einleitende antibiotische Therapie ist eine über Jahre konsequent durchgeführte antibiotische Vorbeugung gegen Rückfälle einzuleiten – zum Beispiel in Form von 1,2 Millionen Einheiten Benzatin-Penicillin in 3wöchigen Abständen.

Betroffene Gelenke im Rahmen *direkter Gelenkinfektionen* müssen ruhiggestellt werden (eventuell Bettruhe mit funktionserhaltender Krankengymnastik). Lokal ist Kälte in Form von Eispackungen indiziert. Zusätzlich ist immer die Gabe von Schmerzmitteln und kortisonfreien Entzündungshemmern nötig. *Immer muß – orientiert am jeweiligen Erreger – antibiotisch behandelt* werden. Ist die antibiotische Kombinationstherapie nicht erfolgreich, muß die schnell durchzuführende *chirurgische Behandlung* mit Spüldrainage und möglicherweise Gelenkinnenhautentfernung folgen.

Im Gegensatz zur Frühsommermeningoenzephalitis, einer viralen Erkrankung, die ebenfalls durch Zecken auf den Menschen übertragen wird, steht eine aktive oder passive Immunisierung *(Impfung)* für die *Lyme-Arthritis* zur Zeit (noch) nicht zur Verfügung. Die Lyme-Arthritis wird mit Eisanwendungen und funktionserhaltender Krankengymnastik sowie kortisonfreien Entzündungshemmern behandelt. Sehr wichtig ist eine frühzeitige und krankheitsadäquat dosierte *antibiotische* Therapie mit zum Beispiel Tetrazyklinen oder Cephalosporinen.

Medikamentöse Therapie der Arthritis psoriatica (Arthritis, Psoriasis), Therapie bei Gelenkentzündungen im Rahmen des Morbus Bechterew und von entzündlichen Darmerkrankungen

Bei Arthritis psoriatica (A.ps.) muß Ihr Arzt berücksichtigen, daß die Besserung der Schuppenflechte manchmal (selten) auch die Arthritis beeinflußt. Da die Arthritis psoriatica im Gegensatz zur c.P. oft lange beschwerdefreie Phasen entwickelt, *ist der spontane Verlauf dieser Krankheit in alle langfristigen therapeutischen Überlegungen einzubeziehen.*

Leider gibt es auch hier noch keine ursächliche Therapie, da die Ursache der A.ps. (noch) nicht bekannt ist. Wunschtraum von Arzt und

Patient war es und wird es natürlich immer sein, eine physikalische und/ oder medikamentöse Therapie einzusetzen, die beides, *sowohl die Arthritis, als auch die Psoriasis beeinflußt.*

Die chronische Arthritis der A.ps. wird *unter besonderer Berücksichtigung der Psoriasis*, das heißt der aufmerksamen Beobachtung der Schuppenflechte, ähnlich therapiert wie die c.P.:

Bei beschwerdeärmeren Verläufen, in denen oft nur einige wenige Gelenke erkranken, reicht manchmal eine schmerzlindernde und entzündungshemmende, nur die Symptome beeinflussende Behandlung aus. Andere, die Gelenke mehr schädigende Verläufe sind mit langsamwirkenden Antirheumatika wie Sulfasalazin, Gold intramuskulär, Methotrexat bzw. Ciclosporin A zu therapieren.

Sulfasalazin (Azulfidine-RA) setzt sich nach einer Spaltung im Darm aus dem bei Gelenkkrankheiten wirksamen Sulfapyridin und einer geringen Menge im Darm bleibender 5-Aminosalicylsäure zusammen. Die Therapie beginnt mit niedrigen Dosen (1 Dragee pro Tag = 500 mg) und steigert sich dann Schritt um Schritt auf die Erhaltungsdosis von 2x2 Dragees (= 2g). Wirkt diese Dosis nicht, kann sie auf 2x3 Dragees pro Tag erhöht werden.

Es ist wichtig zu wissen, *daß etwa 75% aller unerwünschten Wirkungen* des Sulfasalazins (Übelkeit, Erbrechen, Hautausschlag usw.) *in den ersten Wochen/Monaten* auftreten.

Lange Jahre wurde die Meinung vertreten, daß *intramuskulär verabreichtes Gold* die Schuppenflechte verschlimmere. Das hat sich jedoch nicht bestätigt und ist auch in der Literatur der letzten Jahren immer wieder verneint worden. Intramuskuläres Gold (siehe Seite 152) wirkt bei A.ps. ähnlich wie bei c.P. in $^2/_3$ der Fälle. Schon sehr lange wird *Methotrexat* (Lantarel, Metex) (siehe auch Seite 151) zur Therapie der *Psoriasis* eingesetzt. Zunehmend wird es auch bei der A.ps. verordnet. Möglicherweise beeinflußt MTX sowohl die *Schuppenflechte als auch die Gelenkentzündung*.

Lokal kann die Schuppenflechte mit Salicylsäurepräparaten, Ditranolteeren und kortisonhaltigen Salben bzw. Gelen behandelt werden. Die Therapie der Schuppenflechte *mit Licht* (Sonne, selektive UV-Phototherapie [SUP], Licht + Medikamente: Psoralen-UVA-Therapie [PUVA]), ist bewährt. Eine medikamentöse, den ganzen Körper beeinflussende Therapie der Schuppenflechte kennen wir durch *Etretinat (Tigason), Azathioprin (Imurek)* und wie schon erwähnt Methotrexat (Lantarel, Metex).

In aller Regel ist der *Morbus Bechterew* eine „reine Wirbelsäulenerkrankung". Andererseits wissen wir um die hohe Zahl von Gelenkerkrankungen im Verlauf dieses Krankheitsbilds. Besonders stammnahe Gelenke können entzündlich erkranken: also die Hüften, die Schultern und auch die Knie. Nicht selten kommen aber auch (etwa in 20 bis 30% aller Fälle) kleinere Gelenke dazu: Hand-, Fingergrund- oder Zehengrund- bzw. Zehenendgelenke. *Dominieren Gelenkschmerzen das Krankheitsbild des Morbus Bechterew, dann sind auch hier langsamwirkende Antirheumatika sinnvoll, die bei ausschließlicher Wirbelsäulenerkrankung nicht verordnet werden sollen.* Als Therapeutika kommen vor allem die intramuskulären Goldsalze (Tauredon), Sulfasalazin (Azulfidine RA) und möglicherweise Methotrexat (Lantarel, Metex) oder Ciclosporin A (Sandimmun Optoral) in Betracht.

Wie schon formuliert sind die im Rahmen der *Colitis ulcerosa* und des *Morbus Crohn*, zum Teil auch des *Morbus Whipple* entstehenden Gelenkentzündungen oder Gelenkschmerzen als „Komplikationen" der entzündlichen Darmerkrankungen zu werten (siehe Seite 80). Der Verlauf der Darmentzündung bestimmt die Prognose der Gelenkerkrankung. Durch die Besserung der Darmerkrankung läßt sich auch die Gelenkentzündung positiv beeinflussen. Das bedeutet: *Die antibiotische Therapie der Darmerkrankung steht im Vordergrund jeder Behandlung.*

Medikamentöse Therapie bei Gelenkentzündungen im Verlauf von Kollagenosen

Eine ursächliche Therapie des *systemischen Lupus erythematodes* und damit der Gelenkentzündungen, die in seinem Verlauf entstehen können, ist nicht möglich. Häufig kontrollieren *niedrige Kortisondosen* erfolgreich den Krankheitsverlauf. Bestimmte langsamwirkende Antirheumatika wie *Chloroquin, Hydroxychloroquin (Resochin, Quensyl)*, wirken offensichtlich besonders bei lichtempfindlichen Patienten günstig, da sie (sehr vereinfacht formuliert) „in der Haut eine Art UV-Blocker gegenüber Photoaktivierungen darstellen". Entsprechend der wahrscheinlichen Entstehung des systemischen Lupus erythematodes in unserem Immunsystem werden auch dieses Immunsystem verändernde Medikamente wie *Methotrexat (Lantarel, Metex), Azathioprin (Imurek), Ciclosporin A (Sandimmun Optoral), Cyclophosphamid (Endoxan)* usw. eingesetzt. Erfolgreich ist auch die Kombination Resochin + Imurek. Nicht verordnet werden sollen D-Penicillamin (Metalcaptase, Trolovol) und Goldsalze (Tauredon).

Die Therapie der *progressiv-systemischen Sklerose* wird entsprechend den dominierenden Symptomen entweder von einem Hautarzt oder dem internistischen Rheumatologen bzw. einem Team durchgeführt. Zur Schmerzlinderung können kortisonfreie Entzündungshemmer eingesetzt werden (s. Seite 142). Physikalisch-therapeutische Maßnahmen (Bindegewebsmassagen, Ultraschall) bessern die Hauterkrankung. Das Blau- und Kaltwerden der Hände (Raynaud-Phänomen) bekämpfen verschiedene sehr unterschiedliche, teils äußerlich angewendete, teils den gesamten Körper beeinflussende Therapiearten.

Medikamentöse Therapie der Gicht und der Chondrokalzinose

Es gibt *zwei medikamentöse Wege*, den *Harnsäurespiegel im Blut zu senken*: einmal, die Entstehung von Harnsäure im Blut wird gehemmt (durch sogenannte Urikostatika – *Allopurinol*: Zyloric, Urosin), zum anderen, Harnsäure wird vermehrt über die Nieren ausgeschieden (sogenannte Urikosurika: Benzbromaron – Uricovac; siehe auch Seite 156).

Die Behandlung der *Chondrokalzinose* richtet sich zunächst nach deren Ursache: Gelingt es, eine Ursache zu finden, ist sie zu beseitigen. Die größere Zahl von Chondrokalzinosen bleibt in ihrer Entstehung jedoch ungeklärt. Die Chondrokalzinose, die auch Pseudogicht genannt wird, wird im akuten Anfall wie eine Gichtarthritis behandelt: Die *Syptome* (Schwellung, Schmerzen, Erguß usw.) werden mit *kortisonfreien Entzündungshemmern*, eventuell durch Kortisoninjektionen ins Gelenk, auf alle Fälle aber *mit Kälte* (Eispackungen, Kryogelpackungen) therapiert.

Gelenkinnenhautverödung (Synoviorthese)

Das Krankenhaus verfügt auch über Therapieformen, die sich in der Arztpraxis nur bedingt durchführen lassen. Dazu zählt die *Synoviorthese*, die – unblutig – die *Gelenkinnenhaut* verödet: Der Arzt spritzt eine Substanz in ein entzündetes Gelenk mit verwucherter und entzündeter Gelenkinnenhaut. *Neben radioaktiven Isotopen lassen sich auch chemische Stoffe wie z.B. Natriummorrhuat (Varicocid) verwenden: All diese Stoffe bleiben und wirken im Gelenk selbst. Patienten unter 40 Jahren werden vorwiegend mit chemischen Stoffen behandelt, Radioisotopen dagegen werden dem älteren Patienten gespritzt.* Die Wirkung der Isotopen-Synoviorthese ist der chemischen Synoviorthese überlegen: Die Energie der radioaktiven Strahlung vernichtet die Oberflächenschicht der Gelenkinnenhaut, also den Teil, der Ergüsse hervorruft und in gewissem Umfang an der Verselbständigung der Krankheit schuld ist. Die Halbwertszeit von Yttrium 90 (das z.B. ins Kniegelenk gespritzt wird) beträgt 2,7 Tage. *Nach etwa 10 Halbwertszeiten ist keine aktiv strahlende Substanz mehr im Körper vorhanden.* Ist diese Methode nicht besonders erfolgreich oder versagt sie ganz, dann rückt die operative Entfernung der Gelenkinnenhaut (Synovialektomie) in den Vordergrund. Diese Operation gehört zum wichtigsten Kapitel der Rheumachirurgie (s.S. 195).

Medikamentöse Therapie der Arthrose

Das Fundament jeder antiarthrotischen Therapie ist die *aktive Physiotherapie.* Sie wird situativ von der Therapie mit Schmerzmitteln mit oder ohne entzündungshemmende Wirkung – den kortisonfreien Entzündungshemmern – begleitet. Auch kann Ihr Arzt lokal kortisonfreie Entzündungshemmer applizieren (siehe S. 144).

Ziele der nur symptomatisch-medikamentösen Arthrosetherapie sind die Schmerz- und (wenn nötig) die lokale Entzündungskontrolle. Einem Stufenschema entsprechend werden Schmerzmedikamente, orale oder lokale nichtkortisonhaltige Entzündungshemmer und manchmal auch intraartikulär Kortison eingesetzt (Tab. 29).

Die Kortisontherapie der Arthrose mit Tabletten ist nicht sinnvoll. Dagegen kann die *intraartikuläre Applikation kristallgebundenen Kortisons,* abhängig von der Arthrosephase, therapeutisch sinnvoll sein (siehe S. 149): Voraussetzungen sind klinische Symptome einer Begleitentzündung und/oder ein Erguß, chronisch-rezidivierende „Entzündungsschübe oder Ergüsse": die *entzündlich aktivierte Arthrose* (siehe S. 88). Ein (auch nur mittelvoluminöser) Kniegelenkerguß muß unbedingt abpunktiert werden: Zum *einen entfällt dadurch die von diesem Erguß ausgehende Hemmung* des sehr wichtigen krankengymnastischen *Trainings des Oberschenkelmuskels – zum anderen liefert die Untersuchung* gewonnener Gelenkflüssigkeit diagnostische Aspekte. Kortisoninstillationen erreichen die immer anzustrebende *Umkehr von der aktiven zur inaktiven (stummen) Arthrose.* Die Kortisondosis richtet sich nach der Gelenkgröße – am Knie zum Beispiel 40 mg Triamcinolonhexacetonid (Lederlon) (siehe S. 149).

Die Therapie der Arthrose mit Schmerzmedikamenten ohne Entzündungshemmung lindert „nur" den Schmerz. *Arthroseschmerzen haben aber auch viele nichtentzündliche Ursachen: die Dekompensation* des gelenkstabilisierenden Muskel-Bandapparats, *von der Knochenhaut ausgehende Schmerzen* und *Gelenküberbelastung.* In diesen Fällen ist die Gabe dominierend schmerzlindernder Medikamente ohne antientzündliche Wirkung sinnvoll.

Erste medikamentöse Ansätze gegen die Schmerzen der Arthrose bieten Ibuprofen (Brufen) oder Paracetamol (ben-u-ron). Die tägliche Dosis richtet sich nach dem Schmerz und liegt zwischen 400 bis 1200 mg (Brufen) bzw. zwischen 500 und 1000 mg (ben-u-ron, bis zu 4 g täglich sind möglich).

Zu den *zentral wirkenden Analgetika** gehören Dextropropoxyphen (Develin retard), Tramadol (Tramal) und Tilidin (Valoron-N). *Selbstverständlich dürfen diese hochwirksamen Medikamente, deren kurzfristiger Linderungseffekt im Vordergrund des Interesses steht, weder hoch dosiert noch über einen langen Zeitraum gegeben werden.* Auch müssen Sie sich in der Anwendung dieser Medikamente exakt an die Empfehlungen Ihres Arztes halten.

Medikamentösen Therapieformen trotzende Arthrosen sind ein erfolgreiches Feld der operativen Therapie. Zu den noch möglichen Maßnahmen, wenn in Ihrem Fall eine Operation nicht möglich ist oder Sie sich nicht operieren lassen wollen, zählen (selten) die

---

* im zentralen Nervensystem wirkende Schmerzmedikamente

Tab. 29

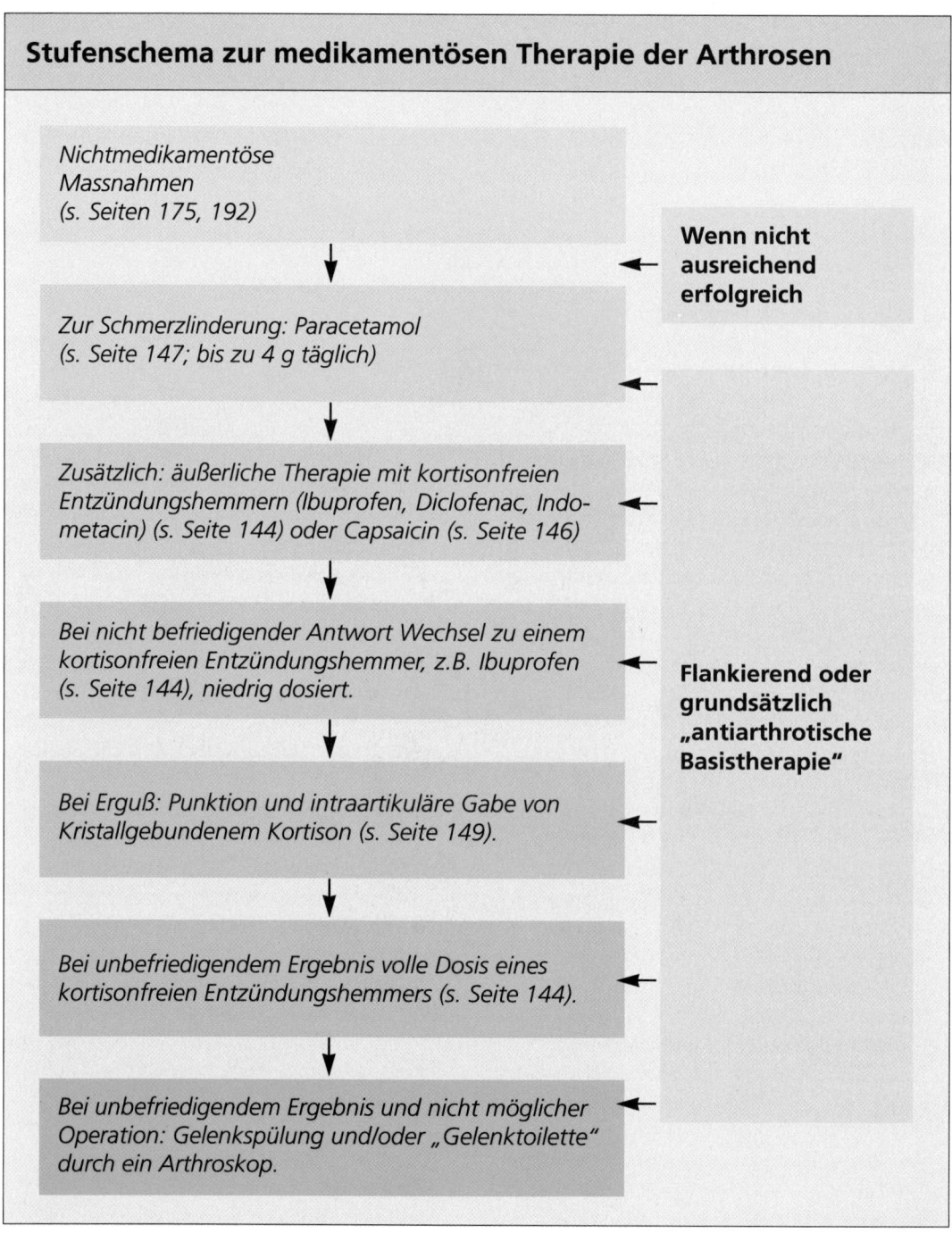

chemische oder Isotopensynoviorthese (siehe Seite 156) und die Gelenkspülung.

Die medikamentöse Therapie von Arthrosen nützt heute zur Schmerzlinderung und – wenn nötig – Verringerung der Entzündung am häufigsten kortisonfreie Entzündungshemmer, die vorwiegend die COX-2 hemmen (siehe Seite 143), äußerlich lokal kortisonfreie Entzündungshemmer in Form von Salben/ Gelen, die Capsaicin enthalten (siehe Seite 146) und seltener ins Gelenk gespritztes Kortison. *Nach wie vor wird nach Substanzen gesucht, die das Fortschreiten der Arthrose hemmen.*

Belebt durch neuere Kenntnisse über Ursachen und Verlauf der Arthrosen werden lang- und langsam wirkende Substanzen, die die Arthrose hemmen, wieder diskutiert.

Unterschiedliche Substanzen stehen heute auf dem „wissenschaftlichen Prüfstand": Es sind wissenschaftlich umstrittene Medikamente, die ihren Platz im klinischen Alltag der Arthrosetherapie Deutschlands (Gumbaral, Dona, AHP 200), der Schweiz, Italiens, Österreichs und Frankreichs (z.B. Chondrosulf) haben oder wie im Fall der Hyaluronsäure (Hyalarat) oder von Hylan GF 20 (Synvisc-Lösung) neueren Datums sind (Tab. 30).

Tab. 30

„Antiarthrotika"?

Substanz	Handelsname	Dosierung (mg) Applikationsform
Hyaluronsäure	Hyalart	*Amp. 2 ml = 20 mg Hyaluronsäure* *1 Amp./Woche i.a.* *5 Wochen lang*
Hylan G-F 20	Synvisc	*Amp. 2 ml* *1 Amp./Woche i.a.* *3 Wochen lang*
Ademetionin	Gumbaral	*Tbl. 200* *Amp. 200* *Initial: 2x1/Tag Amp. i.v. (über 1 Woche) oder 3x2 Tbl./Tag, danach: 2x1 Tbl./Tag*
Oxazeprol	AHP 200	*Tbl. 200* *3x1 (-2)/Tag* *vor den Mahlzeiten*
Diacerhein *	ART 50 (Frankreich)	*Kps. 50, 2x1/Tag*
Chondroitinsulfat*	Structum (Schweiz) Condrosulf Condral (Frankreich, Italien, Schweiz)	*Kps. 250, 500* *Beutel 400, 800* *3x1 Kps. - 3 x 1 Beutel*

* In Deutschland nicht auf dem Markt.
Amp. = Ampulle; Tbl. = Tablette; Kps. = Kapsel; i.a. = intraartikulär; i.v. = intravenös

Medikamentöse Therapie von Weichteilerkrankungen

Bei den meisten Formen der Weichteilrheumatismen *mildert überwiegend die physikalische Therapie die Schmerzen*. Für die medikamentöse Behandlung spielen grundsätzliche Überlegungen eine Rolle:

- *Wie weit „unter der Haut" liegen erkrankte Bänder, Sehnen, Schleimbeutel?*
- *Handelt es sich um auf* einen Ort *begrenzte Krankheiten?*
- Entstehen die Schmerzen entzündlich oder mechanisch?
- *Ist die Muskulatur* lokal oder insgesamt verspannt – *und in Zusammenhang damit*
- *spielen* psychische Einflüsse – *den Schmerz verstärkend – eine Rolle?*

Das medikamentöse Spektrum reicht von Salben, Gelen, Emulgelen, Analgetika ohne Entzündungshemmung bis zu niedrigdosierten kortisonfreien Entzündungshemmern und muskelentspannenden Substanzen (sogenannten Myotonolytika). Daneben spielen eine Rolle: schlaffördernde, angstbeseitigende und vom täglichen Streß distanzierende, die Psyche beeinflussende Medikamente sowie wasserlösliches Kortison und Lokalanästhetika (isoliert oder kombiniert), die in die betroffenen Gewebe gespritzt werden können.

Im Gegensatz zu Krankheiten, die den gesamten Körper und auch innere Organe in den Krankheitsverlauf einbeziehen, sind Weichteilrheumatismen häufig auf *ein* bestimmtes Gebiet beschränkt. Das bedeutet: Ihr Arzt kann auf eine systemische, den ganzen Körper beeinflussende, medikamentöse Behandlung verzichten.

Eine äußerliche Behandlung mit Salben, Gelen, Emulgelen (Tab. 24, siehe Seite 146) kann ein lokales, „hautnahes" Krankheitsgeschehen häufig positiv beeinflussen. Halb-luftdichte Verbände verstärken zusätzlich die Aufnahme aufgetragener Salben und Gele unter die Haut.

Salben, Gele und Emulgele neuerer Generation enthalten bewährte kortisonfreie Entzündungshemmer, Dimethylsulfoxid oder Capsaicin (ein Cayenne-Pfeffer-Extrakt) und verzichten zum Teil auf den überwärmenden bzw. kühlenden Effekt. *Kontinuität in der lokalen Anwendung* (mehrfach täglich, an der richtigen Stelle, über einen längeren Zeitraum) *sind entscheidend für die Wirkung*.

Ihr Arzt wird neben Salben und Gelen sowie physikalisch-therapeutischen Methoden auch schmerzhafte Sehnenansatzpunkte oder eine sehr verspannte Muskelgruppe mit njektionen (Infiltration) von entweder durch lokal den Schmerz mildernden Mitteln (Lokalanästhetika) oder durch bestimmte Zubereitungen von Kortisonpräparaten bekämpfen (siehe Seite 149).

Kortisonfreie Entzündungshemmer haben im Therapieschema der meisten Weichteilrheumatismen nicht den Stellenwert, den sie im Rahmen entzündlicher Gelenk- und Wirbelsäulenerkrankungen erreichen. Aber: *Viele Weichteilerkrankungen schmerzen erheblich – Schmerz mindert die Lebensqualität sehr – ein schmerzlinderndes Medikament hebt sie wieder*. Und: Viele Weichteilerkrankungen (z. B. die des Schultergelenks) verlangen eine intensive und lang andauernde Krankengymnastik. Es ist nur zu verständlich, daß diese Krankengymnastik Bewegungsspielräume in ihre Übungen miteinbezieht, die Sie als Patient aus Schmerzen vielleicht nur noch halbherzig oder überhaupt nicht mehr genützt haben. Hier liegt eine wesentliche Berechtigung zur Gabe schmerzlindernder Medikamente bei vielen Weichteilerkrankungen (Tab. 22, 23, siehe Seiten 144, 145).

Im Rahmen der *kortisonfreien Entzündungshemmer* gibt es dominierend schmerzlindernde Substanzen. Sogenannte „reine Analgetika" sind schmerzlindernde Medikamente ohne Entzündungshemmung. Vielen Schmerzsituationen liegen nichtentzündliche Ursachen zugrunde – z.B. die mechanische Reizung der Knochenhaut. Als Beispiel solcher Schmerzmedikamente seien Paracetamol (ben-u-ron) und Ibuprofen (Brufen) genannt.

Viele Weichteilrheumatismen führen oft zu einem wahren „Teufelskreis": Muskelverspannungen verursachen weitere Beschwerden, die direkt oder über einige andere Zwischenstufen zu neuen Muskelverspannungen führen. Um diesen Teufelskreis zu durchbrechen, ist es sinnvoll, eine erhöhte Spannung der Muskulatur und auch den daraus folgenden Schmerz mit *muskellockernden Medikamenten* (z.B. Tetrazepam = Musaril, Tolperison = Mydocalm) zu bekämpfen. Muskelspannungssenkende Medikamente werden häufig bei Fehlhaltungen von Wirbelsäule und Gelenken sowie krankhaften Bewegungsmustern eingesetzt. Aktivierende Bedingungen (Kälte, Nässe, körperliche Überbelastung) können ebenfalls zu schmerzhaften Muskelverspannungen führen. Auch gibt es tastbare, teils druckschmerzhafte muskuläre Verhärtungen (Myogelosen). Schmerzhafte Muskelkrämpfe (nachts: falsche Schlafhaltung) sind ebenso Indikationen wie andere Weichteilerkrankungen – von denen das Fibromyalgiesyndrom als „zentrale Form" eines Weichteilrheumatismus zu trennen ist (siehe Seite 121).

Zur Behandlung vieler Weichteilerkrankungen wird Kortison in Form von *Injektionen oder Infiltrationen* (mit oder ohne Lokalanästhetika) verwendet. Auch die Infiltration oder Injektionstherapie vermeidet als Behandlungsmethode eine Ganzkörpertherapie: Behandelt werden schmerzhafte Sehnenansatzpunkte, lokale Muskelverhärtungen oder auch flächenhaft schmerzende Muskelgruppen. Tab. 31 zeigt einige der Medikamente und physikalischen Methoden, die zur Therapie *lokaler oder pseudoradikulärer Wirbelsäulensyndrome* eingesetzt werden.

Einige Beispiele: *Sehnenscheidenentzündungen* können – sind belastende mechanische Bedingungen ausgeschaltet – infiltriert werden. Beim schnellenden Finger wird die Sehne mit wasserlöslichem Kortison umspritzt

Tab. 31

Erkrankungen des Weichteilmantels der Schulter: Therapieschema			
	chronische Form der Erkrankung	akute Form der Erkrankung	„Frozen shoulder"
Medikamentöse Therapie			
Schmerzmedikamente	++	+++	+
Lokale Kortisontherapie	+++	+	++
(Infiltrationen, Injektionen)			
muskellockernde Medikamente	++	–	–
Physikalische Therapie			
Kälte	(+)	+++	+
milde Wärme	++	+	++
intensive Wärme	++	+	
Elektrotherapie	+++	–	–
Ultraschall	+++	–	
Massage	+++	–	
Röntgentherapie	++	–	
Krankengymnastik	+++	(+)	+

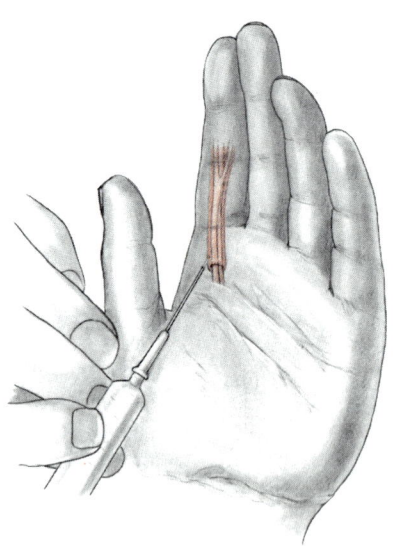
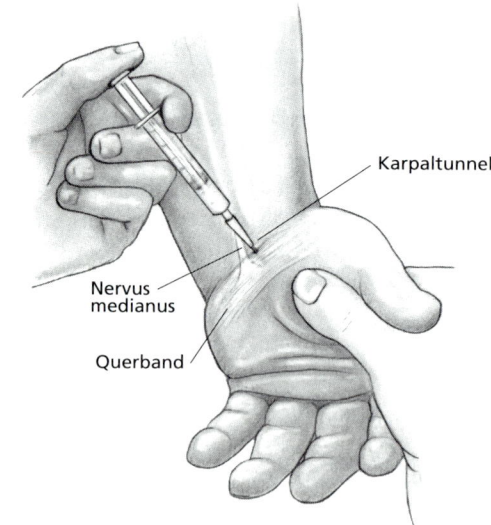

Abb. 93: Injektionstechnik bei schnellendem Finger: Die Injektion von Lokalanästhetika und Kortison in die Sehnenscheide ist meist wirksam.

Abb. 94: Injektionstechnik bei Karpaltunnelsyndrom

(Abb. 93). Auch das *Karpaltunnelsyndrom* kann so gelindert werden (Abb. 94).

Alle *Nervenkompressionssyndrome* können die Schmerzen mit blockierenden Anästhetika oder aber – um das Volumen zum Beispiel im Karpaltunnel zu vermindern – durch Injektionen wasserlöslicher Kortisonpräparate in die Sehnenscheiden behandelt werden. Verringern Injektionen in den Karpaltunnel die Schmerzen nicht, ist die operative Entlastung angezeigt, unter Umständen verknüpft mit einer Entfernung der Innenhaut der Sehnenscheiden.

Auch bei der *Kompression des N. cutaneus femoris lateralis* unter dem Leistenband hilft manchmal bereits langdauerndes Beugen des Hüftgelenks und/oder die Infiltration mit einem Lokalanästhetikum. Nur die hartnäckigen Fälle, die jeder Therapie trotzen, erfordern die operative Entlastung.

Die *Kompression der Nerven zwischen den Vorköpfchen des Fußes* läßt sich häufig konservativ orthopädisch behandeln – mit Einlagen, die das betroffene Mittelfußköpfchen abstützen. Die Injektion mit einem Lokalanästhetikum schaltet die Beschwerden vorübergehend aus.

In der Therapie der *Polymyalgia rheumatika (arteriitika)* ist Kortison das Mittel der Wahl und muß so schnell wie möglich nach der Diagnose eingesetzt werden. Es gilt, Gefäßverschlüsse und damit z.B. Sehverluste zu vermeiden. Als Anfangsdosis genügen in der Regel 10 bis 20 mg Prednisolon morgens. Eine alternierende Gabe (das heißt die doppelte Dosis jeden 2. Tag) schont zwar die Nebennierenrinde – kann aber ihrer Erfolglosigkeit wegen nicht angewendet werden.

Die nötige Dauerdosierung des Kortisons läßt sich über die Bestimmung der Blutsenkungsgeschwindigkeit (BSG) und auch des reaktiven Proteins (CRP) regeln. Die BSG sollte bei Männern unter 20 mm/h, bei Frauen unter 30 mm/h liegen. Ärztliche Verlaufskontrollen, einschließlich der Prüfung der BSG, sollten anfangs mindestens 1x monatlich während mindestens 2 Jahre stattfinden, damit der Arzt die niedrigste mögliche Kortisondosis dem jeweils aktuellen Grad der Entzündungsaktivität anpassen kann.

Die heute ein immer höheres Lebensalter erreichenden Patienten werden durch eine adäquate Therapie mit Kortison den „Polymyalgiaschmerz" verlieren. Ihres Alters wegen wer-

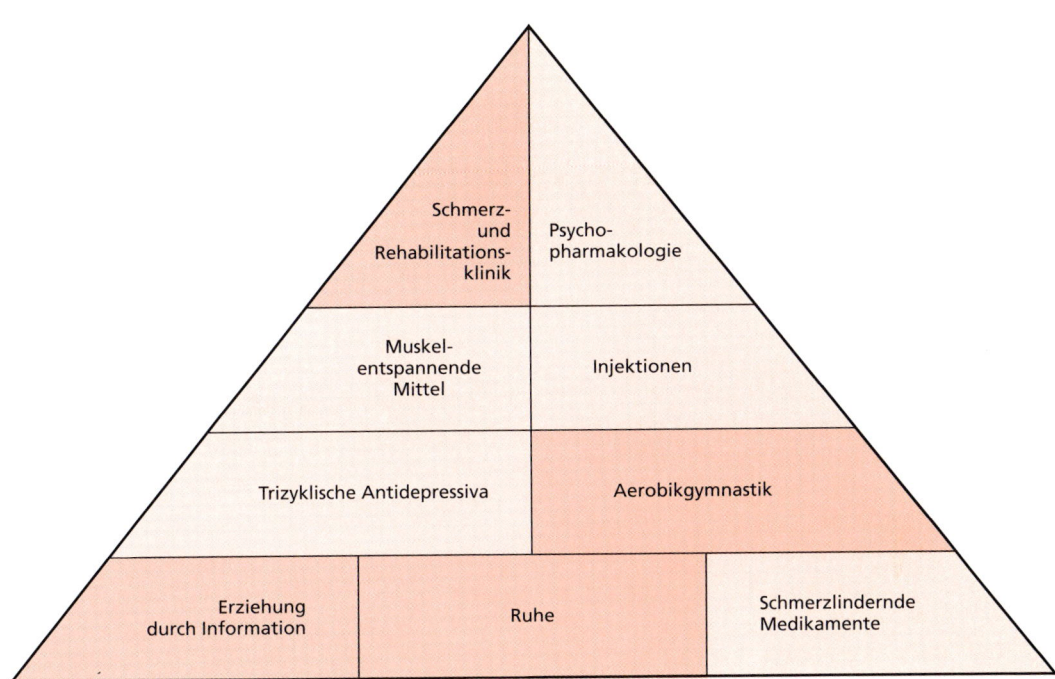

Abb. 95: Therapie des Fibromyalgie-Syndroms

den sie dann aber doch unter anderen Schmerzen leiden:
- z.B. Schmerzen, die von degenerativen Halswirbelsäulen- oder Schultergelenkveränderungen ausgehen.

Es ist daher sehr wichtig, Sie, den älteren Patienten, nach der Art Ihres Schmerzes zu fragen und darauf zu achten, ob Sie Ihre Schmerzen unterscheiden können. Das Ersetzen des Kortisons durch kortisonfreie Entzündungshemmer ist bedenklich, da diese Medikamente den Entzündungsprozeß der Polymyalgia rheumatika (arteriitika) nicht kontrollieren können.

Die Therapie von Muskelschmerzen im Verlauf von *Polyneuropathien* oder *Stoffwechselerkrankungen* (siehe Seite 127) verwendet Analgetika, kortisonfreie Entzündungshemmer, muskellockernde Medikamente und und Medikamente, die die Schmerzverarbeitung (psychotrope Medikamente) beeinflussen.

Die medikamentöse Therapie des *Schulter-Hand-Syndroms* nützt kortisonfreie Entzündungshemmer und/oder Calcitonin. Für diese Krankheit spielt die physikalische Therapie eine überragende Rolle. Sie sollte sich genau an dem jeweiligen Stadium orientieren (siehe Seite 194).

Die *Psyche beeinflussende (psychotrope) Medikamente* dürfen andere therapeutische Verfahren (Psychotherapie, Verhaltenstherapie, physikalische Therapie) nicht blockieren: Die Dosierung dieser Medikamente ist so zu wählen, daß Sie zum Beispiel noch in der Lage sind, an physikalischen, vor allem aktivierenden Maßnahmen teilzunehmen. Diese Substanzen (zur Verfügung stehen Antidepressiva*, Neuroleptika** und mit Einschränkungen Tranquilizer***) wirken entspannend und abschirmend.

Die Therapie des Fibromyalgiesyndroms zeigt Abb. 95. Die medikamentöse Behandlung dieses Syndroms hat sich bisher als problematisch gezeigt, da sie immer nur einem Teil der Patienten helfen konnte. Neuroleptika, Serotoninrezeptorantagonisten und Antidepressiva sind eingesetzt worden. Vor allem trizyklische Antidepressiva (z.B. Saroten) erwiesen sich in wissenschaftlichen Studien als

---

* Medikamente gegen depressive Verstimmung
** Substanzen mit antipsychotischer, ruhigmachender Wirkung
*** Medikamente, die Abstand vom täglichen Geschehen verschaffen

am erfolgreichsten: Dosierung: abends 10 oder 25 mg Saroten – in Wochenabständen ist eine Dosissteigerung bis zu 75 mg abends möglich. Auch Temazepam (Planum) und S-Adenosylmethionin (Gumbaral) sind mit unterschiedlichem Erfolg verwendet worden.

Enzymatische Behandlung des Bandscheibenvorfalls (Chemonukleolyse)

Wenn Sie einen lumbalen Bandscheibenvorfall erleiden, dann kann der Arzt unter bestimmten Umständen anstelle der operativen Therapie die Chemonukleolyse empfehlen oder vorziehen. *Dann wird Chymopapain (ein aus der Papayapflanze gewonnenes Enzym) unter Durchleuchtungskontrolle direkt in die betroffene Bandscheibe injiziert.* Das Ziel ist eine Entlastung der Nervenwurzel: Chymopapain nimmt dem (vorgefallenen) Gallertkerngewebe enzymatisch die Fähigkeit, Wasser zu binden: Das Volumen reduziert sich und der Druck im Gallertkern sinkt.

Entscheidend für Erfolg/Mißerfolg dieser Methode sind die *strenge Beobachtung von Indikationen* (= Anwendungsbereiche) *und Kontraindikationen* (= keine Anwendung erlaubt). Für den Erfolg einer Chemonukleolyse ist die strikte Beachtung von Indikationen/Kontraindikationen sehr wichtig.

Indikationen: *eindeutige (streng einseitige) radikuläre Symptome mit nur auf die Haut bezogenen Schmerz- und Empfindungsstörungen; Dauer von Ischialgien, positivem Lasègue länger als 6 Wochen; Leidensdruck, Computertomographie, Magnetresonanztomographie und Diskogramm mit einer Protrusion 2. und 3. Grades; Vorbehandlung ambulant* mindestens 6 Wochen, 2 Wochen strikte Bettruhe eingeschlossen (= das Ende eines kompletten konservativen Behandlungsplans). Jüngere Menschen.*

Kontraindikationen: *allergische Bereitschaft, schwere neurologische Erscheinungen (z.B. Kaudasymptome*, Lähmungen wie fortschreitende Fußheberlähmung), bekannte Unverträglichkeit gegenüber Chymopapain, Schwangerschaft, Morbus Bechterew, chronische Polyarthritis, Bandscheiben- und Wirbelkörperentzündungen, Zuckerkrankheit.*

Relative, also bedingte *Kontraindikationen* stellen unter anderem ein verengter Rückenmarkkanal, Wirbelgleiten sowie eine Krankheitsdauer von über einem Jahr dar, da in diesen Fällen nur geringere Erfolge zu erwarten sind. Nach Chymopapaininjektionen entwickeln sich in ca. 1 - 3 % allergische Reaktionen (nach 15 Minuten oder nach 3 - 7 Tagen, also sehr früh oder auch später). Der Punktion folgt strikte Bettruhe.

Nach 3 - 5 Tagen beginnt die krankengymnastische Mobilisierung. Sitzen ist nicht erlaubt. Nach etwa 10 Tagen ist die Entlassung aus der Klinik möglich. Da es lange – bis zu einem Jahr – dauern kann, bis sich das Volumen des Gallertkerns ausreichend zurückbildet, ist es wichtig, darauf hinzuweisen, daß sich Erfolge nicht unmittelbar einstellen müssen. Bisherige Statistiken zeigen, daß diese Behandlungsmethode Schmerzfreiheit auf Dauer in ca. 70 % der Fälle erreicht.

---

* das heißt: Lagerung, Wärme, Kälte, Muskellockerung, Schmerzlinderung durch Medikamente ohne Krankenhausaufenthalt

* schlaffe Lähmung, Schmerzen und Empfindungsstörungen an den Beinen

Psychologische Behandlungsverfahren

Mit Schmerzen leben? Psychologische Verhaltensstrategien

Wir alle kennen den Schmerz als wichtigen *Schutzmechanismus* des Körpers, als Hinweispfeil auf bereits bestehende Schäden oder als Ausrufungszeichen und Warnschild vor drohenden Gefahren. *Wir sprechen von akuten, Tage andauernden Schmerzen, von über Monate bestehenden Schmerzen und dem chronischen Schmerz, der länger als 6 Monate andauert.* Schmerz kann spontan – ohne erkennbare Ursache – oder durch eine intensive Schädigung entstehen. Akut-schmerzhafte körperliche Krankheiten lassen sich meist sehr schnell durch eine schmerzstillende medikamentöse oder eine kausale Therapie bekämpfen. Es ist interessant, daß auch nach der „Heilung" verletzten Gewebes eine gewisse Schmerzempfindlichkeit bestehen bleiben und sich zu einem chronischen Problem entwickeln kann.

Im Verlauf chronischer Erkrankungen stellt sich die Psyche des chronisch Schmerzkranken auf das Leben mit dem Schmerz ein, seine Persönlichkeit verändert sich!

Es gibt verschiedene Formen, Schmerz zu empfinden: körperlich – aber auch seelisch. Jeder Mensch erlebt Schmerzen je nach Situation und Problem ganz individuell und hat auch eine nur ihm *eigene Schmerzschwelle*. Jeder Mensch erlebt seinen Körper und seine soziale Umwelt individuell; er verarbeitet Belastungen und Streß auf *seine* Art. Chronischer Schmerz (= *Schmerzkrankheit?*) kann – nur zu verständlich – zu Depression, Angst, Hoffnungslosigkeits- und Hilflosigkeitsgefühlen führen. Die Lebensqualität wird eingeschränkt. *Das Schmerzempfinden setzt sich also aus absolut persönlichen körperlichen und seelischen Vorgängen zusammen.* Welche Hilfen kann die klinische Psychologie angesichts dieser Ausgangssituation einem chronischen Schmerzpatienten anbieten?

Die aus der eigenen Persönlichkeitsstruktur stammende Fähigkeit zur Schmerzverarbeitung und die psychologische Belastung durch unsere Umwelt beeinflussen unsere Schmerzerfahrung qualitativ und quantitativ entscheidend mit. Die Veränderung dieser Faktoren kann zur Verminderung des Schmerzes führen. Schmerzverursachende Bedingungen können auch vorbeugend behandelt werden. Ziel jeder psychologischen Schmerztherapie wird es also sein, diese Bereiche therapeutisch zu beeinflussen. Das heißt:

Durch anderes Verhalten lernen, mit dem Schmerz umzugehen, dadurch ihn vielleicht sogar verringern, seine Auswirkungen auf die eigenen Lebensumstände mildern: Das ist das Ziel der psychologischen Behandlung.

Depression, Angst und soziale Unsicherheit können Schmerzen auslösen oder sie verstärken, spielen also eine entscheidende Rolle in der Schmerzwahrnehmung. *Verhaltens- und Entspannungstherapie, Schmerzimmunisierungs- und Bewältigungstraining wollen* erreichen, daß der chronische Schmerzpatient besser mit seinem individuellen Schmerzproblem umzugehen lernt, es also diszipliniert unter Kontrolle zu bringen vermag.

Psychologische Schmerztherapie will Ihr Schmerzerleben verändern, Schmerzen vermindern und Ihren Umgang mit Schmerz „souveräner" machen. Im Rahmen der möglichen Verhaltenstherapien steht die Entspannungstherapie (vor allem: Progressive Muskelentspannung nach Jacobson) im Zentrum.

Durch eine Verminderung muskulärer Anspannung und einer Verbesserung der Stimmungslage wird die empfundene Schmerzintensität vermindert. *Biofeedback-Verfahren** können Patienten zu psychologischen Schmerzbewältigungsverfahren motivieren. Sie sollten lernen, Ihren Schmerz besser zu kontrollieren. Ein „Schmerz-Bewältigungs-Training" wird oft in (krankheitsspezifischen) Gruppen durchgeführt.

Das Problem der Krankheitsakzeptanz

Nehmen wir als Beispiel für eine chronisch schmerzhafte rheumatische Gelenkerkrankung die chronische Polyarthritis: Neben einer lückenlosen ärztlichen und physikalisch-therapeutischen Behandlung ist das möglichst frühe Einwirken auf psychische Probleme für den Erfolg jeder Therapie wesentlich. Denn: „Resignieren ist der Anfang vom Ende". Besonders in den Anfangsphasen der c.P. müssen Sie lernen, sich nicht angesichts der unausweichlichen Realität Ihrer Krankheit der Angst und Depression zu überlassen, sondern sich aktiv damit auseinanderzusetzen, das heißt psychisch und physisch in Bewegung zu bleiben. Der Arzt sieht nicht selten während der Sprechstunde oder der täglichen Visite das sogenannte „Brennglas-" oder „Fernrohrerlebnis" des Patienten: Die Einstellung eines chronischen Polyarthritikers zu seiner Krankheit läßt ihn das Geschehen und seine Probleme entweder wie durch ein Brennglas vergrößert – übermäßig aufgebläht und realitätsfremd – betrachten oder aber wie durch ein umgekehrtes Fernrohr verkleinert erleben: Er wird echte Beschwerden herabsetzen oder sogar unterdrücken.

Den Beginn einer c.P. begleitet auf psychischer Ebene häufig die Phase der Verweigerung, des Nicht-Akzeptierens, des Wegschiebens oder Verdrängens. Diese Haltung verbraucht Ihre Kraft, die dann letztlich für das aktive Bekämpfen der c.P. fehlt. Die Erkrankung zu „akzeptieren", dadurch freiwerdende Kräfte gegen sie einzusetzen, ist also erstes psychisches Ziel. Sowohl für diese Phase als auch für den späteren Krankheitsverlauf, in dem sich eine depressive Verstimmung als Reaktion entwickeln kann, kennt die Verhaltenstherapie Methoden, die dem chronisch Kranken und seiner Umwelt eine Anpassung an die großen Belastungen ermöglichen; erst dann können sich die Lebensverhältnisse normalisieren und stabilisieren. Selbst entwickelte Anpassungsstrategien (Verleugnen oder Herunterspielen der Schwere der Erkrankung, Suche nach emotionaler Hilfe durch die Familie, nach wichtiger Information über die Erkrankung, das praktische Anpassen an den neuen Lebenslauf usw.) helfen Ihnen meist nicht ausreichend. Lassen Sie sich unterstützen – vom Psychotherapeuten, Verhaltenstherapeuten oder dem geschulten Arzt!

Die Vielzahl psychologischer Interventionsmethoden besteht aus
- der Vermittlung von Kompetenz zur Selbstkontrolle
- der Ermutigung zur Übernahme von Selbstverantwortung für den Behandlungserfolg
- der Erfahrung der Akzeptanz und des positiven Denkens
- der Hinführung zum Experten für die eigene Gesundheit
- der Erziehung zur bewußten positiven Veränderung eines ungünstigen Krankheitsverlaufs
- einem Visualisierungstraining* usw.

Wann ist für Sie eine Psychotherapie** angebracht? Immer dann, wenn Sie über längere Zeiträume verzweifelt und depressiv sind oder passiv resignieren. Wenn Sie die bisher eingesetzten Therapien und Möglichkeiten gegen Ihre Krankheit nicht mehr als Hilfe erkennen und ihnen nicht mehr trauen. Wenn Sie sich vom normalen Leben zurückziehen und im negativen Denken versinken.

---

*   Rückkopplungsverfahren

*   Bilder als Mittel körperliche Prozesse anzuregen
** Psychologische Therapie, die zum Beispiel durch Aufforderung, Ermutigung, Einsicht, Entspannung wirkt.

Physiotherapie

Der Begriff „Physiotherapie" bedeutet physikalische Therapie gestörter Funktionen des Bewegungsapparats. Dynamische Krankengymnastik (aktiv/passiv), die Therapie mit Wasser, Wärme, Kälte und Elektrizität gehören unter anderem unter das Dach dieses Oberbegriffes.

Außer mit den schon angesprochenen *Infiltrationen können Sehnenscheidenentzündungen* mit Elektrotherapie und Ruhigstellung therapiert werden. Versagen alle diese konservativen (im Sinne von erhaltenden) Therapieversuche, ist ein chirurgisches Vorgehen zu erwägen. Für die Dupuytrensche Erkrankung gibt es lockernde, das subkutane Bindegewebe beeinflussende, physikalisch-therapeutische Behandlungsmethoden wie den Ultraschall, eine zirkulierende, sanfte Massage und dehnende, eventuell von Eistherapie begleitete krankengymnastische Übungen. In einigen Fällen aber führt nur das operative Entfernen der entsprechend krankhaft veränderten anatomischen Strukturen zu einer Verbesserung der Handfunktion.

Für die meisten überbeweglichen Patienten ist die Physiotherapie der rote Faden ihrer Behandlung. Ultraschall und Diathermie* können sich der Krankengymnastik anschließen. Die Krankengymnastik arbeitet „stabilisierend" und dehnend (nicht mobilisierend). Aber auch dehnende Übungen dürfen nicht zu „kraftvoll" ausfallen, da das überbewegliche Gelenk ohnehin schon zur Subluxation* neigt.

Ursachen, Symptome und Verlauf unterschiedlicher „rheumatischer" Erkrankungen unterscheiden sich sehr: Sie müssen deshalb auch unterschiedlich behandelt werden. Bleiben die einzelnen Krankheiten auf *ein* Gelenk oder *einen* Sehnen-/Bandansatz beschränkt, bietet sich eine rein lokale Physiotherapie an. Krankheiten, die den ganzen Körper erfassen (systemische Krankheiten), müssen natürlich auch systemisch therapiert werden. Da im Rahmen vieler dieser Krankheiten der Schmerz das führende Symptom ist, bildet Schmerzlinderung eine der Hauptaufgaben. Sport und allgemeine Bewegungstherapie sollen den gesunden Körper gesund und leistungsfähig erhalten. Im Gegensatz dazu ist es die Aufgabe der Krankengymnastik, den kranken Körper wieder zur ursprünglichen Leistungsfähigkeit zurückzuführen oder ihm möglichst viele seiner verlorenen oder eingeschränkten Funktionen wiederzugeben. Unter den Begriff „Physiotherapie" fallen auch Massagen, Bäder, Elektrotherapie usw. (siehe Seite 187).

Krankengymnastik

Krankengymnastik bedeutet immer ausgedachte „Strategie" gegen einen krankhaften Zustand. Sie ist abzugrenzen von Gymnastik (für Gesunde), „Bewegungstherapie" („ready for departure Übungen"; sogenannte Flughafenbodenübungen, die bestenfalls Muskulatur lockern und den Körper vorbereiten) und der medizinischen Trainingstherapie (MTT; siehe Seite 230).

Krankengymnastik behandelt Menschen mit geschädigten Körperfunktionen – allgemeine Gymnastik und Sport sind Übungen für körperlich gesunde Personen.

Krankengymnastische Übungsbehandlungen mindern Schmerzen, dehnen und kräftigen die Muskulatur, fördern die Beweglichkeit der Gelenke, lockern verkrampfte Elemente des Bewegungsapparats und entlasten mecha-

---

* hochfrequente Elektrotherapie zur Erwärmung von Gewebe im Körperinneren

* Verschiebung

nisch das Bewegungssystem. Werden Muskeln *gedehnt*, werden sie beweglicher und es wird Bewegungseinschränkungen vorgebeugt. Gelockerte Muskulatur ist besser durchblutete Muskulatur.

Sie als Patient müssen die aktive (Sie selbst sind überwiegend aktiv) von der passiven Krankengymnastik (der Therapeut ist aktiv) unterscheiden.

Im Rahmen der aktiven Krankengymnastik arbeiten Ihre Muskeln. Wenn der Therapeut Sie passiv durchbewegt, sind Ihre Muskeln locker und arbeiten nicht. Krankengymnastik kann dynamisch oder statisch (isometrisch), das heißt mit oder ohne Bewegung, mit oder ohne Muskelverkürzung arbeiten. Die aktive Übungsbehandlung wird zur Kräftigung der Muskulatur auch gegen (immer genau dosierten) Widerstand durchgeführt (Übersicht: Tab. 32). Zur Entlastung kann Ihnen auch Ihr Therapeut oder der Schlingenkäfig *Gewicht ganz oder teilweise abnehmen*, so daß Sie leichter Bewegungen ausführen können.

Wasser ist Weltraum, und Wasser ist ein idealer Bewegungsstarter: Aus diesen Gründen werden anfangs – wenn die Schmerzen

Tab. 32

Möglichkeiten krankengymnastischer Übungsbehandlungen (Auswahl)

Das krankengymnastische Konzept besteht aus sorgfältig geplanter körperlicher Übung und direkter therapeutischer Führung: Sie sollen es nach einer gewissen Zeit selbst in die Hand nehmen. Die vorgegebene medizinische Zielsetzung unterscheidet die Krankengymnastik von der allgemeinen Gymnastik oder einzelnen Sportarten.

Im Trockenen / im Wasser / im Schlingentisch oder -käfig
Krankengymnastische Übungen (aktiv/passiv) können im Trockenen oder im Wasser, das sich besonders gut als „Bewegungsstarter" eignet, oder mit Hilfe verschiedener unterstützender Geräte (z.B. Schlingentisch bzw. -käfig) aktiv unterstützt oder aktiv mit dosiertem Widerstand durchgeführt werden.

Atemtherapie
Angewendet werden Behandlungsverfahren, die auf willkürlichem oder unwillkürlichem Weg die Atmung bzw. die Atemform verändern. Sie, der Patient, lernen Ihre meist unbewußte Atmung bewußt zu erleben.

Gangschulung
Wenn Gelenke/Weichteile der Beine erkranken, ist eine Gangschulung mit und ohne Entlastung durch Hilfsmittel besonders wichtig. Nur eine dem Krankheitszustand angepaßte Druckentlastung betroffener Gelenke hilft, das Fortschreiten der Krankheit zu verhindern.

Manuelle Therapie
Der manuelle Therapeut erfaßt diagnostisch funktionelle Veränderungen von Wirbelsäulen- und anderen Gelenken, bei denen Störungen des Gelenkspiels Krankheitsursache sind, und behandelt sie – zum Beispiel durch Senken der muskulären Spannung – an bestimmten Stellen.

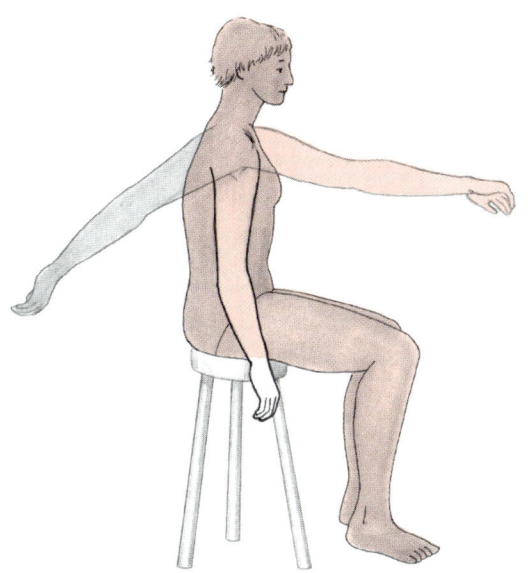 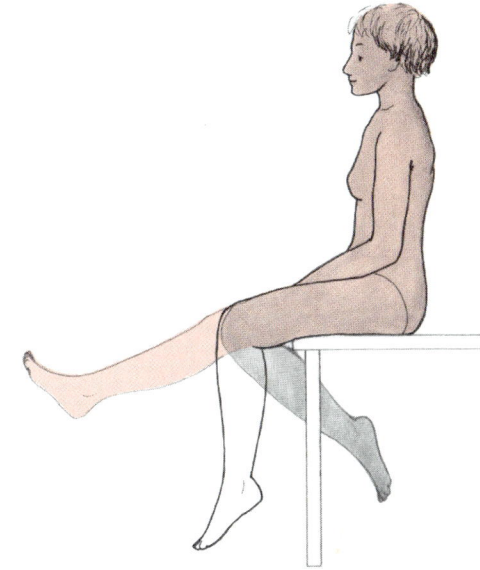

Abb. 96: Chronische Polyarthritis: Gelenkentlastende Übung für das Schultergelenk.
Ausgangsstellung: Sitzend, Rücken gerade halten! Arme locker nach unten hängen lassen.

ÜBUNG: Mit der Schwere des Arms nach vorne- und zurückpendeln. Die Pendelausschläge dürfen nur bis zur Schmerzgrenze gehen! „Pendeln lernen".

Abb. 97: Chronische Polyarthritis: Gelenkentlastende Übung für die Kniegelenke.
Ausgangsstellung: Sitzend. Wichtig ist die Stuhlwahl: Raum nach vorne und nach hinten muß vorhanden sein; Bodenberührung darf auch mit gestreckten Sprunggelenken nicht möglich sein. Die Sitzfläche muß dünn sein (wenn sie dick ist, behindert sie die Beugung der Kniegelenke). Die Oberschenkel liegen der Stuhlfläche fast bis zur Kniekehle auf. Das Knie muß „pendelbar" sein.

ÜBUNG: Unterschenkel bis zur Schmerzgrenze – nicht darüber – pendeln: sonst Gegenspannung. Keine aktive Bewegung im Sprung- oder Hüftgelenk.

für eine Krankengymnastik auf dem Trockenen zu groß sind – viele Gelenk-, Weichteil- und Wirbelsäulenerkrankungen in warmem (>30°C) Wasser behandelt. Langsame Bewegungen lassen sich im Wasser durch die verminderte Eigenschwere (scheinbar wiegt man nur ein Zehntel seines Körpergewichts) leichter ausführen. Bei schnellen Bewegungen kann der Widerstand des Wassers therapeutisch genützt werden. Wassergymnastik in gut temperiertem Wasser entspannt und lockert.

Selbstverständlich lassen sich krankengymnastische Übungsbehandlungen mit Kälte- oder Wärmetherapie, aber auch mit unterschiedlichen elektrotherapeutischen bzw. balneologischen Methoden kombinieren (Seite 187).

Krankengymnastik bei chronischer Polyarthritis (c.P.) und anderen Gelenkentzündungen

Die Krankengymnastik hat einen herausragenden Platz unter allen Therapieformen. Bewegungsübungen, die die Gelenke entlasten, sind besonders wichtig (Abb. 96, 97). Damit Ihre Gelenke voll beweglich bleiben: Widerstehen Sie der fortwährenden Versuchung, eine Schonhaltung einzunehmen und das Gelenk gebeugt zu halten. *Ständiges Üben kräftigt die Muskulatur, die alle Gelenke umgibt und sie zum Teil auch festigt.* Das kann durch Muskelarbeit in Bewegung während des Laufens oder Schwimmens *(dynamische Muskelarbeit)* oder durch Muskeltraining, wie es etwa das Expanderziehen verlangt *(dynamische Muskelarbeit gegen Widerstand)*, geschehen. Die Muskulatur läßt sich auch gegen Widerstände anspannen, ohne daß Bewegung entsteht *(isometrische Muskelarbeit;* Abb. 98).

Da ein entzündlicher Gelenkerguß das Verkleben und Verbacken der Gelenkinnenhaut, also die Vorstufen zur Versteifung fördert, muß der Krankengymnast *auch in den akuten*

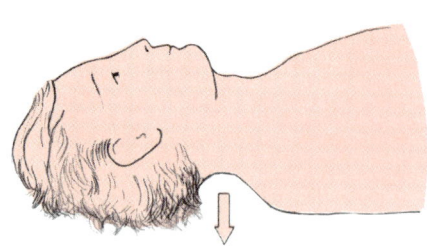

**Abb. 98: Chronische Polyarthritis.
Isometrische Übung für die Halswirbelsäule.**
Ausgangsstellung: Rückenlage auf harter Unterlage.

ÜBUNG: Die Schultern liegen dem Boden auf. Nacken in Richtung Boden drücken (Pfeil). Danach den Kopf nach hinten hinausschieben (Pfeil). Diese Anspannung ca. 10 Sekunden halten, danach entspannen.

Phasen einer c.P. *jedes betroffene Gelenk wenigstens einmal pro Tag durchbewegen.* Je weniger entzündlich aktiv die Krankheit ist, umso intensiver muß sich die Gymnastik gestalten und umso eher sollte sie vom passiven „Durchbewegtwerden" zur „aktiven Eigenbewegung" wechseln (Abb. 99-101). Da bei

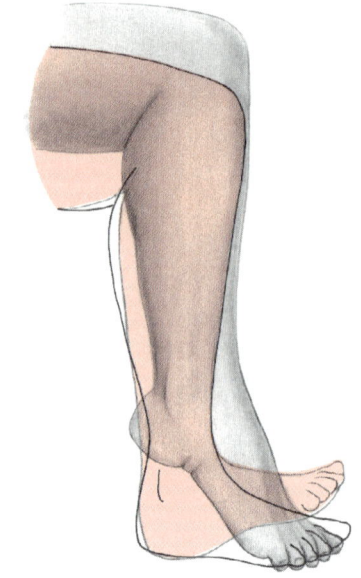

Abb. 99: Chronische Polyarthritis Übung für die Sprunggelenke.
Ausgangsstellung: Sitzend. Die Füße stehen gerade auf den Boden.

ÜBUNG: Den Fuß von den Fersen auf die Zehenspitzen und zurück hin und her rollen lassen (Schaukelbewegung).

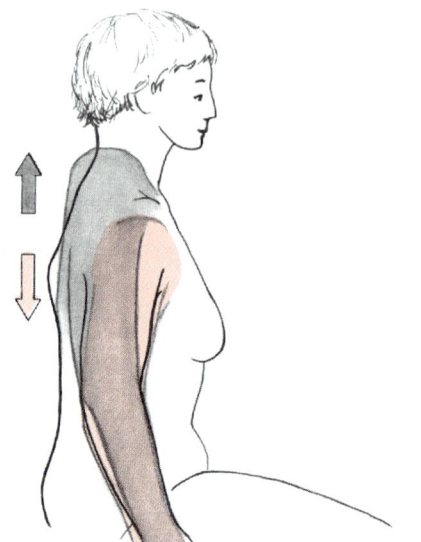

a

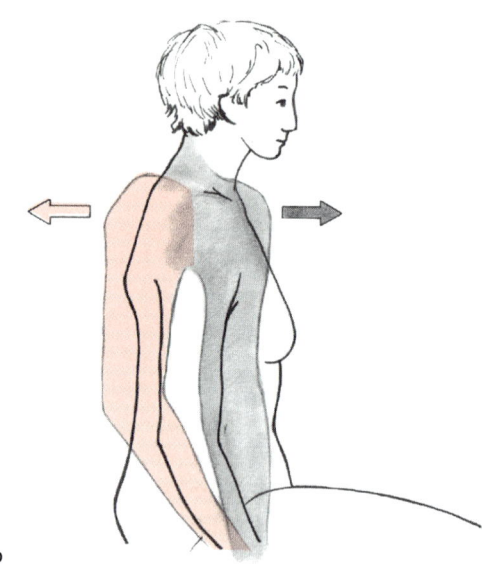

b

Abb. 100 a, b: Chronische Polyarthritis: Übung für die Schultergelenke und Schultergürtelmuskulatur.
Ausgangsstellung: Aufrechter Sitz vor einem Spiegel.

ÜBUNG:
a: *Schultern nach oben und unten bewegen (Pfeile).*
b: *Danach aus der Ausgangsstellung Schulter nach vorne und nach hinten bewegen (Pfeile). Die Schulterblätter nähern sich der Wirbelsäule und entfernen sich von ihr.*

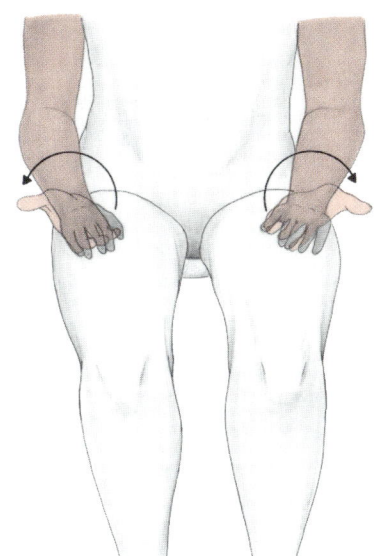

Abb. 101: Chronische Polyarthritis: Übung für die Ellbogengelenke.
Ausgangsstellung: sitzend. Die Füße stehen fest auf dem Boden. Der Abstand der beiden Kniegelenkinnenseiten beträgt etwa eine Faustbreite. Wichtig: Gerade sitzen, die Hände mit der Handinnenfläche auf die Oberschenkel legen.

ÜBUNG: Oberarme am Körper lassen (!). Die Handinnenseiten und Handrücken im Wechsel auf den Oberschenkeln drehen.

heitsstadien wird der Therapeut durch gezielte Übungen versuchen, den möglicherweise sich später entwickelnden Fehlstellungen vorzubeugen und Beweglichkeit und Kraft so gut wie möglich zu erhalten oder zu verbessern.

Aus dem Begriffspaar Strategie/Gegenstrategie (Seite 67) ergibt sich, daß die Krankengymnastik für Gelenkentzündungen immer individuell auf den Verlauf und das jeweilige Stadium der Krankheit abgestimmt werden muß. Wie die Krankengymnastik arbeitet, sei am Beispiel der (noch nicht deformierten) Hand des c.P.-Patienten demonstriert. Die Art der Übungen richtet sich danach, ob sich *Ihre Fingergrundgelenke* in einer *Krankheitsphase der Über- oder Unterbeweglichkeit befinden.*

Machen Sie mit Ihrer Hand eine Faust: Wenn sich Ihre Fingergrundgelenke „in Fauststellung" noch spreizen lassen, bedeutet das

vielen Arthritiden, aber auch vielen Arthrosen, Weichteilrheumatismen und Wirbelsäulenerkrankungen vollkommen verschiedene anatomische Regionen erkranken können – was sich unterschiedlich auswirken kann – ist ein für Sie persönlich ausgearbeitetes krankengymnastisches Konzept notwendig.

Man sagt, die Hand sei „die Visitenkarte" des „Rheumatikers": Richtig ist, daß die c.P. (Seite 63) oder die Arthritis psoriatica (Seite 74) sie häufig auf typische Weise erkranken lassen – meist mit deutlichen Funktionseinbußen. Aber auch im Rahmen anderer entzündlicher Gelenk- und Bindegewebserkrankungen, zum Beispiel dem Reiter-Syndrom, dem systemischen Lupus erythematodes usw., können sich die Hände verändern.

Funktionen und Kraft der Hände zu erhalten, zu trainieren, eventuell wiederherzustellen, ist also in allen Phasen Ihres Krankheitsverlaufs sehr wichtig. In frühen Krank-

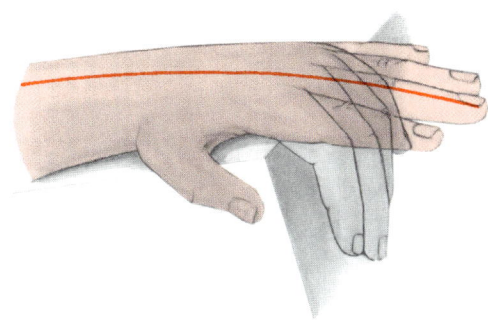

Abb. 102: Chronische Polyarthritis: Gelockerte und zu bewegliche Fingergrundgelenke.
Ausgangsstellung: Legen Sie Ihre Hand mit der Handfläche auf den Tisch, so daß die Finger über die Tischkante herabhängen. Prüfen Sie, ob Ihre Hand im Handgelenk daumenwärts abweicht. Der Mittelfingerstrahl sollte in Verlängerung des Unterarms liegen, wenn Sie sich durch die Mitte des Unterarms eine Linie bis zu den Fingern denken. Wenn das nicht der Fall ist, korrigieren Sie Ihr Handgelenk kleinfingerwärts.

ÜBUNG: Lassen Sie Ihr Handgelenk in dieser Stellung liegen und strecken jetzt die Finger (orange). Sollten die Finger kleinfingerwärts abweichen, korrigieren Sie diese Stellung, indem Sie die Finger daumenwärts ziehen. Halten Sie diese korrigierte Stellung der Hand (Unterarm, Hand und Finger sollten gerade in einer Linie liegen) sechs Sekunden und lösen dann die Spannung langsam. Wiederholen Sie die Übung mehrmals und nehmen dann die andere Hand.

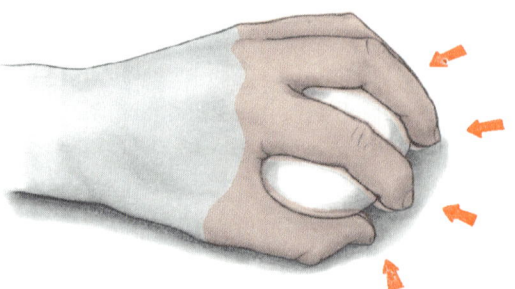
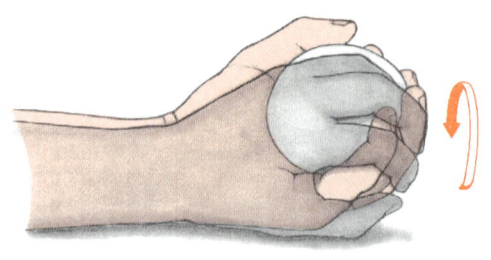

Abb. 103: Chronische Polyarthritis: Gelockerte und zu bewegliche Fingergrundgelenke.
Ausgangsstellung: Legen Sie Ihre Hand so über einen Ball, daß die Finger ihn umschließen. Korrigieren Sie Ihre Handgelenksstellung (wie bei Abb. 102) und „sortieren" Sie dann Ihre Finger, so daß sie in gleichmäßigem Abstand über dem Ball liegen und die Hand sich der Form des Balles anpaßt. Der Daumen liegt den Fingern gegenüber.

ÜBUNG: Drücken Sie nun mit allen Fingern gleichzeitig und gleichmäßig (orange) in den Ball, halten Sie die Spannung über sechs Sekunden und lösen sie dann langsam. Wiederholen Sie die Übung mit jeder Hand fünfmal.

Abb. 104: Chronische Polyarthritis: Gelockerte und zu bewegliche Fingergrundgelenke.
Ausgangsstellung: Halten Sie den Ball mit allen Fingern umschlossen und lassen auch den Ellbogen auf dem Tisch liegen.

ÜBUNG: Drehen Sie jetzt Ihren Unterarm mit dem Ball in der Hand so, daß einmal der Handrücken auf dem Tisch liegt und der Ball Richtung Decke zeigt (orange) und einmal der Ball auf dem Tisch liegt und der Handrücken nach oben zeigt. Der Ellbogen bleibt dabei liegen. Wiederholen Sie die Übung fünfmal und nehmen dann die andere Hand.

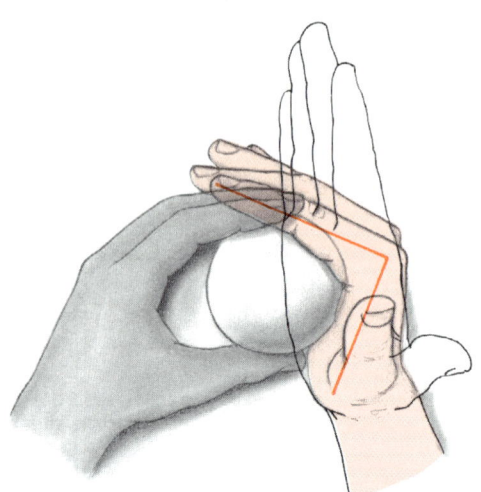
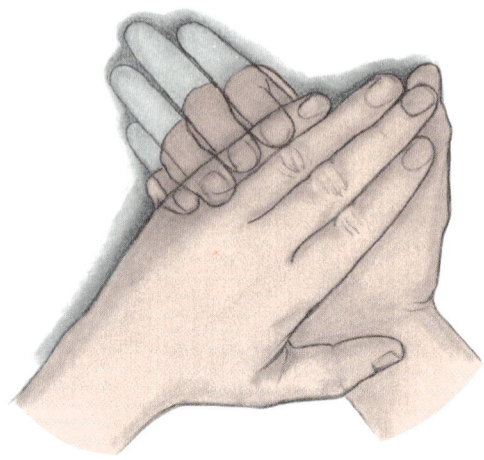

Abb. 105: Chronische Polyarthritis: Gelockerte und zu bewegliche Fingergrundgelenke.
Ausgangsstellung: Die Hand liegt mit der Kleinfingerseite auf dem Tisch. Die Finger sind gestreckt.

ÜBUNG: Drücken Sie mit der anderen Hand den Ball in die Handinnenfläche und halten ihn dort fest (grau).
Versuchen Sie jetzt, die geraden Finger (mit gestreckten Mittel- und Endgelenken) in den Grundgelenken über den Ball zu beugen und wieder zu strecken (orange). Wiederholen Sie die Bewegung langsam fünfmal und halten Sie jeweils die Beugung kurz. Wechseln Sie dann die Hände.

Abb. 106: Chronische Polyarthritis: Gelockerte und zu bewegliche Fingergrundgelenke.
Ausgangsstellung: Legen Sie eine Hand mit dem Handrücken auf den Tisch. Die Finger sind gestreckt. Legen Sie Ihre andere Hand mit der Kleinfingerseite (Handkante) in die Falte zwischen Beginn der Finger und Handinnenfläche, so daß Sie die Grundgelenke in Streckung festhalten können.

ÜBUNG: Beugen Sie nun die kleinen Gelenke und versuchen Sie, mit den Fingerkuppen an die andere Hand zu kommen (orange) (kleine Faust). Wiederholen Sie die Übung fünfmal und wechseln Sie dann die Hand.

(als ein Beispiel) *Überbeweglichkeit*. Sie sollten dann die Übungen machen, die in den Abb. 102 - 107 dargestellt sind. Sind Ihre Fingergrundgelenke „zu stabil" und unbeweglich – lassen sich auch gestreckt kaum spreizen (Unterbeweglichkeit) –, sollten Sie entsprechend den Abb. 108 - 113 üben: In beiden Fällen: Bitte richten Sie sich unbedingt nach den Regeln von Tab. 33. In späteren Krankheitsstadien – wenn sich bereits z.B. Knopfloch- oder Schwanenhalsdeformationen entwickelt haben (siehe Seite 67) – muß dieses „Grundprogramm" dann individuell angepaßt werden.

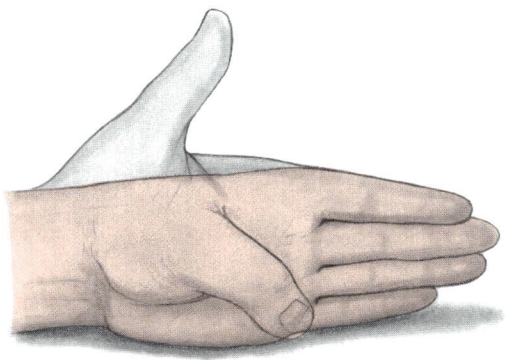

Abb. 107: Chronische Polyarthritis: Gelockerte und zu bewegliche Fingergrundgelenke.
Ausgangsstellung: Legen Sie Ihre Hand mit der Kleinfingerseite auf den Tisch, die Finger sind gestreckt.
ÜBUNG: Strecken Sie Ihren Daumen nach oben Richtung Decke und beugen Sie ihn dann in die Hand hinein bis zum Kleinfingergrundgelenk und halten ihn dort einige Sekunden gebeugt. Wiederholen Sie die Bewegung fünfmal mit jeder Hand.

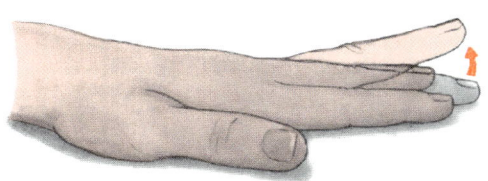

Abb. 108: Chronische Polyarthritis: Starre und zu feste Fingergrundgelenke.
Ausgangsstellung: Legen Sie eine Hand mit der Handfläche auf den Tisch, so daß der Mittelfinger jeweils die Verlängerung des Unterarms darstellt, wenn Sie sich durch die Mitte des Handgelenks eine Linie denken.
ÜBUNG: Drücken Sie die Hand flach auf den Tisch und heben Sie getrennt voneinander die Zeige-, Mittel-, Ring-, Kleinfinger und die Daumen so weit wie möglich von der Tischfläche ab, ohne daß sich die anderen Finger dabei bewegen. Halten Sie die Finger jeweils sechs Sekunden gehoben und senken Sie sie dann langsam.

Tab. 33

Regeln zur Handgymnastik

- *Führen Sie alle Übungen unbedingt langsam aus.*
- *Keine Übung darf im Gelenk Schmerzen oder längere Zeit anhaltende Schmerzen verursachen.*
- *Lassen Sie solche Übungen zunächst weg und sprechen Sie mit Ihrem Therapeuten darüber.*
- *Mit täglichem Üben erreichen Sie den besten Erfolg.*
- *Wiederholen Sie jede Übung mindestens fünfmal!*
- *Sie sollten beim Üben aufrecht an einem ausreichend hohen Tisch sitzen.*
- *Für einige Übungen brauchen Sie einen kleinen festen Ball (z.B. Tennisball).*
- *Üben Sie immer nur mit einer Hand auf einmal, und achten Sie auf exakte Ausführung.*

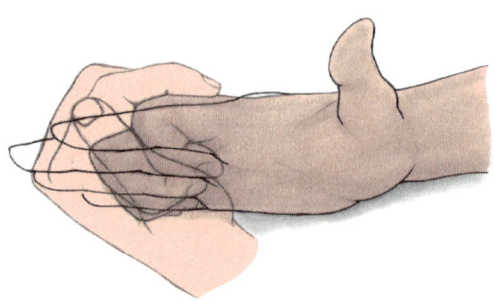

**Abb. 109: Chronische Polyarthritis:
Starre und zu feste Fingergrundgelenke.**
Ausgangsstellung: Legen Sie Ihre Hand mit der Kleinfingerseite (Handkante) auf den Tisch.

ÜBUNG: Versuchen Sie, die Mittel- und Endgelenke der Finger so stark zu beugen, daß Sie mit den Fingerkuppen an die Grundgelenke kommen (kleine Faust), die Grundgelenke bleiben dabei gestreckt. Halten Sie die Beugung einen Moment und strecken Sie die Finger dann wieder ganz. Wiederholen Sie die Übung mehrmals. Sollten Sie Ihre Finger nicht ganz beugen können, helfen Sie vorsichtig mit der anderen Hand nach (orange)!

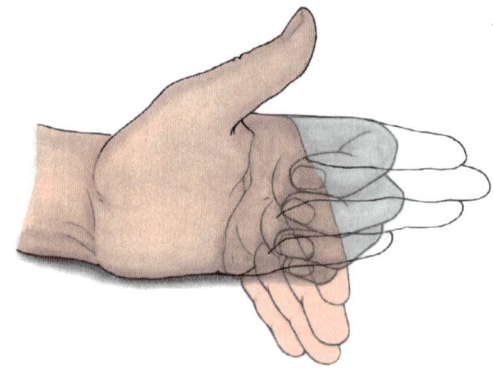

**Abb. 111: Chronische Polyarthritis:
Starre und zu feste Fingergrundgelenke.**
Ausgangsstellung: Legen Sie eine Hand mit der Kleinfingerseite auf den Tisch.

ÜBUNG: Schließen Sie die Finger zur kleinen Faust (Beugen von Mittel- und Endgelenken bei gestreckten Grundgelenken) und strecken Sie die Finger dann so nach vorne, daß zwischen Mittelhand und Fingern ein rechter Winkel entsteht (Beugen der Grundgelenke bei gestreckten Mittel- und Endgelenken). Versuchen Sie, aus den beiden Stellungen eine fließende Bewegung zu machen und wiederholen Sie sie mehrmals. Wenn es leichtfällt, nehmen Sie beide Hände auf einmal.

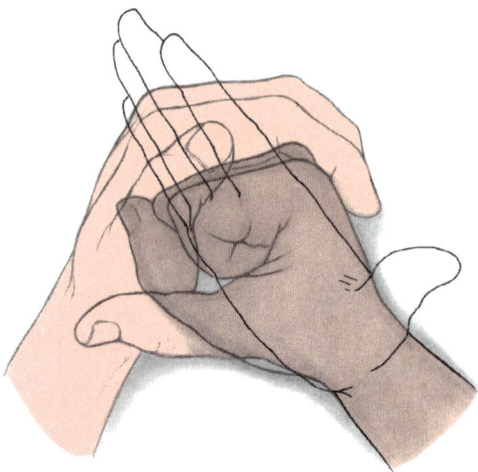

**Abb. 110: Chronische Polyarthritis:
Starre und zu feste Fingergrundgelenke.**
Ausgangsstellung: Legen Sie Ihre Hand mit der Kleinfingerseite (Handkante) auf den Tisch.

ÜBUNG: Machen Sie eine kleine Faust (wie bei Abb. 109) und beugen Sie zusätzlich noch die Grundgelenke, so daß Sie eine große Faust bekommen, wobei die Nägel in der Handfläche verschwinden sollten (grau). Sollten Sie Ihre Faust nicht ganz schließen können, nehmen Sie die andere Hand zu Hilfe, legen sie über die Faust und drücken vorsichtig weiter in die Faust, halten sie einige Sekunden (orange) und öffnen die Faust wieder. Wiederholen Sie die Übung mehrmals.

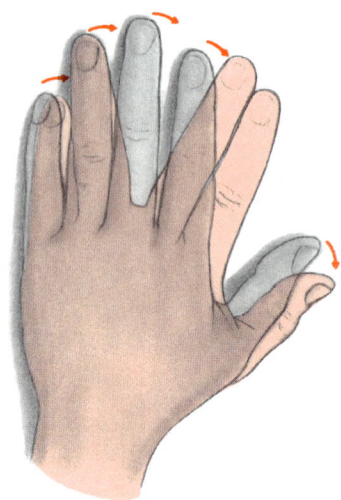

**Abb. 112: Chronische Polyarthritis:
Starre und zu feste Fingergrundgelenke.**
Ausgangsstellung: Legen Sie eine Hand mit der Handfläche auf den Tisch, so daß der Mittelfinger jeweils die Verlängerung des Unterarms darstellt, wenn Sie sich durch die Mitte des Handgelenks eine Linie denken.

ÜBUNG: Spreizen Sie Daumen, danach Zeigefinger so weit wie möglich nach innen ab und fügen Sie anschließend der Reihe nach Ihren Mittelfinger, Ring- und Kleinfinger hinzu. Heben Sie die Finger in die Ausgangsstellung zurück und wiederholen Sie die Übung fünfmal.

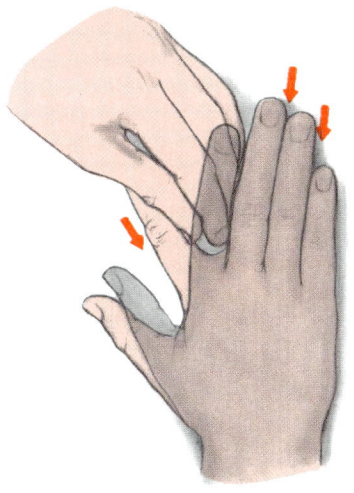

**Abb. 113: Chronische Polyarthritis:
Starre und zu feste Fingergrundgelenke.**
Ausgangsstellung: Legen Sie eine Hand mit der Handfläche auf den Tisch, so daß der Mittelfinger jeweils die Verlängerung des Unterarms darstellt, wenn Sie sich durch die Mitte des Handgelenks eine Linie denken.

ÜBUNG: Spreizen Sie den Daumen so weit wie möglich ab. Nehmen Sie dann die andere Hand zu Hilfe und ziehen Sie den Daumen vorsichtig noch etwas weiter weg von der Hand. Halten Sie die Dehnung sechs Sekunden und lassen Sie dann langsam wieder los. Spreizen Sie dann den Zeigefinger so weit wie möglich nach innen ab und ziehen auch hier mit Hilfe der anderen Hand Zeigefinger und Mittelfinger so weit wie möglich auseinander (vorsichtig!), wobei Sie so nah wie möglich an den Grundgelenken fassen sollten (nicht an den Fingerspitzen). Halten Sie die Dehnung sechs Sekunden und lassen dann langsam wieder los. Wiederholen Sie die Übung jetzt mit dem Mittelfinger und Ringfinger und anschließend mit der anderen Hand!

Bei Arthrosen der Gelenke

Die *aktiv-übende* und *entlastend (Zug, Schlingenkäfig)* sowie *dehnend* Kontrakturen vorbeugende Krankengymnastik spielt für alle Arthrosen der Gelenke als gezieltes In-Bewegung-Bleiben eine sehr wichtige Rolle: Sie kräftigt die Muskulatur, stabilisiert Bänder und Sehnen, ernährt den Knorpel wieder besser und verhindert das Fortschreiten der Bewegungseinschränkung bzw. stellt die Gelenkfunktion wieder vollständig her: Beispiele für einfache Übungen im Anfangsstadium bei der Arthrose des Kniegelenks zeigen die Abb. 114 a, b, Abb. 115, der Hüftgelenkarthrose die Abb. 116 und der Schultergelenkarthrose die Abb. 117.

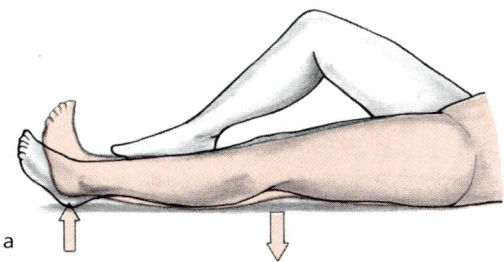 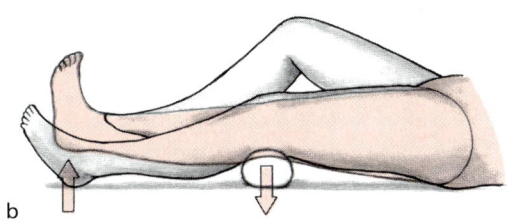

Abb. 114 a, b: Kniegelenkarthrose:
Übung zur Kräftigung der Oberschenkelmuskulatur und Gelenkbeweglichkeit.
Ausgangsstellung: Rückenlage, ein Bein fest auf dem Boden liegend.

ÜBUNG:
a: Fußspitzen (oder Zehen) hochziehen, Kniekehle fest auf den Boden drücken (Pfeil) und versuchen, die Fersen abzuheben (Pfeil).
b: Diese Übung ist für Patienten, deren Knie nicht mehr ganz streckbar ist, in dieser Form nicht auszuführen. Um sie dennoch durchführen zu können, braucht der Patient die Unterstützung einer Knierolle.

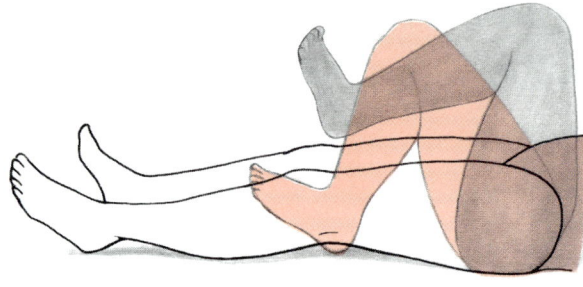

**Abb. 115: Kniegelenkarthrose:
Übung zur Kniebeugung.**
Ausgangsstellung: Rückenlage.

ÜBUNG: Das Kniegelenk beugen. Zwei Beugeformen sind möglich: Entweder bleibt während der Beugung die Ferse mit dem Boden in Kontakt, oder die Beugung geschieht ohne Bodenkontakt.

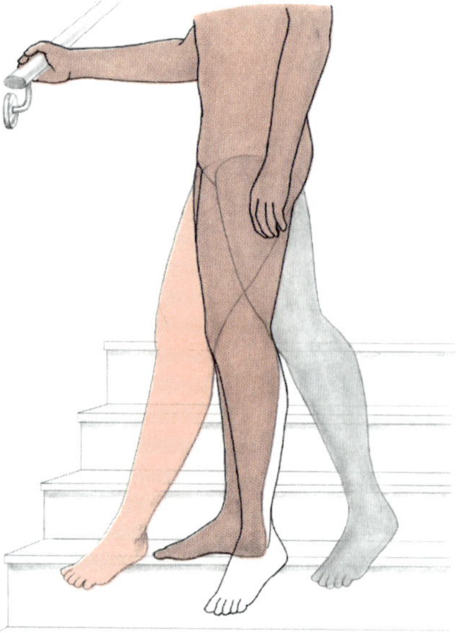

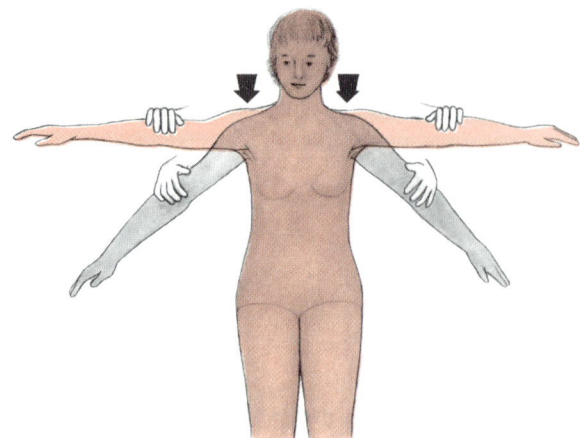

**Abb. 116: Hüftgelenkarthrose:
Gelenkentlastende Übung.**
Ausgangsstellung: Seitlich auf einer Treppe stehend, so daß ein Fuß frei schwebt.

ÜBUNG: Mit dem freischwebenden Fuß nach vorne und nach hinten Pendelbewegungen ausführen.

**Abb. 117: Schultergelenkarthrose:
Übung zur Kräftigung der Muskulatur.**
Ausgangsstellung: Beide Arme etwa 45° vom Körper seitlich wegbewegen.

ÜBUNG: Die vom Körper abgespreizten Arme werden gegen den individuell dosierten Widerstand einer zweiten Person (in der Abb. durch die Hände dargestellt) weiter vom Körper nach oben geführt. Sehr wichtig: die Schultern dürfen bei dieser Bewegung nicht mit nach oben gezogen werden (Pfeile).

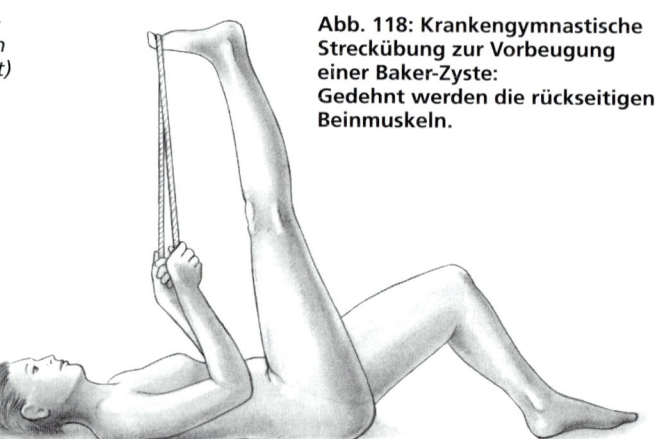

Abb. 118: Krankengymnastische Streckübung zur Vorbeugung einer Baker-Zyste:
Gedehnt werden die rückseitigen Beinmuskeln.

Bei Weichteilerkrankungen

Im Gegensatz zu Gelenkerkrankungen stehen hier Schmerzlinderung, bessere Durchblutung der Muskulatur, Sehnen, Sehnenansätze und Bänder und letztlich natürlich auch das Bewegungsausmaß (z.B. als Übung: Dehnen) im Vordergrund.

Das *Fibromyalgiesyndrom (FMS)*, bisher einzelkrankengymnastischen Techniken nicht besonders zugänglich, wird mit einer Mischung physiotherapeutischer Methoden behandelt: Es soll die allgemeine Schmerzhaftigkeit gelindert werden (Stangerbäder, diadynamische Ströme [s.S. 190], muskuläre Entspannungstechniken usw.). Die Durchblutung verbessernde Maßnahmen (kardiovaskuläres* Training auf dem Standfahrrad, Joggen, Walking usw.) sollten zeitlich zwingend der aktiven muskulären Schulung vorgeschaltet sein. Die positive Schmerzbeeinflussung, muskuläre Entspannung und Verbesserung der Durchblutung – sowie eine eventuelle Schlafverbesserung (s.S. 122) – erhöhen Ihre Motivation zu aktiven Maßnahmen. Auf keinen Fall darf dieses therapeutische Vorgehen hohe Leistungsanforderungen stellen. Die Wärme des Wassers, die Art eines CO_2-Bades müssen genau auf Sie als Fibromyalgie-Patienten zugeschnitten sein. Also: Gehen statt Laufen, Aquajogging im warmen Wasser, sinnvolle Pausen.

* Herz und Kreislauf betreffend

Ein z.B. drei- bis vierwöchiges Konzept muß sich *von anfangs diskret eingesetzten passiven Maßnahmen mittelfristig deutlich zu aktiven Maßnahmen verlagern*. Nicht zuletzt ist auch die physiotherapeutische Flexibilität Ihres Arztes gefordert: Austausch schmerzlindernder und/oder durchblutungsverbessernder Applikationen gegen andere, vielleicht in Ihrem Fall besser wirkende?

Mögliche Methoden: kardiovaskuläres Fitneßtraining (CFT), isometrisches und isokinetisches Training, Dehnung, Krankengymnastik gegen Widerstand. „Low impact"-Aktivitäten (schnelles Gehen, Radfahren, Schwimmen, Wasseraerobic). Progressiv-muskuläre Relaxation (PMR), Biofeedback, Haltungs- und Rückenschule. Unterwassermassage, Dehnen, CO_2-Bäder, Stangerbäder, Atemtraining, geführte Körpertechniken.

Dehnübungen können krankengymnastisch vorbeugend gegen eine *Baker-Zyste* arbeiten (Abb. 118: Vorsicht: die Endstellung der Handgelenke ist extrem). Ist eine solche Zyste schon vorhanden, können diese Dehnübungen das Platzen dieser Zyste provozieren (Vorsicht). Eine Übung, die die Verkürzung der Fascia lata (als Voraussetzung für eine *schnappende Hüfte*) verhindern soll, zeigt Abb. 119.

Für die Weichteilmantelerkrankung der Schulter (*Periarthropathia humeroscapularis*, siehe Seite 110) sind krankengymnastische Übungen sehr wichtig: Sie sollten täglich üben

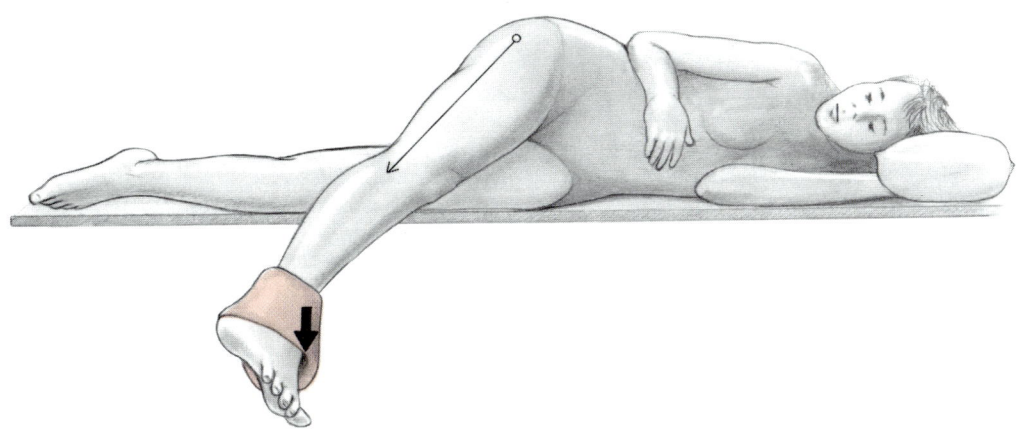

Abb. 119: Krankengymnastische Dehnübungen bei Verkürzung der Fascia lata.

– am besten unter der Anleitung einer Krankengymnastin: je weniger akut Ihre Erkrankung, umso intensiver Ihre Gymnastik. Übungen für unterschiedliche Erkrankungsformen der Schulterweichteile zeigen Abb. 120 a, b bis Abb. 123. Die mobilisierende Kraft- und Koordinationsschulung kann eingeschränkte Gelenkfunktionen wieder herstellen. Übungen mit dem Stab (Abb. 124 bis 126 a - c) arbeiten gegen muskuläre Verkürzungen.

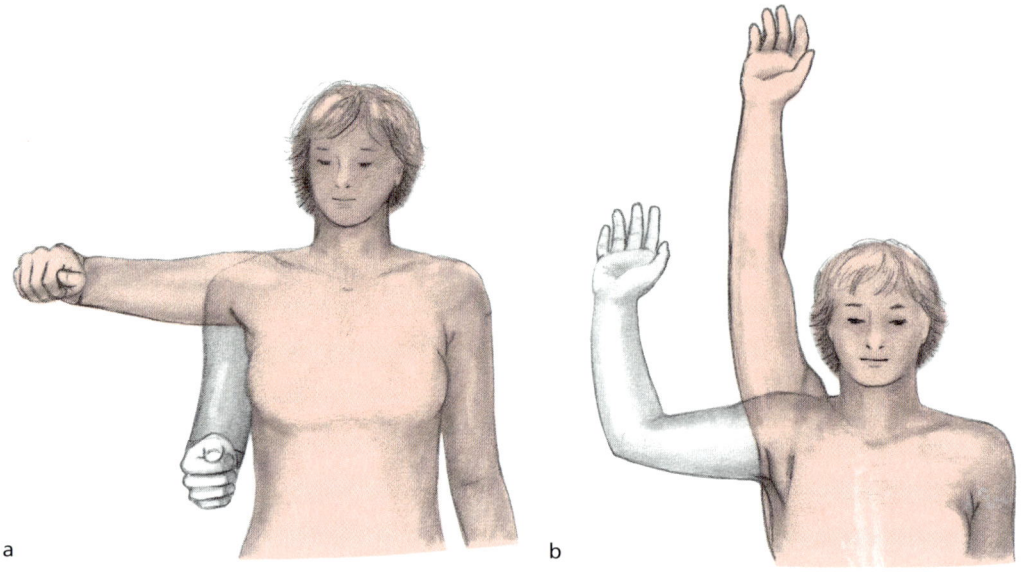

Abb. 120: Weichteilerkrankung des Schultergelenkmantels: Übung für alle Bewegungsebenen:
a: Ausgangsstellung: Rückenlage. Einen Arm rechtwinklig anbeugen und eng am Körper anlegen (Sicht von oben).

b: ÜBUNG: *Den Oberarm soweit wie möglich zur Seite führen. Wichtig ist, daß die Schulter unten bleibt. Danach: Den Arm aufdrehen und nach hinten strecken.*

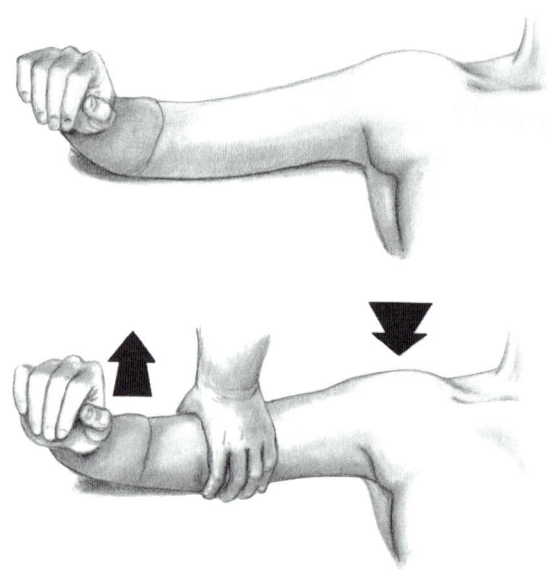

Abb. 121: Weichteilerkrankung des Schultergelenkmantels: Übung bei schmerzhaftem Bogen:
a: Ausgangsstellung: Rückenlage. In dieser Lage den im Ellbogen gebeugten Arm vom Körper bis zu dem Punkt wegführen, an dem der Schmerz beginnt (schmerzhafter Bogen; Abb. 71, Seite 111).

b: ÜBUNG: *Von diesem Punkt aus den Arm gegen den geführten Widerstand der Hand einer zweiten Person weiter vom Körper wegführen (Pfeil). Man erreicht auch die Anspannung der Oberarmmuskulatur gegen diesen Widerstand ohne Bewegung. Die Schulter bleibt unten und darf nicht hochgezogen werden (Pfeil).*

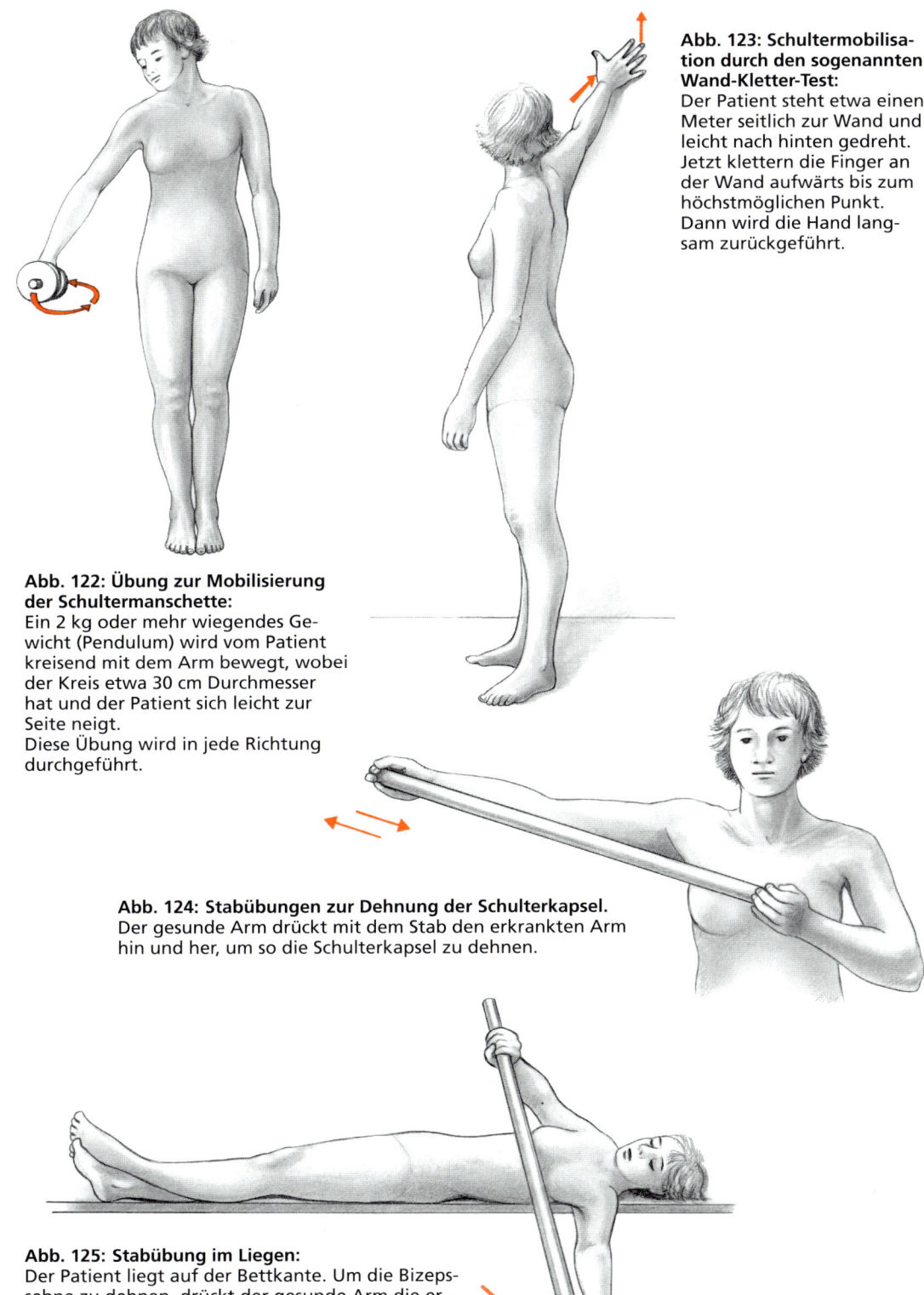

Abb. 123: Schultermobilisation durch den sogenannten Wand-Kletter-Test:
Der Patient steht etwa einen Meter seitlich zur Wand und leicht nach hinten gedreht. Jetzt klettern die Finger an der Wand aufwärts bis zum höchstmöglichen Punkt. Dann wird die Hand langsam zurückgeführt.

Abb. 122: Übung zur Mobilisierung der Schultermanschette:
Ein 2 kg oder mehr wiegendes Gewicht (Pendulum) wird vom Patient kreisend mit dem Arm bewegt, wobei der Kreis etwa 30 cm Durchmesser hat und der Patient sich leicht zur Seite neigt.
Diese Übung wird in jede Richtung durchgeführt.

Abb. 124: Stabübungen zur Dehnung der Schulterkapsel.
Der gesunde Arm drückt mit dem Stab den erkrankten Arm hin und her, um so die Schulterkapsel zu dehnen.

Abb. 125: Stabübung im Liegen:
Der Patient liegt auf der Bettkante. Um die Bizepssehne zu dehnen, drückt der gesunde Arm die erkrankte Schulter nach hinten.

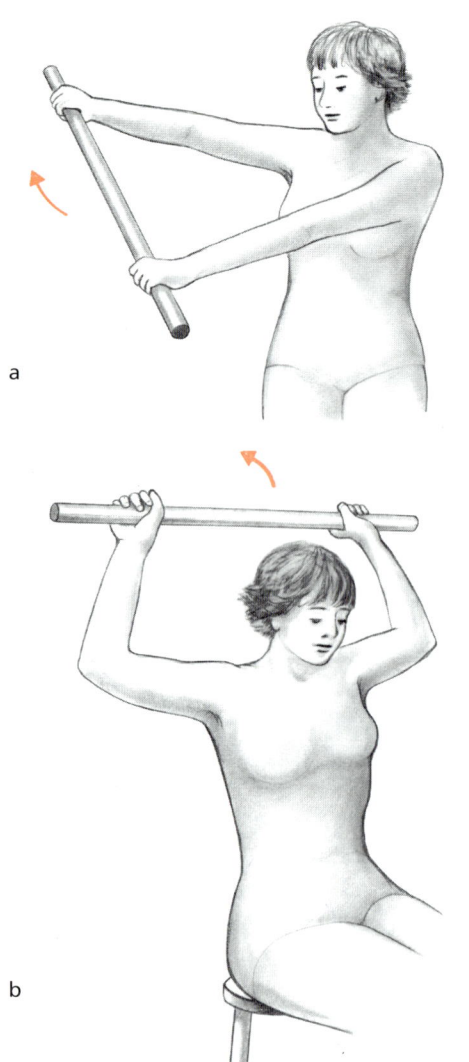

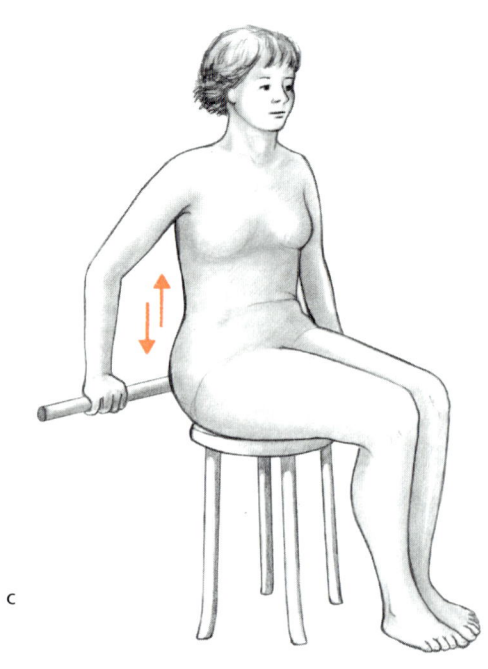

Abb. 126 a - c: Stabübungen zur Mobilisierung der sogenannten „Frozen shoulder":

ÜBUNG:
a: *Die erkrankte Schulter wird vom gesunden Arm zur Seite geführt.*
b: *Die erkrankte Seite wird von der gesunden über den Kopf und zurück geführt.*
c: *Die erkrankte Seite wird rückwärts vom gesunden Arm auf- und abwärtsgeführt.*
Zwischen den einzelnen Übungen werden Pausen von etwa einer Minute eingelegt.

Bei entzündlichen Wirbelsäulenerkrankungen

Als Beispiel sei die Krankengymnastik für den Morbus Bechterew (Sp.a.) vorgestellt. Die chronische Entzündung im Verlauf eines Morbus Bechterew verursacht Schmerzen in der Wirbelsäule oder auch in den Gelenken. Der Patient stellt deshalb seine Wirbelsäule ruhig und bewegt sich möglichst wenig. Durch diese Inaktivität aber verringert sich die Muskulatur (Muskelatrophie) und wird zu schwach:

Die ohnehin schon bestehende Fehlhaltung der Wirbelsäule mit Steilstellung der Lendenwirbelsäule, Beugung der Brustwirbelsäule und Überstreckung der Halswirbelsäule prägt sich noch stärker aus, denn die vernachlässigte Muskulatur kann nicht mehr ausgleichen – dadurch wird die Wirbelsäule noch stärker belastet und schmerzt vermehrt. *Die aktive Bewegungstherapie gilt deshalb als die wichtigste Therapie des Morbus Bechterew.* Bechterew-Patienten wurden früher aus Unkenntnis der Diagnose oder in der Annahme einer Wirbelsäulentuberkulose monatelang in einem Gipsbett oder einem Gipskorsett ruhiggestellt: Dann versteifte die gesamte Wirbelsäule in kurzer Zeit. Bewegungsmangel und Ruhigstellung wirken sich also auf Muskeln, Weichteile und Knochen des Bechterew-Patienten sehr negativ aus. Deshalb muß die auf diese Krankheit spezialisierte Krankengymnastik sich bemühen

- *die Muskelkraft wiederzugewinnen, zu erhalten und zu verstärken,*
- *Wirbelsäulen- und Gelenkbeweglichkeit wiederzuerlangen, zu erhalten und zu verbessern,*
- *Fehlstellungen der Wirbelsäule zu korrigieren, und vor allem – entgegen der Tendenz des Morbus Bechterew zur Beugung – in Richtung Streckung und Aufrichtung zu arbeiten.*

Dieser Anforderungskatalog läßt unschwer erkennen, daß es nicht genügt, „irgendeine" Gymnastik durchzuführen. Eine geschulte Krankengymnastin, die immer eng mit dem behandelnden Arzt zusammenarbeitet, kann die Muskulatur isometrisch oder isodynamisch kräftigen, durch spezielle Dehnübungen der Neigung zum Zusammenziehen und zur Fehlstellung von Muskeln und Gelenken entgegenarbeiten oder im Wasser die durch Entzündung veränderte Wirbelsäule und die Muskulatur dehnen und gleichzeitig kräftigen. Ein individuell angepaßtes krankengymnastisches Hausprogramm muß entworfen werden; daneben empfehlen sich Übungen auf der Matte mit dem Ball oder auf dem Hocker (Abb. 127 a, b bis Abb. 130 a, b).

Bei degenerativen Wirbelsäulenerkrankungen

Für degenerative Wirbelsäulenerkrankungen ist das genaue Ziel der Behandlung entscheidend wichtig. Da sich die klinischen Symptome manchmal sehr ähneln, muß man im Einzelfall immer klären, ob vorwiegend oder ausschließlich stabilisierende, korrigierende, lockernde oder mobilisierende Übungen die richtigen sind. Akut schmerzhafte degenerative Wirbelsäulensyndrome ohne radikuläre Anzeichen müssen zunächst gelockert und vorsichtig mobilisiert werden. Die sehr häufigen chronischen Wirbelsäulensyndrome fordern meist sowohl mobilisierende als auch stabilisierende Übungen. Ausdrücklich soll auf die je nach Phase und Stadium der Krankheiten nötige *Rücken- und auch Haltungsschule* hingewiesen werden.

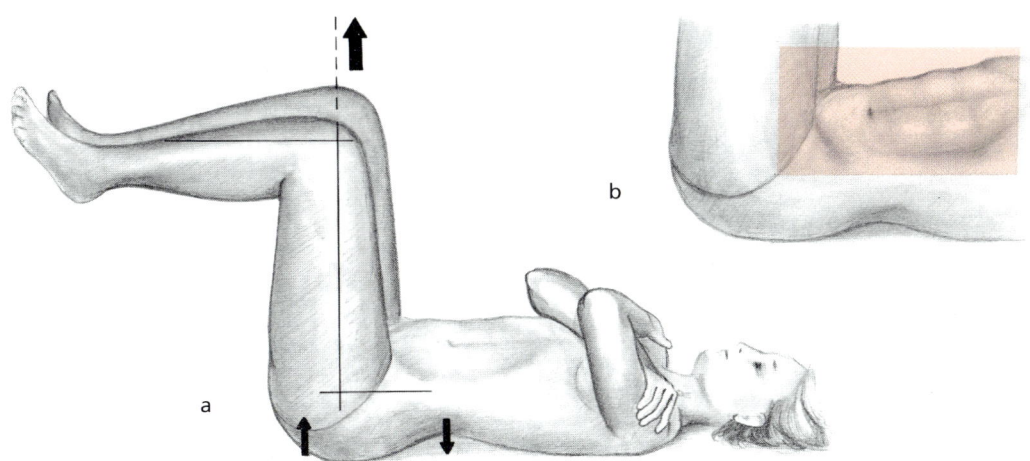

Abb. 127: Bechterewsche Krankheit: Kräftigung der Bauchmuskulatur.
Ausgangsstellung: Rückenlage. Hüft- und Kniegelenke im rechten Winkel beugen.

ÜBUNG: Becken vorne etwas anheben (Pfeil), beide Knie nach oben schieben (Pfeil; a).
Die durch diese Stellung erreichte Spannung der Bauchmuskulatur etwa 10 Sekunden halten (b), danach entspannen und einen Fuß nach dem anderen wieder auf die Unterlage stellen.

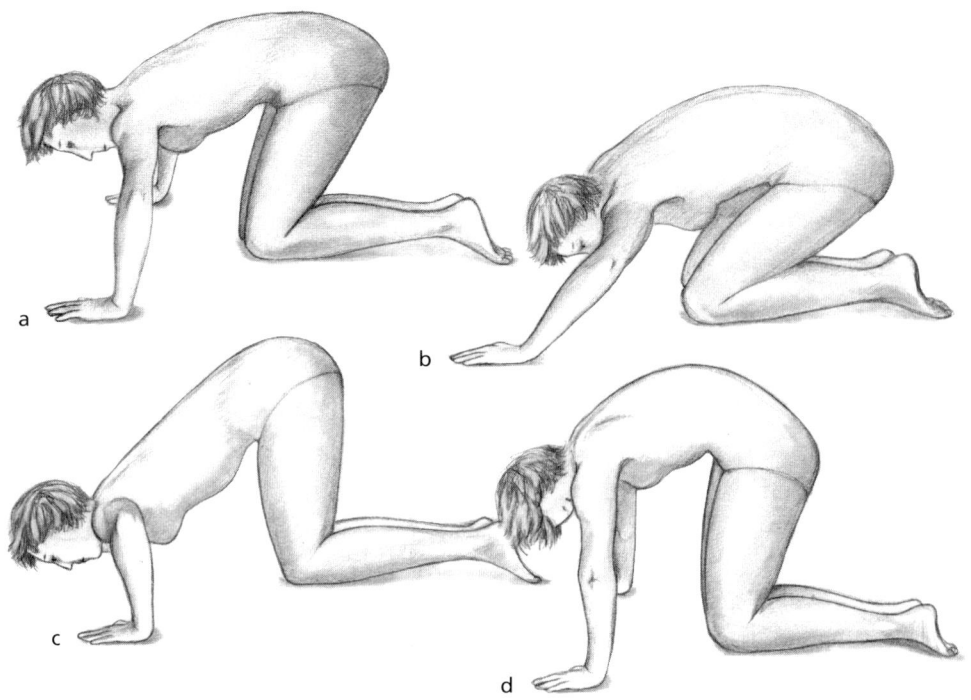

Abb. 128 a - d: Bechterewsche Krankheit: Klappsches Kriechen.
Ausgangsstellung:
a: Tiefer Vierfüßlerstand: Der Brustkorb ist weit unten, das Gesäß ist dadurch oben. Die Arme sind über Schulterbreite auseinander.

ÜBUNG:
b: Zunächst mit dem Gesäß in Richtung Fersen „schieben".
c: Dann mit dem Brustkorb möglichst weit nach unten und nach vorne gehen: „Einen Teil des vor einem liegenden Bodens mit der Nase berühren".
d: Kreisförmig den Brustkorb heben und wieder das Gesäß in Richtung Fersen führen: Kamel- und Katzenbuckel.

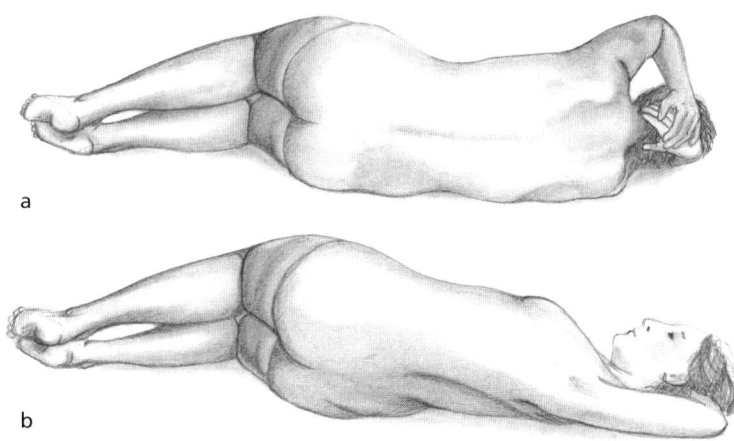

Abb. 129, a, b: Bechterewsche Krankheit: Übung für die Drehbeweglichkeit der Brust- und Lendenwirbelsäule:
a: Ausgangsstellung: Seitenlage, beide Hände im Nacken verschränken. Der Kopf ruht auf dem unten liegenden Arm. Die Knie liegen gebeugt und übereinander auf dem Boden.

b: ÜBUNG:
Den freien Arm mit der Schulter (!) in Richtung Boden führen. Die Kniegelenke übereinander lassen! Wichtig: Die Knie sollen Bodenkontakt behalten!

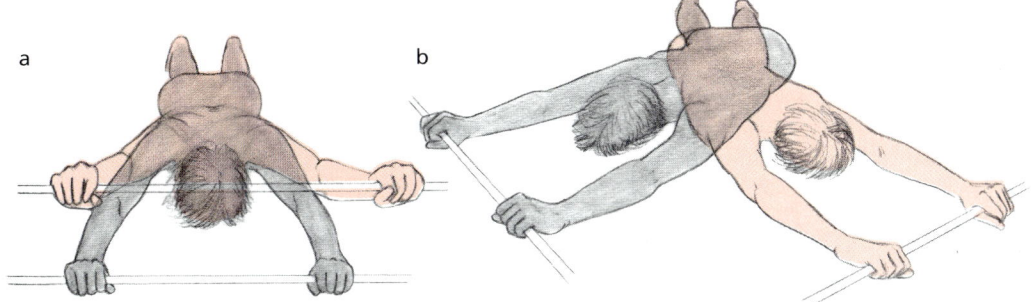

Abb. 130 a, b: Bechterewsche Krankheit: Übung mit dem Stab. Kräftigung der Rückenmuskulatur.
a: Ausgangsstellung: Bauchlage, Arme gestreckt, Stirn auf dem Boden. Den Stab mit beiden Händen an den Händen umfassen. Die Handgelenke gestreckt lassen!

ÜBUNG:
a: Stab anheben, Stirn untenlassen. Oder als alternative Übung:
b: Stab nach oben heben, Kopf mit anheben, von der erreichten Höhe soweit wie möglich nach links führen und dort den Stab ablegen. Einige Sekunden in dieser Haltung bleiben, dann den Stab wieder senkrecht hochheben und auf die andere Seite des Körpers legen. Wichtig: Der Stab darf nicht am Boden entlang geführt werden! Wenn die Übung auf diese Art zu schwierig ist: Durchführung mit gebeugten Ellbogen.

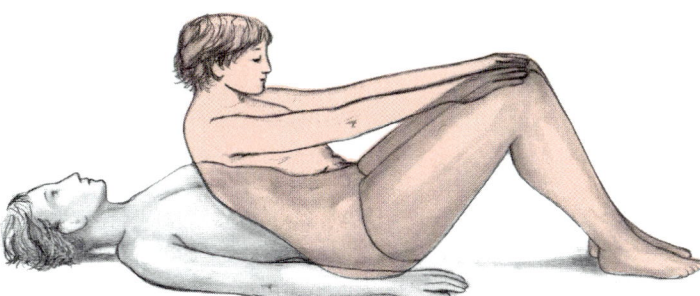

Abb. 131: Pseudoradikuläres Wirbelsäulensyndrom: Training der Bauchmuskulatur.
Ausgangsstellung: Rückenlage, die Beine sind angestellt.

ÜBUNG: Die Handinnenflächen an den Oberschenkeln nach oben in die Richtung der Kniegelenke führen. Diese Stellung solange wie möglich halten. Danach entspannen.

Bei pseudoradikulären Wirbelsäulensyndromen, Bandscheibenvorfällen und -vorwölbungen

Bei pseudoradikulären Wirbelsäulensyndromen ist die Rolle der Bauch- und Gesäßmuskulatur, die die Halteaufgaben der Rückenstreckermuskulatur verstärkt, sehr wichtig (Abb. 131, Abb. 132).

Auch die konservative Therapie einer Bandscheibenvorwölbung oder eines Bandscheibenvorfalls hängt von einer sehr genauen Anfangsuntersuchung ab: Ist eine konservative Therapie überhaupt noch möglich? Ist der betroffene Abschnitt überbeweglich oder bewegungsstarr? Muß er deshalb stabilisiert oder mobilisiert werden? Wie ist das Muskelkorsett beschaffen – müssen Bauch- oder Rückenmuskeln trainiert werden? Die kon-

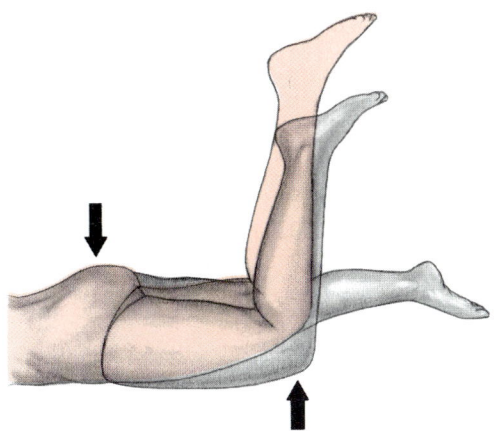

Abb. 132: Pseudoradikuläres Wirbelsäulensyndrom: Training der Gesäßmuskulatur.
Ausgangsstellung: Bauchlage.
Ein Knie ist gebeugt, das andere gestreckt.

ÜBUNG: Den Oberschenkel des gebeugten Knies vom Boden heben (Pfeil). Das Becken am Boden lassen (Pfeil). Bauch- und Gesäßmuskeln sind angespannt.

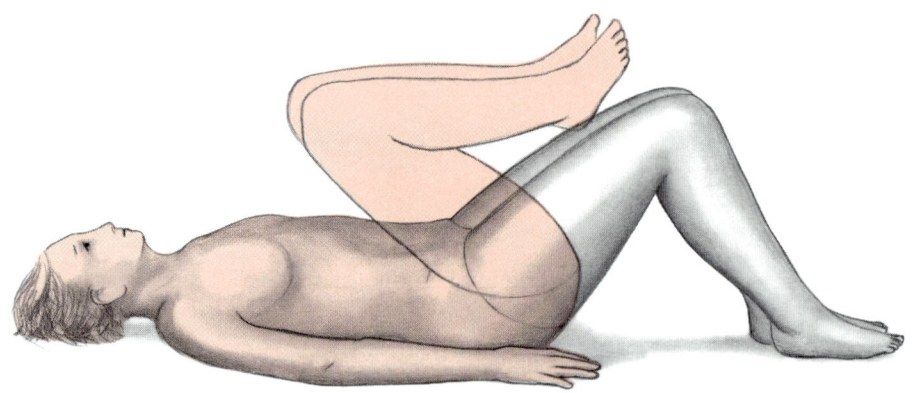

Abb. 133: Pseudoradikuläres Lendenwirbelsäulensyndrom: Mobilisierung in Beugung.
Ausgangsstellung: Rückenlage, Beine angestellt.

ÜBUNG: *Schaukelbewegung:* Knie langsam Richtung Kopf ziehen und ebenso langsam wieder zurückführen. Die Übung (das Schaukeln) sollte sich darauf beschränken, ausschließlich die Lendenwirbelsäule zu mobilisieren.

servative Therapie des *Bandscheibenvorfalls* entlastet! Sie arbeitet zum Teil manuell-therapeutisch (Traktion), durch entlastende Lagerung, im Bewegungsbad (am besten ist die Krankengymnastin mit im Wasser) sowie auf dem Schlingentisch. Sind Wirbelsäulenabschnitte fixiert oder nur wenig beweglich, kommen mobilisierende Übungen in Beugung und Streckung oder Muskeldehnungen in Frage (Abb. 133, Abb. 134 a, b) ebenso wie die Korrektur von Rotationsfehlstellungen. Das überbewegliche Wirbelkörper-/Bandscheibensegment muß wie ein Zustand nach Bandscheibenoperation behandelt werden. Erstes und vorderstes Ziel ist Stabilisierung und Schaffung eines möglichst kräftigen Muskelkorsetts. Empfehlenswert sind Übungen zum Bauch- und Rückenmuskulaturtraining sowie eine allgemeine Haltungsschulung.

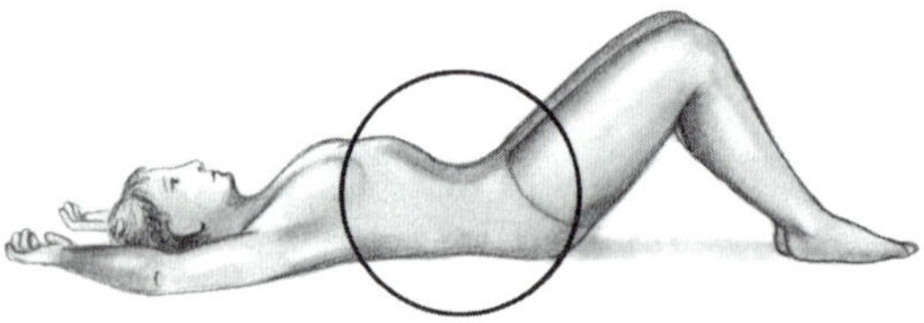

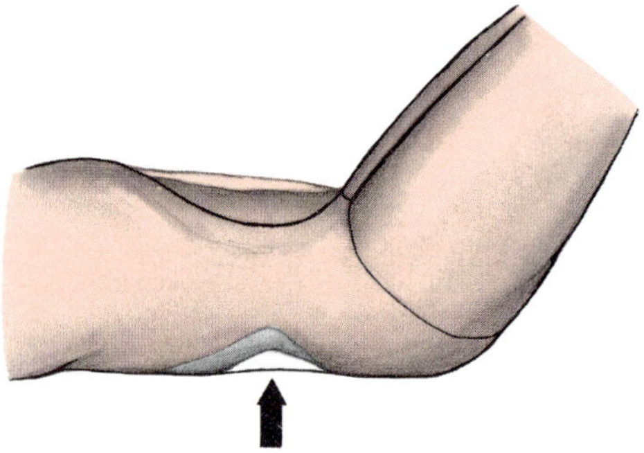

Nach Bandscheibenoperationen

Schon während einer Anschlußheilbehandlung in der postoperativen Zeit soll die krankengymnastische Behandlung Sie betont zur aktiven Mitarbeit anregen. Treten während oder nach den Übungen Schmerzen auf, sollten Sie das Übungsprogramm unterbrechen. Alle Übungen müssen langsam durchgeführt werden. *Schwung- und ruckhafte Bewegungen, vor allem Drehbewegungen, sind für die Wirbelsäule schädlich und nach Bandscheibenoperationen zu vermeiden.* Die Abb. 135 bis Abb. 139 a, b zeigen einige empfehlenswerte nachoperative krankengymnastische Übungen.

Abb. 134 a, b: Pseudoradikuläres Lendenwirbelsäulensyndrom: Mobilisierung in Streckung.
Ausgangsstellung: Rückenlage, Beine angestellt.

ÜBUNG:
a: Bauchmuskulatur anspannen, Lendenwirbelsäule fest auf den Boden drücken (Kreis).
b: Danach: „Ins Hohlkreuz gehen" (Pfeil). Das Gesäß muß am Boden bleiben.

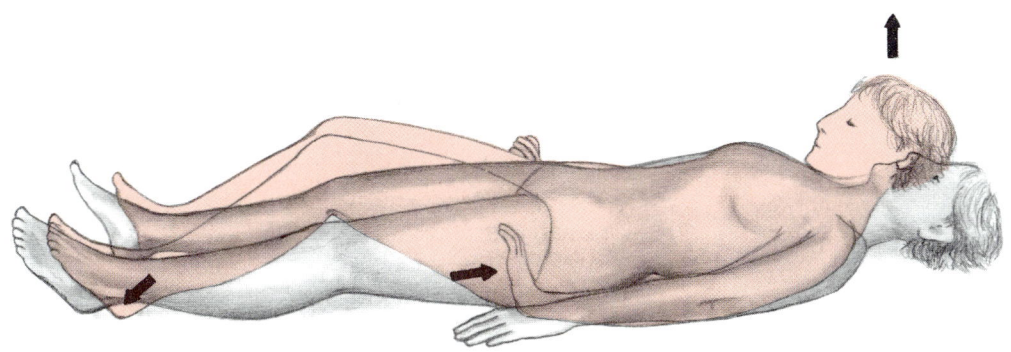

Abb. 135: Zustand nach Bandscheibenoperation: Stabilisierende Übung.
Ausgangsstellung: Rückenlage.

ÜBUNG: Beide Beine leicht anwinkeln; die Fersen in den Boden stemmen (Pfeil), Kopf und Schulter abheben, dabei Arme leicht gebeugt lassen und Handrücken hochziehen (Pfeil). Diese Stellung 10 bis 15 Sekunden halten, dann entspannen.

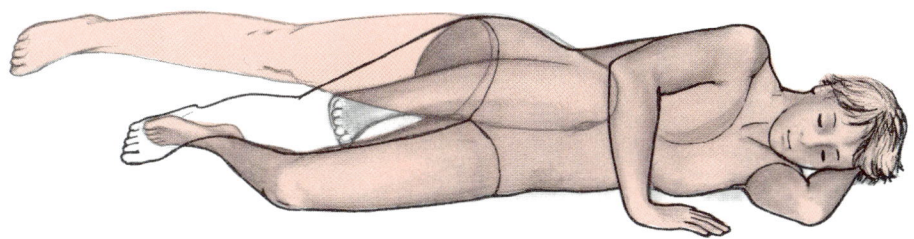

Abb. 136: Zustand nach Bandscheibenoperation: Stabilisierende Übung.
Ausgangsstellung:
Seitenlage. Der Kopf ruht auf dem linken Arm. Mit der rechten Hand den Körper abstützen.

ÜBUNG: Das rechte Bein in Verlängerung des Körpers nach hinten wegstrecken. Dann das Bein an den Bauch ziehen, wobei Knie und Fuß den Boden nicht berühren dürfen. Wichtig: Becken gerade lassen! Diese Stellung etwa 10 Sekunden halten. Danach Bein zurückführen und entspannen. Diese Übung mehrmals wiederholen. Dann: Seitenwechsel.

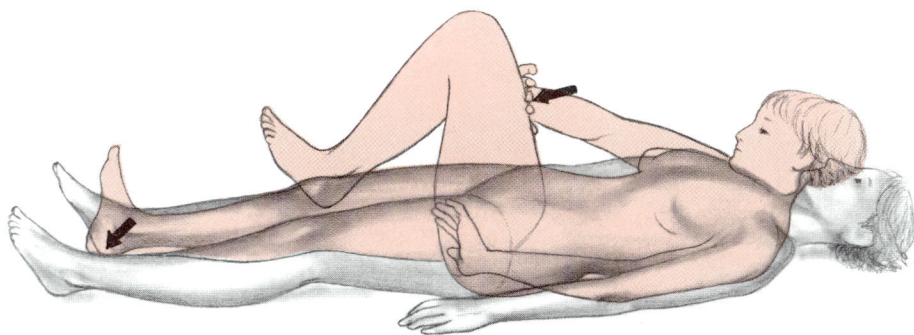

Abb. 137: Zustand nach Bandscheibenoperation: Stabilisierende Übung.
Ausgangsstellung: Rückenlage.

ÜBUNG: Das linke Bein gebeugt abheben, das andere gestreckt am Boden lassen. Mit der rechten Hand gegen den Oberschenkel stemmen (Pfeil). Den linken, leicht abgesetzten Arm nach unten schieben, diese Spannung etwa 10 Sekunden halten, danach entspannen. Diese Übung mehrmals wiederholen: Danach Seitenwechsel.

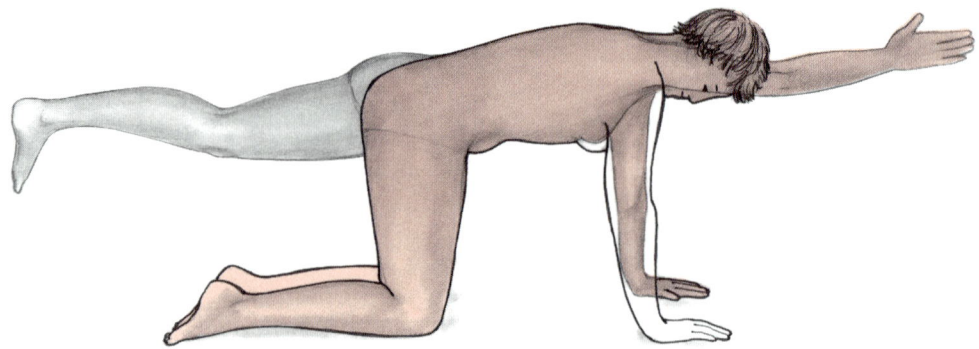

Abb. 138: Zustand nach Bandscheibenoperation: Stabilisierende Übung für die Zeit etwa 3 bis 4 Wochen nach der Operation.
Ausgangsstellung: Vierfüßlerstand. Wichtig: Die Lendenwirbelsäule geradehalten, nicht durchhängen lassen. Den Bauch einziehen und anspannen, den Kopf nicht hängen lassen.

ÜBUNG: Den rechten Arm nach vorne gestreckt abheben; möglichst gleichzeitig (oder nacheinander) das linke Bein heben und mit der Ferse nach hinten schieben! Arm, Lendenwirbelsäule und Bein bilden im Idealfall eine Linie. Wichtig: Das Becken muß stabil bleiben! Diese Stellung etwa 5 bis 10 Sekunden halten, danach entspannen.

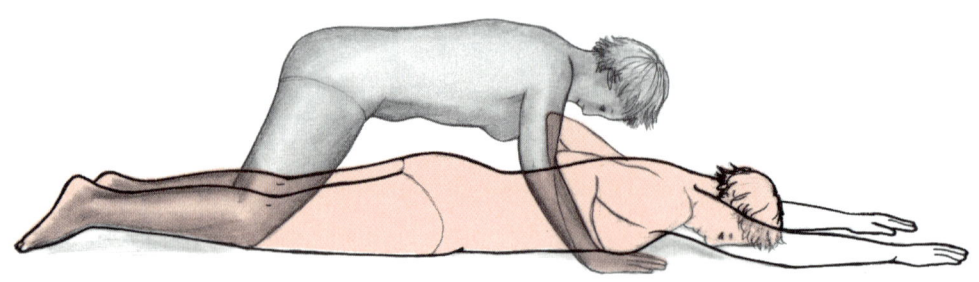

a

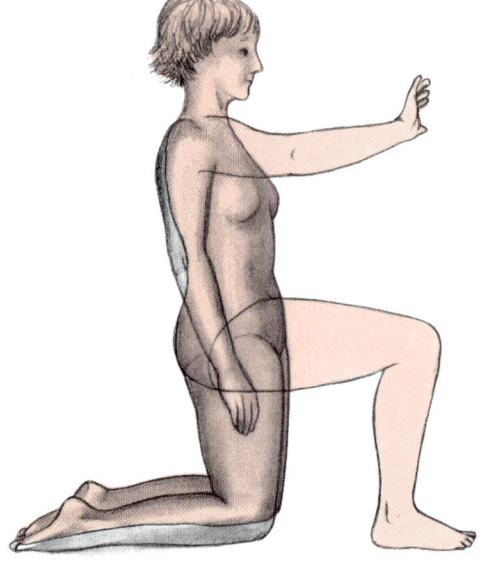

Abb. 139 a, b: Zustand nach Bandscheibenoperation: Richtiges Aufstehen aus der Bauchlage.
Ausgangsstellung: Bauchlage.

ÜBUNG: Hände auf Schulterhöhe zurücknehmen. Wichtig: Bauchmuskulatur anspannen, dadurch wird die Lendenwirbelsäule stabilisiert. Durch die Armkraft das Gesäß nach hinten schieben – Durchgangsstation Vierfüßlerstand (a) – dann: ein Bein nach vorne setzen, die Arme in Brusthöhe nach vorne führen und gegen eine gedachte Wand stemmen und dadurch über beide Beine aufstehen (b).

b

Passive physikalische Therapie

Die passive physikalische Therapie – der Patient läßt also „Hand an sich legen" – stützt sich auf zwei Prinzipien:

Anwendungen, die begrenzt an Ort und Stelle ihre Wirkung entfalten (Massage, Extensionsbehandlung eines bestimmten Wirbelsäulenabschnitts usw.) und Anwendungen, die durch indirekte und direkte Mechanismen allgemein auf den Körper wirken:

Dazu zählen unter anderem Bäder mit unterschiedlichen Zusätzen, die den Körper im Wasser dem Auftrieb, dem hydrostatischen Druck und der Wassertemperatur – also allgemeinen Reizen – aussetzen. Ergänzend zum Kapitel über die Krankengymnastik: Ein *Bewegungsbad* unterstützt die krankengymnastische Behandlung vorteilhaft (s.S. 168). Da die physikalische Therapie körpereigene Heilungsvorgänge unterstützt, spielen Zeit und Dauer der Anwendung eine große Rolle: *Nur eine genügend große Zahl physikalisch-therapeutischer Anwendungen in richtigem zeitlichen Abstand ist erfolgreich*. In Abb. 140 sind die Möglichkeiten der physikalischen Therapie mit der im Mittelpunkt stehenden aktiven Krankengymnastik schematisch dargestellt.

Kälte hat eine schmerzstillende, abschwellende und muskelentspannende Wirkung. Kälte führt zusätzlich zu einer Mehrdurchblutung des Körpers (denken Sie an Ihre roten Wangen, wenn Sie im Winter längere Zeit an der kalten Luft sind). Die einer Kälteanwendung folgende Krankengymnastik schmerzt weniger und läßt sich leichter und mit größeren Bewegungsausschlägen durchführen. Die physikalisch-therapeutische Behandlung der Gelenkentzündung erfordert also meist Kälte, allerdings angepaßt an das Krankheitsstadium und die -aktivität. Kälte läßt sich dem Körper auf verschiedene Weisen vermitteln:

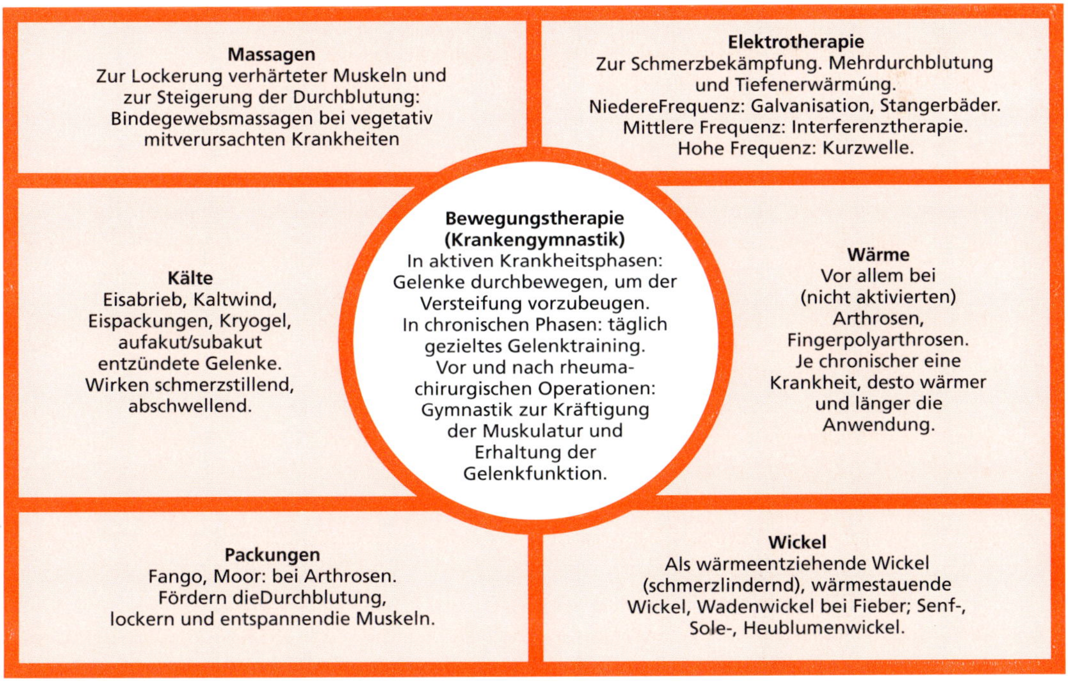

Massagen
Zur Lockerung verhärteter Muskeln und zur Steigerung der Durchblutung: Bindegewebsmassagen bei vegetativ mitverursachten Krankheiten

Elektrotherapie
Zur Schmerzbekämpfung. Mehrdurchblutung und Tiefenerwärmung.
NiedereFrequenz: Galvanisation, Stangerbäder.
Mittlere Frequenz: Interferenztherapie.
Hohe Frequenz: Kurzwelle.

Kälte
Eisabrieb, Kaltwind, Eispackungen, Kryogel, auf akut/subakut entzündete Gelenke. Wirken schmerzstillend, abschwellend.

Bewegungstherapie (Krankengymnastik)
In aktiven Krankheitsphasen: Gelenke durchbewegen, um der Versteifung vorzubeugen.
In chronischen Phasen: täglich gezieltes Gelenktraining.
Vor und nach rheumachirurgischen Operationen: Gymnastik zur Kräftigung der Muskulatur und Erhaltung der Gelenkfunktion.

Wärme
Vor allem bei (nicht aktivierten) Arthrosen, Fingerpolyarthrosen. Je chronischer eine Krankheit, desto wärmer und länger die Anwendung.

Packungen
Fango, Moor: bei Arthrosen. Fördern die Durchblutung, lockern und entspannen die Muskeln.

Wickel
Als wärmeentziehende Wickel (schmerzlindernd), wärmestauende Wickel, Wadenwickel bei Fieber; Senf-, Sole-, Heublumenwickel.

Abb. 140: In Bewegung bleiben.
Die physikalischen Therapieformen und ihre gezielten Anwendungen bei rheumatischen Gelenk-, Weichteil- und Wirbelsäulenerkrankungen. Im Mittelpunkt stehen immer die täglichen Bewegungsübungen.

- *durch kalte Auflagen oder wärmeentziehende Wickel;*
- *durch Eispackungen, Eisabrieb;*
- *durch kaltes Wasser;*
- *in Kältekammern;*
- *durch Kaltwind (-20°C bis -180°C).*

Die Therapie mit *Kaltwind* kann Entzündungen unterdrücken und Schmerzen lindern: Gasförmiger Stickstoff wird als kräftiger Luftstrom auf die Haut des Patienten geblasen. Die allein Stickstoff enthaltende Luft kann am Austrittspunkt des Schlauches noch Temperaturen von zwischen -90°C und -120°C erreichen. Wichtig ist ein kräftiger Luftstrom, in dem das betroffene Gelenk *bewegt* werden muß. Dieses Bewegen vermeidet eine tiefe Hautabkühlung, die zu Erfrierungen führen könnte. Die trockene, meist als angenehm empfundene Kälte bewirkt eine Gewebeabkühlung, die beim Gesunden über 3 und mehr Stunden, beim c.P.-Patienten wesentlich kürzer wirkt. Die lokale Kältetherapie – in jeder Form – soll nach spätestens 3 Stunden wiederholt werden. Eine einmalige Anwendung, wie es häufig üblich ist, reicht keineswegs aus. Da die aufwendige lokale Kaltwindtherapie in der Regel nicht 4mal täglich angewendet werden kann, sollen zusätzlich 3- bis 4mal Eisbeutel angeboten werden. Bei welchen Krankheiten kann die Kaltwindtherapie sinnvoll eingesetzt werden? Bei Schwellungen jeder Art, auch postoperativer, bei Verletzungen, aktivierter Arthrose und allen entzündlichen Gelenk- und Wirbelsäulenkrankheiten. Unter sachgerechter Behandlung (Bewegung des Schlauches oder des Gelenks im Kaltwindstrom) treten fast keine unerwünschten Wirkungen auf. Entstehen sie selten einmal, sind sie ungefährlich und klingen in kürzester Zeit wieder ab.

Als Ganzkörpertherapie wird die Behandlung in der *Kältekammer*, die mit trockener und kalter Luft von -110° bis -160°C gefüllt ist, bezeichnet. „Angezogen" mit *Badeanzug, geschlossenen Schuhen, Handschuhen, Ohrenschützern* und *Mundschutz*, betritt der Patient (oft durch eine Vorkammer) diesen Raum und *bewegt* sich bis zu drei Minuten in ihm. Schmerzen entzündlicher Art (chronische Polyarthritis; andere Arthritiden), aber auch nichtentzündlicher Ursache (Fibromyalgiesyndrom?) können gelindert werden. Bei organischen Blutgefäßschäden, Lungen- und Herzkreislaufkrankheiten ist diese Therapieform nicht erlaubt, die durch einen Arzt (und Techniker) überwacht wird. Der Kältekammerbehandlung muß immer eine intensive Bewegungstherapie folgen.

Kurzfristig angewendete Kälte führt zu einer stärkeren *Spannung der Muskulatur*, längerfristig angewendete Kälte (bis zu 15/20 Minuten) dagegen zu einer *deutlichen muskulären Entspannung*. Nicht zuletzt kann Kälte die Gelenkfunktion verbessern. Wie schon erwähnt, werden Kälteanwendungen häufig krankengymnastischen Übungen vorgeschaltet, da sich dann die Gewebe schmerzfreier und besser dehnen lassen.

Örtliche *Wärmeanwendungen* lindern vor allem am Anfang sehr vieler Weichteilerkrankungen und bei degenerativen Gelenk- und Wirbelsäulensyndromen deutlich die Schmerzen. Bei Arthrosen wirkt Wärme muskelentspannend, muskeldurchblutungsfördernd und schmerzlindernd. *Auch Wärme läßt sich in vielen Formen anwenden:*

- *warme Auflagen oder wärmestauende Wickel;*
- *heiße Moor- und Fangopackungen oder Heublumenwickel;*
- *Wasser* – dazu zählen Arm- oder Fußteilbäder, heiße Bäder (die therapeutische Wirksamkeit von Thermalbädern beginnt bei Temperaturen von 33-35°C);
- *Moorbäder (Überwärmungstherapie) oder Bäder mit ansteigender Temperatur;*
- *verschiedene Stromformen (elektrische Ströme können an der Haut für mehr Durchblutung sorgen [Galvanisation] oder die Muskulatur des Körpers z.B. durch Kurzwelle erwärmen);*
- *Heißluft (z.B. im Stollen).*

Werfen Sie ein *eingefahrenes Vorurteil „über Bord"*: Krankheiten des Bewegungsapparats – seien es die der Weichteile, seien es die der Gelenke oder der Wirbelsäule – *sprechen nicht grundsätzlich nur günstig auf Wärme an*. Wie Sie sehen werden, gibt es einige Krankheiten, die sich durch Wärme drastisch verschlimmern können. Die physikalisch-therapeutische Behandlung der Gelenkentzündung erfordert also meist Kälte, die der Arthrosen Wärme. Zwischen beiden steht die aktivierte Arthrose (Abb. 141, siehe Seite 189).

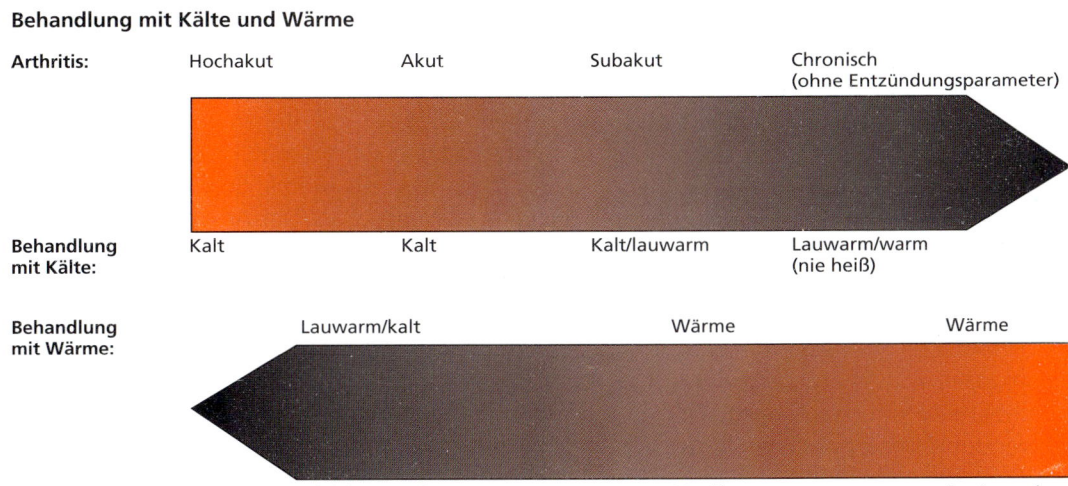

Abb. 141: Kälte oder Wärme bei Arthritis oder Arthrose

Vollbäder mit medizinischen Zusätzen und *wechselwarme Bäder* lassen sich ebenso wie Teilbäder zur lokalen Therapie nutzen. Im geeigneten Anwendungsbereich haben auch *Kneippsche Güsse* ihren therapeutischen Platz.

Massagen als Teil- oder Vollmassage haben in der Therapie von Muskelverhärtungen einen hohen Stellenwert: Die klassischen Massagehandgriffe lockern die Haut, das Unterhautbindegewebe und die Muskulatur, aktivieren den lokalen Stoffwechsel, entstauen die behandelte Region und sorgen so für eine gesteigerte Durchblutung. Die Muskelmassage wirkt durch Druck und durch Dehnungsreize.

Bewährt hat sich die *Kombination von* Massagen mit zum Beispiel feuchten *Wärmeanwendungen* wie Heublumenwickel oder auch Fango- bzw. Moorpackungen.

Die *Unterwasserstrahlmassage* ist eine Kombination von Wärmeanwendung und Massage. Natürlich muß man Wassertemperatur und Druck des Wasserstrahls immer dem jeweiligen Krankheitsbild anpassen. Diese Form der Massage wirkt durch mechanische und Temperaturreize.

Bindegewebsmassagen beeinflussen unser vegetatives Nervensystem und erfordern eine strenge Indikation. Ebenso wie für die entstauende Lymphdrainage (zum Beispiel im Rahmen einer progressiv-systemischen Sklerose) sind gute therapeutische Kenntnisse wesentlich.

Elektrotherapeutische Bereiche sind *Nieder-*, *Mittel-* und *Hochfrequenz*: Eine wichtige Form der Niederfrequenztherapie (elektrische Schwingungen in einer Häufigkeit unter 5.000 Hz; Hz = Physiker Hertz, 1880) ist die *Gleichstrombehandlung* (*Galvanisation* nach dem Arzt und Naturforscher Galvani aus Bologna). Sie nutzt einen ständig fließenden Strom mit gleichbleibender Fließrichtung und -stärke, wirkt schmerzlindernd, durchblutungsfördernd und auch muskelentspannend. Die Galvanisation kann mit *Plattenelektroden, Wasserelektroden* oder als *Iontophorese* (siehe unten) durchgeführt werden. Die Faradisation (Faraday, englischer Physiker aus London) setzt niederfrequenten *Wechselstrom* ein, der z.B. geschädigte Muskulatur direkt oder indirekt stimuliert.

Diese Therapie – wie die meisten folgenden elektrotherapeutischen Verfahren – muß die „*Stromangst*" mancher Menschen berücksichtigen:

Immer sollte der Therapeut Sie über die geplante Stromanwendung genau informieren und Sie nach eventuellen Metallteilen im Körper fragen.

Liegt ein künstlicher Körperteil aus Metall im Stromfeld, darf eine Gleichstrombehandlung nicht durchgeführt werden.

Akute Entzündungen der Haut und Hautverletzungen sind ebenfalls Gegenanzeigen für diese Therapie. Eine Abwandlung stellt die *Iontophorese* dar. Diese Methode schleust Medikamente in gelöster ionisierter Form durch elektromotorische Kraft durch die Haut, ohne sie zu verletzen, und kann sowohl lokale als auch Fernwirkungen entfalten.

Diadynamische Reizströme (Synthese zweier Stromarten) wirken schmerzlindernd, mehrdurchblutend und muskelentspannend. Ihr Anwendungsgebiet deckt sich fast mit dem der Gleichstromtherapie.

Wir kennen zwei Formen der *Mittelfrequenz-Stromtherapie* (elektrische Schwingungen zwischen 5.000 und 10.000 Hz): die *Mittelfrequenz-Impulsstromtherapie (nach Nemec)* und eine Methode, auf die näher einzugehen sich lohnt, da ihr Anwendungsbereich wächst und Sie diese *selbst* durchführen können: die *Mittelfrequenz-Dauerstromtherapie*.

Bei dieser Therapie muß zunächst die Haut mit einem feuchten und warmen Tuch abgerieben werden. Die speziellen Elektroden werden großflächig über der zu behandelnden Muskulatur angelegt und fixiert. Die optimale Intensität wird eingestellt – bis zur gewünschten Stärke des Zusammenziehens der Muskulatur und der Verträglichkeit.

Anwendungsbereiche: vor allem die angenehme und gut dosierbare *Aktivierung der Muskulatur zur Kräftigung von Muskeln* bei Muskelschwund durch mangelnde Aktivität oder bei Muskelschwäche, zur Schulung der reflektorischen, automatisch ablaufenden Aktivierung, zur *Förderung der Ausdauerleistung* der Muskulatur, aber auch zur Muskelentspannung durch rhythmische Aktivierung und zur Kräftigung. Gegenanzeigen sind Entzündungsherde, elektronische Hilfsgeräte, implantierte Endoprothesen; die Herzgegend darf nicht durchströmt werden.

Die *Hochfrequenztherapie* (elektrische Schwingungen von 10.000 bis 20.000 Hz) erzeugt elektromagnetische Felder, die das Gewebe erwärmen (Kurzwellen, Dezimeterwellen – Muldenstrahler, Mikrowellen). Bei allen Hochfrequenztherapien müssen Metallgegenstände aus dem Behandlungsfeld entfernt werden. Der Patient muß Uhren, Uhrenketten, Armbänder aus Metall, Schlüssel, Haarspangen usw. ablegen. Der Anwendungsbereich ist breit gestreut.

Abschließend ein Wort zum *Ultraschall*. Aufgrund ihrer physikalischen Eigenschaften (Longitudinalwellen) durchdringen Ultraschallwellen Haut, Unterhautbindegewebe, Fettschicht und Muskulatur, *ohne Energie zu verlieren*. Diese Energie wird am „Grenzmedium" Knochen abgegeben. Ultraschall eignet sich deshalb besonders gut zur *Therapie tiefliegender Veränderungen* (wie z. B. am Hüftgelenk) und zur Therapie von Veränderungen in Weichteilen, die wir Verknöcherungen nennen: häufig also von verschleißbedingten Strukturveränderungen der Sehnen, Bänder, Sehnenansätze usw.: Im Rahmen der Weichteilrheumatismen kann Ultraschall besonders gut bei verschiedenen Formen der Weichteilerkrankung des Schultergelenks, zur Therapie von Schmerzen der Achillessehne bzw. der Sehnenansätze an den Ellbogen, aber auch zur Therapie des *Schulter-Hand-Syndroms* (als Beispiele) eingesetzt werden. Analog zur Iontophorese können mit der Phonophorese durch Ultraschallwellen kortisonfreie Entzündungshemmer (z.B. Voltaren-Emulgel) durch die Haut geschleust werden.

Allgemein und zusammenfassend gilt der Satz:

> *Je akuter und entzündlicher das Stadium einer Gelenkerkrankung ist, desto kürzer muß die Art der physiotherapeutischen Anwendung sein und desto geringer sollte sie dosiert werden. Je chronischer die Krankheit verläuft, je milder ihre Aktivität ist, um so länger darf die Anwendung dauern und um so höher muß die Dosis werden.*

Die jeweils passive physikalische Therapie wird am Beispiel häufiger Krankheiten – der chronischen Polyarthritis (Seite 191), der Arthritis psoriatica (Seite 191), dem Morbus Bechterew (Seite 191), den Gelenk- und Wirbelsäulenarthrosen (Seite 192) und den Weichteilrheumatismen (Seite 193) beschrieben.

Bei chronischer Polyarthritis

Wärme oder Kälte als Therapie der c.P. – diese Frage läßt sich nur entsprechend dem jeweiligen Stadium und der jeweiligen Aktivität der Krankheit beantworten: *Lokale intensive Wärmezufuhr*, etwa in Form einer Fango- oder Paraffinpackung und/oder *systemische Überwärmungstherapien* (Stollenkuren, Moorbäder) können Schwellungen und Schmerzen verschlimmern. Andere Möglichkeiten der Wärmezufuhr – wie durch die Elektrotherapie oder durch das Licht – spielen eine untergeordnete Rolle. Das nur lauwarme morgendliche Wasserbad als Bewegungsstarter für entzündete Hand- und Fingergelenke schadet nicht.

Die Behandlung der (mäßig, mittel, sehr) *aktiven* c.P. nutzt also meist Kälte: Eisabrieb, Eispackungen, Bestreichen mit Eis, die sogenannte Kaltwindtherapie und die Kältekammer. Zwei Gruppen von c.P.-Patienten können nicht mit Kälte behandelt werden: zum einen die *kälteempfindlichen, kälteunverträglichen* Patienten (dazu zählen die extrem seltenen Menschen mit Kälteagglutininen*), zum anderen die Patienten mit einem *Raynaud-Syndrom (siehe Seite 64)*, das häufiger vorkommt.

Zum zweiten Glied passiver therapeutischer Maßnahmen bei c.P. zählen Massagen, Bindegewebsmassagen, Wickel, alle Formen der Elektrotherapie sowie Packungen.

Bei Arthritis psoriatica

Lange Zeit hoffte man, durch *eine* physikalische Methode beide Anteile dieses Krankheitsbildes, die Arthritis und die Schuppenflechte, gemeinsam beeinflussen zu können. Das gelingt dem heutigen Stand des Wissens nach weder durch spezielle Bäder noch durch andere balneophysikalische Maßnahmen. Auch die Therapie mit selektivem Licht (UVA, UVB) allein, oder aber in Kombination mit einem Medikament (PUVA), bekämpft zwar in aller Regel die Schuppenflechte, jedoch nicht die Arthritis. Eine gewisse Ausnahmestellung beansprucht die *„Behandlung Totes Meer"*. Sein Wasser setzt sich vor allem aus Magnesiumchlorid (280 g/l), Calciumchlorid (80 g/l), Natriumchlorid (25 g/l) und Kaliumchlorid (23 g/l) zusammen. Der UVB-Anteil der Sonnenstrahlen am Toten Meer ist etwa 2,5fach geringer als in Meereshöhe. Die dort gemessenen mittleren Jahrestemperaturen der Luft liegen bei etwa 23°C, die des Wassers bei etwa 24° C. Im Toten Meer kann man ja nicht untergehen: Das schafft eine krankengymnastische Situation, die der des Schlingentischs/-käfigs entspricht.

In der Therapie der Arthritis psoriatica gelten die gleichen Prinzipien wie für die c.P. (Wärme/Kälte; Bäder; Massagen; Elektrotherapie). Allerdings reagiert die Schuppenflechte manchmal unvorhersehbar auf verschiedene der äußerlich anzuwendenden Methoden/Substanzen, die der Arzt deshalb vorsichtig abwägen muß.

Beim Morbus Bechterew (Spondylitis ankylosans)

Der Morbus Bechterew ohne periphere Gelenkbeteiligung und/oder ohne Regenbogenhautentzündung (Iritis) reagiert positiv auf: *lokale Wärmemaßnahmen* (Fango-, Moorpackung, Wickel, Ultraschall usw.) wie auch *Ganzkörperüberwärmungen* durch Überwärmungsbäder (Moorbäder), Thermalbäder und Heißluftüberwärmung (Stollen eventuell kombiniert mit Radon). Alle diese Maßnahmen lockern die Muskelverspannung, fördern die Durchblutung und bekämpfen die Schmerzen. *Ein großer Teil der Schmerzen des Morbus Bechterew ist muskulären Ursprungs*. Die vom medizinisch geschulten Masseur durchgeführte lockernde Massage löst Muskelverhärtungen, wirkt durchblutungsfördernd und schmerzdämpfend. Einer besonderen Situation sieht sich der Therapeut gegenüber, *wenn der Morbus Bechterew mit peripheren Gelenkentzündungen und/oder einer Iritis einhergeht:* Dann können die Wärmeapplikatio-

---

* Substanzen, die bei Kälte verklumpen

nen ebenso wie bei chronischer Polyarthritis die Gelenkschmerzen und -schwellungen verschlimmern und die Entzündungsaktivität verstärken. Auch die Regenbogenhautentzündung reagiert auf Ganzkörperüberwärmung sehr häufig ungünstig.

Leidet der Bechterew-Patient vor allem unter Gelenkentzündungen, werden Eiswickel oder -packungen und auch Kaltlufttherapie verordnet – analog zur c.P.

Bei Gelenk- und Wirbelsäulenarthrosen

Im Verlauf *akuter radikulärer Wirbelsäulensyndrome* spielt die *Lagerung* eine große Rolle: Kopf und Hals des Patienten sollen im Nacken auf einem separaten kleinen Kissen liegen, die Schultern ruhen auf dem gewohnten Kopfkissen. Ist die Lendenwirbelsäule erkrankt, lindert das Auflegen der Unterschenkel auf einen ca. 50 cm hohen Block (oder mehrere Kissen) die Schmerzen oft wesentlich. Manchmal genügt es auch, in Rückenlage die gebeugten Knie auf eine Rolle zu lagern. Einige Patienten finden in Seitenlage mit angezogenen Knien Erleichterung (Abb. 142 a - c).

„Kreuzschmerzen" (Bandscheibenschäden, Spondylarthrosen) mit verhärteter und verspannter Wirbelsäulenmuskulatur sprechen gut auf verschiedene Wärmeanwendungen an. Dazu zählen Moorpackungen, die mittelfrequente Stromtherapie nach Nemec und Dampfduschen mit einem Druck von 1 - 2 Atmosphären.

In besonderen, ausgesuchten Fällen kann die Lendenwirbelsäule, manchmal auch die Halswirbelsäule, *gestreckt* (extendiert) werden: Das kann durch die Hand des Therapeuten geschehen oder aber durch eine rhythmisch intermittierende Extensionsliege. Vor der Extension sollten Wärmeanwendungen (Packungen, heiße Wickel) die Muskulatur erst einmal entspannen.

Jede *Massage* lockert die Muskulatur und verbessert die Durchblutung. Wie schon geschildert kann die Muskelmassage anstatt mit der Hand auch mit entsprechenden Geräten, zum Beispiel in Form der Unterwasserstrahlmassage, durchgeführt werden.

Bei der Fingerpolyarthrose

Entsprechend dem klinischen Bild (Seite 89) muß die Therapie der Fingerpolyarthrose, ab-

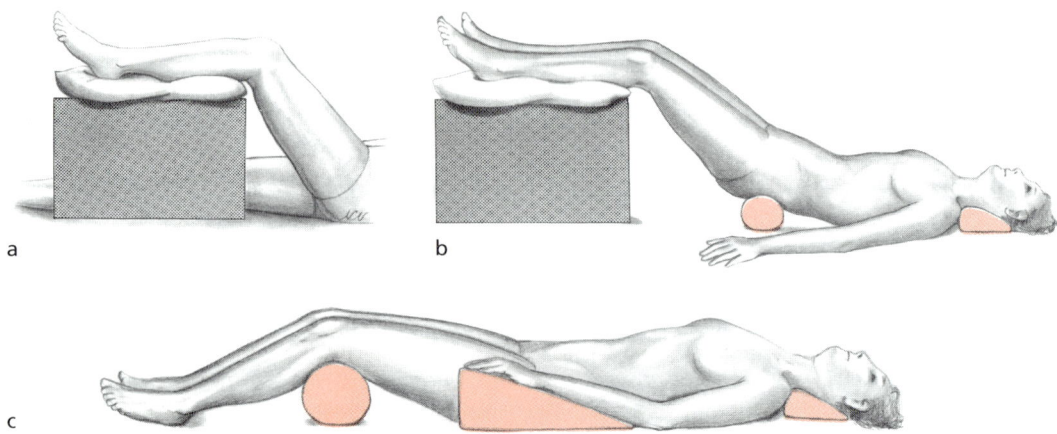

Abb. 142 a- c: Stufenlagerung:
Verschiedene Stufenlagerungen sind möglich.
a: Häufig ist das rechtwinklige Aufliegen der gebeugten Knie auf ein oder zwei Kissen (Höhe jeweils individuell), eventuell begleitet durch eine Entlastung des Arms durch ein keilförmiges Polster.
b: Stufenlagerung mit Durchhang nach hinten am Rand einer festen Rolle.
c: „Sanfte Form" einer Stufenlagerung mit vermehrter Beugehaltung von Knie- und Hüftgelenken, die durch eine Rolle erreicht wird (Vorsicht: diese zuletzt genannte Lagerung ist für Hüft- oder Kniegelenksentzündungen sehr schlecht).

gesehen von anfangs entzündlichen und/oder zerstörenden Verläufen, Kälte meiden. *„Fingerpolyarthrosen lieben die Wärme"*. Auch bessert das Kräftigen der Hand- und Fingermuskulatur den Krankheitsverlauf. Beides läßt sich einfach miteinander verknüpfen.

> *Kaufen Sie sich in der Apotheke eine Fango- oder Moorpackung. Geben Sie sie in einen Topf und erhitzen Sie das Fango gerade so stark, daß Ihre Hände die Berührung damit noch vertragen. Kneten Sie dann (jeden zweiten Tag oder 2mal pro Woche) intensiv und etwa 15 bis 20 Minuten in diesem heißen Brei.*

Je weniger *„verwässert"* das Fango oder das Moor ist, um so mehr Widerstand fühlen Sie beim Kneten, um so besser werden Sie Ihre Fingermuskulatur trainieren. Sie verlegen diese „Prozedur" am besten auf den Abend. Wenn morgens Ihre Hände und Finger schneller beweglich werden sollen, können Sie die einfachere und nicht so wirkungsvolle Methode wählen: möglichst heißes Wasser mit einem die Durchblutung fördernden Zusatz. Das wird Ihnen ebenfalls guttun, ist sauberer als die abendliche Übung (morgens vor der Arbeit hat man meist keine Zeit), trainiert allerdings Ihre Fingermuskulatur nicht in gleichem Umfang.

Bei Weichteilerkrankungen

Ursachen, Symptome und Verlauf verschiedener Weichteilerkrankungen unterscheiden sich sehr: Sie müssen deshalb *auch ganz verschieden* behandelt werden.

Bleiben die einzelnen Krankheiten *örtlich begrenzt*, bietet sich eine *rein lokale*, den jeweiligen Krankheitsprozeß berücksichtigende Therapie an. Krankheiten, *die den ganzen Körper erfassen (systemische Krankheiten)*, müssen natürlich auch *systemisch* therapiert werden. Selbstverständlich muß sich jede Form der Therapie auch nach den unterschiedlichen *Ursachen und Stadien* der Erkrankung richten.

Da im Rahmen vieler dieser Krankheiten der *Schmerz das führende Symptom* ist, ist *Schmerzlinderung* die Hauptaufgabe. Ziele und Methoden der passiven physikalischen Therapie im Rahmen des Weichteilrheumatismus zeigen Tab. 34, 35. Am Beispiel der Lagerung wiederum (Abb. 143 a - e, siehe Seite 194) läßt sich erkennen, daß häufig schon „einfache Methoden" erfolgreich wirken können. Auf die Möglichkeiten psychologischer, psychotherapeutischer und auch psychopharmakologischer Behandlung gehen spätere Kapitel ein.

Auch die Weichteile *sprechen nicht grundsätzlich nur auf Wärme an*. Es gibt einige Krankheiten, die sich durch Wärme drastisch verschlimmern können – so sind die Weichteile der Schulter und das Schultergelenk selbst manchmal sehr wärmeempfindlich. Bei

Tab. 34

Physikalische Therapie des Weichteilrheumatismus (Überblick)

Akutes Stadium
- *Ruhigstellung (eventuell vorsichtig passives Durchbewegen)*
- *Kälteanwendungen*
- *keine intensive Wärme, keine mechanischen Reize: Zug, Druck, intensive Massagen*

Subakutes Stadium
- *Krankengymnastik (vorsichtige Mobilisation)*
- *leichte Massage, Ultraschall*
- *milde Wärme (lauwarme Wickel)*
- *Elektrotherapie*

Chronisches Stadium
- *Krankengymnastik*
- *intensive Wärme (z.B. Moorpackungen, Moorbäder)*
- *alle Formen der Massage*
- *Elektrotherapie, Ultraschall*

einigen Weichteilerkrankungen – z.B. aktivierten Epikondylopathien (Seite 112) oder auch des Fibromyalgiesyndroms – wirkt Kälte (Kältekammer) sehr gut.

Außer mit den schon angesprochenen *Infiltrationen können Sehnenscheidenentzündungen* mit Elektrotherapie und Ruhigstellung therapiert werden. Versagen alle diese konservativen Therapieversuche, ist ein chirurgisches Vorgehen zu erwägen. Für die Dupuytrensche Erkrankung gibt es lockernde, das subkutane Bindegewebe beeinflussende, physikalisch-therapeutische Behandlungsmethoden wie den Ultraschall, eine zirkulierende, sanfte Massage und dehnende, eventuell von Eistherapie begleitende krankengymnastische Übungen. In einigen Fällen aber führt nur das operative Entfernen der entsprechend krankhaft veränderten anatomischen Strukturen zu einer Verbesserung der Handfunktion.

Für die meisten überbeweglichen Patienten ist die Physiotherapie der rote Faden ihrer Behandlung. Ultraschall und Diathermie* kön-

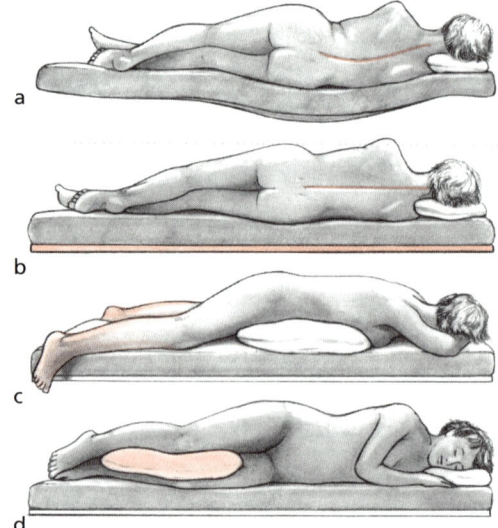

Abb. 143 a - e: Richtiges und falsches Liegen
a: Ungünstiges Durchbiegen der Wirbelsäule beim Liegen auf weicher Matratze
b: Korrekte Lagerung auf harter Unterlage (erreichbar z.B. dadurch, daß unter die Matratze ein Brett geschoben wird; orange)
c: Durch die Bauchlage mit gespreizten Beinen – beide Füße hängen links bzw. rechts vom Bettrand herunter (orange) – kann man einer Einschränkung der Hüftadduktion vorbeugen.
d: In Seitenlage immer ein dickes Kissen (orange) zwischen die Beine nehmen: Die Beine nie gekreuzt übereinanderlegen.

Tab. 35

Was will die physikalische Therapie beim Weichteilrheumatismus erreichen?
Schmerzlinderung, durch   • *Muskelentspannung*   • *Mehrdurchblutung*   • *Auflockerung des Bindegewebes*
Funktionsverbesserung, durch   • *Beseitigung von Fehl- und Schonhaltungen*   • *Schutz vor Überbelastung*   • *Mitbehandlung einer eventuellen Grundkrankheit*

nen sich der Krankengymnastik anschließen. Die Krankengymnastik arbeitet „stabilisierend" und dehnend (nicht mobilisierend). Aber auch dehnende Übungen dürfen nicht zu „kraftvoll" ausfallen, da das überbewegliche Gelenk ohnehin schon zur Subluxation* neigt.

Das Schulter-Hand-Syndrom kann anfangs die Ruhigstellung der Hand erforderlich machen. Im Stadium I: Kälte (z.B. kalter Fango). Im weiteren Verlauf (Stadium II): Bindegewebsmassagen, Wärmetherapie (z.B. Heublumenwickel) und Krankengymnastik – anfangs eventuell im Wasser – bei der keine neuen Schmerzen oder eine Schmerzverstärkung entstehen dürfen.

---

* hochfrequente Elektrotherapie zur Erwärmung von Gewebe im Körperinneren

* Fehlstellung, Verschiebung

Rheumachirurgie

Gelenk- und Wirbelsäulenerkrankungen lassen sich auch operativ therapieren – eine Behandlung, die eine zunehmend große Rolle im gesamten „Therapiefahrplan" spielt.

Jede überzogen positive oder extrem negative Einstellung zu operativen Eingriffen schadet Ihnen. Am schlimmsten wirkt die falsch verstandene und deshalb einfach zur Ablehnung führende Information. *Jeder Patient muß den Entschluß zur Operation in sich reifen lassen.* Diesen Reifungsprozeß begründen und beschleunigen *solide Informationen und Ihre Teilnahme an der Logik* des ärztlichen Entscheidungsprozesses. Welche operativen Vorschläge kann Ihnen der Arzt machen, und welche Dringlichkeitsstufe gilt für Sie?

In die Dringlichkeitsstufe 1 *gehören das Rückenmark bedrohende Komplikationen bei atlantoaxialer Dislokation (S. 66).* Dringlichkeitsstufe 2 *beinhaltet alle operativen Interventionen, die die Gehunfähigkeit oder die Abhängigkeit von Hilfspersonen vermeiden helfen oder verhindern (Knie- und Hüftgelenkersatz; Wiederherstellung „gerissener" Sehnen; Nervenentlastungsoperationen). Weniger dringlich –* Dringlichkeitsstufe 3 *– sind vorbeugende Operationen wie Gelenkinnenhautentfernung, Sehnenverlagerung, der Gelenkersatz nichtgewichttragender Gelenke oder Gelenkversteifungen.*

Gelenke

Bei Arthritiden ist die *Entfernung der Gelenkinnenhaut (Synovialektomie)* zu einem frühen Zeitpunkt, wenn Knorpel und Knochen noch unversehrt sind *(Frühsynovialektomie)*, oder auch in fortgeschrittenen Stadien *(als Spätsynovialektomie)* möglich. Sie bekämpft nicht nur Schmerzen, sondern kann häufig die Funktion des Gelenks wiederherstellen. Die Entfernung einer großen Fläche von entzündeter Gelenkinnenhaut kann sogar den Erkrankungsverlauf auch anderer, nichtoperierter Gelenke positiv beeinflussen. *Bewegungstherapie vor und nach der Operation ist hier ebenso wie bei allen anderen rheumachirurgischen Eingriffen zur Kräftigung der Muskulatur wichtig.* Nach der Operation setzt die trainierende Gymnastik ein, die entscheidende Bedingung für das Wiedererlangen des vollen Bewegungsumfangs ist.

Synovialektomien werden an allen Gelenken, besonders häufig am Knie, aber auch oft an Hand-, Finger- und Fußgelenken *offen* oder *„durch das Arthroskop"* durchgeführt. Letztere Methode ist schonender und heute – vor allem am Kniegelenk – bereits Routine.

Manchmal schließt sich – 4 bis 6 Wochen nach einer arthroskopischen Gelenkinnenhautentfernung – noch eine Gelenkinnenhautverödung mit zum Beispiel Yttrium an (Seite 156). Welche der beiden Methoden eingesetzt wird, entscheidet der jeweils operierende Orthopäde.

Hat die chronische Polyarthritis den Band- und Sehnenapparat schon zerstört, haben sich bereits Gelenkfehlstellungen entwickelt, dann sind *korrigierende* Operationen nötig.

Die nicht mehr zu verändernde Fehlstellung schließlich oder die Zerstörung eines Gelenks und seine dann endgültig ungünstige, schmerzverursachende Stellung fordert den *Gelenkersatz durch Kunstteile* (Endoprothese). Diese Operationen lassen sich grundsätzlich an allen Gelenken durchführen.

Für *Arthrosen* spielt die operative Gelenkinnenhautentfernung – denken Sie an die Entstehung der Arthrose (Seiten 34 bis 35) – keine Rolle. Neben dem Gelenkersatz, der ein strenges Abwägen erfordert (Alter, noch mögliche Gehstrecke, schmerzfreie Intervalle, allgemeiner Zustand, Operationsfähigkeit) sind *korrigierende und entlastende Operationen wichtig* – auch um später drohende Arthrosen zu vermeiden. Denn: Beseitigt man die präarthrotische* Fehlstellung eines Gelenks, kann man der sonst fast sicher entstehenden Arthrose vorbeugen Im Fall der Coxarthrose (Seite 88) läßt sich beispielsweise die intertrochantere *Osteotomie* (Abb. 144 a - e) durchführen, die den krankhaft erhöhten Gelenkdruck verringern soll. Zu unterscheiden sind der teilweise und der vollständige Gelenkersatz (das *Kunstgelenk*). Eine sichere Prognose über die Haltbarkeit und Festigkeit eines künstlichen Gelenks ist nicht möglich.

Wenn beim heutigen Stand des Wissens und den verbesserten technischen Möglichkeiten auch die Ausnahmen der jetzt folgenden Regel zunehmen, gilt grundsätzlich dennoch: Ein Kunstgelenk hat eine „Lebensdauer" von etwa 10 Jahren. *Gelenkersatz* ist möglich bei Hüft-, Knie-, Fingergrund- und Fingermittelgelenken, am Ellbogen, den Hand- oder auch den Fußgelenken. Eine Totalprothese für ein Gelenk besteht aus Kopf und Pfanne, eine Kopfprothese aus einem metallischen Prothesenkopf (Abb. 145 a - c). Während früher Hüftkopf und Hüftpfanne fast immer einzementiert wurden, ist heute auch die *zementfreie Implantation* möglich.

Der Behandlung vor und nach der Operation muß große Aufmerksamkeit geschenkt werden. Bereits vor der Operation müssen die das zu ersetzende Gelenk umgebenden Muskeln und Bänder trainiert werden. Auch nach der Operation steht eine muskelkräftigende Gymnastik im Vordergrund. Schwimmen in warmem Wasser und Radfahren sind vorteilhaft.

* Gelenkzustand, der eine Arthrose begünstigt

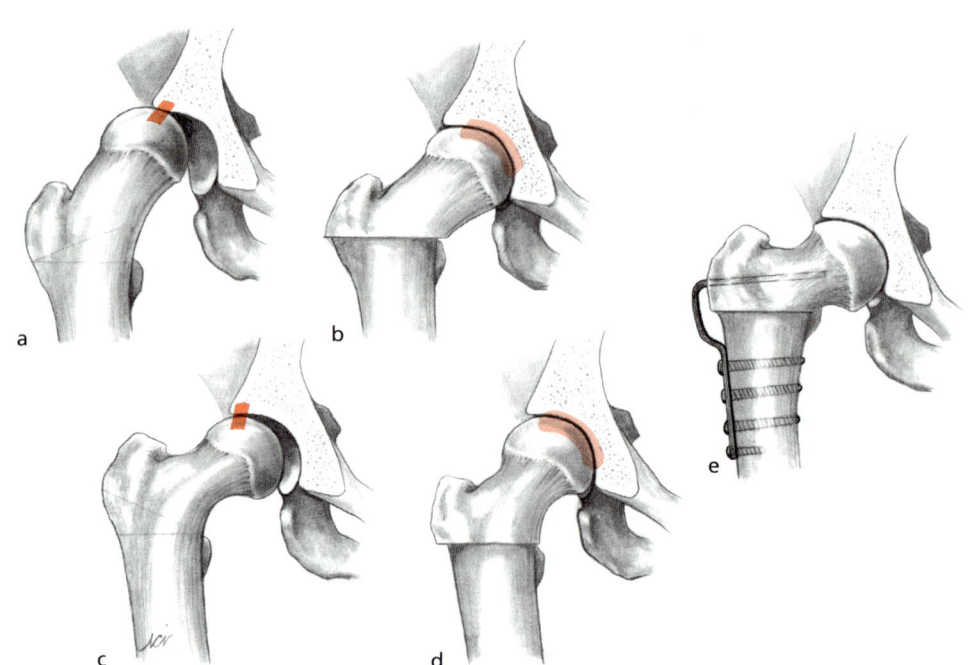

Abb. 144 a - e: Hüftgelenksnahe Umstellungsoperationen (Osteotomien)
Mit diesen Operationen will man erreichen, daß sich Hüftkopf und Hüftpfanne möglichst deckend gegenüberstehen, so daß der Belastungsdruck in diesem Gelenk auf ausgedehntere Knorpelzonen verteilt wird.
a: Korrektur einer „X-Fehlstellung": An der Innenseite des Oberschenkels wird ein Knochenkeil entnommen.
b: Dadurch wird der Hüftgelenkkopf weiter in die Pfanne geführt.
c: Entnahme eines Knochenkeils auf der Außenseite des Oberschenkelknochens (Korrektur einer „O-Fehlstellung")
d: Auch das führt zur größeren Deckung von Hüftkopf und -pfanne
e: Fixierung von operiertem Hüftkopf und operiertem Hüftschenkelknochen durch eine Metallplatte. Damit ist eine frühe Übungsstabilität zu erreichen.

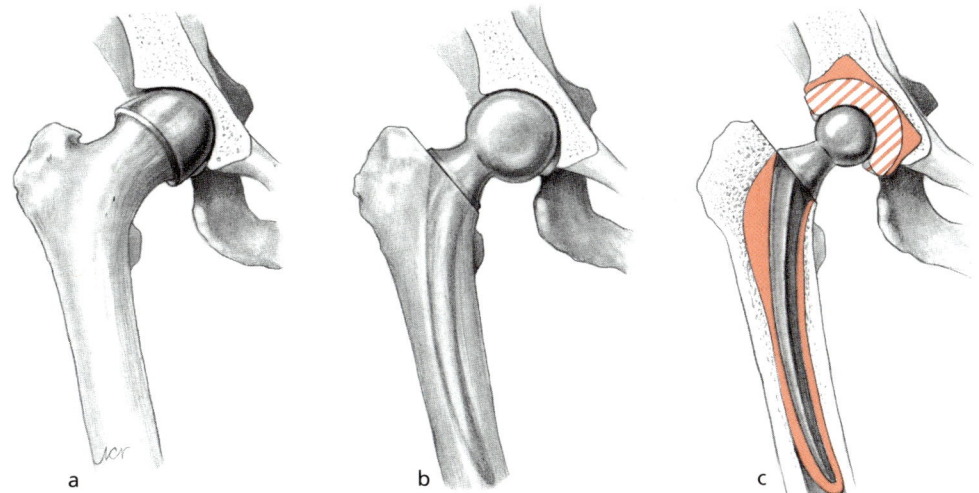

Abb. 145 a - c: Ersatzeingriffe am Hüftgelenk
a: Der entknorpelte, nicht entfernte Hüftkopf wird mit einem Metallkopf abgedeckt.
b: Vollständiger Ersatz von Hüftkopf und -hals.
c: Ersatz von Hüftkopf und Hüftpfanne.

Unter *Resektion* versteht man die Entfernung von Gelenkanteilen, die die Bewegung hindern. *Arthrodesen* versteifen operativ ein Gelenk. Diese Operationsmethode kann (beispielsweise) im Hüft-, Kniegelenk und am *Mittelfuß* Schmerzen beseitigen. Voraussetzung für eine Arthrodese ist die volle Funktionsfähigkeit der Nachbargelenke und der Gelenke der Gegenseite, die ja die Auswirkungen der Versteifung auffangen müssen.

> *Zusammenfassend läßt sich die Entscheidung zu einer Gelenkersatzoperation umso leichter fällen, je stärker die Gelenkzerstörung Sie behindert (Funktion, Schmerz), je vollständiger Sie informiert und damit motiviert sind und – last but not least – je größer allgemein nach medizinischer Erfahrung die Operationserfolge bei dem betroffenen Gelenk sind.*

Wirbelsäule

Der größte Teil der in diesem Buch besprochenen Wirbelsäulenkrankheiten läßt operative Eingriffe an der Wirbelsäule nicht zu. Das gilt vor allem für den Löwenanteil der verschleißbedingten (degenerativen) Wirbelsäulenkrankheiten, aber auch für die entzündlichen Wirbelsäulenleiden. Einige wenige Ausnahmen (ohne den Anspruch auf Vollständigkeit zu erheben) seien angeführt:
- Ein *ausgeprägtes Wirbelgleiten (Spondylolisthesis)* kann manchmal die operative Stabilisierung, also das Feststellen der Wirbel, erfordern.
- Eine stark ausgeprägte *Arthrose der kleinen Zwischenwirbelgelenke* der Halswirbelsäule (Seite 41) kann die Zwischenwirbellöcher so verschmälern, daß es zu Lähmungen kommt: Dann muß operiert werden.
- Nur ausgeprägteste *seitliche Verbiegungen der Wirbelsäule* (angeborene oder erworbene Skoliosen; Seite 105) müssen manchmal operativ korrigiert werden.
- Führt die entzündliche *Bänderzerstörung im Rahmen einer chronischen Polyarthritis am 1. und 2. Halswirbelkörper* zu einem Auseinanderrücken dieser Wirbelkörper (atlantoaxiale Dislokation), dann sind Rückenmark und/oder die Arteria vertebralis gefährdet: Die Wirbelkörper müssen operativ stabilisiert werden (Dringlichkeitsstufe 1).

- Führen mehrfache starke Entzündungsschübe an Wirbelkörpern und Bandscheiben (Spondylodiszitis) zu gefährdenden Fehlstellungen zwischen Halswirbelkörpern, kann operatives Eingreifen nötig werden.
- Extrem selten – allerdings heute mit deutlich besseren Erfolgen und erheblich weniger Nebenwirkungen als früher – werden *Endstadien des Morbus Bechterew* aus der Verkrümmung aufgerichtet.

Als operative Maßnahme an der Wirbelsäule steht die *Behandlung des Bandscheibenvorfalls – vor allem an der Lendenwirbelsäule – im Vordergrund.*

Selbstverständlich geht jedem Eingriff die intensive Information für den Patienten voraus. Operiert wird nur, wenn die Diagnose wirklich feststeht. Eine *absolute Operationsindikation* (also sofort) ist der akute Bandscheibenvorfall mit Zeichen einer *Querschnittslähmung. Sofort* muß auch operiert werden, wenn nach einer *bestimmten Zeit noch Lähmungen ohne Neigung zur Rückbildung* und erhebliche neurologische Ausfälle bestehen. Fehlen trotz eines gesicherten Bandscheibenvorfalls neurologische Funktionsstörungen, dann bestimmen *Dauer und Schwere des Schmerzes den Zeitpunkt der Operation* vor allem in den Fällen, die schon mehrfach und über längere Zeiträume intensiv, aber erfolglos konservativ behandelt wurden. *Eine relative (erwägenswerte) Operationsindikation* sind den Patienten zermürbende, chronisch-wiederkehrende *Schmerzen*. Es ist für Sie *vor der Operation* sehr wichtig zu wissen, daß der Bandscheibenvorfall *das letzte Stadium der Degeneration der Bandscheibe ist. Nicht die Ursache der Erkrankung wird operiert, sondern deren Folgen.*

Alle Operationsverfahren werden entweder mit Lupenbrillenvergrößerung oder mit dem Operationsmikroskop durchgeführt: Entweder werden Wirbelbögen bis zu den kleinen Wirbelgelenken und einem Dornfortsatz (Laminektomie) oder ein oder mehrere Wirbelbögen einer Seite (Hemilaminektomie) oder aber nur unwesentliche Teile des unteren oder oberen Wirbelbogens mit Teilen des gelben Wirbelsäulenbandes (Fensterung) entfernt (Abb. 146 a - c).

Entsprechend den Zielen der Bandscheibenoperation – Schmerzen zu beseitigen und Grundlagen für die Lähmungsrückbildung zu schaffen – bewirkt eine erfolgreiche Operation den Rückgang/das Verschwinden von Schmerzen, von Lähmungen, von Empfindungsstörungen, die Zunahme der Wirbelsäulenbeweglichkeit und schließlich das volle Erlangen der körperlichen Leistungsfähigkeit. Oft wird die Frage gestellt: „Kann sich ein erneuter Bandscheibenvorfall einstellen?". Das ist in etwa 5 - 10 % aller Fälle möglich. Die dann nötige Nachoperation geschieht in etwa einem Drittel aller Fälle in dem bereits operierten Wirbelsäulenabschnitt. Für den

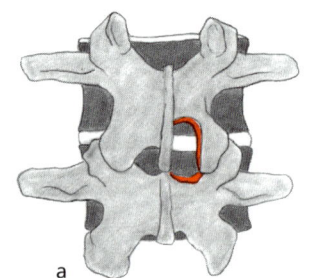
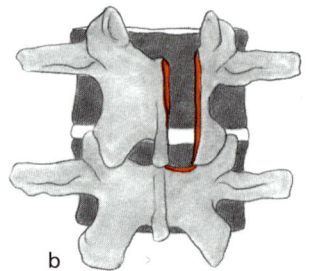
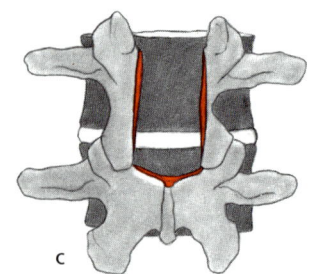

Abb. 146 a - c: Verschiedene Operationsformen bei Bandscheibenvorfall
a: Aufsicht von hinten: Es wird operativ zum Bandscheibenvorfall „ein Fenster" geschaffen. Wirbelbögen und Dornfortsatz bleiben weitgehend erhalten.
b: Aufsicht von hinten: einseitige Teilentfernung des Wirbelbogens
c: Aufsicht von hinten: beide Wirbelbögen und der Dornfortsatz werden entfernt.

Operationserfolg ist die Zeit *nach der Operation* sehr wichtig: In den ersten 24 Stunden muß der Patient strikt auf dem Rücken liegen, dann steht er (unterstützt) in der Regel am Abend des ersten postoperativen Tages auf, muß aber noch bis zu 3 Tagen strenge Bettruhe einhalten. In den der Operation unmittelbar folgenden Tagen darf er nicht oder nur wenig sitzen. Sie müssen wissen, daß präoperative Lähmungen und Gefühlsstörungen nicht immer sofort nach dem Eingriff verschwinden. Noch nach Monaten kann sich das Befinden bessern. Restschmerzen können unterschiedliche Ursachen haben: *Noch einmal: Nicht die Ursache der Erkrankung, sondern nur deren Folgen werden behandelt.* Das heißt: Verschleißbedingte Wirbelsäulenveränderungen mit ihren Schmerzen können bestehen bleiben. Abgesehen von dem seltenen erneuten Bandscheibenvorfall können Schmerzen durch eine Störung des vegetativen Nervensystems, seltener durch Narbenbildung entstehen. War die Nervenwurzel durch den Vorfall schon längere Zeit (mechanisch) entzündlich gereizt, kann die Entzündung auch nach der operativen Druckentlastung noch andauern.

Wie bei sehr vielen therapeutischen Eingriffen entscheiden Sie, der Patient, zu 51 % über den Erfolg der Operation. Ihr Verhalten in der Zeit nach der Operation wird das Ergebnis wesentlich mitbestimmen.

Selbstverständlich sind physiotherapeutische Behandlungen – weder die passive physikalische noch gelegentlich die medikamentöse und nie die krankengymnastische Therapie – nach der Krankenhausentlassung beendet: Eine stationäre Anschlußheilbehandlung (AHB) in einer entsprechend eingerichteten Klinik sollte dem Krankenhausaufenthalt folgen.

Verbindliche Aussagen/Richtlinien für die Zeit nach der unbedingt nötigen postoperativen körperlichen Schonung (6 bis 8 bis 10 Wochen) gibt es nicht. Das gilt für den beruflichen (Autofahren), aber auch für den privaten (Sport, sexuelles Verhalten) Lebensbereich. *Sie selbst müssen entscheiden* – der Maßstab ist Ihr körperliches Leistungsvermögen – was *Sie tun dürfen und was Sie unbedingt vermeiden sollen.* Die Dauer ihrer Arbeitsunfähigkeit legt der Arzt fest.

Konservative orthopädische Behandlung

Orthesen (Schienen)

Wir unterscheiden statische Lagerungsschienen von dynamischen Schienen. Die funktionsgerechte, gelenkschonende (z.B. nächtliche) statische Lagerung kann sinnvoll sein, wenn sie zeitlich begrenzt wird. Diese Schienen beugen Fehlstellungen und z.T. der Gelenkversteifung (Kontraktur) vor. Während des Tages getragene Arbeitsschienen können Schmerzen bei Überbelastung der Gelenke in einer Fehlstellung vermindern. Es ist einfacher, die Versteifung eines Gelenks von vornherein zu verhindern, als sie später dann zu korrigieren: Dynamische Schienen können die Beweglichkeit der Gelenke unterstützen, verlorene Muskelkraft ersetzen und zu schwache Muskulatur unterstützen.

Arzt, Krankengymnast, Ergotherapeut und Orthopädie-Techniker versorgen in enger Zusammenarbeit den Patienten mit entzündlicher Gelenkerkrankung mit Orthesen (Kunstwort aus *orth*opädische Pro*these*) und technischen Hilfen.

Wie schon betont erfordern sehr schmerzhafte entzündliche Gelenkerkrankungen manchmal eine *(zeitlich immer begrenzte!)* Ruhigstellung des Gelenks während der Dauer des Schubs (Abb.147). Die dann drohende Versteifungsgefahr muß allerdings immer bedacht werden.

Die *Armlagerungsschiene* (eine Schiene, die den Arm vom Körper wegspreizt), wird bei ausgeprägten, durch arthritische Veränderungen verursachten Schmerzen im Schultergelenk ebenso verwendet wie zur postoperativen Lagerung nach Eingriffen an der Schulter.

Die individuell angefertigte *Fingerschiene* für die sogenannte *Schwanenhalsdeformität* – mit einer Überstreckung oder Beugehemmung in den Fingermittelgelenken – korrigiert diese Fehlstellung (Abb.148).

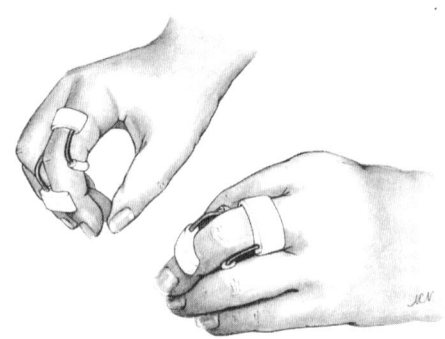

Abb. 148: Chronische Polyarthritis: Dreipunktschiene für Schwanenhalsdeformationen.
Entwickelt sich eine Schwanenhalsdeformität oder ist sie schon vorhanden (siehe auch Abb. 43 c, Seite 67), korrigiert die Dreipunktfederdrahtspange diese Deformität oder arbeitet ihrer Entwicklung entgegen.

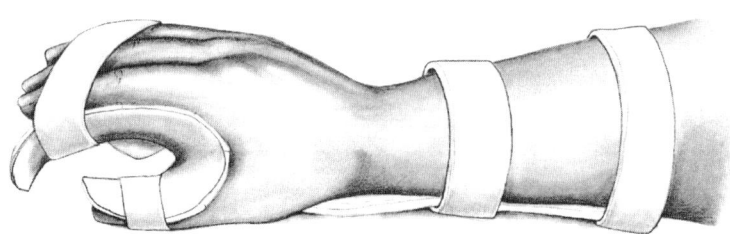

Abb. 147: Chronische Polyarthritis: Lagerungsschiene.
Bei akuten Schubzuständen des Handgelenks oder der Langfinger bietet eine Lagerungsschiene in Funktionsstellung Sicherheit und Entlastung.

Ruhigstellende und stabilisierende Orthesen für die *Halswirbelsäule*, die im Rahmen der c.P. häufig, seltener auch bei der Bechterewschen Erkrankung oder der Arthritis psoriatica miterkranken kann, schränken Kopf- und Wirbelsäulenbewegungen ein. Damit lassen sich Bewegungsschmerzen der Halswirbelsäule, ihre teilweise Lockerung und arthritische Veränderungen mit der Gefahr des Zusammendrückens einer Nervenwurzel oder der Einengung der Arteria vertebralis in Grenzen halten.

Gehhilfen und Stützgeräte

Alle Patienten mit entzündlichen Gelenkerkrankungen an gewichttragenden Gelenken (Hüft-, Knie-, Sprunggelenken) brauchen *Gehhilfen* (Abb. 149 a-c). Es gibt eine Fülle verschiedener Möglichkeiten (Unterarmstützen, Achselstützen, Vierfußgehhilfen usw.). Der *Handstock* ist die meistbenutzte Gehhilfe. Wichtig sind die Griffform, die Stocklänge und -kappe und das Gewicht. Die Hand des Patienten muß den anatomisch geformten Handgriff in Handgelenkmittelstellung umgreifen können. Stärker veränderte Hände brauchen zur Gelenkschonung individuell geformte, am besten elastisch gepolsterte Handgriffe. Der Patient stellt in aufrechter Körperhaltung und mit leicht gebeugtem Ellbogengelenk die richtige Stockhöhe fest. Die Stockkappe muß rutschfest und großflächig sein. Immer günstig sind zwei Handstöcke oder eine *beidseits stützende Gehhilfe* (z.B. ein Gehwagen) – da *damit die Belastung gleichmäßig verteilt wird*.

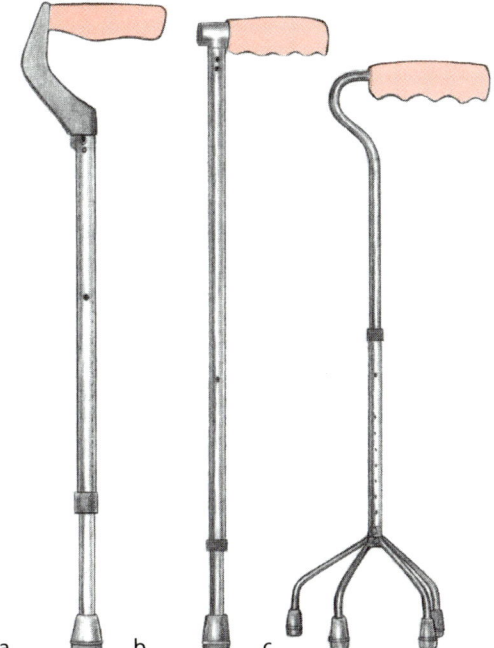

Abb. 149 a - c: Verschiedene Gehhilfen.
Die Stockhöhe soll etwa in Höhe des großen Rollhügels (Abb. 2 c, Seite 20) abschließen.
a: Der Stock kann eine Schwanenhalsform haben, die besonders für den chronischen Polyarthritiker günstig ist.
b: Normaler Stock mit geradem Griff.
c: Vierfüßiger Stock, der sich gut eignet, um die Balance zu halten.

Schuhversorgung

Jede Gelenkentzündung der unteren oder oberen Sprunggelenke und der Zehengrundgelenke wirkt nicht nur durch ihre eigene zerstörerische Kraft. *Statisch-mechanische Kräfte* („man steht auf seinen Füßen") beschleunigen und verschlimmern die Entzündung häufig. Daraus entstehen sich nicht nur auf das Fußskelett auswirkende, sondern auch die Statik der unteren Gliedmaßen und des Rumpfes beeinflussende *Ausweichbewegungen, Schmerzen und Schonhaltung*.

Entzündungen der *oberen Sprunggelenke* rufen meist nur geringe Funktionsbehinderungen hervor. Dagegen führen Arthritiden der unteren Sprunggelenke zu erheblichen Bewegungseinschränkungen und zu Fehlformen des Fußes (Knick-/Plattfuß). Beim Bechterew-Patienten, aber auch im Rahmen des Reiter-Syndroms oder der Arthritis psoriatica sind *Veränderungen an der Ferse* (Achillessehne, Schleimbeutel an der Ferse, Seite 23) häufig. Die sich daraus entwickelnden Schmerzen

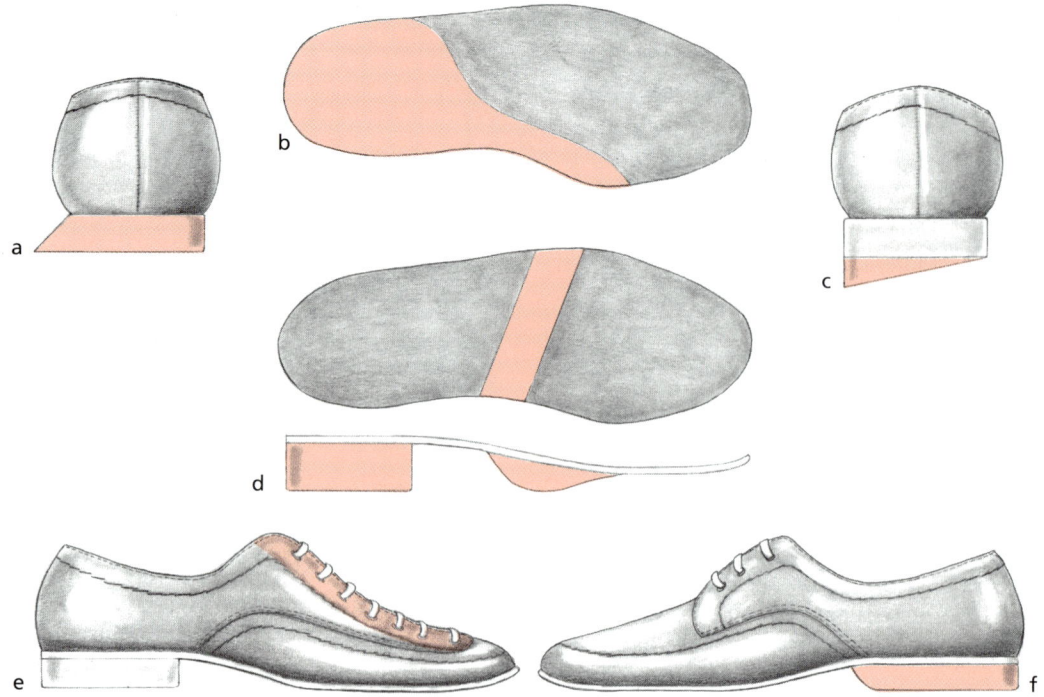

Abb. 150 a - f: Schuhversorgung.
a: Verbreiterung/Verlagerung des Absatzes zur Seite bei Fersenfehlstellung (Flügelabsatz).
b: Flügelabsatz bei chronischer Instabilität im oberen Sprunggelenk.
c: Seitliche Absatzerhöhung bei Instabilität im oberen Sprunggelenk.
d: Ballenrollen: Entlastung der Sprunggelenke durch eine hintere Mittelfußrolle. Eine vordere Mittelfußrolle entlastet die Zehengrundgelenke (z.B. entzündlich entstandener Spreizfuß).
e: Breit gepolsterte und verstärkte Schnürpartie bei Bewegungseinschränkungen im oberen Sprunggelenk.
f: Pufferabsatz.

können durch Hohllegung oder Abpolsterung in den Schuhen gelindert werden. Die bei c.P. sehr häufigen *Zehengrundgelenkentzündungen* verursachen an den Schleimbeuteln an der Fußsohle pralle, manchmal auch gerötete Schwellungen direkt unter den Mittelfußköpfchen. Werden diese Schleimbeutel belastet, entstehen Schmerzen. Eine Abstützung hinter den Mittelfußköpfchen vermindert sie.

Eine vordere Rolle verringert die Abrollbeschwerden, wenn die Grundgelenke erkranken (Abb. 150 a - f). Abhängig vom Befund und der Schwere der Veränderungen an den Sprunggelenken und/oder Zehengrundgelenken kann dann eine schuhtechnische Versorgung die Schmerzen lindern, im günstigsten Fall beseitigen. Die wichtigste Versorgungsart ist die der Einlagen.

Ergotherapie (Beschäftigungstherapie)

Die Ergotherapie (Beschäftigungstherapie) wird meist in der Klinik eingeleitet. Der Begriff setzt sich aus dem griechischen Wort *ergon = Werk, Arbeit* und aus dem uns bekannten Wort *Therapie = Behandlung* zusammen. Jeder Patient wird entsprechend seinem Leistungsvermögen und -können handwerklich beschäftigt. Normale Werkzeuge werden so angepaßt und verändert, daß der Patient durch seine handwerkliche Arbeit die Wiederherstellung der gestörten Funktion seiner Gelenke selbst übt. Er kann – von fremder Hilfe weitgehend unabhängig – mit ihm besonders zusagendem Werkzeug arbeiten. Für Patienten, bei denen eine Anpassung des alltäglichen Werkzeugs (der Gebrauchsgegenstände) nicht mehr möglich ist, werden besondere Geräte hergestellt (Tab. 36).

In akut entzündlichen und dadurch mit starkem Schmerz verbundenen Phasen ist eine ergotherapeutische Übungsbehandlung nicht erlaubt. In diesen Stadien sorgt der Ergotherapeut für eine individuelle Schienenversorgung, zum Beispiel durch die Nachtlagerungsschiene, die die Hand stabilisiert und ein Abgleiten der Fingergrundgelenke und des Handgelenks verhindert. Leidet der Patient bereits unter der Deformation eines Gelenks,

Tab. 36

Methoden und Ziele der Ergotherapie
Übende Ergotherapie
Methoden: Die Funktion fördernde funktionelle Übungsgeräte und Spiele sowie handwerkliche Techniken und Materialien, das Angleichen von Werkzeugen und Geräten und die Einrichtung spezieller Übungsplätze ermöglichen.
Ziel: Gelenkmobilisation, Muskelkräftigung und Sensibilitätstraining
Ablenkende Ergotherapie
Methoden:: Kreative Eigenschaften, problemorientierte Gesprächsgruppen und Gesellschaftsspiele fördern
Ziel: die psychische Aktivierung und Bewältigung sowie realistische Einschätzung der persönlichen Situation
Schienenversorgung
Methoden: Durch statische und dynamische Schienen werden
Ziel: funktionell richtige Gelenkstellungen (Lagerungsschienen) und die Gelenkbeweglichkeit (Übungsschienen) gefördert.
Gelenkschutz
Methoden:: Informationen über und praktische Übungen zum Gelenkschutz verbunden mit Demonstration und Training mit Hilfsmitteln bedeuten
Ziel: Entlastung betroffener und gefährdeter Gelenke und Mindern von Schmerz und Gefahr der Deformierung

folgt dann später die Funktionsschiene, die – wie der Name sagt – die Funktion der Hand erhalten soll. Sie wirkt der Überdehnung der Gelenkkapsel, -bänder und Sehnen entgegen (siehe auch Seite 200).

> *Die Ergotherapie ist deshalb so besonders wichtig, da sie die aktive Behandlung gestörter Funktionen möglichst in Beschäftigungen einbaut, die Ihren alltäglichen Aktivitäten ähneln, aber auch Ihren Neigungen und Interessen entgegenkommt oder neue – für Sie funktionell günstige – Interessen weckt.*

Erfolgserlebnisse in dieser Arbeit – zum Beispiel am Webrahmen helfen Ihnen und „verführen" Sie zur täglichen Wiederholung und Übung.

Kreativität

Die Ergotherapie nützt die in jedem Menschen steckende Neigung zum „Schöpferischen". Ergotherapeutisch können auch neue Neigungen und Interessen geweckt und gefördert werden, mit denen Sie Ihre Funktionen verbessern und ausbauen können. So kann beim *Weben* der für den chronischen Polyarthritiker entsprechend zugerichtete Kamm/Knauf das Handgewölbe stützen. Das *Überkopfweben* dehnt den M. pectoralis – eine gute Übung für den Bechterew-Patienten (Abb. 151); zudem ist diese über der Schulterhöhe geleistete Arbeit gut für das Geradehalten der Lendenwirbelsäule.

Töpfern kräftigt die Muskulatur und fördert die Beweglichkeit (Streck- und Spreizübungen), deshalb ist es unter anderem für Fingerpolyarthrosen sehr geeignet. Eine Ausnahme stellt die durch eine Stabilisationsschiene entlastete Daumensattelgelenksarthrose dar: Da Ton sehr schnell hart wird, kann es Scheuerstellen an der Hand geben. Auch muß der Patient mit chronischer Polyarthritis (oder anderen Hand- und Fingerarthritiden) vorsichtig sein: Tonkneten kann die Verschiebung der Fingergrundgelenke fördern. *Peddigrohr*, das nach mehrstündigem Einweichen in heißem Wasser sehr flexibel ist, eignet sich zur Ver-

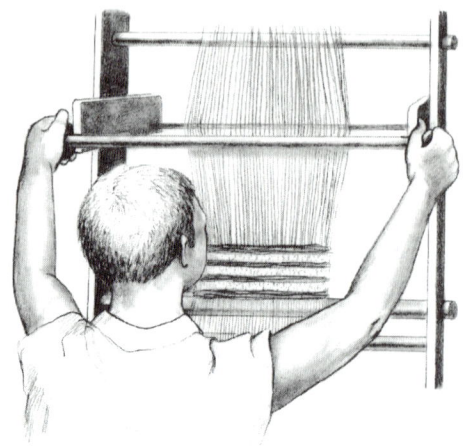

Abb. 151: Morbus Bechterew. Überkopfweben.
Ein sehr großer Knauf in Form eines Kugelgriffs sorgt – wie hier beim Überkopfweben – für ein gutes und sicheres Arbeiten. Das Quergewölbe der Hand wird unterstützt. Diese Kugelgriffe eignen sich besonders für den chronischen Polyarthritiker. Beim Überkopfheben können auch die Schultergelenke trainiert werden. Streckung und Dehnung der Brustmuskulatur sind in dieser Übung enthalten.

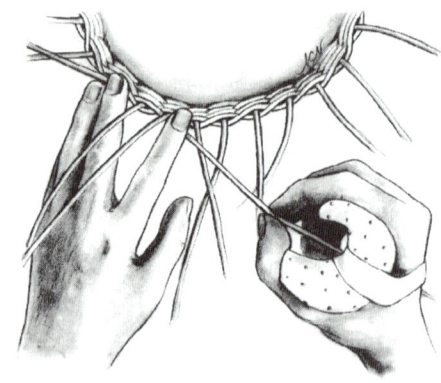

Abb. 152: Korbflechten mit Peddigrohr.
Beim Üben mit äußerst flexiblem Peddigrohr wird mit der rechten Hand der Spitzgriff zwischen Daumen und Zeigefinger trainiert. Für die aktive Beugung der Fingerendgelenke sorgt eine sogenannte C-Schiene, die gleichzeitig die Überstreckung des Daumenendgelenks verhindert. Die linke Hand arbeitet „statisch": Gekräftigt werden die Beugung des Zeigefingers und sein Heranziehen (Adduktion). Wenn das Fingermittelgelenk gestreckt gehalten wird, „arbeitet" man damit gegen eine beginnende „Knopflochdeformität".

besserung der Muskelkraft, der Geschicklichkeit und Stabilisierung der Halte- und Bewegungsfunktionen der Hände eines chronischen Polyarthritikers. Die eine Hand soll den Spitzgriff mit Daumen und Zeigefinger üben. Um zu verhindern, daß das Daumenendgelenk überstreckt wird, und zu erzwingen, daß die Fingerendgelenke aktiv gebeugt werden, wird eine sogenannte C-Schiene angelegt. Die andere Hand kräftigt das Heranziehen und Beugen des Zeigefingers (Abb.152).

Nicht zuletzt spielt die Freude am – trotz der Behinderung – fertiggestellten Produkt eine große Rolle: Als Beispiel gelte aus meiner Klinik die an Hand- und Fingergelenken schwerst behinderte chronische Polyarthritikerin, die aus Ton reizende kleine Elefanten herstellte, die sich sicherlich in jedem Kunstgewerbegeschäft hätten verkaufen lassen.

Gelenk- und Wirbelsäulenschutz

Vielleicht haben Sie schon einmal miterlebt, wie sich ein Mitglied Ihrer Familie oder ein Bekannter hartnäckig weigerte, trotz einer sehr schmerzhaften Hüftgelenkerkrankung einen abstützenden/unterstützenden Stock zu benützen, oder wie schwer es einem Menschen fällt, sich in der ersten Zeit an eine Zahnprothese zu gewöhnen: Diese Beispiele zeigen die Problematik des *Gelenk- und Wirbelsäulenschutzes* und der Funktionshilfen: einerseits die verständliche Eitelkeit, daß der Kranke nach außen nicht von einer mechanischen Hilfe abhängig sein will, andererseits das Gefühl der eigenen Minderwertigkeit, wenn man diese oder jene Tätigkeit nur noch mit technischen Tricks bewältigen kann. Diese Barrieren müssen Sie als Patient unbedingt überspringen! Lassen Sie sich von einem psychologisch einfühlsamen Ergotherapeuten, einem klinischen Psychologen oder Ihrem Arzt dabei helfen.

Der Gelenkschutz setzt verschiedene Arbeitstechniken ein, die darauf abzielen, Schmerzen, Fehlbelastungen, Überbeanspruchung und Deformation angegriffener Gelenke zu vermeiden. Wenn Sie sich daran gewöhnen, Ihre Gelenke „richtig" zu gebrauchen, tragen Sie selbst dazu bei, die Schmerzen zu lindern und einer Deformierungsgefahr vorzubeugen. Die Summe täglicher gleichartiger, ungünstiger Bewegungen kann den Verlauf Ihrer Krankheit sehr negativ beeinflussen: Der Gelenkschutz muß für Sie deshalb zur Routine werden. Ihr tägliches Leben läßt sich manchmal ohne solche Hilfsmittel (Seite 207 bis 209) nicht bewältigen.

Jede Gelenkentzündung, aber auch jede schwerere Arthrose eines gewichttragenden Gelenks verleitet Sie dazu, die benachbarten Gelenke zu überlasten. Ein Stock auf der Seite des gesunden Beins leitet einen Teil des Gewichts auf die Hand. So entlastet der Stock sowohl das Knie als auch die Hüfte des kranken Beins.

Gerade dem chronischen Polyarthritiker, aber auch bei anderen entzündlichen Gelenkerkrankungen, die Hand- und Fingergelenke angreifen, schadet jede gewaltsame Belastung. Sie sollten dünne und harte Griffe an Arbeitsgeräten vermeiden und sie durch dicke, rauhe und weiche Griffe ersetzen. Wenn Sie über längere Zeit etwas halten müssen, legen Sie Pausen ein, um Ihre Finger kurz durchzubewegen. Schalten Sie altgewohnte, aber fehlerhafte Bewegungsmuster aus. Als Beispiel: Stützen Sie Ihren Kopf nicht auf die Finger, das fördert die Abweichung der langen Finger zur Elle hin.

Halten Sie während des Lesens die Zeitung oder das (schwere) Buch nicht in der Hand: Sie belasten sonst Hand- und Fingergelenke, aber auch die Halswirbelsäule, die (z.B. bei der chronischen Polyarthritis) langes Vorbeugen nicht verträgt: Benutzen Sie zum Lesen ein Lesestativ.

Manche *Schalter* sind für arthritische Finger nicht leicht zu bedienen: Eine Ziehschnur, die von der Zimmerdecke herabhängt, ist günstig. Jede hebelartige *Türklinke* läßt sich mit Ellbogen und Unterarm anstelle der Hand bewegen. Ein *Tastentelefon* kann viel leichter be-

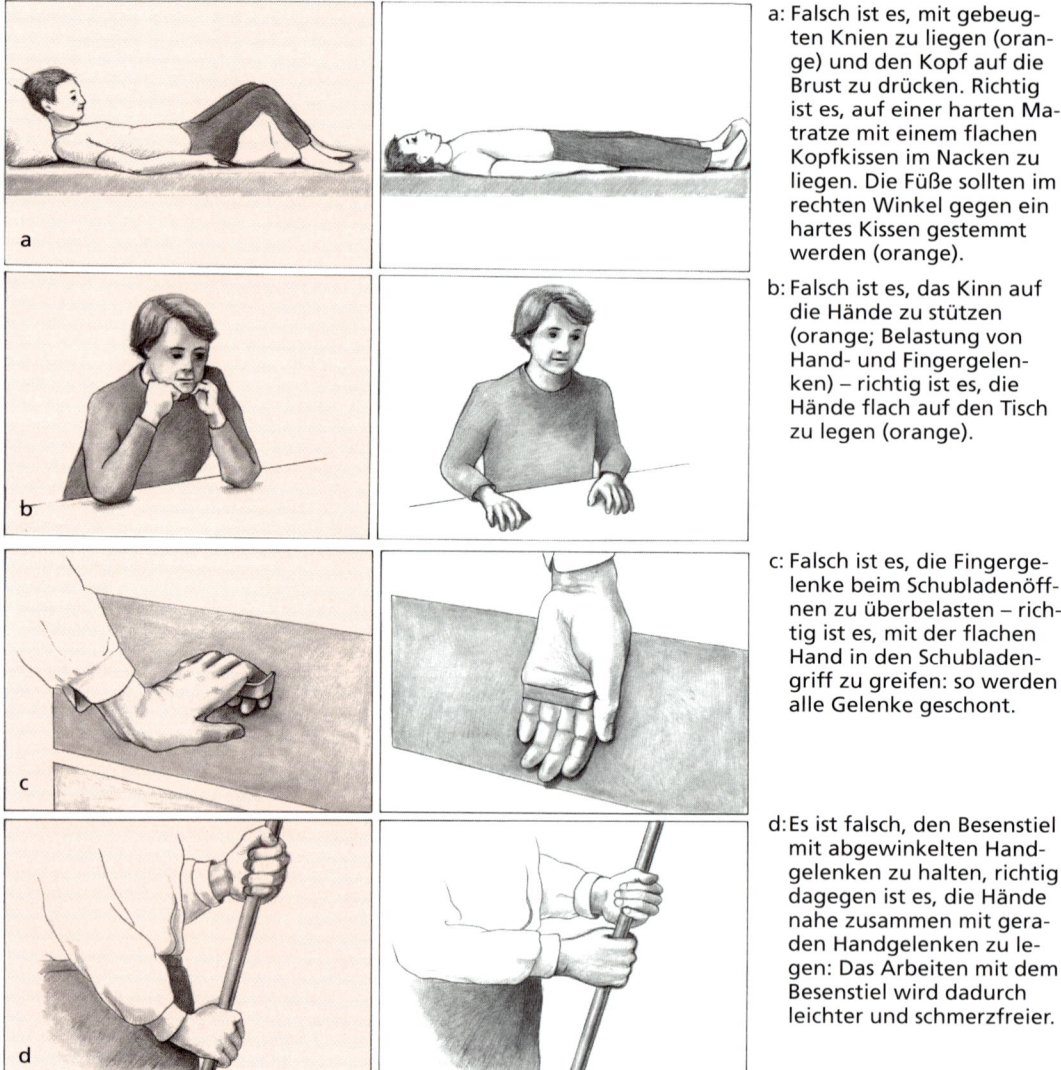

a: Falsch ist es, mit gebeugten Knien zu liegen (orange) und den Kopf auf die Brust zu drücken. Richtig ist es, auf einer harten Matratze mit einem flachen Kopfkissen im Nacken zu liegen. Die Füße sollten im rechten Winkel gegen ein hartes Kissen gestemmt werden (orange).

b: Falsch ist es, das Kinn auf die Hände zu stützen (orange; Belastung von Hand- und Fingergelenken) – richtig ist es, die Hände flach auf den Tisch zu legen (orange).

c: Falsch ist es, die Fingergelenke beim Schubladenöffnen zu überbelasten – richtig ist es, mit der flachen Hand in den Schubladengriff zu greifen: so werden alle Gelenke geschont.

d: Es ist falsch, den Besenstiel mit abgewinkelten Handgelenken zu halten, richtig dagegen ist es, die Hände nahe zusammen mit geraden Handgelenken zu legen: Das Arbeiten mit dem Besenstiel wird dadurch leichter und schmerzfreier.

Abb. 153 a - d: Hilfen bei täglichen Abläufen: falsch (linke Spalte), richtig (rechte Spalte)

dient werden als der klassische Apparat mit Wählscheibe. Sollten Sie in einem Haus mit unterschiedlichen Ebenen wohnen, brauchen Sie ein geeignetes seitliches und ausreichend hohes *Geländer*: Möglichst in jedem Raum sollte ein Stuhl bereitstehen, der für Sie die richtige Höhe hat. Die Sitzfläche Ihres Arbeitsstuhls sollte so hoch sein, daß Sie die Kniegelenke voll und die leicht gespreizten Hüftgelenke teilweise strecken können. Im Garten sind Geräte mit langen Stielen (eventuell mit einem Zusatzgriff wie bei der Sense) zur Arbeitserleichterung nützlich. Unkraut jätet man am besten, wenn man mit möglichst gestrecktem Rücken auf einer Matte kniet.

Da Hausfrauen einen großen Teil ihrer Arbeit in der Küche leisten müssen, *sollen alle Kücheneinrichtungen und Möbel die richtige Höhe haben*.

Wenn Ihr Küchenschrank so hoch hängt, daß Sie die Fächer gerade noch mit den Fingerspitzen erreichen: Steigen Sie lieber auf einen Schemel – es schont Ihren Rücken. Die Höhe des Spültischs und des Kochherds müssen auf schmerzende Hüft- und Kniegelenke und auf den Rücken abgestimmt werden. Schubladen sollten mit der flachen Hand aufgezogen werden. Einen Tellerstoß trägt man am besten körpernah auf den flachen Händen – nicht mit den kleinen Fingergelenken. Wenn Sie einen Lappen auswringen müssen, sollten Sie den Wasserhahn als Verankerung des Lappens zu Hilfe nehmen: Das schont die Handgelenke. Halten Sie einen Besenstiel bitte nie mit abgewinkeltem Handgelenk (Abb. 153 a - d). Spezialöffner zum Öffnen von Gläsern und Flaschen sind von unschätzbarem Wert. Für viele Patienten ist eine Dusche besser geeignet als die das Ein- und Aussteigen erschwerende Badewanne. In der Badewanne soll eine rutschfeste Matte liegen. Die *Höhe Ihres Bettes* spielt eine wesentliche Rolle: Bedenken Sie, welchem Auf und Ab, welchen Hebelwirkungen Lendenwirbelsäule und Hüftgelenke durch das Hinsetzen und Aufstehen bei einem sehr niedrigen Bett ausgesetzt sind! Beugefehlstellungen der Hüften und Kniegelenke können Sie durch die richtige Lagerung vorbeugen: Es ist eine „Todsünde", über längere Zeit mit gebeugtem Knie (Kissen unter der Kniekehle) zu liegen. Sie sollen in Rückenlage mit einem kleinen Kissen unter dem Kopf und mit gestreckten Hüften und Knien ruhen. Noch besser ist die Bauchlage mit gespreizten Beinen: Die Beine sollten links bzw. rechts des Bettes herunterhängen (Abb. 143 c, Seite 194), die Knie beider Beine werden zusätzlich dabei voll gestreckt. Patienten mit einer Periarthropathia humeroscapularis (Seiten 110 bis 111) können nachts ihre Schmerzen erleichtern, wenn sie ihren Arm auf ein zusätzliches Kissen legen. Haben Sie Schmerzen im Halswirbelsäulenbereich, hilft es oft, eine Binde um das Kopfkissen zu wickeln, so daß eine charakteristische Schmetterlingsform entsteht (Abb. 154).

Abschließend noch ein kurzes Wort zu Schienen (siehe auch Seite 200). Wir unterscheiden *dynamische Schienen* von *statischen Lagerungsschienen*. Dynamische Schienen können die Beweglichkeit der Gelenke unterstützen, verlorene Muskelkraft ersetzen und

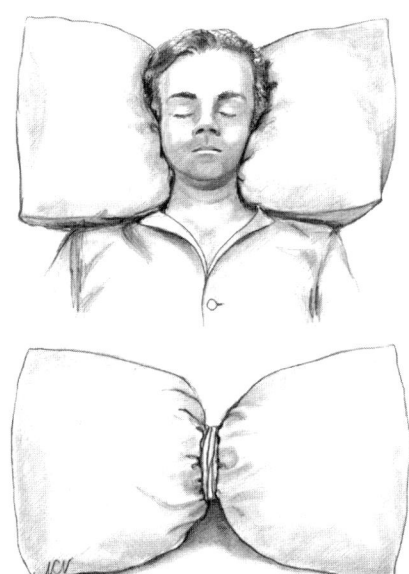

Abb. 154: Schmetterlingskissen

zu schwache Muskulatur unterstützen. Die funktionsgerechte gelenkschonende (z.B. nächtliche) statische Lagerung kann, wenn sie zeitlich begrenzt wird, sinnvoll sein. Diese Schienen beugen auch der Gelenkversteifung (Kontraktur) vor. Während des Tags getragene Arbeitsschienen können Schmerzen bei Überbelastung der Gelenke in einer Fehlstellung vermindern. Es ist einfacher, die Versteifung eines Gelenks von vornherein zu verhindern, als sie später dann zu korrigieren.

Natürlich kann diese kurze Liste von Hinweisen den tatsächlich möglichen Gelenk- und Wirbelsäulenschutz in Ihrem privaten und auch beruflichen Bereich nicht abdecken. Sie gilt als Anregung, einmal diese Probleme zu überdenken und sie vielleicht mit Hilfe eines Ergotherapeuten dann zu Ihren Gunsten umzusetzen.

Sie finden auf der Seite 242 Hinweise, wo Sie Funktionshilfen erhalten, die Ihnen den Alltag wesentlich erleichtern. Lassen Sie sich zuerst von Ihrem Arzt oder von der Beschäftigungstherapeutin beraten, die Sie im Krankenhaus betreut hat. Die Krankenkassen übernehmen in vielen Fällen die Kosten. In der Regel bekommen Sie alle Funktionshilfen im Orthopädie-Fachhandel.

Hilft/hilft nicht? Außerschulische Methoden – was leisten sie?

Etwa eine Milliarde Mark gaben 1980 chronische Polyarthritiker in den Vereinigten Staaten für ungeprüfte Heilmethoden aus. Viele dieser Methoden stammen aus der „Volksmedizin", viele stützen sich auf rein natürliche Heilmittel. Leider bleiben die Bemühungen der Schulmedizin um den Gelenk-, Weichteil- und Wirbelsäulenkranken in Klinik und Praxis nicht selten zunächst erfolglos. Der enttäuschte Patient – oft einen enttäuschten Arzt zurücklassend – geht dann zum Heilpraktiker oder sucht einen Naturheilkundler auf, weicht also aus in den Bereich der sogenannten außerschulischen Methoden.

Ein kleines ABC möglicher Angebote alternativer Medizin zeigt Tab. 37. Es ist wichtig zu wissen, daß sich diese Methoden nicht alle über einen Kamm scheren lassen.

Die *Akupunktur*, eine alte asiatische Methode zur Heilung erkrankter Organe durch Einführung von Edelmetallnadeln in bestimmte Hautstellen, denen die jeweiligen Organe „zugeordnet" sind, wird in moderner Form im Sinn eine Reiztherapie eingesetzt. Anwendungsbereiche sind Schmerzzustände verschiedener Art, Operationen und Entbindungen. Mit Akupunktur sollten entzündliche Gelenkerkrankungen in aktiven Stadien überhaupt nicht behandelt werden. Es ist erstaunlich, daß Hüftgelenkarthrosen zwar fast gar nicht, Kniegelenkarthrosen dagegen gut auf diese Therapie ansprechen sollen.

Die *Diät* wird noch auf den Seiten 222 bis 225 ausführlich behandelt. Patienten stellen häufig die Frage, ob Schweinefleisch Entzündungen fördere. Es gibt eine Gruppe homöopathisch orientierter Ärzte, die behaupten,

Tab. 37

„ABC unkonventioneller Therapiemethoden"

Akupunktur	**E**igenharn-behandlung	**M**urmeltierfett	gerenblut,
Bienengift,		**N**ußmehl	**T**eufelskralle,
Brennesselsaft,	**F**asten		**T**hymusextrakt
Blutegel, **B**aunscheidtismus	**G**elenkschmiere	**N**euseelandmuschel, grünlippige	**U**ltraschall
	Homöopathie*		**V**itamine
C Vitamin	**I**nsulininjektionen,	**O**zon	
Diätformen, obskure*	**I**mpfstoffe	**P**ille, **P**rocain	**W**acholder, **W**eihrauch*
	Jodbäder	**Q**ininderivate	
Extraktion von Zähnen und anderen Herden, Enzyme,	**K**upferbänder	**R**habarber	**X**undbeten
		Schröpfen	**Y**oghurt
	Lourdes-Besuch, **L**öwenzahn	**T**ransfusionen: Frisch-/Schwan-	**Z**inkpräparate, **Z**elltherapie

* = siehe Text Seiten 211, 212

daß chronische Erkrankungen nicht abheilen können, wenn der Patient weiter Schweinefleisch ißt. Das ist wissenschaftlich nicht haltbar.

Homöopathische Arzneimittel werden aus Pflanzen und Mineralien gewonnen, die der Mensch schon seit Jahrhunderten zur Heilung von Krankheiten verwendet. Ausgehend vom Gedanken „Similia similibus currentur" (Ähnliches soll mit Ähnlichem geheilt werden) verwendet der Homöopath Substanzen, die genau die Symptome hervorrufen, über die der Patient klagt. Diese Substanzen werden so verdünnt, daß manchmal nur noch Spuren davon im Heilmittel vorhanden sind. Der einzige Weg, durch den sich Erfolgsangaben der Homöopathie beweisen lassen, ist das Experiment: Ein Doppelblindversuch, in dessen Verlauf niemand – weder Ärzte noch Patienten – weiß, welche Person welches Medikament bekommt, muß die Wirksamkeit eines bestimmten Präparats beweisen. Dieser schulmedizinische Beweis steht aber leider aus. Der Wert homöopathischer Methoden als brauchbarer, also wenigstens etwas erfolgreicher Therapien bei Krankheiten des Bewegungsapparats ist nicht bewiesen. Noch stellt die Homöopathie den ernsthaften Glauben an einen Erfolg mehr in den Vordergrund als die tatsächliche Wirkung.

Immer wieder tragen Patienten *Kupferbänder*. Bedenken Sie bitte: Das zufällige Zusammentreffen einer beschwerdefreien Phase mit dem Beginn des Tragens eines Kupferbands darf natürlich nicht als Wirkung dieses Kupferbands erklärt werden. Es wird auch behauptet, daß über den Schweiß gelöstes Kupfer in den Körper eindringt und deshalb dort wirksam ist: Auf diesem Weg geraten aber nur absolut ungenügende, winzige Spuren von Kupfer in den Körper. Außerdem verursacht die c.P. selbst nach längeren Entzündungsphasen immer einen deutlich erhöhten Kupfergehalt im Blut.

Die *Neuraltherapie* oder auch therapeutische Lokalanästhesie (= örtliche Betäubung) benützt Methoden, die in der Schulmedizin, zum Beispiel im Rahmen örtlich blockierender Betäubung, schon seit langer Zeit eingesetzt werden.

Der Extrakt aus der *grünlippigen Neuseelandmuschel* war in einem Versuch mit vielen Patienten gegenüber einem Placebo*, das aus getrocknetem Fisch bestand, nicht wirksamer als diese Scheinsubstanz.

Alle Vermutungen, daß die c.P. eine Mangelkrankheit ist und daß dementsprechend die *Zufuhr von Substanzen* (z.B. Zink, Schwefel, Histidin usw.) die Krankheit bekämpfen könnten, haben sich als nicht haltbar erwiesen. Keine dieser Methoden beeinflußt den Verlauf einer c.P. nachhaltig und entscheidend. So beschreibt ein medizinisches Wörterbuch die „Therapie" mit Vitaminen ironisch so:

Vitamin *A* – gut für die *A*ugen
Vitamin *B* – gegen beißende *B*remsen und Stechmücken
Vitamin *C* – gut gegen alles, wirkt neuerdings auch gegen *C*rebs
Vitamin *D* – gut für junge *D*ackel und andere Junghunde
Vitamin *E* – gut für die *E*r.... (Potenz)
Vitamin *F* - wissen nicht einmal die *F*achleute
Vitamin *G* - gibt es noch nicht.

Die *Phytotherapie* (= Pflanzenheilkunde), die Behandlung mit pflanzlichen Substanzen, wird von der Schulmedizin schon seit langer Zeit mit in ihre Heilmittel einbezogen. Pflanzliche Therapie leuchtet wegen ihrer „Natürlichkeit" unmittelbar ein. Nur 10 % aller Pflanzen sind bisher pharmakologisch genau untersucht worden. Die Gegenüberstellung „reines natürliches Heilmittel – künstlich hergestelltes Heilmittel" birgt aber nur ein Scheinproblem: Viele wertvolle Medikamente der Schulmedizin sind pflanzlicher Herkunft! Die Einordnung der Phytotherapie in die Bereiche Schulmedizin oder außerschulische Methoden ist letztlich eine Frage der Dosierung. Der Fingerhut (Digitalis), z.B., der in entsprechend hoher Dosierung als wichtiges Herzmittel der Schulmedizin gilt, gehört in sehr niedriger, nur spurenweiser Anwendung, ohne wissenschaftlichen Nachweis eines Erfolgs, zur Phyto-

---

* Scheinmedikament

therapie. Ein Frischpflanzenauszug aus *Zitterpappelrinde* und *-blättern, echtem Goldrutenkraut* und *Eschenrinde* (Phytodolor) lindert leichte Schmerzen und kann kortisonfreie Entzündungshemmer einzusparen helfen.

Als „blutreinigend" werden unter anderem Löwenzahn, die kleine und große Brennessel, Teufelskralle und auch die Birkenblätter beschrieben. Eine nachhaltige Beeinflussung/Besserung aber der c.P. durch ihre Anwendung ist nicht bewiesen worden. Auch die äußerliche Heilpflanzenanwendung „rheumatischer Zustände" hat eine lange Tradition: Heublumensäcke, Arnikawickel werden unter anderem empfohlen.

Aus *Weihrauch* werden Boswelliensäuren (z.B. H15) gewonnen. Sie beeinflussen eine entzündungsvermittelnde Substanz, das Leukotrien LTB_4. *Vitamin E* (z.B. Spondyvit) neutralisiert die sogenannten Sauerstoffradikale und soll auf diese Art Schmerzen lindern. Das beansprucht auch ein *Brennesselblätterextrakt* (z.B. Rheuma-Hek). IDS,23 (die Wirksubstanz in Rheuma-Hek) hemmt die Produktion zweier Entzündungsvermittler – des TNF α (s.S. 153) und des Interleukin β. Neben Vitamin E werden auch Zink (z.B. Zinkpicolinate) und Selen (Selenium ACE) als sogenannte Antioxidanzien* zur unterstützenden Behandlung einer aktiven Gelenkentzündung diskutiert.

> *Diese vier Substanzen – Vitamin E, Brennnesselextrakt, Zink, Selen – haben also einen im Labor nachgewiesenen Einfluß auf unterschiedliche Entzündungsvermittler. Die Übertragung dieser Laborergebnisse auf den Menschen ist jedoch in den entsprechenden wissenschaftlichen Untersuchungen bisher nicht zufriedenstellend dargestellt worden. Auch sind ihre Wirkungen schwach – sie können den „mächtigen Gesamtstrom" einer aktiven Entzündung kaum vermindern.*

Pflanzliche Heilmittel schaden dem Menschen nicht, sondern unterstützen seine Gesundheit und helfen gegen kleinere Übel. Gegen ernsthafte Krankheiten aber können sie allein nichts ausrichten.

> *Keinem mit chronischen Gelenk-, Weichteil- und Wirbelsäulenentzündungen und ihren Problemen vertrautem Arzt wird das Verständnis dafür abgehen, keiner wird darüber böse sein, wenn Sie Hilfe suchend auch außerschulische Therapiemethoden versuchen. Nur: Die Verantwortung Ihres Arztes setzt spätestens dann ein, wenn die aggressive Neigung Ihrer Krankheit zum starken Vorwärtsschreiten und zur Zerstörung der Gelenke sichtbar wird. Jeder Ausflug in zur Zeit angepriesene, aber unbewiesene Methoden, jeder Gebrauch einer auch nicht einmal durch Ausprobieren gesicherten Substanz und damit also jedes Verzögern einer wirklich eingreifenden Therapie wird dann wegen der ungenutzt vergehenden Zeit zum Verhängnis – die Krankheit kann sich ungehindert weiterentwickeln.*

Entscheidend sind also Ausmaß und Zeitdauer Ihres Ausweichens in die geschilderten Methoden: Grenzfälle, langsam verlaufende gutartige Gelenk- und Wirbelsäulenerkrankungen lassen sich durch eine Reihe naturheilkundlicher Verfahren, vielleicht auch diätetisch, zumindest so beeinflussen, daß ihr ohnehin gutartiger Verlauf sich nach außen hin noch gutartiger darstellt.

Diese Art der Erkrankung würde aber auch Ihr Arzt schulmedizinisch medikamentös nur sehr vorsichtig und mild behandeln. Das Abwägen aber zwischen einer schlimm verlaufenden Gelenk- oder Wirbelsäulenentzündung und einem nicht gesicherten Verfahren oder nicht wissenschaftlich bewährten Medikamenten wird ihn aus seiner Zurückhaltung locken. Er muß sich dann dazu durchringen, deutliche Warnungen vor tatsächlich unwirksamen Verfahren (und entsprechen sie noch so sehr dem Zeitgeist) auszusprechen. Er muß auch warnen vor dem rein zufälligen Zusammentreffen einer alternativen Methode mit einer gerade günstigen Phase der Erkrankung – der Patient wird natürlich automatisch die Besserung dem neuen Verfahren zuschreiben.

---

* Substanzen, die schädigende Sauerstoffradikale neutralisieren.

Fassen wir zusammen: Es ist ein vorrangiges Problem für jeden Patienten mit einer Gelenk-, Weichteil- oder Wirbelsäulenkrankheit, eine zur Schulmedizin alternative Therapie, also eine außerschulische Methode, von abergläubischem Unsinn, Quacksalberei, Sektiererei und Geschäftemacherei zu trennen.

Das fällt bei einer Reihe von Empfehlungen nicht schwer: So werden Sie Metall- und Zinkabsätze an den Schuhen, die Alphatherapie (elektrischer Strom verstärkt die Alphawellen des Gehirns, leitet sie in Impulsgeneratoren, die über und unter den betroffenen Gelenken angebracht sind), eine Mischung von Schwefel und Zitronensaft, Bienenköniginnengelee, Farnkrautextrakt, Olivenölinjektion in das Gelenk usw. ohne Schwierigkeiten als unwirksam erkennen können.

Der allgemeine Stellenwert der alternativen Therapiemethoden ist für den Patienten gering. *Keine Therapieform darf heute noch auf dem Wissensstand des Glaubens ohne Nachweis verharren*, wie immer man zum Wunder steht. Die Anwendung und angebliche Bewährung eines Mittels bereits über die Jahrhunderte hinweg ist kein Beispiel für seine Wirksamkeit, höchstens ein Hinweis auf seine Unschädlichkeit. Diätetik, Homöopathie, Phytotherapie und andere Methoden fördern zwar die Gesundheit und Gesunderhaltung des Menschen in unserer weit von Natürlichkeit und Natur entfernten Zeit. Diese Methoden können jedoch *nicht* das Fortschreiten entzündlicher oder degenerativer Gelenk-, Weichteil- und Wirbelsäulenerkrankungen wirksam aufhalten und bekämpfen. Vereinzelt lassen sie sich aber zur kurzfristigen Schmerzbekämpfung (Akupunktur, Neuraltherapie) einsetzen.

Alltagsprobleme des Gelenk-, Weichteil- und Wirbelsäulenkranken

Nicht resignieren – aktiv bleiben!

Daß chronisch Gelenk-, Weichteil- und Wirbelsäulenkranke unter Verstimmungen oder Depressionen leiden, ist leicht zu erklären: Chronische Schmerzen, ständige Behinderungen im alltäglichen Leben, im Beruf, auch in der Intimsphäre, können Depressionen zunächst hervorrufen und dann vertiefen. Andererseits kann natürlich auch eine Depression den „Teufelskreis": Schmerz – Muskelverspannung – Gelenkschmerzen – Muskelverspannung – Depression einleiten. Die überwiegende Zahl dieser Verstimmungen entwickelt sich als Reaktion auf die geschilderten negativen Zustände, also als *reaktive Depression*. Wer würde nicht, wenn ihn ständige Schmerzen zermürben, hin und wieder verzweifeln oder den Mut ganz verlieren! Wir müssen dagegen kämpfen, daß viele Depressionen auf dem Boden der resignierenden Meinung wachsen, man könne diese Krankheiten ja ohnehin nicht erfolgreich bekämpfen und sei ihnen hilflos ausgesetzt. Das ist – wie wir bisher gesehen haben – falsch.

Machen Sie sich bewußt, daß Sie etwas tun können! Damit beginnt Ihre „Eigentherapie", und Sie werden durch Ihre Aktivität, durch das bewußte Antreten gegen die Krankheit einer fatalen Haltung entgehen: *Sie dürfen nicht alles auf sich zukommen lassen oder überwiegend passiv sein: Sie sollen mitdenken und – handeln und müssen sich zur täglichen Übung aufschwingen.* Wenn Ihnen klar ist, daß Sie Ihrer Krankheit aktiv entgegentreten können, und wenn Sie Ihre eigene Krankheit gegen andere abwägen (Zuckerkrankheit; Angina pectoris; Verlust des Augenlichts), gegen Krankheiten, die sich als gleichschlimm oder noch schlimmer als die eigene einstufen lassen, dann ist der Anfang im Kampf gegen die Niedergeschlagenheit gefunden. Wie wir alle wissen, kann Krankheit menschlich und sozial isolieren, sie kann abhängig machen. Ein durch eine Gelenkerkrankung körperlich behinderter Patient hat leicht das Gefühl, seinen Mitmenschen zur Last zu fallen. Seine Scheu, anderen unbefangen gegenüberzutreten, wächst und isoliert ihn mehr und mehr.

Anders reagiert nur im allgemeinen der Bechterew-Patient. Diese Patienten zeichnen sich durch ein „sonniges" Gemüt, freundliche Bereitschaft zur Mitarbeit und anscheinend selbst erarbeitete Verhaltensstrategien aus, die sie in aller Regel ihr Leben gut bewältigen lassen. Natürlich gibt es auch hier Ausnahmen: Besonders schnelles und schwer behinderndes Fortschreiten der Krankheit und eine ausgeprägte Gelenkbeteiligung können zu Verstimmungssituationen und Depressionen führen, die denen der chronischen Polyarthritiker ähneln.

Sehr wichtig für den Erkrankten und eine Art rettender Hafen ist seine *Familie*: Reagiert sie hilfsbereit, wachsen ihre Zuwendung und ihr Verständnis für den Kranken, dann wird er seine Schwierigkeiten meistern. Freilich setzt Verständnis das Wissen um Ursachen, Tatsachen und Möglichkeiten voraus. Die Rheumaligen (Seiten 240 bis 241) vermitteln diese Informationen. Sie helfen auch jederzeit alleinstehenden „Rheumatikern" bei der Bewältigung ihrer Schwierigkeiten. Aber auch die Gesellschaft darf sich ihrer entscheidenden Verantwortung nicht entziehen. Sie muß lernen, mit Behinderten und chronisch Kranken zu leben – ohne sie zu isolieren, ohne sie alleinzulassen. Es liegt damit in den Händen des Staates, für Gelenk- und Wirbelsäulenkranke Einrichtungen und Gesetze zu schaffen, die diesen Menschen ein integriertes Leben in der Gemeinschaft ermöglichen.

Hilfen der Informationspsychologie

Wie wir schon am Anfang dieses Buches betonten: *Information → Motivation!* Diese Formel drückt aus, daß Sie gut über Ihre Krankheit informiert sein müssen und sich auch bereitwillig informieren lassen müssen: Zu jedem Informationsgespräch gehören ein Ratgebender und ein Zuhörender.

Welche Anforderungen dürfen Sie an Ihren Arzt stellen? Der Ratgebende darf auf gar keinen Fall nur einen Monolog halten, also das Gespräch ganz allein gestalten, er darf Sie nicht mit unverständlichen Fachausdrücken überschütten oder Sie durch zuviel Information in zu kurzer Zeit überfordern. Er muß kurz und verständlich informieren, sich zunächst mit wenig Information begnügen und Ihnen beiden genügend Zeit zum Dialog lassen. Was können Sie dazu beitragen, daß ein Informationsgespräch für Sie positiv verläuft? Sie müssen nicht nur körperlich in Bewegung bleiben, sondern auch Ihr Gedächtnis und Ihre geistige Aufnahmebereitschaft trainieren. Wenn Sie also ein Gespräch mit Ihrem Arzt oder Ihrer Krankengymnastin hatten – oder auch z.B. nach dem Lesen dieses Buchs – müssen Sie sich fragen, ob Sie die an Sie herangetragene Information richtig verstanden haben und damit nützen können. Ist das nicht der Fall: Sprechen Sie Ihren Arzt, Ihre Krankengymnastin noch einmal auf eine Erklärung oder Vertiefung der Information an.

Sexuelle Probleme

Der Begriff Sexualität ist im Sinne von „Freude und Möglichkeit, sexuell aktiv zu sein" zu verstehen. Kulturelle und soziale Normen haben zum Beispiel dem Mann über Jahrhunderte hinweg *die Rolle des „sexuell Aktiven"* zugeschrieben. Schmerzen können den chronisch wirbelsäulen- oder gelenkkranken Mann dazu bringen, seine sexuelle Aktivität einzustellen. Andererseits kann die c.P. auch die *sexuelle Erregung selbst abschwächen oder völlig unterdrücken*.

Der überwiegende Teil der *Frauen* unserer Zeit sieht sich auch heute noch in der *passiven* Rolle. Eine chronische Polyarthritikerin kann alle Initiative und alles Interesse an sexuellen Vorgängen verlieren. Der Ehemann fühlt sich dann zurückgewiesen und frustriert – die Beziehung zwischen beiden wird sich verschlechtern. Immer muß diese Problematik in einem offenen Gespräch beleuchtet werden.

Die Funktion der Hüftgelenke einer chronische Polyarthritikerin (oder auch einer Patientin mit Hüftgelenkarthrose) kann durch die Krankheit sehr eingeschränkt werden. Die Frau kann dann die Beine nicht mehr spreizen und wird deshalb in manchen Fällen zum Geschlechtsverkehr nicht in der Lage sein, es sei denn, ihr Partner und sie haben gemeinsam eine Stellung gefunden, die für beide akzeptabel ist. Einige dieser Probleme lassen sich durch moderne Operationstechniken, die das Hüftgelenk ersetzen, lösen. Sehr oft können die Patienten nach einer solchen Operation beim Geschlechtsverkehr wieder ohne Schmerzen normale sexuelle Beziehungen aufnehmen. Ein Morbus Bechterew oder eine chronische Polyarthritis stellen nicht nur an den Erkrankten, sondern vor allem auch an *den Partner große Anforderungen*. Während also vor allem für Frauen die Fähigkeit zur Beugung und Außendrehung der Hüftgelenke in der sexuellen Beziehung wichtig ist, wirken sich Kniegelenksbeschwerden weniger einschneidend aus. Die chronische Polyarthritis verursacht bei Frauen manchmal eine *vaginale Trockenheit*, eine zusätzliche Komplikation, *die nicht als Versagen auf einen sexuellen Reiz gedeutet werden darf*.

Was kann der Arzt raten? *Der Gelenkkranke muß in der Regel die passive Rolle wählen. Einige Stunden vor dem Verkehr eingenommene kortisionfreie Entzündungshemmer lindern Schmerzen* (s.S. 145). Einige Medikamente vermindern zwar die physische und psychische Qualität sexueller Funktionen, dennoch gehören Medikamente zu den wichtigen Vorbereitungen. Dazu können auch, ähnlich wirkend, feuchte Wärme oder spezielle krankengymnastische Übungen gezählt werden. Auch so einfache Hilfsmittel wie Knieschoner erleichtern manchmal sexuelle Beziehungen. Vaginale Trockenheit läßt sich mit besonderen Präparaten ausgleichen. Wählen Sie die schmerzfreieste Tageszeit für Ihre sexuellen Beziehungen: also nicht frühmorgens (Morgensteife) oder spät am Abend (Müdigkeit). *Sie müssen diese Vorbereitungen als normale Maßnahmen annehmen und in Ihr Leben einplanen.*

Sehr wichtig sind auch vernünftige Selbsteinschätzung und ein zielstrebig aufgebautes Selbstbewußtsein. Gerade Gelenkerkrankungen entmutigen den Patienten, der leicht glaubt, seine Deformationen lasse die geschlechtliche Beziehung einfach nicht mehr zu oder wirke auf den Partner abstoßend. Viele Gelenk-, Weichteil- und Wirbelsäulenerkrankungen lassen die psychischen und ästhetischen Nachteile viel größer und bedeutungsvoller erscheinen als es der tatsächlichen körperlichen Behinderung entspricht. Es sind also häufig Ihre eigenen oft unnötigen Vorbehalte, die Sie in eine Art sexuelle Isolierung führen. Auch dazu beitragen kann die Furcht, sich wegen der körperlichen Behinderung im Intimbereich nicht mehr genügend pflegen zu können.

Es gibt einige psychotherapeutische Möglichkeiten und Versuche, diese psychischen Hindernisse abzubauen und zu überwinden. Vielleicht reicht es in Ihrem Fall bereits aus, daß Sie in Ihrem *Hausarzt* einen *Gesprächspartner* finden, mit dem Sie über Ihre sexuellen Probleme sprechen können und der Ihnen einen Rat geben kann.

Schwangerschaft und Stillzeit

Viele entzündlich-rheumatische Krankheiten entwickeln sich bei bereits geschlechtsreifen Patienten. Dann entstehen besondere Probleme und Fragen für Frauen:

- *Kann ich trotz dieser oder jener Krankheit ein Kind bekommen?*
- *Wie hoch sind die Risiken für mich und das Kind?*
- *Wie beeinflußt die Schwangerschaft meinen Krankheitsverlauf?*
- *Ich werde mit Gold, MTX oder Azulfidine-RA behandelt und habe jetzt erfahren, daß ich schwanger bin: Was soll ich tun?*

Der heutige Stand des medizinischen Wissens mündet in den allgemeinen Rat, jede Behandlung zurückzuziehen: Das Abwägen zwischen Risiko und Wirkung – ohnehin Grundlage jeder medizinischen Entscheidung – enthält mit einer Schwangerschaft noch eine weitere schwierige Berechnungsgröße. Wie verhält sich das Risiko für das ungeborene Kind zum therapeutischen Nutzen für die Mutter? Ist die Medikation auch während einer Schwangerschaft lebenswichtig? Überwiegen die Risiken einer ungebremst ablaufenden Krankheit die Nachteile der Therapie für das Kind im Mutterleib? Gibt es risikoreiche und risikoarme Medikamente? Und nicht zuletzt: Ist überhaupt ein Medikament unbedingt nötig?

Zusammenhänge zwischen Hormonen und der Aktivität der c.P. werden schon lange diskutiert. Auch ist bekannt, daß die Krankheitsaktivität im Verlauf einer Schwangerschaft eher abnimmt, nach der Geburt aber um so wahrscheinlicher verstärkt wieder aufflackert. *70 - 80 % aller chronische Polyarthritikerinnen können mit einer Besserung rechnen*, der Krankheitsverlauf von etwa 10 - 20 % bleibt unbeeinflußt und ein sehr kleiner Teil reagiert mit einer Verschlimmerung.

Ende der 60er Jahre wurde versucht, die c.P. mit oralen Kontrazeptiva („der Pille"), die ja im Körper eine Schwangerschaft nachahmen, zu behandeln. Nach heutiger Auffassung gewähren orale Kontrazeptiva einen gewissen schwachen Schutz gegen die c.P. Andererseits werden bisher weder eine Östrogenvorbeugung noch die Therapie mit Östrogenen empfohlen. *Speziell geburtsbezogene Schwierigkeiten bei chronischen Polyarthritikerinnen gibt es nicht.* Lediglich schwerwiegende Hüftgelenksdeformationen (hauptsächlich bei der jugendlichen Form der chronischen Arthritis) erschweren die übliche Geburt in Rückenlage, sind aber kein unüberwindliches Hindernis. Vergessen Sie aber bitte nicht, daß *Mutterschaft eine Aufgabe ist, die sich weit über den zeitlichen Rahmen der Geburt hinausbewegt:* Zu viele Geburten erhöhen vor allem in den folgenden Jahren die allgemeine Belastung einer bereits behinderten c.P.-Mutter.

Im Rahmen des *Morbus Bechterews* gilt leider die für die c.P. übliche hohe Rate beschwerdefreier Schwangerschaft nicht. Nur in 10 bis 20 % aller Fälle bessert sich die Krankheit (meist dann, wenn periphere Gelenke beteiligt sind), etwa der gleiche Prozentsatz verschlimmert sich, während die große Mehrheit keinerlei Veränderung zeigt.

An *systemischem Lupus erythematodes* (SLE) erkranken meist Patientinnen im gebärfähigen Alter: Nur schwere systemische Erkrankungen, schwere Herz- oder Nierenbeteiligungen oder Sonderverlaufsformen des SLE (Antiphospholipidantikörpersyndrom) sprechen gegen eine Schwangerschaft. Sie verläuft meist unkompliziert, die Krankheit verschlimmert sich nicht und das Neugeborene ist gesund. Mit zwei Risikofaktoren muß eine schwangere SLE-Patientin allerdings rechnen: mit einer gewissen Neigung zum wiederholten Abort und mit einer erhöhten Krankheitsaktivität bei der Wöchnerin. Klassische kortisonfreie Entzündungshemmer wie Salicylate (Aspirin), Diclofenac (Voltaren), Ketoprofen (Alrheumun), Ibuprofen (Brufen) und die Oxicame (Tilcotil, Felden) wirken auf den Menschen nicht teratogen (= Mißbildungsfördernde Wirkung auf das Kind im Mutterleib). Die selektiv COX-2-hemmenden Substanzen (s.S. 143 bis 145) dürfen in der Schwangerschaft nicht eingenommen werden. Wenn die Patientin aber schon kortisonfreie Entzündungshemmer gegen entzündlich-rheumatische Prozesse während der Schwangerschaft einnehmen muß, dann sollte sie nur Substanzen erhalten, deren *Auswirkung auf das Ungeborene und den mütterlichen Organismus bekannt ist. Die niedrigste, noch wirksame Dosis soll möglichst im Intervall eingenommen werden.* Da die Hemmung der Prostaglandinwirkung* die Geburt verzögern kann und das Blutungsrisiko erhöht, soll die Patientin im *Endstadium der Schwangerschaft auf kortisonfreie Entzündungshemmer verzichten.*

Wahrscheinlich wäre es für Mutter und Kind besser, die Schwangere davon zu überzeugen, während der Schwangerschaft das Rauchen und das Trinken alkoholischer Getränke aufzugeben, als aufgeregt über die Gefährlichkeit einzelner kortisonfreier Entzündungshemmer zu diskutieren.

Die Therapie der c.P. mit *Kortison* kann während der Schwangerschaft meist entfallen. Allerdings gibt es eine Reihe von Patientinnen mit aktiven Bindegewebserkrankungen (systemischer Lupus erythematodes, progressiv-systemische Sklerose), die während der gesamten Schwangerschaft Kortison brauchen. *Für einige von ihnen hängt der glückliche Ausgang einer Schwangerschaft sogar von der Kortisontherapie ab.* In den ersten drei Monaten der Schwangerschaft soll stets die geringste, gerade noch wirksame Dosis verschrieben werden.

Kann man einer Patientin, die während einer *Goldtherapie* (Tabletten, intramuskulär) schwanger wurde, zum Austragen der Schwangerschaft raten? Besteht ein Mißbildungsrisiko für das Kind? Die Literatur gibt gegensätzliche Antworten, denn man weiß

---

* Prostaglandine = entzündungsvermittelnde Substanzen, die aber auch für den Körper wichtige Funktionen haben

nicht, ob das Ungeborene und die Mutter Schaden erleiden. Aus diesem Grund raten die meisten Rheumatologen zum Abbruch der Goldtherapie. Es gibt viele Berichte über chronische Polyarthritikerinnen, die kurz vor oder während ihrer Schwangerschaft Goldsalze erhalten hatten und doch gesunde Kinder auf die Welt brachten. Viele Einzelfälle scheinen zu beweisen, daß mit *Chloroquin (Resochin) und Hydroxychloroquin (Quensyl)* behandelte Schwangere, seien es chronische Polyarthritikerinnen, seien es Patientinnen mit systemischem Lupus erythematodes, gesunde Kinder haben. Obwohl sich bis heute keine teratogene Wirkung nachweisen ließ, sollten jedoch während der Schwangerschaft keine chloroquin- oder hydroxychloroquinhaltigen Medikamente verschrieben werden. *D-Penicillamin (Trolovol, Metalcaptase)* darf wegen seines gesicherten Einflusses auf den Kollagenstoffwechsel und der daraus entstehenden Risiken für das ungeborene Kind während der Schwangerschaft nicht gegeben werden – eine laufende Therapie sollte abgesetzt werden. Die Therapie mit immunsuppressiven oder immunmodulierenden Medikamenten während der Schwangerschaft, meist auch während der Stillzeit, verbietet sich. Nicht behandelt werden darf mit Sulfasalazin (Azulfidine-RA), Methotrexat (Lantarel, Metex), Ciclosporin A (Sandimmun Optoral), Leflunomid (Arava*), Azathioprin (Imurek), Cyclophosphamid (Endoxan) oder einem TNF α-Hemmer (Enbrel*).

Die Patientin darf keine *immunmodulierenden Medikamente* während Schwangerschaft und Stillzeit einnehmen, da sie teratogen** und giftig auf den Embryo wirken und Aborte begünstigen können. Viele kortisonfreie Entzündungshemmer reichern sich in kleinen und kleinsten Konzentrationen *in der Muttermilch* an: Die meisten können dennoch während der *Stillzeit* unbedenklich gegeben werden. Lediglich die Konzentrationen von Indometacin (Amuno) in der Muttermilch übersteigt die Serumkonzentration der Mutter; deshalb ist Indometacin in der Stillzeit nicht erlaubt.

Sowohl die intramuskulär gegebenen Goldsalze als auch das Gold in Tablettenform (z.B. Aureotan; Ridaura) lassen sich in der Muttermilch nachweisen. Beide Medikamente sollten deshalb während der Stillzeit nicht eingenommen werden. Chloroquin/Hydroxychloroquin (Resochin; Quensyl) gelangen nur in kleinsten Mengen in die Muttermilch und können deshalb stillenden Müttern verschrieben werden. Patientinnen, die Zytostatika einnehmen (z.B. Imurek), sollen ihre Kinder nicht stillen.

> *Zusammenfassend: Kortisonfreie Entzündungshemmer sind während der Schwangerschaft bei aktivem Krankheitsgeschehen (z.B. chronische Polyarthritis, systemischer Lupus erythematodes, Morbus Bechterew) vorrangig einzusetzen (Ausnahme selektive COX-2-Hemmer). In einer der Krankheit angepaßten, möglichst niedrigen Dosis, schädigt Kortison nicht! Bei lebenswichtigen Indikationen, zum Beispiel einer Nierenentzündung im Verlauf des systemischen Lupus erythematodes, ist die Therapie auch mit hohen Kortisondosen ohnehin dringend erforderlich. Langsamwirkende Antirheumatika („Basistherapeutika") dürfen im Verlauf einer Schwangerschaft nicht neu gegeben werden; eine laufende Behandlung muß abgesetzt werden.*

„Rheuma" und Beruf: Die berufliche Rehabilitation entzündlicher rheumatischer Erkrankungen

Die folgenden Ausführungen können und wollen ein intensives Gespräch mit Ihrem (Betriebs-)Arzt, dem Berater der Rheumaliga, dem Sozialarbeiter, dem Berater des Arbeitsamts und der Sozialversicherung, den Kostenträgern für Arbeitsplatzhilfen usw. nicht ersetzen. Genaue Auskünfte über Übergangsgeld, mögliche berufliche Rehabilitation usw. erhalten Sie von darauf spezialisierten Behör-

---

*   noch nicht auf dem Markt
** Fehlbildungen erzeugend

den, Selbsthilfeorganisationen usw. (Seiten 234 bis 242). Dennoch: Als Anregung, zum Nachdenken, als Hilfestellung einige grundsätzliche Gedanken zum Thema der beruflichen Rehabilitation von Patienten mit entzündlich-rheumatischen Krankheiten.

Der *Hausarzt*, der ja die meisten an rheumatischen Krankheiten leidenden Patienten behandelt und betreut, muß Ihnen die Möglichkeiten der Rehabilitation anbieten. Im Rahmen einer Anschlußheilbehandlung oder eines stationären Heilverfahrens wird in einer Rehabilitationsklinik ein Therapieplan aufgestellt: Voraussetzung für eine erfolgreiche Rehabilitation ist die optimale Zusammenarbeit verschiedener Fachrichtungen.

Welche Kräfte bestimmen das Spannungsfeld „chronisch Kranksein – berufliche Rehabilitation – Beruf"? Wir wissen, daß die Krankheit auf jeden Menschen unterschiedlich einwirkt, daß sich jeder Patient – je nach Schwere der Erkrankung, innerer eigener Einstellung und persönlichen Lebensumständen – unterschiedlich mit ihr auseinandersetzt. Die Arbeit (der Beruf) bestimmt den sozialen Status des Einzelnen und seiner Familie. Abgesehen vom Lebensunterhalt und der Altersversorgung ist die Arbeit *„das Rückgrat des Lebens"* und für viele Menschen die *Möglichkeit zur Selbstverwirklichung*. Chronisch Kranke verlieren ihr Selbstwertgefühl, da sie unter ihrer nachlassenden Leistungsfähigkeit leiden. Sie fürchten, als Behinderte abgewertet zu werden und schlagen mögliche Hilfen deshalb von vornherein aus. Die *frühe berufliche Rehabilitation* kann den resignierenden Patienten auffangen und ihn wieder in das Arbeitsleben einführen.

Hier sind zwei Problemkreise zu unterscheiden: die *Berufsbildung* Jugendlicher und die *Berufsförderung Erwachsener*. Die berufliche Eingliederung (Erstausbildung) Jugendlicher ist in erster Linie bei der juvenilen* chronischen Arthritis, manchmal beim juvenilen Morbus Bechterew zu lösen. Die Probleme stellen sich im Lauf der Behandlung, die ja eine parallel laufende Schulung/Ausbildung voraussetzt. Im Verlauf erweist sich, wozu der

---

*   im Kindesalter beginnend

Patient körperlich und geistig befähigt ist. Auch muß ihr Arzt bei präarthrotischen und präspondylotischen Zuständen sowie besonders bei jugendlichen Hüfterkrankungen an das spätere Berufsleben denken: Gehören langdauernde Steh- und Gehleistungen dazu, werden sich Hüftarthrosen mit großer Wahrscheinlichkeit schon im 6. Lebensjahrzehnt einstellen. Eine Berufsberatung Jugendlicher kann diese Entwicklung berücksichtigen.

Die Umschulung Erwachsener erfordert spezielle Überlegungen: Die chronische Polyarthritis zum Beispiel beginnt meist in jungen Jahren, so daß eine entsprechende Berufswahl bereits von Anfang an getroffen werden kann. Entwickelt sie sich erst später, kann nur auf einen körperlich wenig belastenden Beruf umgeschult werden, da oft mit weiteren Verschlechterungen gerechnet werden muß.

Ein Eckpfeiler des Problems „Rheuma – Beruf" ist ganz sicherlich die Arbeitsmarktlage. Wir alle wissen, daß sie oft auch für Gesunde sehr schlecht ist und es auch keine ausreichende Teilzeitarbeit gibt. Eine große Rolle für die berufliche Rehabilitation spielt natürlich auch die Art der Erkrankung: Die chronische Polyarthritis z.B. verläuft, wie ihr Name sagt, chronisch, sie läßt sich häufig nur schwer beeinflussen und schreitet manchmal mit zunehmenden Funktionsverlusten fort. *Ihr Charakter setzt also Grenzen für eine berufliche Rehabilitation. Der schubweise und lange Verlauf beeinflußt Therapie und Rehabilitationspläne.* Besondere Probleme haben die an c.P. erkrankten Hausfrauen: Krankschreibung hat wenig Sinn, ihr Arbeitsplatz aber, der Haushalt, wird die Kranke überfordern. Sie leidet sehr darunter, wenn sie ihre Rolle als „mater familiae" nicht mehr wie gewohnt ausfüllen kann.

Für den chronischen Polyarthritiker gilt oft der böse Satz „einmal draußen, immer draußen". Deshalb muß der Patient unbedingt *in der Arbeit bleiben und sich den Arbeitsplatz erhalten*. Von Anfang an, schon in der Akutphase einer Krankheit, ist darauf zu achten, daß „der Patient sich das Arbeiten nicht abgewöhnt". Schulische Maßnahmen in diesen anfänglichen und akuten Phasen sollten immer arbeitstechnischer Art sein. Erstes Ziel muß es sein, dem Patienten den Arbeitsplatz zu erhalten, und, wenn es irgendwie geht, *diesen Arbeitsplatz dem Behindertengrad anzupassen.* Das kann durch Umgestalten des Arbeitsplatzes und andere organisatorische Maßnahmen, durch das Werben um Verständnis beim Arbeitgeber, der Personalvertretung oder beim Vertrauensmann der Schwerbehinderten geschehen. *Viel hängt auch von Ihnen ab:* Wollen Sie umgesetzt werden oder unter erleichterten Bedingungen arbeiten? Glauben Sie, daß der Betrieb oder der Staat oder eine andere Organisation einen Ausgleich für Ihre Behinderung schaffen muß? So wichtig auf der einen Seite Rehabilitationsberater (im weitesten Sinn) auch sind: Sie brauchen auch *Eigeninitiative,* Sie müssen Ihren Betrieb und Ihren Arbeitgeber auf das aufmerksam machen, was Sie leisten können und was für Sie gut wäre.

Die Umschulung als extremster Fall der Rehabilitation birgt neben den überwiegenden Vorteilen aber auch Probleme in sich: neuer Arbeitsplatz, neue Kollegen, sich noch einmal auf die Schulbank setzen, für einen völlig anderen Beruf vielleicht weg von der Familie – alles das ist nicht einfach. Nicht umsonst werden etwa 20 % aller eingeleiteten Umschulungen abgebrochen. Immer muß der Sinn einer Umschulung hinterfragt werden. Ist in Ihrem Betrieb die Möglichkeit einer Umschulung gegeben? Bekommen Sie auch wirklich einen Arbeitsplatz, wenn Sie umgeschult worden sind?

Immer und selbstverständlich steht die Rehabilitation als Maßnahme VOR der Rente.

Ein laufendes Rentenverfahren ist in vielen Fällen bereits eine Art Schlußstrich unter Ihr aktives Leben. Sehr häufig kommt der Gedanke an eine Rente auch nicht von Ihnen, sondern von anderer Seite (Krankenkasse, manchmal auch Hausarzt). Bedenken Sie, daß die Rente das allerletzte Glied in der sozialen Kette ist.

Fassen wir zusammen: Für Sie sollte weiterhin Ihr alter Arbeitsplatz oder sein Umfeld (zum Beispiel Umsetzung im Betrieb und Anpassen der äußeren Bedingungen des Arbeitsplatzes/oder der Arbeitszeit an Ihre Möglichkeiten) vor der Umschulung und weit vor dem Gedanken an die Rente stehen.

Was können Sie als Patient selbst tun?

In Bewegung bleiben, Ruhe und Bewegung!

Schon mehrfach in diesem Buch haben wir davon gesprochen, wie wichtig Ihre eigene Einstellung, Ihr Mitarbeiten für den Kampf gegen die Krankheit sind – vom wachen Registrieren Ihrer Beschwerden bis zum Besuch des Arztes, vom pünktlichen Einnehmen der verordneten Medikamente bis zur Beachtung ihrer möglichen Nebenwirkungen, von daheim diszipliniert durchgeführten krankengymnastischen Übungen bis zum allgemeinen und vernünftigen Lebensstil. Auch auf das richtige Liegen und Sitzen, auf eine vernünftige Kleidung und die richtige Art, Sport zu treiben, müssen Sie selbst achten. *Und vergessen Sie nie: in Bewegung bleiben!*

Allgemein überwiegt die falsche Ansicht, gegen Gelenk-, Weichteil- und Wirbelsäulenerkrankungen könne man nichts tun. Das Gegenteil ist der Fall. Die Medizin hat eine Fülle neuer Behandlungsformen sowohl auf dem medikamentösen, als auch dem operativen Bereich entwickelt. Das rheumatische Fieber beispielsweise läßt sich durch Antibiotika, die Gicht durch entsprechende Ernährung und besondere Medikamente beherrschen. Die Wissenschaft arbeitet weltweit ohne Unterbrechung an der Beantwortung der noch offenstehenden Fragen. Fassen wir in diesem Kapitel noch einmal zusammen, was Sie als verantwortungsbewußter Patient selbst beachten und tun können und müssen:

Wie können Sie überhaupt erkennen, ob und welche Form von Arthritis/Arthrose, von „Weichteilrheuma" oder von entzündlicher/verschleißbedingter Wirbelsäulenkrankheit Sie haben? Die Unterscheidung ist manchmal schwierig: Die Fingerpolyarthrose z.B. zeigt zu Beginn schmerzende, an den Fingerendgelenken akut aufschießende, manchmal rote Knötchen (Seite 89). Man könnte diese Arthrose also zunächst durchaus für eine Arthritis halten. Noch einmal ganz kurz zur Erinnerung die Möglichkeiten, *eine Arthritis (-itis bedeutet Entzündung) von der Arthrose (-ose ist die Endsilbe für verschleißbedingte Veränderungen) zu unterscheiden:* In der Regel beginnen entzündliche Gelenkerkrankungen abrupt, selten schleichend. Die Gelenke sind rot, geschwollen, warm und sehr berührungsempfindlich. Die Schwellungen sind weich, der Gelenkschmerz bleibt örtlich begrenzt. Neben Ruhe- und Bewegungsschmerzen können auch langdauernde morgendliche Steife und Bewegungseinschränkung der Gelenke nach dem Erwachen bestehen. Die Gelenke brauchen dann eine gewisse Zeit, bis sie „wieder in Gang kommen". Im Gegensatz dazu beginnen Arthrosen (oft bleiben röntgenologisch festgestellte Arthrosen sogar ohne Symptome) meist schleichend. Typisch für die Arthrose sind Anlauf- und Belastungsschmerz. Im Gegensatz zu den entzündlichen morgendlichen Gelenkschmerzen und der Steife dauert der Anlaufschmerz selten länger als 15 Minuten.

Einfacher ist die *Unterscheidung zwischen einem Bandscheibenvorfall*, der nicht selten nach einem bestimmten Ereignis (Heben eines Gewichts in bestimmter Haltung) akut eintritt und rasende ausstrahlende Schmerzen verursacht, vom meist *schleichend beginnenden Morbus Bechterew*, der zu Schmerzen der tiefen Lendenwirbelsäule führt und wechselseitig in ein oder beide Beine bis hin zur Kniekehle ausstrahlt. Frühmorgens – etwa ab 4 Uhr – sind die Schmerzen am schlimmsten. Sehr charakteristisch ist das Reagieren Ihrer Schmerzen auf Bewegung/Belastung. Der *degenerative Wirbelsäulenschmerz* (welcher Art auch immer) wird durch *Belastung und Be-*

wegung meist verschlimmert. Der *entzündliche tiefsitzende Schmerz*, z.B. beim Morbus Bechterew, *bessert sich durch Bewegung*.

Auch „Weichteilrheumatismen" reagieren auf Bewegung und Belastung unterschiedlich. Es läßt sich leicht vorstellen, daß sich durch Überbelastung entstandene Schmerzen an Sehnen, Bändern usw. durch erneute Belastung verschlechtern können. Andererseits müssen *manche Weichteile* (z.B. die Muskulatur – sie schmerzt, da sie nicht trainiert ist) *in eine geschulte und geplante Bewegung* gebracht werden, um danach weniger zu schmerzen (Krankengymnastik!).

Wenn Sie auch in eigener Verantwortung sehr viel für sich selbst tun können, müssen Sie sich doch immer wieder fragen, wann der Zeitpunkt für den Arztbesuch gekommen ist. Die Zeit ist da, wenn Sie Ihre vielleicht schon länger andauernden Beschwerden noch nicht einordnen können, wenn sie Sie verunsichert, in Angst und Unruhe versetzt – am besten natürlich, noch ehe die Zeichen einer schweren Erkrankung mit deutlicher Funktionseinbuße eines Gelenks und Schwellung, Schmerz oder sogar Fieber aufgetreten sind. Haben Sie sich zur Behandlung entschlossen, dann sollten Sie wirklich eng mit Ihrem Arzt zusammenarbeiten:

Suchen Sie ihn regelmäßig auf und besprechen Sie alle Veränderungen, die Ihnen vielleicht Sorgen machen, vertrauensvoll mit ihm.

Das tägliche Gelenk-, Weichteil- und Wirbelsäulentraining

Bleiben Sie in Bewegung, lassen Sie Ihren Körper nicht brachliegen. Sie wissen doch, wie wichtig Gymnastik für die Ernährung des Knorpels und des Knochens ist (Seite 34) und daß Muskel und Bänder trainiert werden müssen. Diese *tägliche Bewegungstherapie* fördert zusätzlich die Disziplin und das Selbstbewußtsein, das gerade der kranke Mensch sehr braucht. Außerdem wird der Körper weniger gegen Verletzungen anfällig. Die täglich durchgeführte Gymnastik schafft auch ein Muskelkorsett, das der allgemeinen Festigkeit und Funktion des Bewegungsapparats dient.

Zwar erklären zum Beispiel oft Hausfrauen, daß sie sich doch schon 8 - 10 Stunden täglich bewegen. Aber: Bewegen ist nicht gleich Gymnastik, und Bewegungsabläufe während der täglichen Arbeit zu Hause oder am Arbeitsplatz können schon bestehende Neigungen zur Deformation oder Gelenkabweichung sogar fördern. Bedenken Sie bitte auch dies: Sie schonen natürlich kranke Gelenke, Weichteile oder Wirbelsäulenabschnitte in der Routine des Alltags oft bewußt, noch häufiger aber unbewußt aus Angst vor Schmerzen: So kommt es zu falschen Bewegungsabläufen, zu Fehlhaltungen und damit zu rascherem Krankheitsverlauf. Bevor Sie mit Ihrer Gymnastik wirklich richtig beginnen, ein wichtiger Hinweis:

Was für eine Arthrose vorteilhaft ist, kann für die Arthritis nachteilig sein! Was für ein radikuläres Wirbelsäulensyndrom positiv wirkt, kann im Rahmen des Morbus Bechterew schaden.

In ihrer Art verschiedene Arthritiden und entzündliche Wirbelsäulenerkrankungen in ihren unterschiedlichen Stadien erfordern unterschiedliche Übungen, die gezielt eingesetzt werden müssen (Seiten 167 bis 184). *Deshalb muß immer der Arzt – am besten in Absprache mit dem Physiotherapeuten – die Auswahl der Übungen treffen!* In den frühen Stadien der Gelenkentzündungen können für fast alle Erkrankungen gleiche „Bewegungsmuster" verwendet werden. Das Gymnastikprogramm muß dagegen umso individueller zusammengestellt werden, je stärker die Krankheit bereits die Gelenke verändert hat.

Für verschiedene Wirbelsäulenerkrankungen – siehe wieder das Beispiel „Bandscheibenvorfall/Morbus Bechterew" – unterscheiden sich dagegen die Gymnastikprogramme von Anfang an stark. Die Mehrzahl der Arthrosen wiederum läßt sich – obwohl auch hier der Krankheitsverlauf zu berücksichtigen ist – krankengymnastisch einheitlich behandeln.

Die Erfahrung zeigt, daß der Patient krankengymnastische Übungen nicht ausschließlich aus Merkblättern oder von Tonbändern erlernen kann. Außerdem hat sich erwiesen, daß einmalige Anleitungen, ja sogar Übungsprogramme mit einem Umfang von 2 bis 3 Wochen, nicht ausreichen, langzeitige Erfolge zu gewährleisten. So sollten Sie nach der Entlassung aus dem Krankenhaus, in dem Sie auch krankengymnastisch behandelt wurden, *in bestimmten Abständen Prüfung und neue Anleitung für Ihre Übungen bei einem Krankengymnasten suchen und erhalten*. Die Fragen, die Sie für Ihre tägliche Gymnastik daheim stellen müssen, lauten:

- *Wann soll ich Gymnastik machen?*
- *Welche Gymnastik soll ich durchführen?*
- *Wieviel Gymnastik ist für mich richtig?*

Die Frage nach dem *Zeitpunkt* ist oft vom augenblicklichen Zustand der Krankheit abhängig. So wird der Arzt in *hochaktiven Stadien einer entzündlichen Gelenk- oder Wirbelsäulenerkrankung* nur Übungen zum passiven Durchbewegen empfehlen, die jedoch nicht über den beginnenden Schmerz bei der Bewegung hinausführen dürfen. Ein *Bandscheibenvorfall* fordert immer möglichst schmerzfreie Lagerung und absolute Ruhigstellung. Je weniger akut und chronisch die Krankheit ist, umso stärker, also häufiger, muß die aktive Bewegungstherapie einsetzen. Eine Ausnahme erlaubt lediglich die Gicht. Alle anderen Kranken sollten sich täglich in einem vom Arzt empfohlenen und von der Krankengymnastik vermittelten Ausmaß bewegen. Es ist einleuchtend, daß Übungen nicht *„aus der Kälte heraus"* beginnen dürfen. Die günstigste Voraussetzung für Muskeln und Bänder schafft Wärme (zum Beispiel unmittelbar nach dem Aufstehen morgens aus dem Bett). Gymnastik läßt sich auch gut an ein warmes Bad anschließen. Andererseits: Gerade Patienten mit Gelenkentzündungen (wie der chronischen Polyarthritis oder der Arthritis psoriatica) kämpfen besonders frühmorgens gegen die Steife und gegen den Schmerz: Krankengymnastik in diese Zeiträume zu legen, ist schlecht.

Die Frage *nach der Art der Gymnastik* kann das Team Arzt/Krankengymnast nur ganz individuell für Ihren Fall beantworten. Wir haben Ihnen eine Auswahl typischer Übungen für die einzelnen Gelenk-, Weichteil- und Wirbelsäulenkrankheiten zusammengestellt (Seiten 167 bis 184). Wenn Sie z.B. unter Hüft- oder Kniearthrose leiden, sollten Sie sich kraftsparend bewegen, wenig gehen und kurze Schritte machen. Längeres Stehen und Gehen auf hartem Untergrund wirkt schmerzauslösend. Dreh- und Spreizbewegungen sind zu vermeiden.

Das Problem *„wieviel Gymnastik?"* ist nicht einfach zu lösen. Es gilt der Satz vom gesunden Wechsel zwischen Ruhe und Bewegung. Selbstverständlich darf die Aufforderung zur täglichen Gymnastik nicht gleich als Aufforderung zum Sport mißverstanden werden. Auch hier gilt, daß extremes Verhalten nur schadet (Seite 226). Wieviel sollen und dürfen Sie also üben? Wir empfehlen, mit den Übungen langsam zu beginnen und sie bis zu einem Umfang zu steigern, den Sie für sich als noch erträglich empfinden. Starke Schmerzen und deutliche Ermüdung sind nicht zu überhörende Signale und müssen Ruhepausen einleiten: Sie zu ignorieren, kann die Erkrankung – ein gutes Beispiel ist eine Muskelzerrung – verschlimmern. Schmerz ist allerdings nicht gleich Schmerz; gewisse Schmerzen gehören nun einmal als untrennbare Begleiter zu vielen rheumatischen Gelenk-, Weichteil- und Wirbelsäulenerkrankungen. Ihr Arzt wird sich bemühen, sie zu bekämpfen. Das ist von großer Bedeutung für Ihre tägliche Lebensqualität, Ihr Lebensgefühl und auch für die so notwendige Bewegungsfreiheit in der Bewegungstherapie. Neben Medikamenten (Seiten 142 bis 164), den wesentlichen Mitteln der Schmerzbekämpfung, und operativen Möglichkeiten (Seiten 195 bis 199) können Sie selbst auch einfache Mittel zur Schmerzlinderung einsetzen, so zum Beispiel Wärme (als Wickel) oder Kälte (als Eisbeutel) (Seiten 187 bis 189).

Ruhe oder Bewegung?

Die Frage, wann Sie Ihre *chronische Polyarthritis* (oder andere Gelenkentzündungen) absolut ruhigstellen sollen, ist schwierig zu beantworten. Schmerzen des chronischen Polyarthritikers bessern sich meist unter Ruhe. Auch hält oft schon eine nur geringe Bewegungsarbeit die aktive Entzündung in einem Gelenk wach. Nach der Bettruhe lassen Gelenkschwellungen und -schmerzen häufig nach, das Gelenk erhält einen besseren Bewegungsspielraum.

Schwellungsrückgang, Schmerzlinderung, Erhaltung einer korrekten Stellung des Gelenks sind also positive Argumente für die Bettruhe während einer chronischen Polyarthritis.

Dem stehen natürlich die Argumente des „In Bewegung bleiben" gegenüber. Wir wissen ja: Ruhe fördert die Versteifung, Muskulatur und Knochen werden schwächer und bilden sich zurück.

Bettruhe kann demoralisierend wirken und Depressionen auslösen – gerade wegen der erzwungenen Untätigkeit. Deshalb muß zwischen Bettruhe und Bewegung genau abgewogen werden. Viele chronische Polyarthritikerinnen sind in den täglichen Erziehungs- und Lebensstreß eingespannte Hausfrauen. Das Pflichtgefühl einer Hausfrau ignoriert sehr häufig, daß sich Gelenkschmerzen durch Überanstrengungen verstärken können. Letztlich erkennt nur der oder die Kranke selbst, welches Maß an Aktivität die Schmerzen unnötig verstärkt, also zuviel ist.

Der *Arthrotiker* muß sich bemühen, die Funktion seiner Gelenke möglichst zu erhalten. Von strikter Ruhigstellung ist also abzuraten: Er sollte alle Gelenke wenigstens ein- bis zweimal pro Tag voll durchbewegen. *Aktivierte Arthrosen* dagegen verlangen in akuten Schmerzphasen vielleicht eine zumindest *teilweise Ruhe*.

Mobilisierung, nicht Ruhe, ist der Schlüssel zur Behandlung des Morbus Bechterew. Es gibt einige wenige Ausnahmen:
- wenn die *obere Halswirbelsäule* miterkrankt ist,
- wenn eine Bandscheibe und die angrenzenden Wirbelkörper entzündlich verändert sind *(Spondylodiszitis)*,
- wenn die Wirbelsäule hochgradig entkalkt ist *(Osteoporose)*.

Der Patient mit einem Reiter-Syndrom (Seite 70), das anfangs häufig sehr heftige Schmerzen vor allem in den gewichttragenden Gelenken (Knie-, Sprung- und Zehengelenken) verursacht, braucht oft zur Entlastung die Bettruhe. Gewichttragende Gelenke sind in diesen Phasen zu sehr belastet. Beendet sich die akute Phase von selbst oder wird sie durch Medikamente abgekürzt, kann der Patient die Gelenke nach und nach mobilisieren.

Akute Schmerzzustände der Hals- oder Lendenwirbelsäule erfordern nicht selten absolute Ruhe. *Bandscheibenvorfälle* zwingen immer zur speziellen Lagerung in Ruhe, die durch die Entspannung der Muskulatur zum einen die Linderung der Schmerzen, zum anderen eine Normalisierung der geweblichen Situation fördern soll. Bei Weichteilrheumatismen *(Sehnenerkrankungen, Bänderkrankungen)* ist kurzfristig entlastende Ruhe, ja Ruhigstellung häufig nicht zu umgehen. Zu lange Ruhigstellung jedoch läßt vor allem die Muskulatur „verkümmern". Auch hier gilt: Bewegen, nicht belasten.

„Gesund leben – richtig ernähren"

Durch eine vernünftige und gesunde Lebensführung können Sie zwar Ihrem „Rheuma" nicht vorbeugen oder es heilen – das hat sich in der klinischen Erfahrung gezeigt – aber Sie verbessern Ihre allgemeinen Chancen im Kampf gegen die Krankheit. *Die richtige Ernährung gehört untrennbar zum gesunden Lebensstil.* Wir leben in einer Zeit der „alternativen Ernährungslehren", denen die Angst vor künstlichen Produkten, Naturzerstörung und -entfremdung gemein ist. Schlagworte dieser Thesen sind *„gesund", „biologisch"* und *„ökologisch"*. Es ist aber zumindest fraglich, ob der „ökologische" Landanbau sinnvoll ist und – was gesunde Ernährung eigentlich bedeutet. Im Bereich der rheumatischen Gelenk-, Weichteil- und Wirbelsäulenkrankheiten haben sich verschiedene, zum Teil gegensätzliche Auffassungen über das Problem „Ernährung" gebildet, zu denen wir Stellung beziehen wollen.

Wissenschaftlich orientierte, vergleichende Bestimmungen des Eiweißgehalts von zwei Weizensorten ergaben bei konventionellem und alternativem Anbau keine wichtigen Unterschiede. Auch der Vergleich von mineralischem (= konventionelle Düngung) und biologisch-dynamisch gedüngtem Gemüse hat in langjährigen experimentellen Untersuchungen keine gesicherten Unterschiede hinsichtlich des Nährstoffgehalts erkennen lassen. Intensive Untersuchungen haben keine nennenswerten Unterschiede im Gehalt an Schadstoffen gezeigt. Der einzige Unterschied zwischen biologischen und handelsüblichen Produkten ist der Preis. Außer Frage steht, daß biologischer Landbau weniger Produkte hervorbringt als der konventionelle. Dagegen lassen sich im Nährstoffgehalt, im Ausmaß des Gehalts an Verunreinigungen und Schadstoffen und ihren Einflüssen auf den tierischen und menschlichen Organismus keine Unterschiede erkennen.

Erfahrungsgemäß kommt eine alte Lehre immer dann wieder an die Oberfläche, wenn die Generation derjenigen, die sie als irrig erkannt haben, abgelöst worden ist durch die nächste Generation, die vom Vergangenem nichts mehr weiß.

In der einen Lehre sind Vollkornbrot und angekeimte Getreidekörner unerläßlich für jeden, der gesund bleiben und werden will – in der anderen sind es die basenreichen Nährstoffe, Vitamine aller Art und Menge, Seefisch und Ölsardinen, Molke, altbackene Brötchen, brauner Zucker und vielerlei Produkte mit der Vorsilbe bio- oder natur.

Der englische Begriff *Vegan* bezeichnet Menschen, die sich nicht nur rein veganisch ernähren, sondern auch einem besonderen Lebensstil folgen. Vegane Kost unterscheidet sich von den landesüblichen Kostformen durch Proteinarmut und das Fehlen tierischer Proteine und Fette, durch geringen Gehalt an Eisen, Kochsalz, Vitamin B_{12}, Folsäure und Vitamin D und hohen Gehalt an unverdaulichen Nahrungsbestandteilen *(alles von großem Nachteil z.B. für den chronischen Polyarthritiker)*. Streng veganische Kost führt langfristig zu Eiweiß-, B-Vitamin-, D-Vitamin-, Kalzium-, Jod- und Eisenmangel. *Das Wort „vegetabilis" bedeutet pflanzlich; vegetare heißt beleben, wachsen, treiben. Es hat aber auch die Bedeutung von kümmerlich dahinleben, vegetieren.* Eine Sonderform vegetarischer Kost ist die Rohkost Bircher-Benners. Während sich Veganer ausschließlich von pflanzlichen Nahrungsbestandteilen ernähren, greift der *Vegetarier* auch zu Milch, Milchprodukten und Eiern. Ein Vegetarier leidet langfristig „nur" an einem Eisenmangel.

Behauptung: Es gibt keine Ernährung, die rheumatischen Erkrankungen vorbeugt, sie verhindert oder heilt.

Richtig ist: Diese auch in der medizinischen Literatur verbreitete Meinung ist im Kern sicherlich richtig, in der endgültigen Aussage aber ebenso falsch wie gefährlich: Denn sie entmutigt den Kranken und kann ihn deshalb sogar zum nachlässigen und schädigenden Umgang mit seiner täglichen Nahrung verleiten. Für den Patienten wie auch für den Gesunden muß es heißen: Gesund essen und kalorienbewußt leben!

Behauptung: Es gibt spezielle Diätformen gegen Gelenk-, Weichteil- und Wirbelsäulenkrankheiten, die auch vorbeugend wirksam sind.

Richtig ist: Es gibt keine speziellen Diätformen gegen bestehende Arthritiden und Arthrosen, degenerative oder entzündliche Wirbelsäulenerkrankungen, Sehnenansatzerkrankungen oder das Fibromyalgiesyndrom – erst recht auch keine vorbeugenden. Dafür fehlen alle medizinisch-wissenschaftlichen Beweise. Auch die Vorschläge, zu Beginn eines arthritischen Schubs zu fasten oder eine Rohkostdiät einzuhalten (beides kann in Einzelfällen eine Erleichterung verschaffen, die aber nicht anhält), sind noch zu wenig durch eindeutige Erfolge untermauert, als daß sie sich in eine ernsthafte Behandlung einbauen ließen. Das gilt auch für die zuckerfreie Ernährung. Außerdem: Wie würde wohl ein im vollen schmerzhaften Schub leidender chronischer Polyarthritiker auf die Aufforderung des Arztes zur dreiwöchigen strengen Rohkost reagieren?

Umgekehrt zeigt die tägliche Erfahrung, daß Gelenkkranke allgemein vor dem Ausbruch ihrer Krankheit ganz normal gegessen hatten. Kaum ein Patient hatte vorher eine bestimmte Art der Nahrung, der man vielleicht den Ausbruch der Krankheit hätte in die „Schuhe schieben können", bevorzugt.

Behauptung: Übergewicht ist schädlich!

Richtig ist: Diese Behauptung trifft zu. Übergewicht hat eine negative Doppelwirkung: einmal die mechanisch-belastende, zum anderen die metabolische, also die den Stoffwechsel beeinflussende. Zum Beispiel vermindert die Zuckerkrankheit den Stoffwechsel im Knorpel und begünstigt damit die Arthrose. Übergewicht wird nahezu immer durch unseren Essensstil verursacht und gefördert. Niemand sollte sein Normalgewicht überschreiten (Normalgewicht bedeutet Körpergröße in Zentimeter minus 100). Das Erreichen des sogenanntes Idealgewichts ist für die meisten als illusorisch zu betrachten, da das Endziel zu weit entfernt ist, der Patient dadurch demotiviert, das Durchhaltevermögen überstrapaziert wird und das Gewicht oft nicht gehalten werden kann. Eine sinnvollere Maßeinheit ist der Body-Mass-Index (BMI), da hier eine Gewichtsspanne berücksichtigt wird. Den BMI berechnet man durch die Formel

$$\frac{\text{Gewicht (kg)}}{(\text{Körpergröße in m})^2}$$

Dieser Index sollte bei Frauen 22, bei Männern 24 nicht überschreiten. Als Beispiel ein Mann, 170 cm lang, 67 kg schwer: Er hat einen BMI von 23,2. Nehmen wir ein anderes Beispiel: Ein 1,80 Meter großer Mensch sollte ein Normalgewicht von etwa 78 kg nicht überschreiten. Trägt er jahrelang ein Gewicht von 98 kg (das ist nicht selten, wie Statistiken beweisen), dann bedeutet das ein Übergewicht von 20 kg. *Seit Jahren schleppt er also Tag für Tag – und freiwillig – je zwei 10 kg schwere Koffer mit sich herum, ohne sie jemals absetzen zu können!* Stellen Sie sich vor, wie sehr dieses zusätzliche Gewicht gewichttragende Gelenke (*Knie-, Sprung-, Hüftgelenke*) oder die (fehlgehaltene, verschleißende) Wirbelsäule belastet, wieviel ein Herz für diese 20 kg mehr arbeiten muß, wenn dieser Mensch auch nur eine kleine Treppe hinaufsteigt. *Gesichert ist der Zusammenhang zwischen der Entwicklung von Kniegelenkarthrosen und Übergewicht. Auch wird durch eine Gewichtsreduktion der Harnsäurespiegel gesenkt.* Ohne die Verminderung des Gewichts durch Reduktionskost geht es einfach nicht! Nur bei *Übergewicht* sollten Sie über kurze Perioden fasten und dabei auf ausreichende *Flüssigkeitszufuhr* (2 - 3 Liter pro Tag) achten.

Behauptung: Gicht kann mit Diät behandelt werden.

Richtig ist: Die Gicht als Stoffwechselkrankheit läßt sich tatsächlich durch eine gezielte Diät günstig beeinflussen: zumindest purinarme Kost ist nötig. Um die Purinzufuhr zu drosseln, sollten Sie auf Innereien (Leber, Niere, Milz, Bries usw.), verzichten und Sojaprodukte, Fleischextrakte, Ölsardinen, Sardellen und Miesmuscheln weitgehend meiden. Einschränken sollten Sie Ihren Verzehr an Fleisch und Wurstwaren, Krusten- und Schalentieren, Forellen und Hülsenfrüchten. Sie sollten weitgehend auf Alkohol, Fette und fetthaltige Nahrungsmittel (versteckte Fette) verzichten. Zucker sollte nur sparsam eingesetzt werden, um zusätzliche Kalorien zu vermeiden. Jedoch scheint es an der Zeit, mit einigen diätetischen Vorurteilen aufzuräumen: Der Gichtkranke kann kohlensäurehaltiges Wasser trinken; er darf auch Tomaten essen. Der Puringehalt von hellem und rotem Fleisch unterscheidet sich nicht wesentlich. Patienten fragen auch immer wieder nach dem Unterschied zwischen Weiß- und Rotwein: Hier entscheiden Alkohol- und Kaloriengehalt. Kaffee, Tee und Kakao sowie Schokolade sind dem Gichtkranken nicht verboten. Denken Sie bei Kakao und Schokolade allerdings an den Kaloriengehalt. Der Gichtkranke sollte viel trinken (täglich mindestens 2 Liter Flüssigkeit). Diese täglich die Niere durchfließende Menge hilft dem Körper, die Harnsäure besser auszuscheiden.

Behauptung: Jeder Patient kann eine ihm guttuende Diät finden.

Richtig ist: In vielen Gesprächen mit Patienten ist zum Beispiel zu hören: „Meine Gelenk- und Weichteilschmerzen verschlimmern sich nach Alkoholgenuß" (Empfehlung für Gesunde: weniger als 40 g für Frauen; weniger als 60 g für Männer pro Tag) – „Seit ich mich vegetarisch ernähre, geht es mir insgesamt besser" – „Zweimal Fisch, zweimal Fleisch und viel Milch in einer Woche: das tut mir gut" – „Seit ich überwiegend pflanzliche statt tierische Fett verwende, fühle ich mich wohler" (Soja-, Raps- oder Walnußöl). Also noch einmal: Zwar können Sie Ihre Erkrankung durch diese oder jene Diät („Brigitte-Diät", „Kartoffel-Diät", „nur basisch", „Vollwertkost", „Heilfasten") usw. nicht dramatisch beeinflussen oder den Krankheitsverlauf verändern – *Sie sollten aber doch unbedingt versuchen, Ihre auf Sie persönlich zugeschnittene „Diät" zu finden, die Ihnen guttut.*

Wetterfühligkeit? Richtige Kleidung?

Der Arzt erlebt jeden Tag, daß Gelenk-, Weichteil- und Wirbelsäulenkranke über besondere *Wetterfühligkeit* klagen – ein heranziehendes Tiefdrucksystem verschlimmert die Schmerzen und die Steife. Es ist jedoch wissenschaftlich gesichert, daß das Wetter weder ursächlich noch auslösend auf Gelenkkrankheiten wirkt. Im Gegensatz dazu reagiert der die Muskeln, Bänder und Sehnen angreifende Weichteilrheumatismus tatsächlich auf das Wetter und seine Schwankungen (z.B. chronische Unterkühlung).

Warme Kleidung (eine „Wärmepackung") kann bei degenerativen Gelenk- und Wirbelsäulenerkrankungen und beim sogenannten Weichteilrheumatismus (z.B. bei Periarthropathia humeroscapularis) die medikamentöse und physikalische Behandlung wirksam unterstützen. Warme Kleidung ist auch ungefährlich und problemlos. Was sollen Sie nun anziehen?

Das *Gewebe* muß *folgende Eigenschaften* haben: *Wärmespeicherung* – es muß bei niedriger Umgebungstemperatur Wärme garantieren, ohne bei steigenden Temperaturen die Wärme übermäßig zu stauen –, *Luftdurchlässigkeit und Saugkraft zur Aufnahme des Schweißes*. Eine generelle Empfehlung für Naturfasern (Wolle, Seide, Baumwolle, Leinen) oder gegen Kunstfasern ist nicht möglich. Nylon kann zwar nicht Wärme speichern und saugt keinen Schweiß auf, dafür können Bakterien und Schimmelpilze hier nicht wachsen. Im Winter Wolle (Wärmespeicher, gute Ausdunstung von Feuchtigkeit), im Sommer Baumwolle – das kann Ihnen der Arzt empfehlen. Feuchtigkeit und Durchzug in Wohnung und Haus (auch im Auto) sowie schnelle Temperaturwechsel wirken ungünstig auf schon vorhandene Gelenk-, Weichteil- und Wirbelsäulenerkrankungen.

Am Beispiel der *Fingerpolyarthrose* wird offenbar, daß die Kleidung des Patienten durchaus einen – wenn auch kleinen – Einfluß auf Zustand und Verlauf der Erkrankung ausüben kann. Patienten mit Fingerpolyarthrose sollten im Winter immer mit *Handschuhen* ins Freie gehen. Sie sollten übrigens ihre Hände auch nie in allzu kaltes Wasser tauchen, denn sowohl kalte Luft als auch kaltes Wasser verursachen hier Schmerzen.

Dem *chronischen Polyarthritiker* mit entzündeten Zehengrundgelenken sind *weiche, weite und flache* Schuhe, die die Zehen seitlich nicht drücken, zu empfehlen. Er muß enge und spitze Schuhe, aber auch enge Socken vermeiden.

Sport und Krankheit

Häufig verbietet der Arzt dem „Rheumatiker" Sport allgemein, zumindest aber gewisse Sportarten. Selbstverständlich darf der Patient in *floriden Phasen* mancher *Gelenk- und Wirbelsäulenentzündungen*, aber auch in *mechanisch akuten Situationen* (Bandscheibenvorfall) für eine bestimmte Zeit überhaupt nicht Sport treiben. Sport hat andererseits – und das muß der Arzt immer bedenken – eine wichtige, entspannende und sozialpsychologisch positive Bedeutung: Man denke an das Ehepaar oder die ganze Familie, die gemeinsam einen Sport betreiben.

Ganz allgemein lassen sich *Ausdauersportarten*, die keine akuten Spitzenleistungen von Herz und Kreislauf oder vom Bewegungsapparat verlangen, *empfehlen*: Skilanglauf, Wandern oder Langstreckenlauf. Auch ist Sport für viele Krankheiten des Bewegungsapparats vorteilhaft, solange er nicht als Leistungssport verstanden wird und erkrankte Gelenke, Weichteile oder Wirbelsäulenabschnitte falsch oder überbeansprucht. Grundsätzlich ist Sport nicht mit Krankengymnastik gleichzusetzen! Sport ist schon allein deshalb empfehlens-wert, weil der Patient über eine Sportart leichter und freudiger „in Bewegung kommt" und im Gegensatz zur täglich verordneten, meist strengen Krankengymnastik den „inneren Schweinehund" leichter überwindet.

Wie beschrieben (z.B. Seite 67) verlangt jede der einzelnen Krankheiten ihre ganz besondere Strategie. Vielen Sportarten andererseits sind spezielle Techniken eigen, die die Behandlung entweder geradezu unterstützen oder aber ihr entgegenwirken. Vor jedem Sport müssen Sie sich fragen:
- Verschlechtert meine Sportart die Krankheit oder arbeitet sie gegen ihren Verlauf?
- Welche Gelenke, welche Sehnen und Bänder, welche Muskelpartien und welche Wirbelsäulenabschnitte werden bei welcher Sportart wie gebraucht?
- Wie krank/gesund sind meine „anatomischen Strukturen"? In welchem Zustand befinden sie sich gerade?
- Wie technisch gut bzw. schlecht beherrsche ich meinen Sport? Es gibt Sportarten, in denen sich die für die Krankheit positiven und negativen Bewegungselemente die Waage halten (z.B. Tennis beim Morbus Bechterew, siehe Seite 228). Dann spielt das eigene technische Können eine große Rolle.
- Darf für den Kranken Sport Leistungssport sein? (Antwort: nein!)

Sport und chronische Polyarthritis

Für einen chronischen Polyarthritiker wird es nie eine allgemeine Empfehlung oder Ablehnung der einen oder anderen Sportart geben können. *Ausschlaggebend sind die jeweils angegriffenen Gelenke und das Stadium Ihrer Erkrankung.*

Tischtennis zum Beispiel: Das Rückhandschmettern kann zu einer Abweichung der langen Finger und auch der Handgelenke hin zur Seite der Elle führen – und arbeitet damit der Krankheit direkt in die Hände. Für kranke Hüft- oder Kniegelenke bedeutet *Bergwandern* beim Bergaufgehen eine Überlastung der Hüften, beim Bergabgehen der Kniegelenke. Auch das *alpine Skifahren* belastet in der Regel alle gewichttragenden Gelenke und wirkt deshalb ungünstig. *Tennis* hält zwar den ganzen Körper in Bewegung – die den Schläger umfassende Hand wird aber durch den Haltegriff belastet und überstreckt. Das bedeutet für entzündete und deshalb labile Hand- und angrenzende Gelenke zusätzlich ungünstige Druckverhältnisse.

Sind die Gelenke der Arme gesund, ist Kegeln und Segeln zu empfehlen. Bei leichtem Befall und frühem Stadium sind *Radfahren* (mit geringem Widerstand), vielleicht auch *Tennis* (nur auf weichem Sandboden) und *Reiten* möglich. Sind die *gewichttragenden Gelenke gesund*, so eignen sich *Wandern* und *Bergwandern*, *Jogging* und *Skilanglauf* als Sportarten. *Ohne jede Einschränkung läßt sich Rückenschwimmen empfehlen.*

Nie sollte ein chronischer Polyarthritiker *Ballspiele*, also in aller Regel *Kampfsportarten*, ausüben (z.B. Fußball, Hockey, Squash, Federball). Auch *Surfen* ist meist bereits in frühen Stadien ungünstig und nicht möglich.

Sport und Morbus Bechterew

Gerade für den Morbus Bechterew ist Sport von besonderer Bedeutung. Immerwährende Krankengymnastik ist ja auch die beste Therapie. *Am besten sollte eine Sportart in diese lebenslangen Bewegungsübungen eingegliedert werden.* Ebenso wie bei c.P. oder anderen Erkrankungen des Bewegungsapparats gilt allerdings auch hier, daß Sport nie Leistungssport werden darf. Außerdem sind grundsätzlich *Sportarten zu vermeiden, die mit stärkeren Erschütterungen oder ruckartigen Bewegungen einhergehen, die die Verkrümmung (Kyphose) der Brustwirbelsäule fördern oder den vorderen Brustmuskel (M. pectoralis) verkürzend beanspruchen.*

Der *Skilanglauf* mit seinen gleitenden und geschmeidigen Bewegungen ist für den Bechterew-Patienten besonders geeignet. Er dehnt und streckt nicht nur und trainiert die gesamte Muskulatur; er richtet auch die Brustwirbelsäule auf und verstärkt die Krümmung der Lendenwirbelsäule. Die gängige Technik ist der Diagonalgang. Eine etwas anspruchsvollere Technik ist der sogenannte Einschritt, bei dem die Hüftgelenksstrecker die größte Arbeit leisten müssen (Vorsicht: Knie-, Hüftgelenke). Zu zusätzlichen Übungen können die Skistöcke eingesetzt werden, die im Ausfall, beim Diagonalgang oder im Stehen, über den Nacken gelegt, als verlängerter Hebelarm eingesetzt werden und so die Rotation der Wirbelsäule fördern (Abb. 155, Abb. 156).

Sehr günstig ist auch *Schwimmen*: *Rückenschwimmen ist dem Brustschwimmen vorzuziehen,* da der Brustmuskel während des Rückenschwimmens mehr gedehnt wird. Beim Brustschwimmen muß dieser Muskel die Arme zunächst nach vorne „befördern" und dann an den Körper heranziehen. Auch belastet das Brustschwimmen die Halswirbelsäule verstärkt. Kraulen ist zu vermeiden, da es die Verkürzung der Pectoralismuskulatur fördert. Zwei wichtige Hinweise zum Schwimmen: Die *Wassertemperatur* spielt bei verschiedenen Krankheiten eine Rolle (gut: höher als 30°C) – und Herumstehen in nassem Badezeug ist immer ungünstig (Muskulatur).

Therapeutisch sehr wertvoll ist auch das *Volleyballspiel*: Der Ball wird in Streckstellung der Wirbelsäule mit gestreckten Armen über das Netz geschlagen; daneben wird auch die Atemmuskulatur geschult.

Wald- und Streckenläufe (Jogging) oder „*Walking*" sind wegen des guten Atemtrainings vorteilhaft. Wesentlich ist, daß der Patient *ausschließlich in gepolsterten Schuhen und auf weichen Böden* läuft.

Bedingt empfehlenswert ist *Tennis*. Der Patient mit beginnendem Morbus Bechterew, noch ohne Wirbelsäulenbeteiligung, kann auf Sandplätzen (!) Tennis spielen. Gerade hier

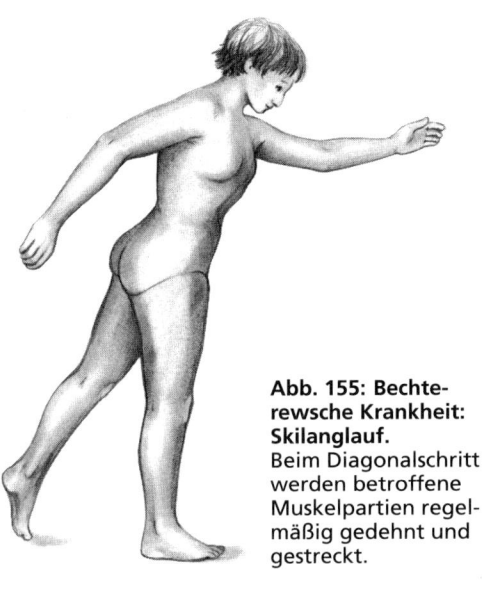

Abb. 155: Bechterewsche Krankheit: Skilanglauf.
Beim Diagonalschritt werden betroffene Muskelpartien regelmäßig gedehnt und gestreckt.

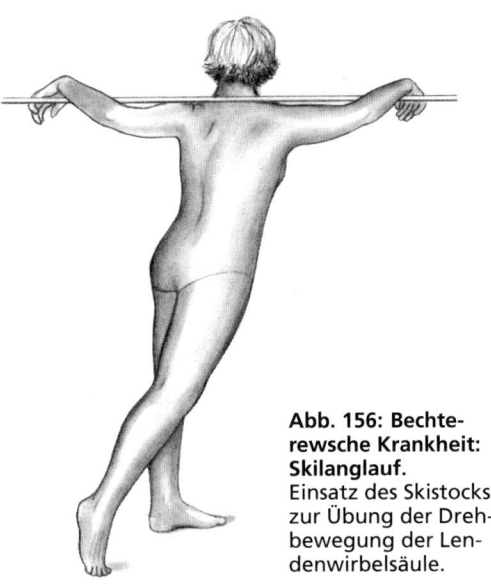

Abb. 156: Bechterewsche Krankheit: Skilanglauf.
Einsatz des Skistocks zur Übung der Drehbewegung der Lendenwirbelsäule.

wird deutlich, wie wichtig die Technik eines Sports für eine bestimmte Krankheit sein kann: So holt der richtige Rückhandschlag weit hinter dem Körper aus und ist damit zunächst – die den Tennisarm führenden Brustmuskeln werden zusammengezogen – „schädlich". Hört die Schlagbewegung schon etwa in der Mitte auf, bleibt lediglich der Negativanteil dieses Bewegungsablaufs (Abb. 157). Wird der Rückhandschlag dagegen technisch sauber voll durchgezogen, neutralisiert *die Dehnung des Brustmuskels* den ungünstigen Bewegungsbeginn nicht nur, durch diese Dehnung wird der Rückhandschlag sogar zum „Brustmuskeltraining". Auch die Drehung der Wirbelsäule beim Tennis ist positiv. Eine korrekt gespielte Vorhand dagegen verkürzt die Brustmuskulatur aktiv – das ist ungünstig. Auch muß der Schläger zwischendurch immer wieder möglichst lose gehalten werden (sonst: Verkrampfung der Muskulatur).

Sport und Wirbelsäule

Der *Brustschwimmer* muß die Halswirbelsäule überstrecken und belastet damit eine erkrankte Halswirbelsäule; *Rückenschwimmen* ist deshalb besser. Kopfsprünge verstärken die Krümmung der Lendenwirbelsäule und sind deshalb verboten. Der Patient muß während des *Golfspielens* die Wirbelsäule drehen: Gerade solche Drehbewegungen verursachen häufig Schmerzen. So verbieten Bandscheibenschäden oft *Tennis* oder *Golfspielen*. Für Bandscheibenschäden und für das Verhalten nach Bandscheibenoperationen gibt es besondere strategische Empfehlungen, die die Bewegungsabläufe des ganzen Tags regeln. Sie lassen sich sinngemäß für alle Sportarten anwenden.

Sport und Arthrose: Hüft- und Kniegelenkarthrosen

Ständig wechselnde Anforderungen regen den Knorpelstoffwechsel der Gelenke an und wirken der Entstehung einer Arthrose eher entgegen. Typisches Beispiel dafür sind Knie- und Sprunggelenke von Langstreckenläufern,

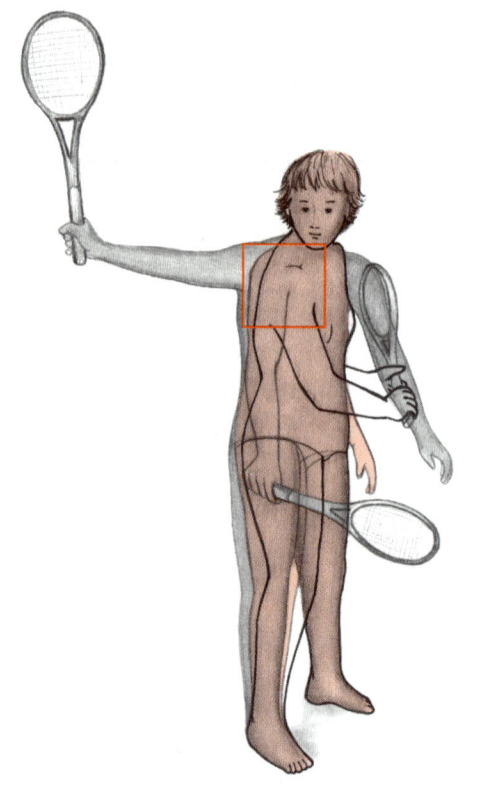

Abb. 157: Bechterewsche Krankheit: Tennisspielen. Beim Rückhandschlag wird die Brustmuskulatur der Seite, die den Schläger führt, verkürzt. Wird der Schläger beim Rückhandschlag ganz nach vorne durchgeführt, wird dadurch die Brustmuskulatur gedehnt (= positiver Effekt).

die im Lauf ihres Lebens ungefähr an die 200 000 km zurückgelegt haben. *Natürlich können in Gelenken, die durch Sport extrem hohen statischen und dynamischen Belastungen ausgesetzt wurden, vorzeitig Arthrosen entstehen:* Turner und Ruderer, Ringer, Judoka und Gewichtheber entwickeln oft frühzeitig eine Schultereckgelenkarthrose. Auch Gelenkverletzungen, die in technischen Disziplinen und Kampfsportarten wie Ballspielsportarten mit hartem Körperkontakt entstehen können, verursachen Arthrosen. Frühzeitige Arthrosen der Wirbelsäule entwickeln sich bei Gewichthebern, Turnern, Speerwerfern oder auch bei Trampolinsportlern. Hochspringer, Fußball-, Basketball- und Handballspieler leiden nicht selten unter frühzeitigen Arthrosen der oberen und unteren Sprunggelenke.

Eine oft gestellte Frage lautet: „Kann ich trotz meiner Arthrose den gewohnten Sport fortsetzen oder kann ich eine neue Sportart, die der verminderten Funktion meiner Gelenke entspricht, erlernen?" Grundsätzlich gilt, daß auch der arthrotisch veränderte Gelenkknorpel durch Diffusion (= durch Bewegung verteilen) ernährt wird und deshalb Bewegung (Sport) auch den Knorpelstoffwechsel des „Arthrotikers" anregt.

Man kann daher diese Frage durchaus positiv beantworten. Allerdings sind zwei große Gruppen zu unterscheiden:

- *die Patienten, die seit* ihrer Jugend eine Sportart betrieben *haben und deren Bewegungsabläufe „fast im Schlaf" beherrschen* und
- *die Patienten, die eine Sportart neu erlernen wollen.*

Die erste Gruppe läßt sich meist nicht von ihrem Sport abbringen, auch wenn medizinische Gründe dagegensprechen. Für die Gruppe, die sich zu einer neuen Sportart entschließt, gilt:

Kampfsportarten wie zum Beispiel Karate und die meisten Ballsportarten mit Gegnerkontakt sind schlecht. Ausdauersportarten belasten dagegen ein arthrotisch verändertes Gelenk und auch Herz und Kreislauf gerade richtig. Das gilt vor allem für Langstreckenlauf, Radfahren, Schwimmen, Skilanglauf sowie vielleicht Rudern und Bergsteigen.

Fußball belastet Knie- und Sprunggelenke besonders und ist deshalb für Patienten mit *Knie- und Sprunggelenkarthrosen* nicht möglich. Sportarten auf harten Böden (Tischtennis, auch Hartplätze im Tennis) oder mit Dreh-Beharr-Elementen (Squash, Hockey) sind für *Hüft- und Kniegelenkarthrosen* schmerzhaft und nicht sinnvoll! Alpines Skifahren (Stemmposition!) kann für Patienten mit *Hüftgelenkarthrosen*, die die geschlossene Skitechnik nicht beherrschen, sehr früh erschwert sein.

Laufen, „Walking" auf weichen (Wald) Böden und *Schwimmen* dagegen lassen sich empfehlen. *Radfahren* in flachem Gelände – am besten ohne Widerstand (Standfahrrad im

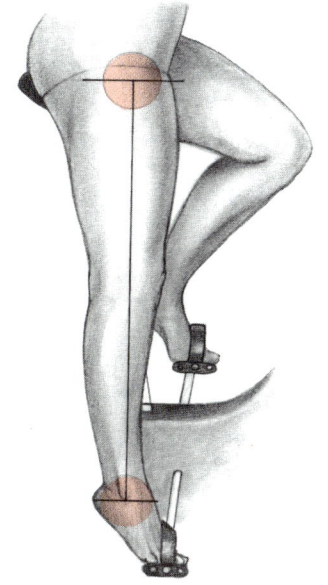

a

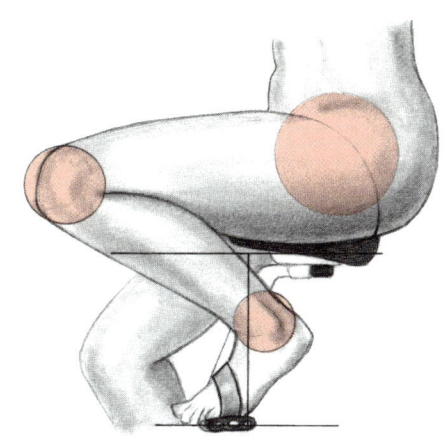

b

Abb. 158 a, b: Radfahren.
a: Maximale Streckung von Hüft- und Sprunggelenken (orange Kreise) sind möglich.
b: Hüft-, Knie- und Sprunggelenke (orange Kreise) sind bei dieser Satteleinstellung maximal gebeugt.

Wohnzimmer!) – ist für alle gewichttragenden Gelenke ideal: Der Sattel muß so eingestellt werden, daß sich während des Fahrens die Knie- und Sprunggelenke weit nach unten bewegen müssen, um das Pedal voll durchzutreten (Abb. 158 a, b).

Folgende Regeln gelten für den Patienten mit Hüftarthrose: Er soll beim Stehen und/oder Laufen *weiche Böden suchen, harte Böden meiden*. Gummisohlen und/oder Luftpolsterschuhe dämpfen die Härte so manchen Bodens. Grundsätzlich: *Bewegung ja – Belastung nein! Kurze Schritte* schonen die Hüftgelenke, *widerstandsfreies Radfahren* ist günstig.

Sport und Weichteilrheumatismus

„Sport und Weichteilrheuma" ist ein schwieriges Thema: Ist die Einheit „Sehnenansatz – Sehne – Muskulatur" erkrankt oder sind die als Puffer gedachten Schleimbeutel verkalkt, schmerzen so komplexe Strukturen wie der Weichteilmantel, zum Beispiel der Schulter? Immer muß sich die Bewegungs-/Sportempfehlung an den erkrankten Weichteilen orientieren. Häufig sind es ja gerade Über- oder Fehlbelastungen (auch durch Sport), die erst zur Erkrankung geführt haben. „Squash", eine Sportart, die durch abruptes Antreten und Bremsen Sehnen, Bänder und Sehnenansätze belastet, ist – wie andere Kampfsportarten – meist nicht möglich. Die Begriffe Tennis- und Golfellbogen weisen auf die Sportarten hin, die bei der Weichteilmantelerkrankung der Ellbogen vermieden werden müssen (ähnlich wie andere stereotype Bewegungen im Beruf). Sport hat sehr wenig Trainingseffekt für die vom Blut nicht bzw. schlecht versorgten Bänder und Sehnen. Dagegen kann Training verschiedener Art die Muskulatur, die Wirbelsäule und die Gelenke stabiler, kräftiger, gedehnter und elastischer machen: aktive Haltungskorrektur und Rückenschule (Krankengymnastik), isokinetisches* Training an gelenkentlastenden Maschinen, im Wasser (z.B. Aquajogging). Kardiovaskuläres Training auf dem Fahrrad hat sich für einen Teil der Fibromyalgie-Patienten bewährt.

Medizinische Trainingstherapie (MTT)

Sport- und Medizinische Trainingstherapie gehören nicht etwa in Krafträume oder „Fitneßstudios": Sie wird überwiegend in Rehabilitationskliniken und von geschulten Sport-/Bewegungstherapeuten durchgeführt. Da diese Art des Trainings „boomt", stellen sich Fragen nach Sinn oder Gefahren dieser Therapie für viele Patienten mit Gelenk-, Weichteil- und Wirbelsäulenkrankheiten. Sind in Ihrem Körper bereits anatomische Strukturen geschädigt, sollte die Medizinische Trainingstherapie immer spezielle, auf Ihre Krankheit zugeschnittene Übungen und ein Programm anbieten, das den ganzen Körper kräftigt. Das gilt für Arthrosen und Arthritiden, degenerative und entzündliche Wirbelsäulenerkrankungen ebenso wie für die Periarthropathia humeroscapularis. In möglichst anspruchsvollen Übungen für die Koordination sollen zum Beispiel große Muskelgruppen im Zusammenspiel trainiert werden. Ein Kraftausdauertraining mit 30 - 40 % der Maximalkraft schont die Gelenke und fördert die Durchblutung und damit den Zuwachs an Muskulatur (im Fitneßstudio wird mit 80 - 95 % der Maximalkraft trainiert!). Schmerzhafte Übungen werden weggelassen oder durch entlastende ersetzt, vor und nach dem Training gibt es Dehnungsübungen und Aufwärmen bzw. Auskühlen (letzteres als „Einradeln" bzw. „Ausradeln" auf dem Fahrrad mit niedriger Wattzahl). Besondere Bedingungen wie eine atlantodentale Dislokation (siehe Seite 66), hoher Blutdruck, eine Herzkranzgefäßerkrankung, Angst vor den Trainingsgeräten usw. verbieten ebenfalls ein Krafttraining. Akut entzündete oder schwer vorgeschädigte Gelenke, Weichteile oder Wirbelsäulenstrukturen schließen Krafttraining ebenfalls aus. Sie sehen: Einen fixen „MTT-Plan" für diese oder jene Krankheit gibt es nicht. Es muß immer ein individuelles Programm erstellt und auch kontrolliert werden.

---

* die Muskelspannung des Muskels beibehalten

Praktische Tips: Sitzen, liegen, heben, tragen usw. – Tagein-tagaus-Strategien; Gelenkschutz im Alltag

Allgemeines

Die *Wohnverhältnisse* sind für jeden Gelenk- und Wirbelsäulenkranken wichtig: Schädlich ist Feuchtigkeit durch feuchte Wände oder durch Kondenswasser in der Luft. In Arbeits- und Aufenthaltsräumen sollte die Temperatur zwischen 21 und 23° liegen. In den Schlafräumen genügen 17°. Wir leben in einer Zeit der *Haltungsschäden*. Unsere heutigen bewegungsarmen Lebensgewohnheiten begünstigen natürlich die nachlässige und falsche Körperhaltung. Reihenuntersuchungen an Schulen haben gezeigt, daß leider auch immer mehr Kinder bereits Haltungsschäden erwerben.

Viele, zunächst unwesentlich erscheinende Fehler der täglichen Bewegungen – beim Sitzen, Stehen, Gehen, Liegen, Heben und Tragen – können sich addieren und dann zusammen zur Entstehung mancher Arthrosen, Weichteilrheumatismen oder Wirbelsäulenfehlhaltungen beitragen.

Hausfrauen arbeiten oft über lange Zeit stehend (zum Beispiel stundenlanges Bügeln). Das führt zur Stauung in den Beinen und zur Überbelastung der Gelenke. Sie müssen in der Küche die Höhe des Arbeitsplatzes richtig wählen (zum Beispiel sind Spülbecken häufig zu niedrig) oder eine Stehhilfe etablieren. Vielgebrauchte Gegenstände müssen in günstig erreichbarer Höhe untergebracht sein: *Ein schlechtes Beispiel ist ein auf der Erde stehender Kühlschrank.* Ein Staubsauger sollte entsprechend der Körpergröße einen entsprechend langen Stiel haben und muß – vielleicht mit einem Zusatzgriff wie bei der Sense – wie ein Schlitten über den Boden gezogen werden können. Beim Einkauf und beim Tragen von Lasten ist es besser, das Gewicht auf beide Arme zu verteilen. Vorteilhaft ist ein eigener Einkaufswagen zum Ziehen oder Schieben.

Falsches Sitzen kann Gelenk- und Wirbelsäulenkrankheiten fördern oder gar verursachen. Wenn Sie gezwungen sind, lange zu sitzen, versuchen Sie möglichst, ab und zu aufzustehen. Ein *Ruhesessel* muß eine Rückenlehne haben, die die Lendenwirbelsäule durch einen nach vorne gewölbten „Lendenbauch" und die Brustwirbelsäule durch eine leicht nach hinten gewölbte Form unterstützt. *Während des ruhigen Sitzens sollte die Rückenmuskulatur vollständig entspannt sein.* Der Stuhl sollte vorn ca. 39 - 41 cm hoch, gut gepolstert sein (das Gesäß sollte 6 - 10 cm einsinken können) und eine Sitztiefe zwischen 47 und 48 cm haben. Die Sitzfläche sollte um etwa 20 - 24° geneigt sein, der Winkel zwischen Sitzfläche und Rückenlehne ca. 105° betragen. Die Höhe von *Arbeitssitzen* muß verstellbar sein. Sie sollen eine Sitzhöhe zwischen 27 und 30 cm unter der Tischoberkante haben (keine Schubladen unter den Arbeitstischen!) sowie auf Sitz- und Rückenlehne leicht gepolstert sein.

Am besten *liegt* man auf einer mittelharten, einteiligen Matratze, die die natürliche Form der Wirbelsäule unterstützt. Ungünstig sind dagegen weiche, die Wirbelsäule zum Durchhängen einladende, mehrteilige Matratzen (Stufenbildung). Generell sollte sich die Härte der Matratze nach dem Körpergewicht richten.

Wir sitzen oft und lange Zeit im *Auto*: Dort ist die Muskulatur entspannt, die Wirbelsäule erhält aber – je nach Güte des Autos – Stöße, die weder Gelenke noch Wirbelsäule noch Muskulatur auf die Dauer auffangen können. Die Rückenlehne des Autositzes muß sich den normalen Krümmungen unserer Wirbelsäule anpassen und so eingestellt sein, daß wir uns, verkehrsgerecht handelnd, noch entspannen können. Eine härtere Sitzfläche führt zu einer besseren Stellung der Wirbelsäule. Die Oberschenkel sollen fest auf der Sitzunterlage aufliegen, die Kniegelenke in einem Winkel stehen, der eine gute und sichere Bedienung der Pedale erlaubt.

Müssen Sie im *Stehen* arbeiten, dann ist die Höhe Ihres Arbeitsplatzes wichtig. Das Stehpult kann als Ausgleich zwischen sitzender und stehender Tätigkeit dienen. Fast den ganzen Tag lang belasten wir unsere Füße – *gutes Schuhwerk* ist daher wichtig: Weiche und biegsame Schuhsohlen mit federnden Absätzen gleichen harte und unelastische Böden aus. Die der Mode unterworfene *Absatzhöhe* spielt für die Frau eine große Rolle: Über 4 cm hohe Absätze können zu Hammerzehen und Hühneraugen führen. Die falsche Belastung der Beine erzwingt so eine Fehlstellung bzw. Fehlbelastung des Beckens und der Wirbelsäule (Rückenschmerzen!). Der hohe Absatz fördert auch das Hohlkreuz und verursacht so Rückenschmerzen.

Das tägliche falsche *Heben und Tragen von Lasten* kann insgesamt sehr schädigend wirken. Sie müssen jede Last beim Heben möglichst *nahe an den Körper nehmen. Der Rücken muß gestreckt bleiben:* Wenn Sie einen Gegenstand aufheben, sollen Sie in die Knie gehen, nicht aber den Rücken krümmen. Dadurch wird die Belastung gleichmäßig verteilt und eine Überbeanspruchung der Wirbelsäule vermieden. Falsch ist auch das seitliche Abdrehen der Wirbelsäule beim Heben von Lasten.

Bitte also immer beachten: Erst heben – dann drehen! Diese Regel gilt auch für das Absetzen einer Last. Beim Tragen von Lasten dürfen Sie die Wirbelsäule nicht als Ausgleich zur Gegenseite abwinkeln. Sie müssen schwere Gegenstände abwechselnd auf der einen bzw. auf der anderen Seite tragen.

Noch einmal: Starke Belastungen und falsche Bewegungen schmerzen nicht nur, sie überfordern die erkrankten Gelenke und Wirbelsäulenabschnitte und können letztlich zu einem rascheren Fortschreiten der Krankheit beitragen.

Deshalb ist es wichtig, daß Sie *neue Bewegungsabläufe einüben*; das setzt Mitdenken und das genaue Beobachten der eigenen – jetzt noch falschen – Bewegungen voraus. Es ist verständlich, daß alte, seit der Kindheit immer gleich vollzogene Bewegungen zunächst auch dann automatisch weiter ablaufen, wenn sie schmerzhaft sind. Diese eingeschliffenen Muster müssen Sie erkennen und in ständigem Training durch neue ersetzen – durch Bewegungen, die für das erkrankte Gelenk oder die erkrankte Wirbelsäule schonender sind. Natürlich dauert diese Umstellung einige Zeit – haben Sie Geduld, der Erfolg wird Sie belohnen.

So sollten Sie beim Aufstehen von Stuhl oder Sessel die Hände nicht abgeknickt auflegen, sondern die Unterarme flach auf Tisch, Knie oder Oberschenkel aufstützen. Wie schon gesagt – tragen Sie keine schweren Einkaufstaschen oder -körbe, benutzen Sie Einkaufswagen, Rucksäcke oder Umhängetaschen. Halten Sie eine Tasse nicht nur mit einer Hand, sondern nehmen Sie die zweite Hand zur Unterstützung hinzu; mit einem zwischen Hand und Tasse gelegten Stück Papier oder einem Tuch können Sie die Handinnenfläche vor Hitze schützen. Schenken Sie auch nicht mehr mit einer Hand Getränke aus Kanne oder Flasche aus, unterstützen Sie die Gefäße immer mit der zweiten Hand. Verfahren Sie ebenso bei Pfanne oder Kochtopf – dicke Topflappen tun da gute Dienste. Schubladen sollten auch nicht mit abgeknicktem Handgelenk, sondern immer nur mit gesteckter Hand, die Sie von oben in den Griff hineinschieben, geöffnet werden. Geschirr sollten Sie auf den flachen Händen tragen, nie mit gebogenen Handgelenken in der hergebrachten

Weise. Auch Brot oder Wurst sollten Sie nie mit abgeknickten Handgelenken schneiden, sondern stets mit gestreckten. Auf alle Schlüssel, auch auf den Autoschlüssel, Schlüsselgriffe aufstecken.

Diese wenigen Beispiele sollen Ihnen zeigen, wie sehr Sie Ihre Gelenke im Alltag schützen können. Sie werden schnell selbst herausfinden, wie Sie sich viele, möglicherweise schmerzhafte Bewegungsabläufe mit etwas Geschick erleichtern können. Außerdem erhalten Sie im Rahmen der Ergotherapie in der Klinik Hinweise auf für Sie wichtige Funktionshilfen, mit denen Sie dann auch gleich üben können. Nutzen Sie diese Hilfsmittel unbedingt auch *zu Hause*.

Bei verschiedenen Krankheitsbildern

Chronische Polyarthritiker benützen oft eine Knierolle – ein schlimmer Lagerungsfehler. Das Strecken des entzündeten Gelenks ist natürlich schmerzhaft und kostet Überwindung (Tab. 38). Schiebt der Patient eine Rolle unter dieses Kniegelenk, dann verschafft er sich Erleichterung. *Dieses Wohlgefühl jedoch muß er spätestens beim nächsten Klinikaufenthalt wieder büßen:* Krankengymnast und Patient müssen dann wochenlang hart miteinander arbeiten, um das in der Knierollenbeugung nahezu festgestellte Gelenk wieder gerade zu richten. Noch zwei weitere Hinweise für den chronischen Polyarthritiker: Kaufen Sie möglichst ein Auto, dessen Türschloß Sie von oben mit gebeugter Hand aufmachen können. Wenn Sie in Ihrer Wohnung beim Treppensteigen Stabilisierungshilfen brauchen, richten Sie kein normales, horizontal verlaufendes Geländer ein, sondern einige senkrecht stehende, als Griff- und Zughilfen zu benützende Stangen.

Schon angesprochen wurde, daß die Art der *Matratze* für den Patienten mit *Morbus Bechterew* von großer Bedeutung ist: Geteilte Matratzen führen durch ihre Stufenbildung zu Schmerzen.

Häufig schrecken Bechterew-Patienten ihren Körper nach einzelnen *Saunagängen* mit kaltem Wasser ab und nehmen auf diese Art und Weise den positiven, die Muskulatur entspannenden Teil der Sauna weg: Für den Bechterew-Patienten ist Saunen nicht Gefäßtraining, sondern die Möglichkeit, durch diese spezielle Überwärmung die Muskulatur zu lockern und die Schmerzen zu reduzieren.

Bei Haltungsschäden der Wirbelsäule achten Sie bitte auf Ihre Haltung: Versuchen Sie immer gerade zu stehen; beugen Sie sich nicht über längere Zeit vor. Sitzen Sie nicht krumm, tragen Sie lieber zwei kleine Eimer als einen großen und vermeiden Sie (siehe Seite 228) Brustschwimmen.

Nach Bandscheibenoperationen dürfen Sie schwere Gegenstände nur ganz nahe an Ihrem Körper in die Höhe heben: Der Rücken muß dabei gerade gehalten, Hüft- und Kniegelenke müssen gebeugt werden. Führen Sie bei gebeugtem Rücken keine Dreh- und Hebebewegungen gleichzeitig durch. Heben Sie lieber mehrfach nacheinander kleine Mengen als einmal eine große Last und – benützen Sie zum Heben, wenn es möglich ist, mechanische Hilfen. Setzen Sie sich nicht in Liegestühle und (Seite 228) vermeiden Sie Brustschwimmen.

Tab. 38

„Schlimme Fehler", die eine chronische Polyarthritis begünstigen
1. Resignieren
2. Erkrankte Gelenke nicht ausreichend stecken (z.B. Kissen unter dem Kniegelenk)
3. Keine oder die falsche Bewegungstherapie durchführen
4. Die Gelenke extrem überbelasten
5. Mit täglichen, falschen Bewegungsabläufen der chronischen Polyarthritis entgegenkommen

Soziale Hilfen für Gelenk-, Weichteil- und Wirbelsäulenkranke

Wir können Ihnen hier nur eine Übersicht über die in Deutschland möglichen sozialen Hilfen geben (Tab. 39). Auch die örtlichen Arbeitsgemeinschaften der verschiedenen Rheumaligen können Ihnen jederzeit beistehen.

Allgemein sind für alle Behandlungsmaßnahmen die *Krankenversicherungen* zuständig.

Sie sollten zu einem Mitarbeiter der örtlichen Zweigstelle Ihrer Krankenversicherung Kontakt halten; er kann Ihnen genaue Auskunft geben über mögliche Heilverfahren, eine Haushaltshilfe, Funktionshilfen, Anspruch auf Krankengeld usw. Die Kosten der medizinischen Hilfe für die Patienten ohne Kranken- oder Renten-

Tab. 39

Rehabilitationsleistungen (Übersicht)			
Medizinische Leistungen	**Berufsfördernde Leistungen**	**Leistungen zur schulischen und sozialen Eingliederung**	**Ergänzende Leistungen**
Ärztliche und zahnärztliche Behandlung	Hilfen zur Erlangung oder Erhaltung eines Arbeitsplatzes	Hilfen zur Entwicklung	Übergangs-, Kranken- und Verletztengeld
Arznei- und Verbandmittel	Berufsfindung, Arbeitserprobung	der geistigen	Beiträge zur gesetzlichen Kranken-, Unfall- und Rentenversicherung, sowie zur Bundesanstalt für Arbeit
Heilmittel einschließlich Krankengymnastik, Sprachtherapie usw.	berufliche Einpassung, Umschulung	und körperlichen	Übernahme der mit einer berufsfördernden Leistung zusammenhängenden Kosten
Orthopädische und andere Hilfsmittel	sonstige Hilfen zur Förderung einer Erwerbs- o. Berufstätigkeit	Fähigkeiten vor Beginn der	Übernahme der Reisekosten
Belastungserprobung		Schulpflicht	Rehasport in Gruppen und ärztlicher Betreuung

versicherung übernimmt nach dem Bundessozialhilfegesetz das *Sozialamt*: Anlaufstelle für Sie kann auch das *Gesundheitsamt* sein.

In allen Fragen, die mit einer *Berentung* zusammenhängen, ist der Sozialberater der *Rentenversicherung* für Sie der richtige Gesprächspartner. Auch bei Fragen nach berufsfördernden Maßnahmen wie Eingliederungshilfen, Arbeitsplatzzurichtungen (z.B. Spezialzurichtungen von Stühlen oder Schreibtischanpassungen), Einarbeitungszuschüssen oder Umschulung hilft der Rentenversicherungsträger allen, die bereits 180 Monate versichert sind oder die Berufs- oder Erwerbsunfähigkeitsrente beziehen; ansonsten ist das örtliche Arbeitsamt als „Außenstelle" der Bundesanstalt für Arbeit zuständig. Jedes *Arbeitsamt* hat eine Rehabilitations- bzw. Schwerbehindertenstelle, die mit Fachberatern auch Berufsberatungen für Behinderte durchführt.

Für die Ausstellung eines *Schwerbehindertenausweises* ist das Versorgungsamt zuständig. Sie sollten sich nicht scheuen, einen Behindertenausweis zu beantragen, wenn Ihr Arzt es rät. Alle Behinderten haben Anspruch auf Feststellung des Grades der Behinderung (GdB) und der Feststellung der Voraussetzungen für die Inanspruchnahme von Vergünstigungen durch die zuständige Versorgungsbehörde. Bedenken Sie aber – bevor Sie einen Schwerbehindertenausweis beantragen – ob Sie bei gesichertem Arbeitsplatz Ihre Arbeitsstelle nicht mehr wechseln wollen (dann: ja) oder ob Sie Ihren Arbeitsplatz wechseln wollen bzw. arbeitslos und auf Arbeitssuche sind (in beiden Fällen gut überlegen: Leider stellt ein GdB-Ausweis in diesen Fällen häufig ein zusätzliches Hindernis dar).

Was ist Rehabilitation?

Man unterscheidet die medizinische von der beruflichen und sozialen Rehabilitation.

Die gesetzliche Krankenversicherung erbringt Leistungen ausschließlich zur medizinischen Rehabilitation. Renten- und Unfallversicherung, Sozialhilfe und Kriegsopferfürsorge sind für Leistungen zur medizinischen und beruflichen Rehabilitation zuständig. Ausschließlich berufliche Rehabilitation vermittelt die Bundesanstalt für Arbeit. Die Unfallversicherung ist nur für Rehabilitationsleistungen zuständig, die Arbeits-, Wegeunfällen oder Berufskrankheiten folgen müssen. Die Kriegsopferversorgung ist für Kriegs- oder Wehrdienstbeschädigungen und Impfschäden zuständig.

Ziel medizinischer Rehabilitation der Krankenversicherungen ist es, einer drohenden Behinderung oder Pflegebedürftigkeit vorzubeugen, sie zu beseitigen, zu bessern oder eine Verschlimmerung zu verhüten. *Ziele der medizinischen Rehabilitation der Rentenversicherungen* sind: den Auswirkungen einer Krankheit oder körperlichen, geistigen oder seelischen Behinderung auf die Erwerbsfähigkeit entgegenzuwirken und dadurch Beeinträchtigung der Erwerbsfähigkeit oder das vorzeitige Ausscheiden des Versicherten aus dem Erwerbsleben zu verhindern.

Welche Formen der Rehabilitation gibt es?

Stationären Rehabilitationsleistungen stehen nichtstationäre *(ambulante, teilstationäre)* Rehabilitationsleistungen gegenüber. Eine besondere Form medizinischer Rehabilitation ist die *Anschlußheilbehandlung (AHB)*, die sich unmittelbar an eine Behandlung im Krankenhaus anschließt.

Wie ist der Zugang zur medizinischen/beruflichen Rehabilitation?

Sie müssen Ihre Rehabilitationsleistungen *selbst* beantragen – das kann bei Sozialleistungsträgern wie den Krankenkassen, den Versicherungsämtern oder auch der Arbeits-

Tab. 40

Wer erteilt Auskunft?			
Für / bei:	Rentenversicherte und Krankenversicherte	Kranken-, aber nicht Rentenversicherungen, z.B. Familienangehörige	Rentenversicherte, aber nicht Krankenversicherte, z.B. Selbständige
Beratung durch den Leistungsträger: • medizinische • berufsfördernde • ergänzende Leistungen	Rentenversicherung Krankenkasse In Berufsfragen: Rentenversicherungsträger zusammen mit Arbeitsamt. Arbeitsamt, wenn keine 180 Monate Versicherungszeit. Rentenversicherung, Krankenversicherung, Rentenversicherungsträger, Zusammenwirken mit dem Arbeitsamt. Rentenversicherung/ Krankenkasse/ Arbeitsamt	Krankenkasse Berufsfragen: Arbeitsamt Krankenkasse Arbeitsamt Krankenkasse, bei Berufsförderung: Arbeitsamt.	Rentenversicherungsträger In Berufsfragen: zusammen mit dem Arbeitsamt Arbeitsamt, wenn keine 180 Monate Versicherungszeit. Rentenversicherungsträger, sonst Sozialhilfeträger. Rentenversicherungsträger, Sozialhilfe- und Jugendhilfeträger, Arbeitsamt bei Berufsförderung.

verwaltung geschehen. Ihr Antrag wird dann an den für die Rehabilitation zuständigen Träger (zum Beispiel die Rentenversicherung) weitergeleitet.

Wer erteilt Auskunft über die Möglichkeiten einer Rehabilitation?

- die Träger der gesetzlichen Krankenversicherung,
- die Träger der Rentenversicherung,
- die Bundesanstalt für Arbeit mit den Landesarbeitsämtern und den Arbeitsämtern
- die Träger der gesetzlichen Unfallversicherung: Gewerbliche Berufsgenossenschaften, Landwirtschaftliche Berufsgenossenschaften, Seeberufsgenossenschaften, Gemeindeunfallversicherungsverbände, Feuerwehrunfallversicherungskassen, Ausführungsbehörde für Unfallversicherung des Bundes, der Länder und der Gemeinden,
- die Träger der sozialen Entschädigung bei Gesundheitsschäden wie Landesversorgungsämter, Versorgungsämter, Hauptfürsorgestellen,
- die Träger der Sozialhilfe wie Versicherungsämter, Ortsbehörden für Arbeits- und Angestelltenversicherungen in Baden-Württemberg, die Gesundheitsämter;
- besonders gekennzeichnete Dienststellen der Kriegsopfer- und Behindertenverbände sowie Verbände der freien Wohlfahrtspflege.

Nicht Kranken- und nicht Rentenversicherte	Arbeitsunfall, Schulwegeunfall, Berufskrankheit	Kriegs- und Wehrdienstbeschädigung, Impfschäden, Opfer von Gewalttaten	Ungeklärter Zuständigkeit
Sozialhilfeträger mit dem Gesundheitsamt (Landesarzt), in Berufsfragen: . Arbeitsamt Sozialhilfe- und Jugendhilfeträger. Arbeitsamt. Versorgungsamt/ Fürsorgestelle.	*Unfallversicherungsträger, Zusammenwirken mit der Krankenkasse. In Berufsfragen: Zusammenwirken mit dem Arbeitsamt.*	*Versorgungsamt, Zusammenwirken mit der Krankenkasse. In Berufsfragen: Zusammenwirken mit der Fürsorgestelle, mit dem Arbeitsamt.*	*Vorleistungspflichtig: Rentenversicherungen (Ausnahme: weder Kranken- noch Rentenversicherte, für die die Sozialhilfe vorleistungspflichtig ist). Vorleistungspflichtiger Träger. Rentenversicherungsträger, bei nicht Versicherten Sozialhilfeträger. Vorleistungspflichtiger Träger. Arbeitsamt. Vorleistungspflichtig: Hauptfürsorgestelle.*

Auch die *Wiedereingliederung* in Arbeit, Beruf und Gesellschaft läßt sich am schnellsten erreichen, wenn Sie ausreichend informiert sind (Tab. 40).

Wichtige Institutionen

Krankenversicherung

Allgemeine Ortskrankenkasse, Betriebskrankenkasse, Innungskrankenkasse, Seekrankenkasse, Ersatzkassen, Bundesknappschaft, Landwirtschaftliche Krankenkasse.

Zuständigkeiten und Möglichkeiten: *Krankenbehandlung, -vorsorge, Früherkennung, medizinische Rehabilitation.*

Ambulante ärztliche Behandlung, Versorgung mit Arznei-, Verband- und Heilmitteln, Ausstattung mit Körperersatzstücken (orthopädischen und anderen körpernahen Hilfsmitteln) sowie deren eventuelle Änderung, Instandsetzung und Ersatzbeschaffung.

Krankengymnastik, Massagen, physikalische Maßnahmen (Einzelbehandlungen), Krankenhausbehandlung, Krankengeld, häusliche Krankenpflege, Haushaltshilfe, Reise- und Transportkosten (vorwiegend zu Behandlungen), Heilverfahren, Belastungserprobung und Arbeitstherapie, Beschäftigungstherapie, Behindertensport, orthopädisches Turnen.

Sozialberatung (Schaltstelle auch zu anderen Institutionen – den „Rehabilitationsträgern"). Unter Umständen auch körperferne Hilfsmittel (z.B. Unterarmstützen oder ein Rollstuhl) und Gruppengymnastik, Bewegungsbad und ähnliches.

Tab. 41

Träger der Rehabilitation		
Gesetzliche Krankenversicherungen	**Rentenversicherungen**	**Bundesanstalt für Arbeit**
Leistungen zur medizinischen Rehabilitation	*Medizinische und berufliche Rehabilitation Leistungsvoraussetzung: 180 Monate Pflichtversicherung*	*Berufliche Rehabilitation, soweit kein anderer Träger hierfür zuständig ist.*
Orts- Betriebs- Innungs- See-Krankenkassen Ersatzkassen Landwirtschaftliche Krankenkasse Bundesknappschaft	*Landesversicherungsanstalten Bundesbahnversicherungsanstalt Seekasse Bundesknappschaft Bundesversicherungsanstalt für Angestellte Landwirtschaftliche Alterskasse*	*Landesarbeitsämter Arbeitsämter*

Rentenversicherung
Bundesversicherungsanstalt für Angestellte, Landesversicherungsanstalt, Bundesbahn-Versicherungsanstalt, Seekasse, Bundesknappschaft, Landwirtschaftliche Alterskasse.

Zuständigkeiten und Möglichkeiten: Renten (Altersrente, Berufs- und Erwerbsunfähigkeitsrente, Hinterbliebenenrente), medizinische und berufliche Rehabilitation.

Rehabilitationsmaßnahmen medizinischer und berufsfördernder Art (wenn die Erwerbsfähigkeit gefährdet oder gemindert ist oder wenn Rehabilitationsmaßnahmen geeignet sind, die Erwerbsfähigkeit wiederherzustellen bzw. zu bessern) haben „Leistungsvoraussetzungen":

Anspruch auf medizinische Maßnahmen für aktive Pflichtversicherte besteht bei sechs *Kalendermonaten mit Pflichtbeiträgen in den letzten zwei Jahren, sonst erst nach 180 Monaten Versicherungszeit sowie in Fällen der Berufsförderung oder bei Rentenbezug wegen Berufs- oder Erwerbsunfähigkeit.*

Körperersatzstücke sowie Heil- und Hilfsmittel, falls diese im Rahmen eines Heilverfahrens erforderlich sind.

Berufsfördende Maßnahmen wie Eingliederungshilfen, Einarbeitungszuschüsse, Umschulung. Kraftfahrzeughilfe, Rentenzahlungen. Fachberatungsdienst für Rehabilitation (Schaltstelle auch zu anderen Institutionen).

Die Gesundheitsämter, die Bundesanstalt für Arbeit sowie die Versorgungs- und Sozialämter sind in besonderen Fällen zuständig; aus der Aufzählung ihrer Zuständigkeiten und Möglichkeiten können Sie ersehen, ob Ihnen diese Institutionen weiterhelfen.

Gesetzliche Unfallversicherungen	Träger der sozialen Entschädigung bei Gesundheitsschäden	Sozialhilfe	Öffentliche Jugendhilfe
Medizinische, berufliche und soziale Rehabilitation bei Arbeitsunfällen und Berufskrankheiten	*Medizinische, berufliche und soziale Rehabilitation bei z.B. Wehrbeschädigung, Impfschäden*	*Rehabilitation, wenn kein anderer Träger zuständig ist.*	*Rehabilitation, wenn kein anderer Träger für behinderte Jugendliche und Kinder, wenn kein anderer Träger zuständig ist.*
gewerbliche Berufsgenossenschaften, See-, Landwirtschaftliche Berufsgenossenschaften, Gemeindeunfallversicherungsverbände u.a.m.	*Landesversorgungsämter Versorgungsämter Hauptfürsorgestellen Fürsorgestellen*	*Überörtliche und örtliche Träger der Sozialhilfe*	*Überörtliche und örtliche Träger der öffentlichen Jugendhilfe.*

Bundesanstalt für Arbeit, Arbeitsämter

Zuständigkeiten und Möglichkeiten: *Arbeitsvermittlung und Berufsberatung Behinderter. Förderung der beruflichen Bildung, berufliche Rehabilitation.*

Berufsfördernde Leistungen zur Rehabilitation, wenn die Rentenversicherung nicht in Anspruch genommen werden kann. Leistungen bei Arbeitslosigkeit. Kraftfahrzeughilfe.
 Fachdienste: Arbeitsmediziner, Psychologen, Arbeitsingenieure, Rehabilitations- bzw. Schwerbehindertenstelle (Schaltstelle auch zu anderen Institutionen).

*Gesundheitsämter
(staatlich, manchmal auch kommunal)*

Zuständigkeiten und Möglichkeiten: *Beratung bei persönlichen und familiären Problemen.*

Beratung über die Zuständigkeit von Behörden.
 Beratung über gesetzlich geregelte Hilfen, zum Beispiel Pflegegeld, Wohngeld, Schwerbehindertenausweis.
 Beratung bei der Beschaffung orthopädischer Hilfsmittel und von Funktionshilfen einschließlich der Kostenregelung.
 Beratung über karitative Hilfen und Hilfen privater Initiativen, zum Beispiel ambulante Pflegedienste, Erholung.
 Beratung über Angebote von Möglichkeiten der Heimunterbringung.

Versorgungsämter

> Zuständigkeiten und Möglichkeiten: *Ausstellung von Behindertenausweisen. Feststellung des Grades der Behinderung (GdB).*

Feststellung der Bedürftigkeit hinsichtlich Vergünstigungen bei der Beförderung im Nahverkehr.

Feststellung der Bedürftigkeit hinsichtlich Rundfunk- und Fernsehgebühren (= GdB von mehr als 80 %, wenn wegen der Behinderung eine ständige Bindung an die Wohnung gegeben und die Teilnahme an öffentlichen Veranstaltungen nicht möglich ist).

Sozialämter

> Zuständigkeiten und Möglichkeiten: *Medizinische Hilfe bei nicht bestehender Kranken- und Rentenversicherung. Medizinische und schulische Rehabilitation in Zusammenwirken von Gesundheitsamt bzw. Arbeitsamt.*

Gewährung von Sozialhilfe, sofern keine anderweitige Absicherung besteht. Bezahlung von Hilfsmitteln, die von anderer Seite nicht übernommen werden. Realisierung der Vergünstigungen hinsichtlich der Beförderung im Nahverkehr, Rundfunk- und Fernsehgebühren usw. nach Feststellung durch das Versorgungsamt. Gewährung von Hilfe zur Weiterführung des Haushalts. Gewährung von Pflegehilfe. Eingliederungshilfe für Behinderte.

> *Wenn es auch wichtigstes Ziel und Aufgabe der Ärzte ist, den Patienten vor der Erkrankung und ihren Schäden zu bewahren, so klafft dennoch auch heute noch zwischen Wille und Erfolg häufig eine große Lücke: Vielen Gelenk- und Wirbelsäulenkranken bleibt die körperliche Behinderung oder ihre drohende Gefahr nicht erspart. Alle medizinischen und auch die ergänzenden Maßnahmen müssen darauf ausgerichtet werden, diese Gruppe von Patienten auf Dauer in Arbeit, Beruf und Gesellschaft wieder einzugliedern, zu rehabilitieren.*

Zusammenfassend zeigt Tab. 41 die wichtigsten Träger der Rehabilitation und ihre Zuständigkeiten.

Selbsthilfegruppen

Die Rheumaligen

Die Rheuma-Ligen der Schweiz, Österreichs und Deutschlands haben es sich zur Aufgabe gemacht, den Kampf gegen rheumatische Erkrankungen zu unterstützen, den Rheumakranken aufzuklären, ihn zu beraten und ihm zu helfen. Darüber hinaus bemühen sie sich um das gezielte Zusammenarbeiten der verschiedenen Organisationen zum Nutzen des Rheumapatienten. Die Basis der (deutschen) Rheumaliga, dem Patienten am nächsten und für ihn am leichtesten zu erreichen, stellen die örtlichen Arbeitsgemeinschaften dar. Übergeordnet sind Landesverbände, denen wiederum ein Bundesverband vorgesetzt ist.

Die Rheuma-Ligen können Lebenshilfe für viele Probleme vermitteln – vor allem durch diese Arbeitsgemeinschaften. Um Ihnen einen kleinen Überblick zu geben, hier eine Aufstellung ihrer möglichen Leistungen:
- Aufklärung über „Rheuma" und Beantwortung aller Patientenfragen zu rheumatischen Erkrankungen (keine medizinische Beratung!)
- Sozial- und Berufsberatung sowie Beratung bei berufsfördernden Maßnahmen (Eingliederungshilfen, Einarbeitungszuschüsse, Umschulung).
- Informationen über Kostenübernahme für medizinische Hilfe bei fehlender Kranken- und Rentenversicherung (Bundessozialhilfegesetz, Hilfen durch Sozialamt oder Gesundheitsamt).
- Vermittlung von örtlichen Möglichkeiten der notwendigen Behandlungsmaßnahmen: Krankengymnastik, physikalische Therapie,

Ergotherapie, Funktionshilfen, Bewegungstherapie. Hilfen zur Lebensführung und Ratschläge für Diät.
- Informationen über den Behindertenausweis.
- Tips für steuerliche Vergünstigungen (Kraftfahrzeugsteuer, außergewöhnliche Belastungen) und Erleichterungen im Straßenverkehr (Parkmöglichkeiten, verbilligte Fahrten in öffentlichen Verkehrsmitteln) sowie für Befreiung von Rundfunk-, Fernseh-, Telefongebühren.
- Auskunft über häusliche Krankenpflege, Haushaltshilfen. „Essen auf Rädern", Nachbarschaftshilfe; eventuell Vermittlung.
- Hilfen bei der Organisation von Fahrgelegenheiten bzw. Mitfahrgelegenheiten (Weg zum Arbeitsplatz, Besuch kultureller Veranstaltungen).
- Rat bei notwendigen Veränderungen in der Wohnung und Wohnungswechsel.
- Rat und Hilfe bei weiteren sozialen Problemen.

Am wichtigsten sind wohl zwei Schwerpunkte, die wir noch einmal herausstellen möchten:

- *Unsere sozial gut versorgten und organisierten Bundesländer bieten viele Hilfen für den Einzelnen an – sie werden oft nur aus Unkenntnis nicht genutzt. Die Rheuma-Liga kann Ihnen helfen, diese Hilfen auszuschöpfen.*
- *Durch die Arbeitsgemeinschaften ist Hilfe möglich geworden, die sich direkt im täglichen Leben des Patienten auswirkt.*

Sie finden also bei den örtlichen Arbeitsgemeinschaften der Rheuma-Liga Hilfe für Probleme unterschiedlichster Art. Ihr Berater kann, das ist verständlich, nicht Experte auf allen Gebieten sein. Er wird Ihnen aber selbstverständlich zuhören, Sie beraten und Sie, wenn er selbst nicht weiterhelfen kann, an die für Sie jeweils richtige staatliche Stelle verweisen oder für Sie telefonisch dort die erbetenen Auskünfte einholen.

Auch sich helfen zu lassen ist nicht einfach. Der erste Schritt, der Kontakt mit einer Arbeitsgemeinschaft, fällt oft schwer. *Die Rheuma-Ligen sind Interessenverbände aller Rheumakranken – also Ihre Vertretung, unabhängig davon, ob Sie dort Mitglied sind oder nicht.* Die Selbstverständlichkeit, mit der die Mitarbeiter der Arbeitsgemeinschaften täglich die Interessen von Rheumakranken wahrnehmen, sollte Ihnen Mut machen, ebenso selbstverständlich um Vermittlung, um Hilfe und Unterstützung zu bitten. Die Rheuma-Ligen wurden auch für Sie ins Leben gerufen, nutzen Sie also ihre Möglichkeiten.

Deutsche Vereinigung Morbus Bechterew e.V.

Wie auch in der Schweiz gibt es in Deutschland eine Vereinigung der Bechterew-Kranken, die Selbsthilfeorganisation „Deutsche Vereinigung Morbus Bechterew e.V.". Sie vertritt die Interessen ihrer Mitglieder gegenüber der Gesellschaft und dem Sozialgesetzgeber, fördert die Zusammenarbeit mit Ärzten und Therapeuten, trägt zur Verbesserung der körperlichen und seelischen Gesundheit, der Arbeits- und Erwerbsfähigkeit ihrer Mitglieder bei und stellt Informationen über medizinische, sozial- und versicherungsrechtliche Fragen zur Verfügung.

Anschriftenverzeichnis, Bücher und Zeitschriften, die Ihnen weiterhelfen

Deutsche Rheuma-Liga

Deutsche Rheuma-Liga
Bundesverband e.V.,
Maximilianstr. 14, 53111 Bonn
Tel. 0228/ 766 06-0, Fax 0228/ 766 06-20;
Email: drl.bv@t-online.de

Deutsche Vereinigung Morbus Bechterew

Deutsche Vereinigung Morbus Bechterew e.V.
Metzgerstr. 16, 97421 Schweinfurt,
Tel. 09721/ 22 033, Fax 09721/ 22 955

Sonstige

Deutsche Morbus Crohn/Colitis ulcerosa
Vereinigung – Bundesverband für entzündliche Erkrankungen des Verdauungstraktes
(DCCV),
Enno-Littmann-Str. 4, 72076 Tübingen,
Tel. 07071/ 654 89

Lupus Erythematodes
Selbsthilfegemeinschaft e.V.
Ottostr. 15, 42289 Wuppertal
Tel. 0202/ 55 92 94, Fax 0202/ 55 92 94
Email: lupus@rheumanet.org

Fibromyalgie
Tendomyopathie, generalisierte Eosinophile-Myalgie/Dermatomyositis-Polymyositis-Komplex/Sjörgen-Syndrom
Deutsche Fibromyalgie-Vereinigung (DFG) e.V.
– Bundesverband
Postfach 13 08, 71536 Murrhart
Tel. 07192/ 90 05 72, Fax 07192/ 90 05 73
Email: Fibro-Rheuma-Selbsthilfe@t-online.de
Internet: http://www.Weis.de/Fibro.htm

Osteoporose
Bundesselbsthilfeverband für Osteoporose
Kirchfeldstr. 149, 40125 Düsseldorf
Tel. 0211/ 31 91 65, Fax 0211/ 33 22 02
Mo - Fr: 9 - 12 und 13 - 16 Uhr

Deutscher Psoriasis Bund e.V.,
Oberaltenallee 20 a, 22081 Hamburg,
Tel. 040/ 22 33 99, Fax 040/ 22 70 986

Selbsthilfegruppe Psoriasis Arthritis
(Rheuma-Forum e.V.)
Gicht, Wegenersche Granulomatose
Postfach 1308, 71536 Murrhardt
Tel. 07192/ 90 05 70, Fax 07192/ 90 05 73

Sklerodermie Selbsthilfegruppe e.V.
Friedhofstr. 16, 74076 Heilbronn
Tel. 07131/ 16 16 56, Fax 07131/ 16 16 57
Email: shgsklero@aol.com

Sklerodermie in Deutschland e.V.,
Jagdstr. 1, 90559 Burgthann
Tel. 09188/ 512
Scleroderma Liga e.V.
Kelterstr. 23, 76227 Karlsruhe
Tel. 0721/ 40 48 44, Fax 94 15 515

Anschriften für Ergotherapeutische Hilfsmittel

Firma Meyra
Postfach 17 03
32602 Vlotho

Firma Thomashilfen
Walkmühlenstr. 1
27432 Bremervörde

Rheumashop
Philipp-Krämer-Ring 13
67098 Bad Dürkheim

Bücher und Zeitschriften, die Ihnen weiterhelfen

Bücher

Barnard, C.: Mit Arthritis leben. Scherz-Verlag, Bern/München 1984

Cotta, A.: Der Mensch ist so jung wie seine Gelenke. Piper, München/ Zürich 1979

Miehle, W.: Chronische Polyarthritis und andere Gelenkentzündungen. Rheumamed-Verlag, Neubeuern, 1997

Fernwagner, M., J. Rollnik: Gymnastik für Bechterew-Patienten. Haug-Verlag, Hüthig Fachverlage, Heidelberg

Oldenkott, P.: Ärztlicher Rat für Patienten mit Bandscheibenschäden. Thieme, Stuttgart 1977

Reinhardt, B.: Die stündliche Bewegungspause. Dauer- und falsches Sitzen macht krank. Hippokrates-Ratgeber 1983

Schneider: Lupus erythematodes. Information für Patienten, Angehörige und Betreuende. Steinkopff, Darmstadt 1993

Mein Kind hat Rheuma – was kann ich tun? Ein Ratgeber für Eltern bei juveniler chronischer Arthritis. Deutsche Rheuma-Liga, 1993

Zeitschriften

Bechterew-Brief. Mitteilungsblatt der Deutschen Vereinigung Morbus Bechterew, Bergtheim

Mobil. Das Rheumamagazin. Organ der Deutschen Rheuma-Liga e.V. Verlag für Medizin E. Fischer, Heidelberg

Pso aktuell – der Ratgeber bei Schuppenflechte. Postfach 12 60, 86635 Wertingen

Der Schmetterling.
Lupus Erythematodes Selbsthilfegemeinschaft. Ottostr. 15, 42289 Wuppertal

Erklärung medizinischer Fachausdrücke

Abduktion: Wegführen (z.B. des Arms) vom Körper

Adduktion: Heranführen (z.B. des Arms) an den Körper

Adduktorentendopathie: Erkrankung von Sehnenansätzen der Muskeln, die die Beine zueinander führen.

AdrenokortikotropesHormon: Hormon, das die Nebennierenrinde zur Kortisonproduktion anregt

Akrodermatitis chronica atrophicans: bläuliche Verdünnung der Haut

Akromegalie: ausgeprägte Vergrößerung der Finger- und Zehenspitzen, der Nase und des Kinns

Akroosteolyse: Auflösung der knöchernen Finger- und Zehenspitzen

akut: plötzlich auftretend

Akute-Phase-Proteine: z.B. C-reaktives Protein (CRP): in der akuten Phase einer Entzündung im Blut auftretende Substanz

Algogene: Schmerzstoffe

Allele: Gene, die unterschiedliche Erscheinungen hervorrufen, die aber an gleichen Genorten lokalisiert sind.

Allergie: Veränderte, oft krankmachende Reaktion des Körpers auf Stoffe, die er als fremd ansieht, Überempfindlichkeit auf Fremdstoffe, die durch Einatmen, über den Magen-Darm-Kanal, über die Haut, durch Spritzen in den Körper gelangen.

Alters-c.P.: Chronische Polyarthritis, die nach dem 60. Lebensjahr beginnt.

Amyloid: bei langanhaltenden Entzündungen entstehendes Eiweiß

Amyloidose: Organerkrankungen durch Ablagerung von Amyloid

Analgetika: schmerzlindernde Medikamente

analgetisch: schmerzlindernd

Anamnese: Krankengeschichte

anamnestisch: krankengeschichtlich

Angulus: Winkel

Antigen: Artfremder Eiweißstoff, der nach Aufnahme in den Körper die Bildung von Antikörpern verursacht.

Antikörper: Reaktionsprodukt der Körperzellen auf einen Antigenreiz

antinukleäre Antikörper: Antikörper gegen Zellkernbestandteile

Antioxidanzien: Stoffe, die schädliche Sauerstoffradikale neutralisieren.

Antistreptolysintiter: Menge eines Stoffes, der gegen das Gift von Streptokokken (= Bakterien) gebildet wird.

Anulus fibrosus: äußerer Faserring der Bandscheibe

Arthralgie: Gelenkschmerz

Arthritis: Gelenkentzündung

Arthrodese: Gelenkversteifung

Arthrographie: Darstellung des Gelenkinneren mit Kontrastmitteln

Atrophie: Verkümmerung, Schwund (z.B. der Muskulatur)

Arthrose: Gelenkverschleiß

Arthroskopie: Gelenkspiegelung

Arthrosonographie: Darstellung des Gelenks durch Ultraschall

Asymmetrie: Seitenverschiedenheit, Ungleichheit

atlantoaxiale Dislokation: Lageveränderung und Instabilität zwischen 1. und 2. Halswirbelkörper

Atlas: 1. Halswirbelkörper

Autoantigen: Eiweißstoff, der durch das körpereigene Immunsystem gebildet wird.

Autoimmunkrankheit: Durch körpereigene Stoffe ausgelöste Reaktion des Körpers, die zur Bildung von Antikörpern führt.

Axis: 2. Halswirbel

Baker-Zyste: Kniekehlenerguß

Balneologie: Lehre von der Bäderheilkunde

Balneum: Bad

Bewegungssegment: Bandscheibe mit den angrenzenden Wirbeln, dazugehörigen kleinen Wirbelgelenken, Wirbellöchern, dem Abschnitt des Wirbelkanals, den Weichteilen (Rückenmark, Nervenwurzeln, Gefäße, Muskeln, Bänder) in diesem Bereich.

BSG: Blutsenkungsgeschwindigkeit: die Geschwindigkeit, mit der sinkfähige Blutbestandteile in einer Stunde sinken.

Biopsie: Gewebsentnahme

Bradykinin: Gewebshormon

Bursa: Schleimbeutel

Caput-ulnae-Syndrom: Syndrom der federnden Elle

Chemonukleolyse: enzymatische Auflösung/Volumenreduktion von vorgefallenem Bandscheibengewebe

Chondrokalzinose: Knorpelverkalkung

Chondromalazia patellae: Erweichung des Knorpels der Kniescheibe

Chondrose: Bandscheibenverschleiß

Chorea minor: Veitstanz

Chromosomen: für Vererbungsvorgänge wichtige Bestandteile des Bluts

chronische Polyarthritis: chronische Entzündung vieler Gelenke (siehe auch rheumatoide Arthritis)

Chymopapain: Enzym, das zur Chemonukleolyse verwendet wird.

Colchicum autumnale: Herbstzeitlose

Colitis ulcerosa: entzündliche Dickdarmerkrankung

Compliance: Deckungsgleichheit von ärztlichem Planen und patientlichem Handeln

Computertomographie: Schichtaufnahmeverfahren, das zur Herstellung eines Bildes Computer einsetzt.

C-reaktives Protein: bei Entzündungen auftretende Eiweißkörper im Blut (siehe auch Akute-Phase-Proteine)

Cushing-Syndrom: Krankheitsbild durch ein Überangebot von Kortison

Daktylitis: Entzündung eines Fingers oder einer Zehe

Degeneration: Verschleiß, Abnützung, Alterung

degenerativ: verschleißbedingt

Dens: Zahn; Teil des 2. Halswirbelkörpers

dermatogen: auf die Haut bezogen

Dermatom: Innervationsbereich einzelner Rückenmarkwurzeln auf der Haut

Dermatomyositis: Entzündliche Muskelerkrankung, die mit Hautsymptomen verknüpft ist.

Diabetes mellitus: Zuckerkrankheit

Diffusion: Stoffwechselvorgang, der sich nur durch ein Durchdringen und Mischen von Flüssigkeiten oder Gasen (z.B. Sauerstoff) ohne Gefäße abspielt und z.B. für die Ernährung des Knorpels sehr wichtig ist.

Dislokation: Lageverschiebung (z.B. Verschiebung von Gelenkanteilen aus ihrer normalen Lage)

Disposition, genetische: erbliche Veranlagung

Distorsion: Verdrehen, Verstauchen

dominante Vererbung: überdeckende Erbanlage

Dorsalextension: Bewegung, Hochziehen (z.B. des Fußes, der Zehen) in „Richtung Knie"

Dysplasie: Fehlanlage

Dysregulation: Fehlregulation

Elektromyographie: Verfahren, die Aktionsströme der Muskeln zu diagnostischen Zwecken graphisch darzustellen.

Elektroneurographie: Erfassung der Aktionspotentiale eines Nervenstammes nach deren Reizung.

Endoprothese: Gelenkersatz

Enzyme: Von tierischen und pflanzlichen Zellen gebildete Eiweißkörper, die regelnd in Stoffwechselvorgänge eingreifen und deren normaler Bestandteil Voraussetzung ist für den normalen Ablauf derselben.

Epidemie: gehäuftes Auftreten von Infektionskrankheiten

Epidemiologie: Lehre von der Häufigkeit, Verteilung, Entstehung und Verbreitung von Krankheiten und deren Ursachen

Epikondylopathie: Erkrankung des Weichteilmantels des Ellbogengelenkes.

Ergotherapie: Ergon = Arbeit; Therapie = Behandlung: Beschäftigungstherapie

Erythem: Hautrötung

Erythema marginale: Hautrötung mit zentral abheilenden Herden

extraartikulär: außerhalb der Gelenke liegend

Extension: Streckung

Fascia lata: große Muskelhülle

Fasziitis: Muskelhüllenentzündung

Felty-Syndrom: Sonderform der chronischen Polyarthritis mit Milz- und Lebervergrößerung

Fibromyalgie-Syndrom: Muskelschmerzen verschiedener Areale, druckempfindliche Punkte und Gebiete in Kombination mit anderen Symptomen.

Fibrose: Bindegewebsvermehrung

Focus: Herd

Funktion: Leistungsfähigkeit eines Organes

funktionelle Erkrankung: Erkrankung, bei der nur die Funktion eines Organs gestört, nicht aber dieses selbst krankhaft verändert ist.

Galvanisation: Anwendung galvanischen (niederfrequenten) Stroms

Gammaglobuline: spezielle Eiweißgruppen im Blut (zur Abwehr)

Gate-control-Theorie: Eine Theorie, die davon ausgeht, daß im Rückenmark Schmerzbotschaften zum Gehirn durchgelassen bzw. zurückgehalten werden.

Gen: Erbanlage

Hämatokrit: Anteil der roten Blutkörperchen relativ zum Plasma

Hämochromatose: Eisenspeichererkrankung

Hallux: Großzehe

Hemilaminektomie: teilweise Entfernung eines oder mehrerer Dornfortsätze und angrenzender Wirbelbogenanteile zur Freilegung des Rückenmarks

Hepatitis B: Viruskrankheit der Leber

Hernie: Bruch

histologisch: feingeweblich

HLA: humanes Leukozytenantigen

HLA-DR4: bei der chronischen Polyarthritis häufig vorkommendes HLA-Antigen

HLA-B27: bei der Spondylitis ankylosans und den Spondarthritiden häufig vorkommendes HLA-Antigen

Homöopathie: Heilsystem, das dem Kranken nur solche äußerst verdünnte Mittel gibt, die bei gesunden Menschen ähnliche Erscheinungen hervorrufen wie die der zu bekämpfenden Krankheiten.

Hormone: körpereigene Wirkstoffe, von bestimmten Drüsen oder Zellgeweben gebildet

Hydroxyprolin: Stoffwechselprodukt des Unterhautbindegewebes

Hyperabduktion: extremes Wegführen (z.B. des Arms) vom Körper

Hypergammaglobulinämie: Vermehrung bestimmter Eiweißabwehrstoffe

hypermobil überbeweglich

Hypertrophie: Vergrößerung, Zunahme (z.B. von Muskulatur)

Hyperurikämie: hohe Harnsäure im Blut

Hypochondrie: Überbewertung der Krankheit

idiopathisch: ursprünglich

Immunkomplexe: Antigen/Antikörperprodukte

Immunstimulation: Stimulierung des körpereigenen Abwehrsystems

Immunsuppression: Unterdrückung des körpereigenen Systems

Infiltration: Vorgang, bei dem eine Substanz in das Körpergewebe eingebracht wird.

Innervation: Versorgung von Körpergewebe durch einen Nerv

Inspektion: Betrachten

Interdigitalfalte: Falte zwischen Daumen und Zeigefinger

Interferon: körpereigener Stoff, der besonders über antivirale Eigenschaften verfügt

Intermetakarpalraum: Raum zwischen einzelnen Mittelhandknochen

Ischias, Ischialgie: Schmerzen, die im Ausbreitungsgebiet des Hauptnervs des Beines, des Ischias, entstehen.

Die Wurzeln des N. ischiadicus entspringen im Bereich der Lendenwirbelsäule. Schmerzen werden durch Druck (Bandscheibenvorfall) oder Entzündung ausgelöst. Diese Schmerzen halten sich an das Ausbreitungsgebiet des Nervs.

isokinetisch: die Spannung des Muskels bleibt bei Änderung der Länge des Muskels

isometrisch: die Längenausdehnung des Muskels bleibt bei Änderung der Muskelspannung

Isotope: Elemente gleicher Ordnungszahl, aber unterschiedlicher Radioaktivität

juvenile chronische Arthritis: Gelenkentzündung, die vor dem 16. Lebensjahr (im Kindesalter) beginnt

Kälteagglutinine: Substanzen, die bei Kälte verklumpen

Karpaltunnel: anatomische Rinne zwischen den Handwurzelknochen

kausal: ursächlich

Kernspintomographie:
siehe Magnetresonanztomographie

Knorpel, hyaliner:
z.B. Gelenkknorpel

kognitiv: auf Erkenntnis aufbauend

Kollagen: Gerüsteiweißkörper des Bindegewebes

Kollagenose: entzündliche Krankheit des Bindegewebes

Komplement: Entzündungsvermittler

Kompression: Zusammendrücken

Komprimieren: Zusammendrücken

Kontraktur: Verkürzung (z.B. der Muskulatur) mit Funktionsverlust

Kontrazeptiva: Schwangerschaftverhütungsmittel (Pille)

Koordination: Zusammenspiel, harmonisches Zusammenwirken, geordnete Bewegung

Kortikalis: Knochenleiste

kortisonfreie Entzündungshemmer:
nicht-kortisonhaltige entzündungshemmende und schmerzlindernde Medikamente

Kyphose: nach hinten verstärkte Krümmung der (Brust)Wirbelsäule

Laminektomie: Entfernung eines oder mehrerer Dornfortsätze und angrenzender Wirbelbogenanteile zur Freilegung des Rückenmarks

Leukozyten: weiße Blutkörperchen

Lipom: Fettgeschwulst

Lordose: seitlich gesehen: Biegung der Hals- und Lendenwirbelsäule nach vorne (Überstrecken; „Hohlkreuz")

lumbal: auf die Lendenwirbelsäule bezogen

Lymphe: dem Blutplasma entstammende, Eiweiß- und Blutzellen enthaltende Flüssigkeit

Lymphokine: Substanzen, die von Lymphozyten produziert werden (z.B. Interleukine, Monokine)

Magnetresonanztomographie:
Computergestütztes hochauflösendes bildgebendes Verfahren, das die Kernspinresonanz nützt.

Manuelle Medizin:
mit der Hand ausgeübte Medizin

Medizinische Trainingstherapie:
z.B. Muskelaufbautraining mit Geräten

Mischkollagenose:
Krankheitsbild, das sich aus einzelnen Symptomen verschiedener Kollagenosen zusammensetzt.

monartikulär: ein Gelenk betreffend

Morbus: Krankheit

Musculus pectoralis:
vorderer Brustmuskel

mutagen: Veränderungen von genetischem Material

Myelographie: Einspritzen von Kontrastmitteln in den Rückenmarkskanal

myofaszial: die Verbindung Muskel/Muskelhülle betreffend

Myogelose: punktuelle (lokale) Muskelverhärtung

Myotendinose: Erkrankung der Einheit Muskel (Myo) und Sehne (Tendo)

Nekrose: Gewebeuntergang

Nucleus pulposus:
Gallertkern der Bandscheibe

oligartikulär: bis zu 3/4 Gelenke betreffend

Orthese: Kunstwort: Zusammensetzung von orthopädischerProthese

Osteomalazie: Abnahme der Knochenhärte und der Festigkeit

Osteophyt: von der Knochenhaut ausgehende Knochenneubildung

Osteoporose: Schwund von Knochensubstanz meist im Alter, ein komplexes, teilweise noch nicht geklärtes Krankheitsgeschehen

Palmarfaszie: Muskelhülle an der Hohlhand

Palpation: Tasten

Panarteriitis nodosa:
Kollagenose, bei der Gefäße erkranken

Pannikulitis: Unterhautbindegewebsentzündung

Paraprotein: körperfremdes Eiweiß im Blut

Periarthropathie:
Erkrankung des Weichteilmantels eines Gelenks (z.B. der Schulter)

peripher: fern vom Zentrum

periphere Gelenke:
körperferne, vom Stamm entfernte Gelenke (z.B. Hand- und Fingergelenke)

Pes anserinus: dreizipflige Endsehne des Musculus semimembranosus

Phalensches Zeichen:
Schmerzprovokation bei Karpaltunnelsyndrom

Physiotherapie:
Behandlung von Krankheiten mit naturgegebenen Mitteln (Wasser, Wärme, Licht, Luft, Bewegung)

physiologisch: normal, der Gesundheit entsprechend

Phytotherapie: Pflanzenheilkunde

Placebo: Scheinmedikament

Plasma: von Zellen freier Blutbestandteil

Podagra: Gichtanfall im Großzehengrundgelenk

Polyarthritis: Gelenkentzündung mehrerer Gelenken

Polymyalgia rheumatica/arteriitica:
Entzündliche Erkrankung, die mit Muskelschmerzen im Becken- und Schultergürtelbereich sowie möglicherweise mit einer Gefäßentzündung einhergeht.

Polymyositis: entzündliche Muskelerkrankung

Polyneuropathie: Erkrankung peripherer Nerven

posterolateral: seitlich hinten

Präarthrose: zur Arthrose disponierende knöcherne Konstellation

primär: von Anfang an

Prolaps: Vorfall

Prophylaxe: Vorbeugung

Prostaglandine: Entzündungsvermittelnde Substanzen, die aber auch für den Körper wichtige Funktionen haben.

Proteoglykan: Bestandteil des Knorpels

Protrusio: Vorwölbung

pseudo: falsch

Pseudozyste: pseudo = falsch, Zyste = Hohlraum

Psoriasis: Schuppenflechte

Psychopharmaka: die Psyche beeinflussende Medikamente

radial: auf der Seite des Daumens

Raynaud-Syndrom: Blass/Blauwerden der Finger durch Gefäßkrämpfe

Reaktive Arthritis: Gelenkentzündung als Folge eines bakteriellen und/oder viralen (usw.) Infekts

Rehabilitation: Wiederherstellung

Remission: symptom- und/oder schmerzarme/-freie Phase

rezidivierend: wiederkommend

Rheumafaktor: Eiweiß, das z.B. bei der chronischen Polyarthritis häufig im Blut zu finden ist.

Resektion: Herausschneiden (z.B. eines Knochenteils)

resorbieren: aufnehmen

Resorption: Aufnahme durch den Körper

Retropatellararthrose: Arthrose im Kniegelenk hinter der Kniescheibe

rezessiv: überdeckt, überdeckbar

rezidivierend: wiederkehrend

rheumatoide Arthritis: siehe chronische Polyarthritis

Risikofaktor: zu einer Krankheit disponierender Zustand

Schlingenkäfig: besteht aus vier Gittern und ermöglicht Übungen in Entlastungsposition, in Entlastung mit Widerstand, und Übungen mit Widerstand wie auch Dehnungen

Segment: Abschnitt, Ausschnitt, Teil einer Gliederung, Unterteiltes

sekundär: nachfolgend

Sensibilitätsstörung: Empfindungsfähigkeitsstörung

sensomotorisch: Muskulatur und Empfindung betreffend

Serotonin: Mittlersubstanz

Sicca-Syndrom: Trockenheit der Schleimhäute (Augen, Mund usw.)

Sjögren-Syndrom: Sicca-Syndrom

Sklerose, progressiv-systemische: Kollagenose, die mit einer Unterhautgewebeverdickung einhergeht.

slow virus infection: schleichende langsame Virusinfektion

Spondarthritis: entzündliche Erkrankung von Wirbelsäule und Gelenken

Spondylarthrose: Arthrose der kleinen Zwischenwirbelgelenke

Spondylitis: Wirbelkörperentzündung

Spondylitis ankylosans: Bechterewsche Krankheit

Spondylodiszitis: Entzündung von Bandscheibe und Wirbelkörper

Spondylolisthesis: Wirbelgleiten

Spondylose: Verschleißzeichen an den Wirbelkörpern

Spondylosis hyperostotika: Spondylose mit überschießender Knochenneubildung (Zuckergußwirbelsäule)

Spondylosis deformans: Wirbelsäulenverschleiß

Spongiosa: innere Knochenstruktur

Stillsche Krankheit: chronische Arthritis im jugendlichen Alter mit systemischem Charakter

subakut: wenig heftig, weniger aktiv verlaufend

subkutan: unter der Haut liegend

Subluxation: Verschiebung (eines Gelenkes)

subkortikal: unter der Gehirnrinde liegend

Symptom: typisches Krankheitsmerkmal

symptomatische Arthritis: Gelenkentzündung, die im Rahmen einer ursprünglich nicht den Bewegungsapparat treffenden Krankheit auftritt.

Syndrom: Zusammentreffen bestimmter Symptome, die für eine bestimmte Krankheit kennzeichnend sind.

Syndesmophyt: typische Verknöcherung beim Bechterew-Syndrom

Synovia: die Gelenkflüssigkeit

Synovialektomie: Entfernung der Gelenkinnenhaut

Synovialis: die Gelenkinnenhaut

Synoviorthese: unblutige Verödung der Gelenkinnenhaut durch chemische oder radioaktive Substanzen

systemische Erkrankung: Krankheit, die den ganzen Körper erfaßt.

systemischer Lupus erythematodes: Autoimmunerkrankung: häufig mit schmetterlingsförmiger Rötung im Gesicht

Szintigraphie: szintilla = der Funke; Methode, mit radioaktiven Stoffen einen vermehrten Knochenstoffwechsel festzustellen

Tenderpoint: druckschmerzempfindlicher Punkt

Tendomyose: Erkrankung der Sehnen-Muskelverbindung

teratogen: Mißbildung fördernd

Tumornekrosefaktor: Von bestimmten Zellen gebildete Substanz, die entzündungsaktiv ist.

Tonus: normale Spannung im Muskel

Tomogramm: Schichtaufnahme

Tophus: Knoten

Traktion: Zug

tractus iliotibialis: sehniger Verstärkungszug der Fascia lata an der Außenseite des Oberschenkels vom Darmbeinkamm bis zum seitlichen Anteil des Schienbeins

transkutane Nervenstimulation: durch die Haut gehende, elektrische Nervenstimulation

Trauma: Verletzung

Triggerpunkt: Schmerzauslösender Punkt, ein Punkt, der nach/bei Druck in anderen Zonen Schmerzen/ Empfindungen auslöst.

Ulkus: Geschwür

ulnar: auf der Seite des Kleinfingers liegend

Umstellungsosteotomie: Korrekturumstellung von Knochen

UVA/UVB: spezielle Anteile des Sonnenlichts

Wirbelsäulensegment: Wirbelsäulenabschnitt

zentral: im Gehirn (den Mittelpunkt bildend)

Zyste: Hohlraum

Index

Absatzerhöhung 202
Acetylsalicylsäure
    Tab. 1, 17; Tab. 22, 144
Adson-Test Abb. 37, 57
AHP-200 Tab. 30, 159
Akupunktur 208
Allopurinol 150
*Alltagsprobleme des
    Gelenk- und Wirbelsäulen-
    kranken 212 f*
Alrheumun Tab. 22, 144
Alters-c.P. 68 f
Amuno Tab. 22, 144
Amyloidose 66
Analgetika 145 f; Tab. 25, 147
Anamnese 49 ff
Angulus-Syndrom Abb. 54, 95
Anschlußheilbehandlung 235
Anschriften 242 f
Antigen 61
Antikörper gegen Zellkerne 61
Antikörper gegen DNS 61
Antistreptolysintiter 62
Arava Tab. 28, 150
Armlagerungsschiene
    Abb. 147, 200
Arthaxan Tab. 22, 144
Arthralgien
    siehe Gelenkschmerzen 45
Arteria temporalis Abb. 88, 129
*Arthritis, siehe Gelenkentzündung
    63 ff, 220 f*
*Arthritis bei entzündlichen
    Darmerkrankungen 80 ff*
Arthritis psoriatica 74 ff
    - Asymmetrie des Gelenk-
      befalls 75
    - Azulfidine-RA Tab. 28, 150
    - Befall im Strahl
      Abb. 45, 76; 78
    - Beginn 75
    - chronische Polyarthritis
      DD: Tab. 9, 79
    - Definition und Ursachen 74 f
    - Fersenschmerzen 77
    - Fingerendgelenke 75
    - Fingerpolyarthrosen
      DD: Abb. 47, 78
    - Gewebeverträglichkeits-
      antigene 61
    - Kreuz-Darmbeingelenke 77
    - Lantarel Tab. 28, 150
    - Morgensteife 75
    - *Physiotherapie 167 ff*
    - Psoriasis 75 f; Tab. 8, 77;
      Abb. 44, 76
    - Remission 75
    - Rheumafaktornachweis 78

    - Sandimmun Optoral
      Tab. 28, 150
    - Schub 75
    - Sonnenprotuberanzen
      Abb. 47 b, 78
    - Symptome, seltene 75
    - Transversalbefall 76
    - Verlauf, spontaner 75
Arthritis urica, siehe Gicht 83
Arthrodese 197
Arthrose 86 ff, 222
    - aktivierte 88, stumme 87
    - primäre, sekundäre 87
    - Therapie 157 f; 175 f
Arthroskopie 55; 56
Arthrosonographie 55 f; 58
Aspirin Tab. 22, 144
Atlantodentale Dislokation 66
*Äußerlich anwendbare Medika-
    mente 145 f; Tab. 24, 146*
Autoimmunkrankheiten 32 f
*Außerschulische Methoden 208 f;
    Tab. 37, 208*
Azulfidine-RA Tab. 28, 150

Baker-Zyste 58; 103 ff;
    Abb. 64 a - e, 104 f
Ballenrolle Abb. 150 d, 202
Bandscheibe Abb. 15, 27 f
*Bandscheibenoperation
    Abb. 146 a - c, 198*
Bandscheibenvorfall
    Abb. 27 a - d, 42
Bandscheibenvorwölbung 42
*Basistherapeutika, siehe langsam-
    wirkende Langzeitantirheumatika
    148 f*
*Bechterewsche Krankheit 134 ff;
    Abb. 90 a - d, 135*
    - Azulfidine-RA Tab. 28, 150
    - Gelenke, stammnahe 136
    - HLA-B27 40; 61
    - Kinderwunsch 40; 137
    - Kreuz-Darmbeingelenke 135
    - Mennellsches Zeichen
      Abb. 39, 59
    - Morgensteife 48
    - Muskelschmerzen 48
    - nächtliche Ruhe-
      schmerzen 48; 135
    - Ottsches Zeichen
      Abb. 38 a, b, 58 f
    - Regenbogenhautentzündung
      136
    - Schmerzen 134 f
        - Brustbein 135
        - Ferse Abb. 55, 96
        - ischialgiforme 134

    - Schobersches Zeichen
      Abb. 38 a, b, 58 f
    - Therapie 155, 180
    - Vererbung 40
    - Verlauf bei Frauen 137
Beckenschiefstand 105
Beipackzettel 140 ff
ben-u-ron Tab. 25, 147
Berufsfördernde Maßnahmen 234
Beschäftigungstherapie 203 ff
Betthöhe 207
Bewegungstherapie, tägliche 222
Bewegungsbad 169
Bienengift Tab. 37, 208
Bildgebende Verfahren 55 ff
    - Arthrographie 55; 56
    - Arthroskopie 55; 56
    - Arthrosonographie 55 f; 58
    - Computertomographie 55 f; 60
    - Magnetresonanztomographie
      55 f, 58; 60
    - Myelographie 60
    - Röntgen 55 f; 60
    - Schichtaufnahmen 55 f
Bindegewebsmassage 189
Bindehautentzündung 71
Biofeedback 166
Beofenac Tab. 22, 144
Biopsie, siehe Gewebeentnahme
    56 f, 58; 130
Blutuntersuchungen 60 ff
    - Anämie 61
    - Bluteiweiße 61
    - Blutsenkungs-
      geschwindigkeit 60 f
    - C-reaktives Protein 61
    - Entzündungszeichen,
      unspezifische 60 f
    - Rheumafaktoren 61
    - weiße Blutkörperchen 61
Bogen, schmerzhafter
    57; Abb. 71 a - c, 111 f
Borrelia burgdorferi 72
Bouchardsche Fingerpolyarthrose
    Abb. 32 b, 51 f; 52
Brennesselextrakt 210
Brufen Tab. 22, 144
Brustschwimmen 227
Brustwirbelsäule 25
Bücher, weiterführende 243 f
Bundesanstalt für Arbeit 239

Calcort-6 Tab. 26, 148
Celebrex Tab. 22, 144
Celestan Tab. 26, 148
Chair-Test 57
Chemonukleolyse 164 f
Chlamydien Tab. 7, 70

250

Chondrokalzinose 83 f
Chorea siehe Veitstanz 72
chronische Polyarthritis, siehe
 Polyarthritis, chronische 63 ff
Colchicin 16
Colitis ulcerosa 80
Computertomographie 55 f; 60
Coxarthrose,
 siehe Hüftgelenkarthrose 88 f
C-Schiene Abb. 152, 204

Daumensattelgelenkarthrose
 89 f; Abb. 51, 90
Decortin H Tab. 26, 148
degenerative Gelenkerkrankung,
 siehe Arthrose 86 ff
Delphicort Tab. 27, 149
Depression, reaktive 166
Dermatom Abb. 66, 106
Dermatomyositis 82; 86 f
Develin retard Tab. 25, 147
Deutsche Rheuma-Liga 242
Diät 222 ff
 - bei Arthrose 224
 - bei Gicht 224
 - individuelle 223
 - bei Übergewicht 224
 - vorbeugende 223
Diclofenac Tab. 22, 144
Dolenon Tab. 24, 146
Dupuytrensche Kontraktur
 58; Abb. 56, 96 f
Dysplasie 34

Effekton-Creme Tab. 24, 146
Eisenablagerungserkrankung 82
Eispackung 188
Elektromyographie 60; 115
Elektroneurographie 115
Elektrotherapie 189 f
Elle, federnde Abb. 43 e, 67
Enbrel Tab. 28, 150
Endoprothese Abb. 145 a - c, 197
Endoxan Tab. 28, 150
Entkalkung 51
Entzündung 29 ff; Abb. 18, 29 f;
 Abb. 33, 53 f
Entzündungshemmer, kortisonfreie
 142 ff
Ergotherapie 203 ff
 - Abläufe, täglich
  Abb. 153 a - d, 206
 - Gelenkschutz 205 f
 - Hilfsmittel Tab. 36, 203;
  207 f; 242
 - Schienen 200 ff
  - dynamische 200 f; 207
  - statische 200 f, 207
  - stabilisierende Abb. 152, 204
 - Töpfern 204
 - Weben 204
 - Wirbelsäulenschutz 205 f
Ergußanalyse 56 f
Ernährung, siehe Diät 222 ff

Familienanamnese 50
Fasten 225
Fascia lata 58; Abb. 59, 99 ff
Faszien Abb. 9, 24 f
 - oberflächliche, tiefe 24
Faustschluß 53
Fehlformen und Fehlhaltungen
 der Wirbelsäule
 42 f; Abb. 65 a - g, 105
Felden Tab. 22, 144
Felty-Syndrom 68
Fersenbein Abb. 55, 96
Fibromyalgie-Syndrom
 122 ff; Abb. 85 a, b, 124
 - Berührungsempfindlichkeit 57
 - Tenderpoints 57
 - Therapie Abb. 95,163
 - Schlafstörungen 122
 - Ursachen 123
 - vegetative Symptome 122
Fieber, rheumatisches 71 ff
 - antibiotische Therapie 154
 - große Gelenke 72
 - Herzbeteiligung 72
 - Kortisontherapie 154
 - Rachenentzündung 71
 - Streptokokken 71
Fingerpolyarthrose 89 f; Abb. 32 b,
 51; Abb. 49, 89; Abb. 50, 89
 - Bouchardsche Arthrose
  Abb. 50, 89
 - Entstehung 36
 - Heberdensche Knötchen 51
 - Kälteempfindlichkeit 89
 - Vererbung 36
 - Verlauf 89
Fingerschienen 200
Flaschenzeichen Abb. 78, 117
Frozen shoulder 111
 - Therapie Abb. 126 a - c, 180
Funktionsuntersuchungen 51, 53 ff
Gaenslensches Zeichen
 Abb. 34 a, b, 53 f; 55 f
Gehhilfen Abb. 149 a - c, 201
Gelenke 19 ff
 - Anatomie 19
 - Funktion 53 ff
 - Weichteile 21 ff; Abb. 5, 22
Gelenkentzündungen
 63 ff; Abb. 19, 30
 - bei Morbus Bechterew 81
 - bei Darmentzündungen 80 f
 - Fragen, wichtige Tab. 5, 50
 - bei hormonellen Störungen 82
 - im Jugendalter 68 f
 - bei Kollagenosen 81 f
Gelenkinfektionen 73 ff
Gelenkinnenhautentzündung
 Abb. 19, 30
Gelenkinnenhautverödung 156 f
 - Varicocid (Natrium-morrhuat) 156
 - Yttrium 157
Gelenkoperationen
 195 ff; Abb. 144 a - e, 196

 - Ersatz 196
 - Innenhautentfernung 195
 - Osteotomie 196
Gelenkschmerzen 45 f
Gelenkschutz 205 f
Gelenkversteifung 197
Gesundheitsamt 239
Gewebeentnahme 56 f; 58; 130
Gewebeverträglichkeitsantigene
 siehe HLA-Antigene 61
Gicht 82 ff; 83
 - akute 83
 - Bereitschaft, erbliche 33
 - chronische 83
 - Diät 30 f; 224 f
 - Entstehung 33 f
 - Gichtknoten Abb. 31 b, 51 f; 52
Gichtmedikamente 150 f
Golfellbogen 113
Goldtherapie, intramuskuläre
 Tab. 28, 150
Großzehengrundgelenk 83
Großzehengrundgelenkarthrose
 90 f; Abb. 52, 90
 - Großzehe, starre 103
 - Hallux valgus Abb. 63 a, 103
Gumbaral Tab. 30, 159
Gymnastik 220 ff
 - wann, welche, wieviel 221
Hämochromatose, siehe Eisenabla-
 gerungskrankheit 82
Haglund-Ferse Abb. 63 b, 103
Hallux rigidus 103
Hallux valgus Abb. 63 a, 103
Halswirbelsäule 24 f
 - bei chronischer Polyarthritis 65 f
Handfunktionen 53 f
 - Faustschluß 53
 - Kraft 53
 - Schlüsselgriff Abb. 34 c, 54 f
Handgelenke Abb. 2 b, 20
Handgymnastik 171 f
Handstock Abb. 149 a - c, 201; 205
Haptoglobulin 61
Harnröhrenentzündung 71
Harnsäuresteine 83
 - Kristalle Abb. 21, 34
Harnsäurestoffwechselstörungen
 33 f; 62 f
Haut- und Unterhautbindegewebe
 Abb. 10, 24 f; Abb. 60, 100
 - Erkrankungen 100 ff
Heben, richtiges 232
Heberdensche Knötchen,
 Abb. 32 b, 51 f; 52
Hemilaminektomie
 Abb. 146 a - c, 198
Herbstzeitlose 16
Heublumen 188
HLA-Antigene 31; 32; 40; 61
HLA-B27 Tab. 1, 17; 40; 61
Hohlrunder Rücken Abb. 65 c, 105
Homöopathie 209
Hormonelle Störungen 82 f

Hüftgelenk 53; 55; Abb. 35, 54 f;
Abb. 2 c, 20 f; Abb. 4, 21
Hüftgelenkarthrose
88 f; Abb. 22 a - d, 35
- Entstehung 34 f
- Kontraktur 35
- Vierer-Zeichen Abb. 35 a - c, 54
Hyalart Tab. 30, 159
Hyperabduktionstest Abb. 36, 57 f

Imurek Tab. 28, 150
Infiltrations- und Injektionstherapie,
161 f; Abb. 93, 162;
Abb. 94, 162
Informationspsychologie 213
Iritis 136
Ischias 114
Joggen 227
Juvenile chronische Arthritis 68 ff
- antinukleäre Antikörper 69
- Polyarthritis, seronegative, seropositive 69
- Regenbogenhautentzündung, chronische 69
- Rheumafaktor 69
- systemische Form 69
- Wachstumsalter 69

Kälte 187 ff
- Eisbeutel 188
- Kältekammer 188
- Luft, kalte 188
- Krankengymnastik 188
- Stickstoff 188
Kampfsport 226
Karpaltunnel Abb. 76 a, b, 115
Karpaltunnelsyndrom,
siehe Kompression des
N. medianus 115 ff
Katadalon Tab. 25, 147
Kiefergelenke 65 f
- Mundöffnung 65
- Schmerzen 65
Kleidung 225
Klinische Untersuchungen 51 ff
Knarrgeräusche 87
Kniegelenk Abb. 1 a, b, 18 f
Kniegelenkarthrose 88 f
- aktivierte Abb. 48, 88
- Anlauf- und Belastungsschmerz 88
- Treppabwärtssteigen 88
Knochen 18
Knöchelpolster Abb. 32 a, 51 f
Knopflochdeformationen Abb. 43 b, 67
Knorpel, hyaliner Abb. 1 a, b,18 f
Kompressionssyndrome 114 ff
- Grunderkrankungen 115
- Symptome Tab. 16, 116
- Ursachen 114, 116
Kompression des N. cutaneus
femoris lateralis
118 f; Abb. 81 a, b, 119

Kompression des N. medianus,
115 ff; Abb. 76 a, b, 115
- Anfangsstadium 116
- Diagnose 117
- Elektromyogramm 58
- Elektroneurogramm 58
- Flaschenzeichen Abb. 78, 117
- Grunderkrankungen 116
- Innervation Abb. 76 a, 115
- Kortisoninjektionen, lokale Abb. 94, 162
- Kraftlosigkeit der Hand 116
- Phalensches Zeichen Abb. 77, 117 f
- Schmerzen in der Nacht 116
- Schwangerschaft 116
- Symptome Tab. 16, 116
- Therapie 162
- Untersuchungsbefunde 117
Kompression des N. tibialis 117 ff;
Abb. 79, 118; Abb. 80, 118
- Empfindungsstörungen 118
- Injektionen 162
- Symptome 118
Kompression von Nerven zwischen
den Vorfußköpfchen 118 f
- Anatomie Abb. 82, 119
- Injektion 162
Kompressionssyndrome, andere
119 ff; Abb. 83, 120;
Abb. 84, 121
Konservative orthopädische
Behandlung 200 ff
Kontraktur Abb. 22 d, 35
Korkenzieherbewegung 112
Kortison 146 ff; Tab. 26, 148; Tab. 27, 149
- Dosen 147
- Einnahmezeitpunkt 147
- in das Gelenk 147
- Langzeittherapie 147
- niedrigdosiertes 147
Kortisonfreie Entzündungshemmer
142 ff; Abb. 91, 143;
Abb. 92, 152
- Alrheumun Tab. 22, 144
- Amuno Tab. 22, 144
- Arthaxan Tab. 22, 144
- Aspirin Tab. 22, 144
- Beofenac Tab. 22, 144
- Brufen Tab. 22, 144
- Celebrex Tab. 22, 144
- Felden Tab. 22, 144
- Halbwertszeit Tab. 23, 145
- Mobec Tab. 22, 144
- Lokale Therapie Tab. 24, 146
  - Gele 145
  - Salben 145
- Proxen Tab. 22, 144
- Rantudil Tab. 22, 144
- Vioxx Tab. 22, 144
- Voltaren Tab. 22, 144
Krankengeschichte 49 ff
Krankengymnastik 167 ff

- bei Arthrosen 175 f
  - des Knies Abb. 114, Abb. 115, 175 f
  - der Hüftgelenke Abb. 116, 176
  - der Schulter Abb. 117, 176
- bei Baker-Zyste Abb. 118, 176
- bei Bechterewscher Krankheit Abb. 127 - 130, 180 ff
- bei chronischer Polyarthritis 169 f; Abb. 96 - 113, 169 ff
- bei erkrankter Fascia lata Abb. 119, 177
- bei Periarthropathia humeroscapularis Abb. 120 - 126, 178 ff
- Wasserwiderstand 168 f
- bei pseudoradikulären Wirbelsäulensyndromen Abb. 131 - 134, 183 f
- nach Bandscheibenoperationen Abb. 135 - 139, 184 f
Krankenversicherung 237
Krankheitsakzeptanz 166 f
Kreuz-Darmbeingelenke Abb. 2 d, 20
- Anatomie Abb. 90 a, 135
- beim M. Bechterew 134 f
Kristalle 56
Küche, Einrichtung 206 f
Kugelgelenk 19 f; Abb. 3, 21
Kunstgelenk Abb. 145 a - c, 197
Kupferbänder Tab. 37, 208
Kyphose Abb. 65 a - d, 105

Laborchemische Untersuchungen 60 ff
Lagerungsschiene, Abb. 147, 200
Langsamwirkende Langzeitantirheumatika 148 ff
- Auranofin Tab. 28, 150
- Azathioprin Tab. 28, 150
- Chloroquin Tab. 28, 150
- Ciclosporin A Tab. 28, 150
- Cyclophosphamid Tab. 28, 150
- D-Penicillamin Tab. 28, 150
- Gold, intramuskulär Tab. 28, 150
- Hydroxychloroquin Tab. 28, 150
- Leflunomid Tab. 28, 150
- Methotrexat Tab. 28, 150
- Sulfasalazin Tab. 28, 150
- Tumornekrosefaktorhemmer Tab. 28, 150
Laminektomie Abb. 146 a - c, 198
Lantarel Tab. 28, 150
Lederlon Tab. 27, 149
Leistendruckschmerz 88
Lichttherapie 155
Liegen, richtiges 231 f; Abb. 143 a - d, 194
Lipotalon Tab. 27, 149
Lipomatose 101 f
Lordose Abb. 65 a - d, 105
Low-Dose-Therapie mit Kortison 147

Lyme-Arthritis 72 ff
- Akrodermatitis chronica
 atrophicans 72
- antibiotische Therapie 154
- Borrelie 72
- Erythem 72
- Stadien I, II, III 72 f
- Zecken entfernen 73

Magnetresonanztomographie
 55 ff; 58; 60
Massagen 189 f; Abb. 140, 187
Medikamentöse Therapie einzelner
 Krankheitsbilder 151 ff
- bei Arthritis psoriatica 154 f
- bei Arthrose 157 f
- bei M. Bechterew 155 f
- bei Chrondrokalzinose 156
- bei Fibromyalgie
 163; Abb. 95, 163
- bei Kollagenosen 156 f; 86
- Kontrolluntersuchungen 56 f
- bei chronischer Polyarthritis 151 ff
- bei entzündlichen Darmerkrankungen 155
- bei Gicht 156
- bei infektiösen Arthritiden 154
- bei Lyme-Arthritis 154
- bei Reiter-Syndrom 153
- bei rheumatischem Fieber 154
- bei Weichteilerkrankungen 161 ff
Medizinische Trainingstherapie 230 f
Mennellsches Zeichen Abb. 39, 59
Metalcaptase Tab. 28, 150
Methotrexat-Therapie (MTX)
 Tab. 28, 150
- Kontrollen 151
- Langzeittherapie 151
- Wirkungseintritt 151
- Wochendosis 151
- Therapieerfolge 151
Mischkollagenose 86 f
Mobec Tab. 22, 144
Mobilisin-Gel Tab. 24, 146
Moorbäder, -packungen 188
Morbus Bechterew, siehe
 Becherewsche Erkrankung 134 ff
Morbus Crohn 80
Morbus Still 68; 69
- beim Kind 69
- beim Erwachsenen 68
Morbus Whipple 80 f
- antibiotische Therapie 155
Morgensteife 64 f
Muskelbeteiligungen bei
 Tab. 19, 130
Muskelerkrankungen 130 ff
- bei Drüsenerkrankungen 131
- durch Medikamente
 Tab. 20, 132
- Nervensystem 131 f
- Stoffwechselkrankheiten 131
Muskelhüllen 24; 99; Abb. 9, 24;
 Abb. 58, 99; Abb. 59, 99

- Anatomie 24
- Eosinophile Fasziitis 99
- oberflächliche und tiefe 24
Muskelschmerzen 104 ff, 130 f
- Belastung 104 f
- Fehlhaltung 104 f
- Hartspann 106
- Lokalisation Tab. 11, 93
- Myogelosen 47
- pseudoradikuläres Wirbel-
 säulensyndrom 106
- fixierte Fehlformen 104
- Kyphose Abb. 65 a - d, 105
- Morbus Bechterew 48
- Morbus Scheuermann 105
- Skoliose Abb. 65 e - g, 105
- Therapie 161
- psychotrope Medikamente 163
Myelographie 60
Myofasziales Schmerzsyndrom
 57; 123
Myogelosen 39

Nagelpsoriasis Abb. 44 a - c, 76
Neuraltherapie 209
Neuseelandmuschel Tab. 37, 208
Novalgin Tab. 25, 147

Operationen 195 ff
Orthesen (Schienen) 200 f
Osteoporose, siehe Entkalkung 51
Ottsches Zeichen Abb. 38 a, b, 58 f

Panarteriitis nodosa 82 f
Pannikulitis Pfeifer-Weber-Christian
 101 f
Pannikulose
 100 f; Abb. 61 a, b, 100
Passive physikalische Therapie
 187 ff; Abb. 140, 187
- bei Arthritis psoriatica 191 f
- bei Arthrosen 192 f
- bei Morbus Bechterew 191
- bei chronischer Polyarthritis 191
- bei Weichteilerkrankungen 193 ff
Patella, tanzende 55
Peddigrohr 204
Periarthropathie 109 ff
- des Ellbogens Abb. 74 a, b, 114
- der Hüfte Abb. 72 a, b, 112
- des Knies Abb. 73 a, b, 113
- der Schulter 110 ff;
 Abb. 70 a, b, 109; Tab. 15, 111
Phalensches Zeichen Abb. 77, 117 f
Phytodolor 210
Phytotherapie 209
Podagra 83
Polyarthritis, chronische 63 ff
- Arava Tab. 28, 150
- Azulfidine-RA Tab. 28, 150
- Baker-Zyste Abb. 64 a - e, 104
- Beginn 63
- Blutsenkungsgeschwindigkeit
 64 f

- Definition 63
- Dreipunktschiene
 Abb. 148, 200
- Elle, federnde Abb. 43 e, 67 f
- Enbrel Tab. 28, 150
- Entstehung Abb. 20, 33
- Fehler, schlimme Tab. 38, 233
- Fehlhaltungen, typische
 Abb. 43 a - e, 67
- Fingergelenke Abb. 40 a, b, 65
- Fingergrundgelenke
 Abb. 33, 53; 171
 - starre und zu feste 173 ff
 - zu lockere 171 ff
- Frühsymptome 63
- Goldsalze Tab. 28, 150
- Halswirbelsäule Abb. 41, 66
- Handgymnastik, Regeln zur
 Tab. 33, 173
- Häufigkeit 63
- HLA-Antigene 32
- Immunsystem Abb. 20, 33
- Imurek Tab. 28, 150
- Karpaltunnelsyndrom 115 f
- Kaugelenke 65
- Kortison 153 f
- Krankengymnastik
 Abb. 96 - 113, 169 ff
- Lantarel Tab. 28, 150
- Metex Tab. 28, 150
- Morgensteife 64
- Muskelerkrankung
 66 f; Tab. 19, 130
- Physiotherapie 167 f; 191
- Quensyl Tab. 28, 150
- Remission 63
- Resochin Tab. 28, 150
- R-Faktoren 64
- Rheumafaktor Tab. 6, 62; 65
- Rheumaknoten Tab. 31 a, 51 f
- Ridaura Tab. 28, 150
- Sandimmun Optoral
 Tab. 28, 150
- Schichtaufnahmen 55
- Schmerzen 64
- Schub 63
- Schwangerschaft 214 f
- Sehnenscheidenentzündung 66
- seronegative 64
- seropositive 64
- Sport 226 f
- Strategie und Taktik 67
- symmetrischer Gelenkbefall 64
- Symptome, entzündliche
 Abb. 18, 29
- Symptome, häufige, seltene 63 f
- Tauredon Tab. 28, 150
- Therapie 151 f; 167 f; 191 f
- Verlaufsformen 64
- Vorzeichen, unbestimmte 63
Polymyalgia rheumatica 128 ff;
 Abb. 87, 128; Tab. 18, 129
- Arteria temporalis Abb. 88, 129
- Beschwerden, Dauer 130

- Blutsenkungsgeschwindigkeit, beschleunigte 128
- Diagnostische Kriterien Tab. 18, 129
- Entzündung der arteriellen Gefäße 129
- Gewebeentnahme 128 f
- Gewichtsverlust 128
- Kopfschmerzen 130
- Kortison, Dauerdosierung 162
- Morgensteife 128
- Muskelschmerzen Abb. 87, 128
- Sehstörungen 129

Polymyositis 82 f; 86 f
Prednisolon Tab. 26, 148
Progressiv-systemische Sklerose 82 f; 85 f
Prolaps Abb. 27, 42
Protrusio Abb. 27, 42
Proxen Tab. 22, 144
Pseudo-Gicht, siehe Chondrokalzinose 83
pseudoradikuläres Wirbelsäulensyndrom 138 f; Abb. 30, 47
- Ausstrahlung 47
- krankengymnastische Übungen Abb. 131 - 134, 183 f
- Ursachen 47

Psoriasis 75 f
- Lokalisation 75
- Nagelbeteiligung Abb. 44 a - c, 76
- Therapie 155

Psyche und Schmerz 123 ff; Abb. 24, 39; Abb. 86, 126
Purine 224

Quensyl Tab. 20, 132; Tab. 28, 150

Radikuläres Wirbelsäulensyndrom, 138 f; Abb. 27, 42
- physikalische Therapie 192
- Übungen, krankengymnastische Abb. 135 - 139, 185 f

Radfahren 226; Abb. 158, 229
Rantudil Tab. 22, 144
Raynaud-Syndrom 64, 191
Reaktive Arthritiden 69 ff
- Dauer 70
- Definition 70
- Erreger, häufige Tab. 7, 70
- HLA-B-27 40

Rehabilitation 234 f; Tab. 39, 234; Tab. 40, 236 f; Tab. 41, 238 f
- Auskunft 236 f
- berufliche 234 f
- Leistungen 234 f
- medizinische 235 f
- Umschulung 218
- Zugang zu 235 f

Rentenversicherung 238
Resochin Tab. 28, 150
Rheumafaktor 51 ff; 61
- Alter Tab. 6, 62

- Bedeutung 61

Rheumaknoten 51 f; Abb. 31 a, 51
Rheumon Gel Tab. 24, 146
Reiter-Syndrom 70 f
- Aphthen 71
- Bereitschaft, erbliche 71
- Bindehautentzündung 71
- Blutsenkungsgeschwindigkeit 71
- chronisches 71
- Glans-penis-Befall 71
- Gelenke, gewichttragende 71
- Harnröhrenentzündung 71
- Hautveränderungen 71
- HLA-B27 40; 61
- (in)komplette Form 71
- Kreuz-Darmbeingelenke 71
- Polyarthritis 71
- Schubsituation, akute 71

Ridaura Tab. 28, 150
Radfahren 229
Rheumachirurgie 195 ff
- bei Gelenkersatz 196
- bei Gelenkinnenhautentfernung 195
- durch korrigierende Operationen 195
- durch Osteotomie 196
- durch Resektion 197
- an der Wirbelsäule 197 f

Rundrücken Abb. 65 b, 105

Sandimmun Optoral Tab. 28, 150
Schichtaufnahmen 55 f
Schlüsselgriff Abb. 34 c, 54
Schleimbeutelerkrankungen 101 ff
- Ellbogen Abb. 62, 102
- Ferse Abb. 55, 96
- Hüfte Abb. 72 a, b, 112
- Schulter 111
- Ursachen 102, 103

Schmerzen 44 ff
- der Achillessehne Abb. 55, 96
- bei aktivierter Arthrose Abb. 48, 88
- degenerativ verursacht 45
- entzündlich verursacht 45
- bei myofaszialen Schmerzsyndromen Abb. 68, 108
- Projektion Abb. 68 a - c, 108
- psychisch verursachte 123
- radikulärer Schmerz Abb. 66, 106
- Schmerzentstehung 44
- Schmerzerleben 44
- von Schulter- und Beckengürtel Abb. 87, 128
- Weichteilschmerzen 45

Schmetterlingskrankheit 81; 84 f
Schmetterlingskissen Abb. 154, 207
Schobersches Zeichen Abb. 38 a, b, 58
Schnappende Hüfte Abb. 59, 99
Schnellender Finger 96 f
Schürzengriff 112

Schuhwerk 232
Schultergelenk Tab. 15, 111; Abb. 70 a, b, 109; Abb. 71 a, b 111
- Bewegungsmöglichkeiten Abb. 3, 21 f
- Bogen, schmerzhafter Abb. 71 a - c, 111
- krankengymnastische Übungen Abb. 120 - 126, 178 f
- Palpation Abb. 34 d, 54 f
- Rotatorenmanschette 110
- Therapie, physikalische 193; Tab. 31, 161
- Weichteilmantel Abb. 5, 22 f

Schulter-Hand-Syndrom 132 f; Abb. 89, 133
- Schwellungen 133
- Stadium I, II, III 134
- Therapie 194
- Ursachen Tab. 21, 133

Schuppenflechte, siehe Psoriasis 75
Schwanenhalsdeformität Abb. 43 c, 67
Schwangerschaft und Stillzeit 214 ff
- Morbus Bechterew 215
- chronische Polyarthritis 214
- Medikamente 214
- systemischer Lupus erythematodes 215

Sehnen 2; Tab. 4, 37; Tab. 11, 93; Tab. 12, 93; Tab. 13, 94; Abb. 6, 22; Abb. 53 a - d, 95; Abb. 69 a, b, 108
- Sehnenerkrankungen am Arm und Bein Abb. 6, 22 f; Abb. 53, 95
- Leitsymptome Tab. 13, 94
- Lokalisation Tab. 11, 93; Abb. 6, 22; Abb. 69 a, b, 108
- Therapie Tab. 31, 161; Tab. 34, 193; Tab. 35, 194

Selbsthilfegruppen 240
Selen 210
Sexualität 213
Sicca-Syndrom 68
Sitzen, richtiges 231
Sjögren-Syndrom 68
Skilanglauf Abb. 155, Abb. 156, 227
Sklerodermie, siehe progressive systemische Sklerose 82; 85 f
Skoliose Abb. 65 e - g, 105
Sozialämter Tab. 39, 234; 240 f
Spondylitis ankylosans, siehe Bechterewsche Erkrankung 134 ff
Sport 225 ff
- bei Arthrosen Abb. 158 a, b, 229
- Ausdauersportarten 226
- Bergwandern 226
- nach Bandscheibenoperationen 228
- bei Morbus Bechterew Abb. 155 - 157, 227 f

- bei chronischer Polyarthritis 226
- als Ursache für Sehnenansatz-
  erkrankungen Tab. 4, 37
- bei Weichteilerkrankungen 230
Stehen, richtiges 232
*Still-Syndrom
  beim Erwachsenen* 68
Stillzeit 216
Stufenlagerung Abb. 142 a - c, 192
Sudeck-Syndrom, siehe Schulter-
  Hand-Syndrom 133
Sulfasalazin Tab. 28, 150
Symptome, psychische 125 f
Synoviorthese 156
Synovialektomie 195
Syndesmophyten 60
Syntestan Tab. 26, 148
Synvisc Tab. 30, 159
Systemischer Lupus erythematodes
  81 f; 84 f
    - Antikörper 61; 84
    - Gelenkentzündungen 81 f
    - Muskelschmerzen 81 f
    - Therapie 85

Tarsaltunnelsyndrom *117 ff*
Tauredon Tab. 28, 150
Temgesic Tab. 25, 147
Tennis Abb. 157, 228; 227 f
Therapie 142 ff; 151 ff; 165 ff;
  167 ff; 195 ff; 200 ff; 204 ff
    - ergotherapeutische 204 ff
    - konservativ orthopädische 200 ff
    - medikamentöse 142 ff; 151 ff
    - operative 195 ff
    - physikalische 167 ff
    - psychologische 165 ff
Tischtennis 226
Tramal Tab. 25, 147
Trolovol Tab. 20, 132; Tab. 28, 150
Tumornekrosefaktor
  149; Tab. 28, 150; 153
Tragen, richtiges 232

Überkopfweben Abb. 151, 204
Überbeweglichkeit
  96 ff; Abb. 57 a - e, 98
    - angeborene 97
    - erworbene 97
    - Diagnose Tab. 14, 97
Ultralan Tab. 20, 132; Tab. 26, 148
Ultraschall 190
Umschulung 218; Tab. 39, 241
Urbason Tab. 26, 148
Uricovac 156
Urinuntersuchungen 56 f; 58
Untersuchungen beim Arzt 49 ff

Vaginale Trockenheit 213
Valoron N Tab. 25, 147
Varicocid (Natriumorrhuat) 156
Veitstanz 72
Vereinigung M. Bechterew 241
Verhaltenstherapie 165 f
Versorgungsamt Tab. 39, 234; 240
Vitamine 209; Tab. 37, 208
Vierer-Zeichen Abb. 35 a - c, 54
Viren 29
Vioxx Tab. 22, 144
Volleyball 227
Voltaren Tab. 22, 144
Voltaren Emulgel Tab. 24, 146
Volon Tab. 26, 148
Volon-A Tab. 27, 149

Wärme *188 f; Abb. 140, 187;*
  Abb. 141, 189
Walking 227; 229
Wassertemperatur 227
Weihrauch Tab. 37, 208; 210
Weichteilerkrankungen
  91 ff; Tab. 10, 92; Tab. 30, 159
    - Beruf 36 ff
    - Definition 91
    - Einteilung Tab. 10, 92
    - medikamentöse Therapie 160 ff
        - Antidepressiva 163

- Emulgel 160 f; Tab. 24, 146
- Gel 160 f; Tab. 24, 146
- Injektion 161 f; Abb. 93, 163
- Infiltration 161 f
- Kortison 161; 162 f
- Kortisonfreie Entzündungs-
  hemmer 160; Tab. 22, 144;
  Tab. 25, 147
- Salben 160 f; Tab. 24, 146
- Schmerzen 45, 91 ff
- Sport Tab. 4, 37
- Ursachen Tab. 3, 36
Wetterfühligkeit 225
Wirbelsäule 24 ff
    - Anatomie und Funktion
      24; Abb. 11, Abb. 12 a - c, 25 ff;
      Abb. 13 a, b, Abb. 14 a, b, 26 ff;
      Abb. 15, Abb. 16, 27 ff;
      Abb. 17, 28 ff
    - Bandscheibe 24; Abb.15, 27 f
    - Brustkyphose 24
    - Halslordose 24
    - Lendenlordose 24
    - Rückenmark 25
    - Wirbelkörperaufbau 24
    - Zwischenwirbelgelenk 24
    - Zwischenwirbelloch 25
Wirbelsäulenschutz 205 ff
Wirbelsäulensyndrome 137 ff
Wirbelsäulenentzündungen 134
Wirbelsäulenverschleiß 137 ff
Wohnverhältnisse 231

Yersinien-Arthritis Tab. 7, 70
Yttrium 157

Zeckenbißarthritis 72 f
Zickzack-Deformation
  Abb. 43 a, 67
Zuckergußwirbelsäule Abb. 28, 43
Zuckerkrankheit 43; 74
Zwischenwirbelgelenk Abb. 26, 41
Zyloric 156